护理学基础与专科实践

主编　李晶晶　刘晓楠　孙田田　吕新丽
刘艳华　赵丽丽　张　敏　杨文英

上海科学技术文献出版社
Shanghai Scientific and Technological Literature Press

图书在版编目（CIP）数据

护理学基础与专科实践 / 李晶晶等主编 .-- 上海：
上海科学技术文献出版社,2023
ISBN 978-7-5439-8848-4

Ⅰ. ①护… Ⅱ. ①李… Ⅲ. ①护理学 Ⅳ. ① R47

中国国家版本馆CIP数据核字（2023）第097130号

组稿编辑：张 树
责任编辑：王 珺
封面设计：宗 宁

护理学基础与专科实践
HULIXUE JICHU YU ZHUANKE SHIJIAN
主 编：李晶晶 刘晓楠 孙田田 吕新丽 刘艳华 赵丽丽 张 敏 杨文英
出版发行：上海科学技术文献出版社
地 址：上海市长乐路746号
邮政编码：200040
经 销：全国新华书店
印 刷：山东麦德森文化传媒有限公司
开 本：787mm×1092mm 1/16
印 张：33.25
字 数：851 千字
版 次：2023年5月第1版 2023年5月第1次印刷
书 号：ISBN 978-7-5439-8848-4
定 价：198.00 元

◎ 主　编

李晶晶　刘晓楠　孙田田　吕新丽

刘艳华　赵丽丽　张　敏　杨文英

◎ 副主编

李志艳　刘　丽　张晓菡　王树梅

张　迪　朱枣兰　吴　敏　李佳洁

◎ 编　委（按姓氏笔画排序）

万璐璐（山东中医药大学第二附属医院）

王树梅（山东省嘉祥县人民医院）

吕新丽（山东颐养健康集团莱芜中心医院）

朱枣兰（新疆医科大学第一附属医院）

刘　丽（新疆医科大学附属肿瘤医院）

刘艳华（山东省德州市陵城区人民医院）

刘晓楠（山东省济南市第四人民医院）

孙田田（山东省高唐县人民医院）

李志艳（山东省日照市岚山区人民医院）

李佳洁（贵州中医药大学第二附属医院）

李晶晶（山东省枣庄市中医医院）

杨文英（新疆医科大学第一附属医院）

吴　敏（湖北省襄阳市第一人民医院）

张　迪（贵州中医药大学第二附属医院）

张　敏（山东省德州市陵城区妇幼保健院）

张晓菡（山东省泗水县人民医院）

赵丽丽（山东省无棣县马山子中心卫生院）

前言

FOREWORD

护理学虽然是一门年轻的学科，但发展十分迅速，属于医学科学的一个重要组成部分。随着医药卫生体制改革的实施，我国基本医疗卫生制度更加健全，医疗行业的工作重点也从“以疾病为中心”转变为“以患者为中心”与“以人民健康为中心”。如何将现代护理观贯彻到临床实践中，如何形成系统的、有条理的护理计划，如何提高患者的护理满意度，当下已成为临床护理工作者急需思考的问题。为了促进护理学新研究、新进展的交流和学习，提升护理人员对临床护理专业新技能的掌握水平，我们特组织具有丰富临床护理经验的专家编写了这本《护理学基础与专科实践》。

本书首先介绍了护理学基础内容，以及手术室护理、血液透析室护理和消毒供应室护理；然后以科室为分类标准，对临床常见病进行了系统而详细的介绍，包括病因、临床表现、治疗、护理问题和护理措施等；最后介绍了儿童保健护理。本书结构安排合理，内容范围广，专业性、实用性和可操作性强，具有很高的临床参考价值，适合各级医院临床护士及医学院校护理专业师生阅读使用。

尽管本书在编写过程中经过反复推敲、修改，但是由于编者编写水平有限，书中难免有不足或纰漏之处，敬请广大护理工作者批评指正，提出宝贵意见，共同为护理事业的发展贡献一份力量。

《护理学基础与专科实践》编委会

2023 年 3 月

目录
CONTENTS

第一章 护理学基本理论

第一节 系统理论

一、系统理论的产生

系统作为一种思想，早在古代就已萌芽，但作为科学术语使用，还是在现代。系统论的观点起源于20世纪20年代，由美籍奥地利理论生物学家路·贝塔朗菲提出，1932－1934年，他先后发表了《理论生物学》和《现代发展理论》，提出用数学和模型来研究生物学的方法和机体系统论概念，可视为系统论的萌芽。1937年，贝塔朗菲第一次提出一般系统论的概念。1954年，以贝塔朗菲为首的科学家们创办了"一般系统论学会"。1968年，贝塔朗菲发表了《一般系统论——基础、发展与应用》。系统论主要解释了事物整体及其组成部分间的关系及这些组成部分在整体中的相互作用。其理论框架被广泛应用到许多科学领域，如物理、工程、管理及护理等，并日益发挥重大而深远的影响。

二、系统的基本概念

(一)系统的概念

系统是由相互联系、相互依赖、相互制约、相互作用的事物和过程组成的，具有整体功能和综合行为的统一体。各种系统，尽管它的要素有多有少，具体构成千差万别，但总有两部分组成：一部分是要素的集合；另一部分是各要素间相互关系的集合。

(二)系统的基本属性

系统是多种多样的，但都具有共同的属性。

1.整体性

组成系统的每个部分都具有各自独特的功能，但这些组成部分不具有或不能代表系统总体的特性。系统整体并不是由各组成部分简单罗列和相加构成的，各部分必须相互作用、相互融合才能构成系统整体。因此，系统整体的功能大于并且不同于各组成部分的总和。

2.相关性

系统的各个要素之间都是相互联系、相互制约，若任何要素的性质或行为发生变化，都会影响其他要素，甚至系统整体的性质或行为。如人是一个系统，作为一个有机体，由生理、心理、社会文化等各部分组成，其整体生理功能又由血液循环、呼吸、消化、泌尿、神经肌肉和内分泌等不同系统和组织器官组成。当一个人神经系统受到干扰，就会影响他的消化系统、心血管系统的功能。

3.层次性

对于一个系统来说，它既是由某些要素组成，同时，它自身又是组成更大系统的一个要素。系统的层次间存在着支配与服从的关系。高层次支配低层次，决定系统的性质，低层次往往是基础结构。

4.动态性

系统是随时间的变化而变化。系统进行活动，必须通过内部各要素的相互作用，能量、信息、物质的转换，内部结构的不断调整以达到最佳功能状态。此外，系统为适应环境，维持自身的生存与发展，需要与环境进行物质、能量、信息的交流。

5.预决性

系统具有自组织、自调节能力，可通过反馈适应环境，保持系统稳态，这样就呈现某种预决性。预决性程度标志系统组织水平高低。

三、系统的分类

自然界或人类社会可存在千差万别的各种系统，可从不同角度对它们进行分类。分类方法如下。

（一）按组成系统的要素性质分类

系统可分成自然系统与人造系统。自然系统如生态系统、人体系统等；人造系统如机械系统、计算机软件系统等。自然系统与人造系统的结合，称为复合系统，如医疗系统、教育系统。

（二）按组成系统的内容分类

系统可分为物质系统与概念系统。物质系统如动物、仪器等；概念系统如科学理论系统、计算机程序软件等。多数情况下，实物系统与概念系统是相互结合、密不可分的。

（三）按系统与环境的关系分类

系统可分为开放系统与封闭系统。封闭系统是指与环境间不发生相互作用的系统，即与环境没有物质、信息或能量的交换，事实上绝对的封闭系统是不存在的。与封闭系统相反，开放系统是指通过与环境间的持续相互作用，不断进行物质、能量和信息交流的系统，如生命系统、医院系统等。在开放系统中，按系统有无反馈可分为开环系统与闭环系统。没有反馈的系统称为开环系统，有反馈的系统称为闭环系统。

（四）按系统运动的属性分类

系统可分为动态系统与静态系统。动态系统如生物系统、生态系统；静态系统如一个建筑群、基因分析图谱等。

四、系统理论的基本原则及在护理实践中的应用

（一）整体性原则

整体性原则是系统理论最基本的原则，也是系统理论的核心。

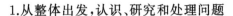

1.从整体出发,认识、研究和处理问题

护理人员在处理患者健康问题时,要以整体为基本出发点,深入了解,把握整体,找出解决问题的有效方法。

2.注重整体与部分、部分与部分之间的相互关系

从整体着眼,从部分入手,把护理工作的重点放在系统要素的各种联系上。如医院的护理系统是指从护理部到病区助理护士,若任何一个要素薄弱,都会影响医院护理的整体效应。

3.注重整体与环境的关系

整体性原则要求护理人员在护理患者时,要考虑系统对环境的适应性,通过调整人体系统内部结构,使其适应周围环境,或是改变周围环境,使其适应系统发展的需要。

(二)优化原则

系统的优化原则是通过系统的组织和调节活动,达到系统在一定环境下最佳状态,发挥最好功能。

1.局部效应应服从整体效应

系统的优化是与系统整体性紧密联系的,当系统的整体效应与局部效应不一致时,局部效应服从整体效应。护理人员在实施护理计划时,要善于抓主要矛盾,追求整体效应,实现护理质量、效率的最优化。

2.坚持多极优化

优化应贯穿系统运动的全过程。护理人员在护理患者时,为追求最佳护理活动效果,在确定患者健康问题、确定护理目标、制订护理措施、实施护理计划、建立评价标准时都要进行优化抉择。

3.优化的绝对性与相对性相结合

优化本身的"优"是绝对的,但优化的程度是相对的。护理人员在工作中选择优化方案时,应从实际出发、科学分析、择优而从,如工作中常会遇到病情复杂的患者或复杂研究问题,往往会出现这方面问题解决较好,而那方面问题却未能很好解决,且难找到完善的方案。这就要在相互矛盾的需求之中,选择一个各方面都较满意的相对优化方案。

(三)模型化原则

预先设计一个与真实系统相似的模型,通过对模型的研究来描述和掌握真实系统的特征和规律的方法称为模型化。在模型化过程中应遵循的原则称为模型化原则。在护理研究领域中应用的模型有多种,如形态上可分为具体模型与抽象模型,从性质上可分为结构模型与功能模型。在设计模型进行护理研究时,必须遵循模型化原则。模型化原则有以下 3 个方面。

1.相似性原则

模型必须与原型相似,这样建立的模型才能真正反映原型的某些属性、特征和运动规律。

2.简化原则

模型既应真实,又应是原型的简化,如无简化性,模型就失去它存在的意义。

3.客观性原则

任何模型总是真实系统某一方面的属性、特征、规律性的模仿,因此建模时,要以原型作为检验模型的真实性客观依据。

(刘晓楠)

第二节　需要理论

一、需要概述

每个人都有一些基本的需要，包括生理的、心理的和社会的。这些需要的满足使人类得以生存和发展。

(一)需要的概念

需要是人脑对生理与社会要求的反应。人类的基本需要具有共性，在不同年代、不同地区或不同人群，为了自身与社会的生存与发展，必须对一定的事物产生需求，如食物、睡眠、情爱、交往等，这些需求反映在个体的头脑中，就形成了他的需要。当个体的需要得到满足时，就处于一种平衡状态，这种平衡状态有助于保持个体健康。反之，当个体的需要得不到满足时，个体则可能陷入紧张、焦虑、愤怒等负性情绪中，严重者可导致疾病的发生。

(二)需要的特征

1.需要的对象性

人的任何需要都是指向一定对象的。这种对象既可以是物质性的，也可以是精神性的。无论是物质性的还是精神性的需要，都必须有一定的外部物质条件才可获得满足。

2.需要的发展性

需要是个体生存发展的必要条件，如婴儿期的主要需要是生理需要，少年期则产生了尊重的需要。

3.需要的无限性

需要不会因暂时满足而终止，当某些需要满足后，还可产生新的需要，新的需要就会促使人们去开展新的满足需要的活动。

4.需要的社会历史制约性

人的各种需要的产生及满足均可受到所处环境条件与社会发展水平的制约。

5.需要的独特性

人与人之间的需要既有相同，也有不同，其需要的独特性是由个体的遗传因素、环境因素所决定。在临床工作中，护理人员应细心观察患者需要的独特性，及时给予合理的满足。

(三)需要的分类

常见的分类有两种。

1.按需要的起源分类

需要可分生理性需要与社会性需要。生理性需要如饮食、排泄等；社会性需要如劳动、娱乐、交往等。生理性需要主要作用是维持机体代谢平衡；社会性需要的主要作用是维持个体心理与精神的平衡。

2.按需要的对象分类

需要可分物质需要与精神需要。物质需要如衣、食、住、行等；精神需要如认识的需要、交往的需要等。物质需要既包括生理性需要，也包括社会性需要；精神需要是指个体对精神文化方面的要求。

(四)需要的作用

需要是个体从事活动的基本动力,是个体行为积极性的源泉。根据需要的作用,护理人员在护理患者时,既要满足患者的基本需要,又要激发患者依靠自己的力量恢复健康的需要。

二、需要层次理论

许多哲学家和心理学家试图将人的需要这一概念发展成理论,并用以解释人的行为。心理学家亚伯拉罕·马斯洛于1943年提出了人类基本需要层次论,这一理论已被广泛应用于心理学、社会学和护理学等许多学科领域。

(一)需要层次论的主要内容

马斯洛将人类的基本需要分为5个层次,并按照先后次序,由低向高依次排列,包括生理的需要、安全的需要、爱与归属的需要、尊敬的需要和自我实现的需要。

1.生理的需要

生理的需要是人类最基本的需要,包括食物、空气、水、温度(衣服和住所)、排泄、休息和避免疼痛。

2.安全的需要

人需要一个安全、有秩序、可预知、有组织的世界,以使其感到有所依靠,不被意外的、危险的事情所困扰,即包括安全、保障、受到保护及没有焦虑和恐惧。

3.爱与归属的需要

人渴望归属于某一群体并参与群体的活动和交往,希望在群体或家庭中有一个适当的位置,并与他人有深厚的情感,即包括爱他人、被爱和有所归属,以免遭受遗弃、拒绝、举目无亲等痛苦。

4.尊敬的需要

尊敬的需要是个体对自己的尊严和价值的追求,包括自尊和被尊两方面。尊敬需要的满足可使人感到自己有价值、有能力、有力量和必不可少,使人产生自信心。

5.自我实现的需要

自我实现的需要是指一个人要充分发挥自己才能与潜力的要求,是力求实现自己可能之事的要求。

马斯洛在晚年时,又把人的需要概括为三大层次:基本需要、心理需要和自我实现需要。

(二)各需要层次之间的关系

马斯洛不仅将人的需要按照不同层次进行了划分,而且十分强调各层次之间的关系。他指出以下几点。

(1)必须首先满足较低层次的需要,然后再考虑满足较高层次的需要。生理需求是最低层次的,也是最重要的,人在最基本的生理需要满足后,才得以维持生命。

(2)通常一个层次的需要被满足后,更高一层的需要才会出现,并逐渐明显和强烈。例如,人的生理需要得到满足后,会争取满足安全的需要;同样,在安全的需要满足之后,才会提出爱和更高层次的需要。但是,有些人在追求满足不同层次的需要时会出现重叠,甚至颠倒。例如,有的科研工作者为探求科学真理(自我实现),不顾试验场所可能存在危害生命的因素(安全的需要);有的运动员为夺冠军,为祖国争光(自我实现),不考虑自己可能会受伤甚至致残(生理和安全的需要),也要勇往直前。

(3)维持生存所必需的低层次需要是要求立即和持续予以满足的,如氧气;越高层次的需要越可被较长久地延后,如性的需要、尊敬的需要等。但是,这些可被暂时延缓或在不同时期有所变化的需要是始终存在的,不可被忽视。

(4)人们满足较低层次需要的活动基本相同,如对氧的需要,都是通过呼吸运动来满足。而越是高层次的需要越为人类所特有,人们采用的满足方式越具有差异性,如满足自我实现需要的需要时,作家从事写作,科学家做研究,运动员参加竞赛等。同时,低层次需要比高层次需要更易确认、更易观测、更有限度,如人只吃有限的食物,而友爱、尊重和自我实现需要的满足则是无限的。

(5)随着需要层次向高层次移动,各种需要满足的意义对每个人来说越具有差异性。这是受个人的愿望、社会文化背景及身心发展水平所决定的。例如,有的人对有一个稳定的职业、受他人尊敬的职位就很满意了,而有的人还要继续学习,获得更高的学位,不断改革和创新。

(6)各需要层次之间可相互影响。例如,有些较高层次需要并非生存所必需,但它能促进生理功能更旺盛,使人的健康状态更佳、生活质量更高,如果不被满足,会引起焦虑、恐惧、抑郁等情绪,导致疾病的发生,甚至危及生命。

(7)人的需要满足程度与健康成正比。当所有的需要被满足后,就可达到最佳的健康状态。反之,基本需要的满足遭受破坏,会导致疾病。人若生活在高层次需要被满足的基础上,就意味着有更好的食欲和睡眠、更少的疾病、更好的心理健康和更长的寿命。

(三)需要层次论对护理的意义

需要层次论为护理学提供了理论框架,它是护理程序的理论基础,可指导护理实践有效进行。

(1)帮助护理人员识别患者未满足的需要的性质,以及对患者所造成的影响。

(2)帮助护理人员根据需要层次和优势需要,确定需要优先解决的健康问题。

(3)帮助护理人员观察、判断患者未感觉到或未意识到的需要,给予满足,以达到预防疾病的目的。

(4)帮助护理人员对患者的需要进行科学指导,合理调整需要间关系,消除焦虑与压力。

三、影响需要满足的因素

当人的需要大部分被满足时,人就能处于一种相对平衡的健康状态。反之,会造成机体环境的失衡,导致疾病的发生。因此,了解可能引起人的需要满足的障碍因素十分必要。

(一)生理的障碍

生理的障碍包括生病、疲劳、疼痛、躯体活动有障碍等,如因腹泻而影响水、电解质的平衡及食物摄入的需要。

(二)心理的障碍

人处于焦虑、恐惧、愤怒、兴奋或抑郁等状态时会影响基本需要的满足,如引起食欲缺乏、失眠、精力不集中等。

(三)认知的障碍和知识缺乏

人要满足自身的基本需要是要具备相关知识的,如营养知识、体育锻炼知识和安全知识等。人的认知水平较低时会影响对有关信息的接受、理解和应用。

(四)能力障碍

一个人具备多方面能力,如交往能力、动手能力、创造能力等。当个体某方面能力较差,就会导致相应的需要难以满足。

(五)性格障碍

一个人性格与他的需要产生和满足有密切关系。

(六)环境的障碍

如空气污染、光线不足、通风不良、温度不适宜、噪声等都会影响某些需要的满足。

(七)社会的障碍

缺乏有效的沟通技巧、社交能力差、人际关系紧张、与亲人分离等都会导致缺乏归属感和爱,也可影响其他需要的满足。

(八)物质的障碍

需要的满足需要一定的物质条件,当物质条件不具备时,以这些条件为支撑的需要就无法满足。如生理需要的满足需要食物、水;自我实现的需要的满足需要书籍、实验设备等。

(九)文化的障碍

如地域习俗的影响、信仰、观念的不同、教育的差别等,都会影响某些需要的满足。

四、患者的基本需要

一个人在健康状态下能够由自己来满足各类需要,但在患病时,情况就发生了变化,许多需要不能自行满足。这就需要护理人员作为一种外在的支持力量,帮助患者满足需要。

(一)生理的需要

1.氧气

缺氧、呼吸道阻塞、呼吸道感染等。

2.水

脱水、水肿、电解质紊乱、酸碱失衡。

3.营养

肥胖、消瘦、各种营养缺乏、不同疾病(如糖尿病、肾脏疾病)的特殊饮食需要。

4.体温

过高、过低、失调。

5.排泄

便秘、腹泻、大小便失禁等。

6.休息和睡眠

疲劳、各种睡眠形态紊乱。

7.避免疼痛

各种类型的疼痛。

(二)刺激的需要

患者在患病的急性期,对刺激的需要往往不很明显,当处于恢复期时,此需要的满足日趋重要。如长期卧床的患者,如果他心理上刺激的需要、生活上活动的需要不能得到满足,那就意味着其心理上、生理上都在退化。因此,卧床患者需要翻身、肢体活动,以减轻或避免皮肤受损、肌肉萎缩等。

长期单调的生活不但会引起体力衰退、情绪低落，而且智力也会受到影响，故应注意环境的美化，安排适当的社交和娱乐活动。对于长期住院的患者，更应注意满足其刺激的需要，如布置优美、具有健康教育性的住院环境，病友之间的交流和娱乐等。

(三)安全的需要

患病时由于环境的变化、舒适感的改变，安全感会明显降低，如担心自己的健康没有保障；寂寞和无助感；怕被人遗忘和得不到良好的治疗和护理；对各种检查和治疗产生恐惧和疑虑；对医护人员的技术不信任；担心经济负担问题等。具体护理内容包括以下两点。

1.避免身体伤害

应注意防止发生意外，如地板过滑、床位过高或没有护栏、病室内有噪声、院内发生交叉感染等均会对患者造成伤害。

2.避免心理威胁

应进行入院介绍和健康教育，增强患者自信心和安全感，使患者对医护人员产生信任感和信赖感，促进治疗和康复。

(四)爱与归属的需要

患病住院期间，由于与亲人的分离和生活方式的变化，这种需要的满足受到影响，就变得更加强烈，患者常常希望得到亲人、朋友和周围人的亲切关怀、理解和支持。护理人员要通过细微、全面的护理，与患者建立良好的护患关系，允许家属探视，鼓励亲人参与患者护理的活动，帮助患者之间建立友谊。

(五)自尊与被尊敬的需要

在爱和所属的需要被满足后，患者也会感到被尊敬和被重视，因而这两种需要是相关的。患病会影响自尊需要的满足，患者会觉得因生病而失去自身价值或成为他人的负担，护理人员在与患者交往中，应始终保持尊重的态度、礼貌的举止。

注意帮助患者感到自己是重要的、是被他人接受的，如礼貌称呼患者的名字，而不是床号；初次与患者见面时，护士应介绍自己的名字；重视、听取患者的意见；让患者做力所能及的事，使患者感到自身的价值。

在进行护理操作时，应注意尊重患者的隐私，减少暴露，为患者保密，理解和尊重患者的个人习惯、价值观、宗教信仰等，不要把护士自己的观念强加给患者，以增加其自尊和被尊感。

(六)自我实现的需要

个体在患病期间最受影响且最难满足的需要是自我实现的需要。特别是能力严重丧失时，如失明、耳聋、失语、瘫痪、截肢等。但是，疾病也会对某些人的成长起到促进作用，从而对自我实现有所帮助。此需要的满足因人而异，护理的功能是切实保证低层次需要的满足，使患者意识到自己有能力、有潜力，并加强学习，为自我实现创造条件。

五、满足患者需要的方式

护理人员满足患者需要的方式有三种。

(一)直接满足患者的需要

对于暂时或永久丧失自我满足某方面需要能力的患者，护理人员应采取有效措施来满足患者的基本需要，以减轻痛苦，维持生存。

(二)协助患者满足需要

对于具有或恢复一定自我满足需要能力的患者,护理人员应有针对性地给予必要的帮助和支持,提高患者自护能力,促进早日康复。

(三)间接满足患者的需要

可通过卫生宣教、健康咨询等多种形式为护理对象提供卫生保健知识,避免健康问题的发生或恶化。

(刘晓楠)

第三节 自理理论

多萝西·E.奥瑞姆(Dorothea.E.Orem)是美国著名的护理理论学家之一。她在长期的临床护理、教育和护理管理及研究中,形成和完善了自理模式。强调护理的最终目标是恢复和增强人的自护能力,对护理实践有着重要的指导作用。

一、自理理论概述

奥瑞姆的自理模式主要包括自理理论、自理缺陷理论和护理系统理论。

(一)自理理论

每个人都有自理需要,而且因不同的健康状况和生长发育的阶段而不同。自理理论包括自我护理、自理能力、自理的主体、治疗性自理需要和自理需要等五个主要概念。

(1)自我护理是个体为维持自身的结构完整和功能正常,维持正常的生长发育过程,所采取的一系列自发的调节行为。人的自我护理活动是连续的、有意义的。完成自我护理活动需要智慧、经验和他人的指导与帮助。正常成人一般可以进行自我护理活动,但是婴幼儿和那些不能完全自我护理的成人则需要不同程度的帮助。

(2)自理能力是指人进行自我护理活动的能力,也就是从事自我照顾的能力。自理能力是人为了维护和促进健康及身心发展进行自理的能力,是一个趋于成熟或已成熟的人的综合能力。人为了维持其整体功能正常,根据生长发育的特点和健康状况,确定并详细叙述自理需要,进行相应的自理行为,满足其特殊需要,比如人有预防疾病和避免损伤的需要,在患病或受损伤后,有减轻疾病或损伤对身心损害的需要。奥瑞姆认为自理能力包括 10 个主要方面。①重视和警惕危害因素的能力:关注身心健康,有能力对危害健康的因素引起重视,建立自理的生活方式。②控制和利用体能的能力:人往往有足够的能量进行工作和日常生活,但疾病会不同程度地降低此能力,患病时人会感到乏力,无足够的能量进行肢体活动。③控制体位的能力:当感到不适时,有改变体位或减轻不适的能力。④认识疾病和预防复发的能力:患者知道引发疾病的原因、过程、治疗方法及预后,有能力采取与疾病康复和预防复发相关的自理行为,如改善或调整原有的生活方式,避免诱发因素、遵医嘱服药等。⑤动机:是指对疾病的态度。若积极对待疾病,患者有避免各种危险因素的意向或对恢复工作回归社会有信心等。⑥对健康问题的判断能力:当身体健康出现问题时,能作出决定,及时就医。⑦学习和运用与疾病治疗、康复相关的知识及技能的能力。⑧与医护人员有效沟通,配合各项治疗和护理的能力。⑨安排自我照顾行为的能力,能解释自理活动的内容和益处，并合理安排自理活动。⑩从个人、家庭和社会各方面，寻求支持和帮助的能力。

(3)自理的主体是指完成自我护理活动的人。在正常情况下，成人的自理主体是本身，但是儿童、患者或残疾人等的自理主体部分是自己、部分为健康服务者或是健康照顾者，如护士等。

(4)治疗性自理需要：在特定时间内，以有效的方式进行一系列相关行为以满足自理需要，包括一般生长发育的和健康不佳时的自理需要。

(5)自理需要：为了满足自理需要而采取的所有活动，包括一般的自理需要，成长发展的自理需要和健康不佳的自理需要。

一般的自理需求：与生命过程和维持人体结构和功能的整体性相关联的需求。①摄取足够的空气、水和食物。②提供与排泄有关的照料。③维持活动与休息的平衡。④维持孤独及社会交往的平衡。⑤避免对生命和健康有害因素。⑥按正常规律发展。

发展的自理需求：与人的成长发展相关的需求；不同的发展时期有不同的需求；有预防和处理在成长过程中遇到不利情况的需求。

健康不佳时的自理需求：个体在身体结构和功能、行为和日常生活习惯发生变化时出现的自理需求，包括以下几方面：①及时得到治疗。②发现和照顾疾病造成的影响。③有效地执行诊断、治疗和康复方法。④发现和照顾因医护措施引起的不适及不良反应。⑤接受并适应患病的事实。⑥学习新的生活方式。

(6)基本条件因素：反映个体特征及生活状况的一些因素，包括年龄、健康状况、发展水平、社会文化背景、健康照顾系统、家庭、生活方式、环境和资源等。

(二)自理缺陷理论

自理缺陷理论是奥瑞姆理论的核心，是指人在满足其自理需要方面，在质或量上出现不足。当自理需要小于或等于自理主体的自理能力时，人就能进行自理活动。当自理主体的自理能力小于自理需要时，就会出现自理缺陷。这种现象可以是现存的，也可以是潜在的。自理缺陷包括两种情况：一种是当自理能力无法全部满足治疗性自理需求时，即出现自理缺陷；另一种是照顾者的自理能力无法满足被照顾者的自理需要。自理缺陷是护理工作的重心，护理人员应与患者及其家属进行有效沟通，保持良好的护患关系，以确定如何帮助患者，与其他医疗保健专业人士和社会教育性服务机构配合，形成一个帮助性整体，为患者及其家属提供直接帮助。

(三)护理系统理论

护理理论系统是在人出现自理缺陷时护理活动的体现，是依据患者的自理需要和自理主体的自理能力制定的。

护理力量是受过专业教育或培训的护士所具有的护理能力，即了解患者的自理需求及自理力量，并作出行动、帮助患者，通过执行或提高患者的自理力量来满足治疗性自理需求。

护理系统也是护士在护理实践中产生的动态的行为系统，奥瑞姆将其分为三个系统：即全补偿护理系统、部分补偿系统、辅助教育系统。各护理系统的适用范围、护士和患者在各系统中所承担的职责如下所述。

1.全补偿护理系统

患者没有能力进行自理活动；患者神志和体力上均没有能力；虽然神志清楚，知道自己的自理需求，但体力上不能完成；虽然体力上具备，但存在精神障碍无法对自己的自理需求作出判断和决定，对于这些患者需要护理给予全面的帮助。

2.部分补偿护理系统

这是满足治疗性自理需求，既需要护士提供护理照顾，也需要患者采取自理行动。

3.辅助教育系统

患者能够完成自理活动，同时也要求其完成；需要学习才能完成自理，没有帮助就不能完成。护士通过对患者提供教育、支持、指导，提高患者的自理能力。

这三个系统类似于我国临床护理中一直沿用至今的分级护理制度，即特级护理和一级护理、二级护理和三级护理。

奥瑞姆理论的特征：其理论结构比较完善且有新意；相对简单而且易于推广；奥瑞姆的理论与其他已被证实的理论、法律和原则也是一致的；奥瑞姆还强调了护理的艺术性及护士应具有的素质和技术。

二、自理理论在护理实践中的应用

奥瑞姆的自理理论被广泛应用在护理实践中，她将自理理论与护理程序有机地联系在一起，通过设计好的评估方法和工具评估患者的自理能力及自理缺陷，以帮助患者更好地达到自理。她将护理程序分为以下三步。

（一）评估患者的自理能力和自理需要

在这一步中，护士可以通过收集资料来确定病种存在哪些自理缺陷及引起自理缺陷的原因，评估患者的自理能力与自理需要，从而确定患者是否需要护理帮助。

1.收集资料

护士收集的资料包括患者的健康状况，患者对自身健康的认识，医师对患者健康的意见，患者的自理能力，患者的自理需要等。

2.分析与判断

在收集自理能力资料的基础上，确定以下问题：①患者的治疗性自理需要是什么？②为满足患者的治疗性自理需求，其在自理方面存在的缺陷有哪些？③如果有缺陷，由什么原因引起的？④患者在完成自理活动时具备的能力有哪些？⑤在未来一段时间内，患者参与自理时具备哪些潜在能力，如何制订护理目标？

（二）设计合适的护理系统

根据患者的自理需要和能力，在完全补偿系统、部分补偿系统和辅助教育系统中选择一个合适的护理系统，并依据患者智力性自理需求的内容制订出详细的护理计划，给患者提供生理和心理支持及适合于个人发展的环境，明确护士和患者的角色功能，以达到促进健康、恢复健康、提高自理能力的目的。

（三）实施护理措施

根据护理计划提供适当的护理措施，帮助和协调患者恢复和提高自理能力，满足患者的自理需求。

（刘晓楠）

第四节　健康系统理论

贝蒂·纽曼(Betty Neuman)1970 年提出了健康系统模式,后经两年的完善于 1972 年在《护理研究》杂志上发表了“纽曼健康系统模式”一文。经过多次修改,于 1988 年再版的《纽曼系统模式在护理教育与实践中的应用》中阐述了纽曼的护理观点,并被广泛地应用于临床护理及社区护理实践中。

一、健康系统理论概述

纽曼健康系统模式主要以格式塔特心理学为基础,并应用了贝塔朗菲的系统理论,席尔压力与适应理论及凯普兰三级预防理论。主要概念如下。

(一)个体

个体是指个体的人,也可为家庭、群体或社区,是与环境持续互动的开放系统,称为服务对象系统。

1.正常防御线

正常防御线是指每个个体经过一定时间逐渐形成对外界反应的正常范围,即通常的健康/稳定状态。它是由生理的、心理的、社会文化的、发展的、精神的技能组成,用来对付应激源的。这条防御线是动态的,与个体随时需要保持稳定有关。一旦压力源入侵正常防线,个体发生压力反应,表现为稳定性减低和产生疾病。

2.抵抗线

抵抗线是防御应激源的一些内部因素,其功能是使个体稳定并恢复到健康状态(正常防御线)。它保护的是基本结构,并且当环境中的应激源侵入或破坏正常防御线时,抵抗线会被激活,例如:免疫机制,如果抵抗线的作用(反应)是有效的,系统可以重建;但如果抵抗线的作用(反应)是无效的,其结果是能量耗尽,系统灭亡。

3.弹性防御线

为外层的虚线,也是动态的,能在短期内迅速发生变化。当环境施加压力时,它是正常防御线的缓冲剂,而当环境给以支持并有助于成长和发展时,它是正常防御线的过滤器。其功能会因一些变化如失眠、营养不良或其他日常生活变化而降低。

当这个防御线的弹性作用不能再保护个体对抗应激源时,应激源就会破坏正常防御线而导致疾病。当弹性防御线与正常防御线之间的距离增加时,表明系统保障程度增强。

以上三种防御机制,既有先天赋予的,又有后天习得的,抵抗效能取决于心理、生理、社会文化、生长发育、精神等五个变量的相互作用。三条防御线的相互关系是弹性防御线保护正常防御线,抵抗线保护基本结构。当个体遇到压力源时,弹性防御线首先激活以防止压力源入侵。若弹性防御线抵抗不消,压力源侵入正常防御线,人体发生反应,出现症状。此时,抵抗线被激活。当抵抗有效时,个体又恢复到正常防御线未遭受入侵时的健康状态。

(二)应激源

纽曼将应激源定义为能够产生紧张及潜在地引起系统失衡的刺激。系统需要应对一个或多个刺激。纽曼系统模式中强调的是确定应激源的类型、本质和强度。

1.个体外的

这是发生在个体以外的力量。如失业,是受同事是否接受(社会文化力量)、个人对失业的感受(心理的)及完成工作的能力(生理的、发展的、心理的)的影响。

2.个体间的

发生在一个或多个个体之间的力量。如夫妻关系,常受不同地区和时代(社会文化)、双方的年龄和发展水平(生理和发展的)和对夫妻的角色感觉和期望(心理的)的影响。

3.个体内的

发生在个体内部的力量。如生气,是一种个体内部力量,其表达方式是受年龄(发展的)、体力(生理的)、同伴们的接受情况(社会文化的)及既往应对生气的经历(心理的)的影响。

应激源可以对此个体有害,但对另一个体无害。因而仔细评估应激源的数量、强度、相持时间的长度及对该系统的意义和既往的应对能力等,对护理干预是非常重要的。

(三)反应

纽曼认为保健人员应根据个体对应激源反应情况进行以下不同的干预。

1.初级预防

初级预防是指在只有怀疑有或已确定有应激源而尚未发生反应的情况下就开始进行的干预。初级预防的目的是预防应激源侵入正常防御线或通过减少与应激源相遇的可能性,以及增强防御线来降低反应的程度。如减轻空气污染、预防免疫注射等。

2.二级预防

如果反应已发生,干预就从二级预防开始。其主要是早期发现病例、早期治疗症状以增强内部抵抗线来减少反应,如进行各种治疗和护理。

3.三级预防

三级预防是指在上述治疗计划后,已出现重建和相当程度的稳定时进行的干预。其目的是通过增强抵抗线维持其适应性以防止复发,如进行患者教育,提供康复条件等。

二、纽曼系统模式在护理中的应用

纽曼系统模式自正式发表以来得到了护理学术界的一致认同,已被广泛用于护理教育、科研和临床护理实践中。

纽曼系统模式的整体观、三级预防概念及对于个人、家庭、群体、社区护理的广泛适应性,为中专、大专、本科、硕士等不同层次护理专业学生的培养提供了有效的概念框架。除了用于课程设置,此系统模式还可作为理论框架设计护理评估、干预措施和评价工具供学生在临床实习使用,且具有可操作性。

在护理科研方面,纽曼系统模式既已用于指导对相关护理现象的定性研究,又已作为对不同服务对象预防性干预效果的定量研究理论框架,而此方面报道最多的是应用纽曼系统模式改善面对特定生理、心理、社会、环境性压力源患者的护理效果研究。

在临床护理实践方面,大量文献报道,纽曼系统模式可用于从不同生长发育阶段人的护理。它既在精神科使用,也在内外科、重症监护室、急诊、康复病房、老年护理院等使用。纽曼系统模式已被用于对多种患者的护理，如慢性阻塞性肺疾病、多发性硬化、高血压、肾脏疾病、癌症、急慢性脊髓损伤、矫形整容手术等患者，甚至也用于对艾滋病和一些病情非常危重复杂的患者，如多器官衰竭、心肌梗死患者的护理。

（孙田田）

第五节 应激与适应理论

一、应激及其相关内容

（一）应激

应激又称压力或紧张，是指内、外环境中的刺激物作用于个体而使个体产生的一种身心紧张状态。应激可降低个体的抵抗力、判断力和决策力，如面对突如其来的意外事件或长期处于应激状态，可影响个体的健康甚至致病；但应激也可促使个体积极寻找应对方法、解决问题，如面临高考时紧张复习、护士护理患者时遇到疑难问题设法查阅资料、请教他人等。人在生活中随时会受到各种刺激物的影响，因此应激贯穿于人的一生。

（二）应激源

应激源又称压力源或紧张源，任何对个体内环境的平衡造成威胁的因素都称为应激源。应激源可引起应激反应，但并非所有的应激源对人体均产生同样程度的反应。常见的应激源分为以下3类。

1.一般性应激源

（1）生物性：各种细菌、病毒、寄生虫等。

（2）物理性：温度、空气、声、光、电、外力、放射线等。

（3）化学性：酸、碱、化学药品等。

2.生理病理性应激源

（1）正常的生理功能变化：如月经期、妊娠期、更年期，或基本需要没有得到满足，如饮食、性欲、活动等。

（2）病理性变化：各种疾病引起的改变，如缺氧、疼痛、电解质紊乱、乏力等，以及手术、外伤等。

3.心理和社会性应激源

（1）一般性社会因素：如生离死别、搬迁、旅行、人际关系纠葛及角色改变，如结婚、生育、毕业等。

（2）灾难性社会因素：如地震、水灾、战争、社会动荡等。

（3）心理因素：如应付考试、参加竞赛、理想自我与现实自我冲突等。

（三）应激反应

应激反应是对应激源的反应，可分为两大类。

1.生理反应

应激状态下身体主要器官系统产生的反应包括心率加快、血压升高、呼吸深快、恶心、呕吐、腹泻、尿频、血糖增加、伤口愈合延迟等。

2.心理反应

如焦虑、抑郁、使用否认、压抑等心理防卫机制等。

一般来说，生理和心理反应经常是同时出现的，因为身心是持续相互作用的。应激状态下出现的应激反应常具有以下规律：①一个应激源可引起多种应激反应的出现，如当贵重物品被窃后，个体可能出现心悸、头晕，同时感觉愤怒、绝望，此时，头脑混乱无法作出正确决定。②多种应激源可引起同一种应激反应。③对极端的应激源，如灾难性事件，大部分人都会以类似的方式反应。

二、有关应激学说

汉斯·塞尔耶是加拿大的生理学家和内分泌学家，也是最早研究应激的学者之一。早在1950年，塞尔耶在《应激》一书中就阐述了他的应激学说。他的一般理论对全世界的应激研究产生了影响。他认为应激是身体对任何需要作出的非特异性反应，例如，不论个人是处于精神紧张、外伤、感染、冷热、X光线侵害等任何情况下，身体都会发生反应，而这些反应是非特异性的。

塞尔耶还认为，当个体面对威胁时，无论是什么性质的威胁，体内都会产生相同的反应群，他称之为全身适应综合征(GAS)，并提出这些症状都是通过神经内分泌途径产生的(图1-1)。

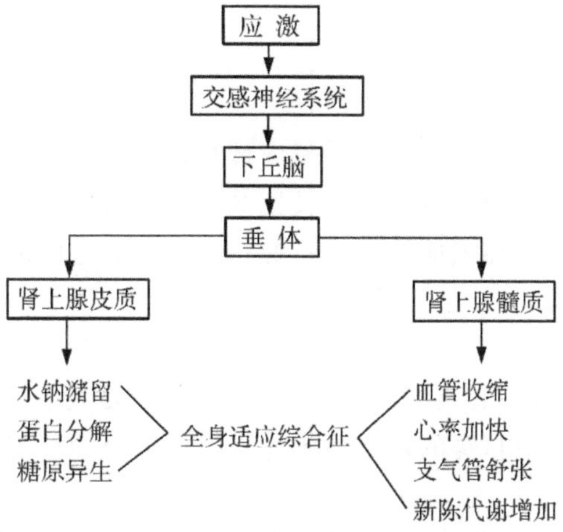

图 1-1 应激反应的神经内分泌途径

全身适应综合征解释了为什么不同的应激源可以产生相同的应激反应，尤其是生理应激的反应。此外，塞尔耶还提出了局部适应综合征(LAS)的概念，即机体对应激源产生的局部反应，这些反应常发生在某一器官或区域，如局部的炎症、血小板聚集、组织修复等。

无论GAS还是LAS，塞尔耶认为都可以分为三个独立的阶段(图1-2)。

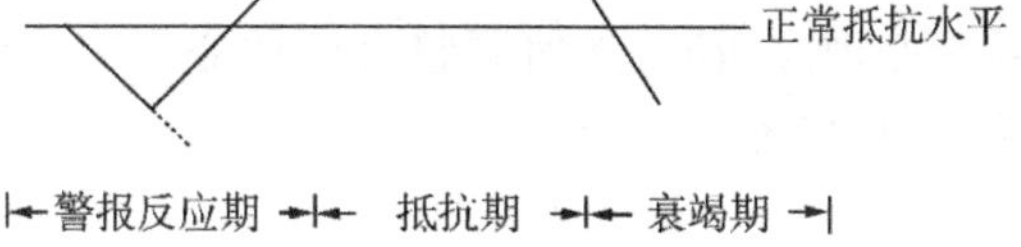

图 1-2 应激反应分期

（一）警报反应期

这是应激源作用于身体的直接反应。应激源作用于人体，开始抵抗力下降，如果应激源过强，可致抵抗力进一步下降而引起死亡。但绝大多数情况下，机体开始防御，如激活体内复杂的神经内分泌系统功能，使抵抗水平上升，并常常高于机体正常抵抗水平。

（二）抵抗期

若应激源仍然存在，机体将保持高于正常的抵抗水平与应激源抗衡。此时机体也处于对应激适应的阶段。当机体成功地适应了应激之后，GAS将在此期结束，机体的抵抗力也将使原有的水平有所提高。相反则由此期进入衰竭期。

（三）衰竭期

发生在应激源强烈或长期存在时，机体所有的适应性资源和能力被消耗殆尽，抵抗水平下降。机体表现为体重减轻，肾上腺增大，随后衰竭，淋巴结增大，淋巴系统功能紊乱，激素分泌先增加后衰竭。这时若没有外部力量如治疗、护理的帮助，机体将产生疾病甚至死亡。

由此可见，为防止应激源作用于机体产生衰竭期的后果，运用内部或外部力量及时去除应激源、调整应激源的作用强度，保护和提高机体的抵抗水平是非常重要的。

塞尔耶认为，不仅GAS分为以上三期，MS也具有这样三期的特点，只是当LAS的衰竭期发生时，全身适应综合征的反应将开始被激活和唤起。

三、适应与应对

（一）适应

适应是指应激源作用于机体后，机体为保持内环境的平衡而作出改变的过程。适应是生物体区别于非生物体的特征之一，而人类的适应又比其他生物更为复杂。适应是生物体调整自己以适应环境的能力，或促使生物体更能适于生存的一个过程。适应性是生命最卓越的特性，是内环境平衡和对抗应激的基础。

（二）应对

即个体对抗应激源的手段。它具有两方面的功能：一个是改变个体行为或环境条件来对抗应激源，另一个是通过应对调节自身的情绪情感并维持内环境的稳定。

（三）适应的层次

人的适应层次不同于其他生物体，除生理层次的适应外，还有心理、社会文化、知识技术层次的适应。

1.生理层次

生理层次是指发生在体内的代偿性变化。如一个从事脑力劳动的人进行跑步锻炼，开始会感到肌肉酸痛、心跳加快，但坚持一段时间后，这些感觉就会逐渐消失，这是由于体内的器官慢慢地增加了强度和功效，适应了跑步对身体所增加的需求。

2.心理层次

心理层次是指当人们经受心理应激时，如何调整自己的心态去认识情况和处理情况。如癌症患者平静接受自己的病情，并积极配合治疗。

3.社会文化层次

社会文化层次是调整个人的行为，使之与各种不同群体，如家庭、专业集体、社会集团等信念和习俗及规范相协调。如遵守家规、校规、院规。

4.知识技术层次

知识技术层次是指对日常生活或工作中涉及的知识及使用的设备、技术的适应。如电脑时代年轻人应学会使用电脑，护士应学会使用先进监护设备、掌握护理技术的方法等。

（四）适应的特性

所有的适应机制，无论是生理的、心理的、文化的或技术的，都有共同特性。

(1)所有的适应机制都是为了维持最佳的身心状态，即内环境的平衡和稳定。

(2)适应是一种全身性的反应过程，可同时包括生理、心理、社会文化甚至技术各个层次。如医学生在病房实习时，不仅要有充足的体力和心理上的准备，还应掌握足够的专业知识和操作技能，遵守医院、病房的规章制度，并与医师、护士、患者和其他同学做好沟通工作。

(3)适应是有一定限度的，这个限度是由个体的遗传因素如身体条件、才智及情绪的稳定性决定的。如人对冷热不可能无限制的耐受。

(4)适应与时间有关，应激源来得越突然，个体越难以适应；相反，时间越充分，个体越有可能调动更多的应对资源抵抗应激源，适应得就越好，如急性失血时，易发生休克，而慢性失血则可以适应，一般不发生休克。

(5)适应能力有个体差异，这与个人的性格、素质、经历、防卫功能的使用有关。比较灵活和有经验的人，能及时对应激源作出反应，也会应用多种防卫机制，因而比较容易适应环境而生存。

(6)适应功能本身也具有应激性。如许多药物在帮助个体对付原有疾病时，药物产生的不良反应又成为新的应激源给个体带来危害。

（五）应对方式

面对应激源个体所使用的应对方式、策略或技巧是多种多样的。常用的应对方式如下。

1.去除应激源

避免机体与应激源的接触，如避免食用引起变态反应的食物，远离过热、过吵及不良气味的地方等。

2.增加对应激的抵抗力

适当的营养、运动、休息、睡眠，戒烟、酒，接受免疫接种，定期做疾病筛查等，以便更有效地抵抗应激源。

3.运用心理防卫功能

心理上的防卫能力决定于过去的经验、所受的教育、社会支持系统、智力水平、生活方式、经济状况及出现焦虑的倾向等。此外，坚强度也应作为对抗应激源的一种人格特征。因为一个坚强而刻苦耐劳的人相信：人生是有意义的；人可以影响环境；变化是一种挑战。这种人在任何困境下都能知难而进，尽快适应。人的一生都在学习新的应对方法，用来对抗和征服应激源。

4.采用缓解紧张的方法

缓解紧张的方法包括以下几种：①身体运动，可使注意力从担心的事情上分散开来而减轻焦虑。②按摩。③松弛术。④幽默等。

5.寻求支持系统的帮助

一个人的支持系统是由那些能给予他物质上或精神上帮助的人组成的，常包括其家人、朋友、同事、邻居等，此外，曾有过与其相似经历并很好应对过的人，也是支持系统中的重要成员。当个体处于应激状态时，非常需要有人与他一起分担困难和忧愁，共同讨论解决问题的良策，支持系统在对应激的抵抗中起到了强有力的缓冲剂的作用。

6.寻求专业性帮助

专业性帮助包括医师、护士、理疗师、心理医师等专业人员的帮助。人一旦患有身心疾病，就必须及时寻找医护人员的帮助。由医护人员提供针对性的治疗和护理，如药物治疗、心理治疗、物理疗法等，并给予必要的健康咨询和教育来提高患者的应对能力，以利于疾病的痊愈。

四、应激与适应在护理中的应用

应激源作用于个体，使其处于应激状态时，个体会选择和采取一系列的应对方法对应激进行适应。若适应成功，则机体达到内环境的平衡；若适应失败，则会导致机体产生疾病。为帮助患者提高应对能力，维持身心平衡，护理人员应协助住院患者减轻应激反应，措施如下。

(1)评估患者所受应激的程度、持续时间、过去个体应激的经验等。

(2)分析患者的具体情况，协助患者找出应激源。

(3)安排适宜的住院环境。减少不良环境因素对患者的影响。

(4)协助患者适应实际的健康状况，应对可能出现的心理问题。

(5)协助患者建立良好的人际关系，并与家属合作减轻患者的陌生、孤独感。

(孙田田)

第二章 护理程序

第一节 护理评估

护理评估是有目的、有计划、有步骤地收集有关护理对象生理、心理、社会文化和经济等方面的资料，对此进行整理与分析，以判断服务对象的健康问题，为护理活动提供可靠的依据。具体包括收集资料、整理资料和分析资料三个部分。

一、收集资料

（一）资料的来源

1.直接来源

护理对象本人是第一资料来源也是主要来源。

2.间接来源

（1）护理对象的重要关系人，也就是社会支持性群体，包括亲属、关系亲密的朋友、同事等。

（2）医疗活动资料，如既往实验室报告、出院小结等健康记录。

（3）其他医护人员、放射医师、化验师、药剂师、营养师、康复师等。

（4）护理学及其他相关学科的文献等。

（二）资料的内容

在收集资料的过程中，各个医院均有自己设计的收集资料表，无论依据何种框架，基本内容主要包括一般资料、生活状况及自理程度、健康检查及心理社会状况等。

1.一般资料

一般资料包括患者姓名、性别、出生日期、出生地、职业、民族、婚姻、文化程度、住址等。

2.现在的健康状况

现在的健康状况包括主诉、现病史、入院方式、医疗诊断及目前用药情况。目前的饮食、睡眠、排泄、活动、健康管理等日常生活形态。

3.既往健康状况

既往健康状况包括既往史、创伤史、手术史、家族史、有无过敏史、有无传染病。既往的日常生活形态、烟酒嗜好、女性还包括月经史和婚育史。

4.护理体检

护理体检包括体温、脉搏、呼吸、血压、身高、体重、生命体征、各系统的生理功能及有无疼痛、眩晕、麻木、瘙痒等,有无感觉(视觉、听觉、嗅觉、味觉、触觉)异常,有无思维活动、记忆能力、认知感受等障碍。

5.实验室及其他辅助检查结果

实验室及其他辅助检查结果包括最近进行的辅助检查的客观资料,如实验室检查、X 线检查、病理检查等。

6.心理方面的资料

心理方面的资料包括对疾病的认知和态度、康复的信心,病后情绪、心理感受、应对能力等变化。

7.社会方面的资料

社会方面的资料包括就业状态、角色问题和社交状况;有无重大生活事件,支持系统状况等;有无宗教信仰;享受的医疗保健待遇等。

(三)资料的分类

1.按照资料的来源划分

资料包括主观资料和客观资料。主观资料指患者对自已健康问题的体验和认识。包括患者的知觉、情感、价值、信念、态度、对个人健康状态和生活状况的感知。主观资料的来源可以是患者本人,也可以是患者家属或对患者健康有重要影响的人。客观资料指检查者通过观察、会谈、体格检查和实验等方法得到或被检测出的有关患者健康状态的资料。客观资料获取是否全面和准确主要取决于检查者是否具有敏锐的观察能力及丰富的临床经验。

当护理人员收集到主观资料和客观资料后,应将两方面的资料加以比较和分析,可互相证实资料的准确性。

2.按照资料的时间划分

资料包括既往资料和现时资料。既往资料是指与服务对象过去健康状况有关的资料,包括既往病史、治疗史、过敏史等。现时资料是指与服务对象现在发生疾病有关的状况,如现在的体温、脉搏、呼吸、血压、睡眠状况等。

护理人员在收集资料时,需要将既往资料和现时资料结合起来分析。

(四)收集资料的方法

1.观察

观察是指护理人员运用视、触、叩、听、嗅等感官获得患者、家属及患者所处环境的信息并进行分析判断,是收集有关服务对象护理资料的重要方法之一。观察贯穿在整个评估过程中,可以与交谈同时进行。护理人员应及时、敏锐、连续的对服务对象进行观察,如患者出现面容痛苦、呈强迫体位,就提示患者是否有疼痛,由此进一步询问持续时间、部位、性质等。观察作为一种技能,护理人员在实践中需要不断培养和锻炼,以期得到发展和提高。

2.交谈

护患之间的交谈是一种有目的的医疗活动,使护理人员获得有关患者的资料和信息。一般可分为以下几种。

(1)正式交谈:是指事先通知患者,有目的、有计划的交谈,如入院后的采集病史。

(2)非正式交谈:是指护理人员在日常护理工作中与患者随意自然的交谈,不明确目的,不规定主题、时间，是一种“开放式交流”，以便及时了解服务对象的真实想法和心理反应。

交谈时护理人员应注意沟通技巧的运用，对一些敏感性话题应注意保护患者的隐私。

3.护理体检

护理人员运用体检技能，为护理对象进行系统的身体评估，获取与护理有关的生命体征、身高、体重等，以便收集与护理诊断、护理计划有关的患者方面的资料，及时了解病情变化和发现护理对象的健康问题。

4.阅读

阅读包括查阅护理对象的医疗病历(门诊和住院)、各种护理记录及实验室和辅助检查结果，及有关文献等。也可以用心理测量及评定量表对服务对象进行心理社会评估。

二、整理资料

为了避免遗漏和疏忽相关和有价值的资料，得到完整全面的资料，常依据某个护理理论模式设计评估表格，护理人员依据表格全面评估，整理资料。

(一)按戈登(Gordon)的功能性健康形态整理分类

1.健康感知-健康管理形态

健康感知-健康管理形态指服务对象对自己健康状态的认识和维持健康的方法。

2.营养代谢形态

营养代谢形态包括食物的利用和摄入情况。如营养、液体、组织完整性、体温调节及生长发育等的需求。

3.排泄形态

排泄形态主要指肠道、膀胱及皮肤的排泄状况。

4.活动-运动形态

活动-运动形态包括运动、活动、休闲与娱乐状况。

5.睡眠-休息形态

睡眠-休息形态指睡眠、休息及精神放松的状况。

6.认知-感受形态

认知-感受形态包括与认知有关的记忆、思维、解决问题和决策及与感知有关的视、听、触、嗅等功能。

7.角色-关系形态

家庭关系、社会中角色任务及人际关系的互动情况。

8.自我感受-自我概念形态

自我感受-自我概念形态指服务对象对于自我价值与情绪状态的信念与评价。

9.性-生殖形态

性-生殖形态主要指性发育、生殖器官功能及对性的认识。

10.应对-压力耐受形态

应对-压力耐受形态指服务对象压力程度、应对与调节压力的状况。

11.价值-信念形态

价值-信念形态指服务对象的思考与行为的价值取向和信念。

(二)按马斯洛(Maslow)需要层次进行整理分类

1.生理需要

体温 39 ℃,心率 120 次/分,呼吸 32 次/分,腹痛等。

2.安全的需要

对医院环境不熟悉,夜间睡眠需开灯,手术前精神紧张,走路易摔倒等。

3.爱与归属的需要

患者害怕孤独,希望有亲友来探望等。

4.尊重与被尊重的需要

如患者说:“我现在什么事都不能干了”“你们应该征求我的意见”等。

5.自我实现的需要

担心住院会影响工作、学习,有病不能实现自己的理想等。

(三)按北美护理诊断协会(NANDA)的人类反应形态分类

1.交换

交换包括营养、排泄、呼吸、循环、体温、组织的完整性等。

2.沟通

沟通主要指服务对象与人沟通交往的能力。

3.关系

关系指社交活动、角色作用和性生活形态等项目。

4.价值

价值包括个人的价值观、信念、宗教信仰、人生观及精神状况。

5.选择

选择包括个人的应对能力、判断能力及寻求健康所表现的行为。

6.移动

移动包括身体活动能力、休息、睡眠、娱乐及休闲状况,日常生活自理能力等。

7.感知

感知包括自我概念,感知和意念。

8.知识

知识包括对健康的认知能力、学习状况及思考过程。

9.感觉

感觉包括个人的舒适、情感和情绪状况。

三、分析资料

(一)检查有无遗漏

将资料进行整理分类之后,应仔细检查有无遗漏,并及时补充,以保证资料的完整性及准确性。

(二)与正常值比较

收集资料的目的在于发现护理对象的健康问题。因此,护理人员应掌握常用的正常值,将所收集到的资料与正常值进行比较,并在此基础上进行综合分析,以发现异常情况。

(三)评估危险因素

有些资料虽然目前还在正常范围,但是由于存在危险因素,若不及时采取预防措施,以后很可能会出现异常,损害服务对象的健康。因此,护理人员应及时收集资料评估这些危险因素。

护理评估通过收集服务对象的健康资料,对资料进行组织、核实和分析,确认服务对象对现存的或潜在的健康问题或生命过程的反应,为作出护理诊断和进一步制定护理计划奠定了基础。

四、资料的记录

(一)原则

书写全面、整洁、简练、流畅,客观资料运用医学术语,避免使用笼统、模糊的词,主观资料尽量引用护理对象的原话。

(二)记录格式

根据资料的分类方法,根据各医院,甚至各病区的特点自行设计,多采用表格式记录。与患者第一次见面收集到的资料记录称入院评估,要求详细、全面,是制定护理计划的依据,一般要求入院后 24 小时内完成。住院期间根据患者病情天数,每天或每班记录,反映了患者的动态变化,用以指导护理计划的制定、实施、评价和修订。

(李晶晶)

第二节 护 理 诊 断

护理诊断是护理程序的第二个步骤,是在评估的基础上对所收集的健康资料进行分析,从而确定服务对象的健康问题及引起健康问题的原因。护理诊断是一个人生命过程中的生理、心理、社会文化发展及精神方面健康状况或问题的一个简洁、明确的说明,这些问题都是属于护理职责范围之内,能够用护理的方法解决的问题。

一、护理诊断的概念

1990 年,北美护理诊断协会(NANDA)提出并通过了护理诊断的定义:护理诊断是关于个人、家庭、社区对现存或潜在的健康问题及生命过程反应的一种临床判断,是护理人员为达到预期的结果选择护理措施的基础,这些预期结果应能通过护理职能达到。

二、护理诊断的组成部分

护理诊断有四个组成部分:名称、定义、诊断依据和相关因素。

(一)名称

名称是对服务对象健康状况的概括性的描述。应尽量使用 NANDA 认可的护理诊断名称,以有利于护理人员之间的交流和护理教学的规范。常用改变、受损、缺陷、无效或低效等特定描述语。例如,便秘;有皮肤完整性受损的危险。

(二)定义

定义是对名称的一种清晰的、正确的表达,并以此与其他诊断相鉴别。一个诊断的成立必须符合其定义特征。有些护理诊断的名称虽然十分相似，但仍可从定义中发现彼此的差异。例如，“压力性尿失禁”的定义是“个人在腹压增加时立即无意识地排尿的一种状态”“反射性尿失禁”的定义是“个体在没有要排泄或膀胱胀满的感觉下可以预见的不自觉地排尿的一种状态”。虽然两者都是尿失禁，但前者的原因是腹压增高，后者的原因是无法抑制的膀胱收缩。因此，确定诊断时必须认真区别。

（三）诊断依据

诊断依据是作出护理诊断的临床判断标准。诊断依据常常是患者所具有的一组症状和体征，及有关病史，也可以是危险因素。对于潜在的护理诊断，其诊断依据则是原因本身（危险因素）。

诊断依据依其在特定诊断中的重要程度分为主要依据和次要依据。

1.主要依据

主要依据是指形成某一特定诊断所应具有的一组症状和体征及有关病史，是诊断成立的必要条件。

2.次要依据

次要依据是指在形成诊断时，多数情况下会出现的症状、体征及病史，对诊断的形成起支持作用，是诊断成立的辅助条件。

例如，便秘的主要依据是“粪便干硬，每周排大便不到 3 次”，次要依据是“肠鸣音减少，自述肛门部有压力和胀满感，排大便时极度费力并感到疼痛，可触到肠内嵌塞粪块，并感觉不能排空”。

（四）相关因素

相关因素是指造成服务对象健康状况改变或引起问题产生的情况。常见的相关因素包括以下几个方面。

1.病理生理方面的因素

指与病理生理改变有关的因素。例如，“体液过多”的相关因素可能是右心衰竭。

2.心理方面的因素

指与服务对象的心理状况有关的因素。例如，“活动无耐力”可能是由疾病后服务对象处于较严重的抑郁状态引起。

3.治疗方面的因素

指与治疗措施有关的因素（用药、手术创伤等）。例如，“语言沟通障碍”的相关因素可能是使用呼吸机时行气管插管。

4.情景方面的因素

指环境、情景等方面的因素（陌生环境、压力刺激等）。例如，“睡眠形态紊乱”可能与住院后环境改变有关。

5.年龄因素

指在生长发育或成熟过程中与年龄有关的因素。如婴儿、青少年、中年、老年各有不同的生理、心理特征。

三、护理诊断与合作性问题及医疗诊断的区别

（一）合作性问题——潜在并发症

在临床护理实践中，护理人员常遇到一些无法完全包含在 NANDA 制定的护理诊断中的问题，而这些问题也确实需要护理人员提供护理措施。因此，1983 年，Lynda Juall Carpenito 提出

了合作性问题的概念。她把护理人员需要解决的问题分为两类:一类经护理人员直接采取措施可以解决,属于护理诊断;另一类需要护理人员与其他健康保健人员尤其是医师共同合作解决,属于合作性问题。

合作性问题需要护理人员承担监测职责,及时发现服务对象身体并发症的发生和情况的变化,但并非所有并发症都是合作性问题。有些可通过护理措施预防和处理,属于护理诊断;只有护理人员不能预防和独立处理的并发症才是合作性问题。合作性问题的陈述方式是"潜在并发症:××××"。如"潜在并发症:脑出血"。

(二)护理诊断与合作性问题及医疗诊断的区别

1.护理诊断与合作性问题的区别

护理诊断是护理人员独立采取措施能够解决的问题;合作性问题需要医师、护理人员共同干预处理,处理决定来自医护双方。对合作性问题,护理措施的重点是监测。

2.护理诊断与医疗诊断的区别

明确护理诊断和医疗诊断的区别对区分护理和医疗两个专业、确定各自的工作范畴和应负的法律责任非常重要。两者主要区别见表2-1。

表2-1 护理诊断与医疗诊断的区别

项目	护理诊断	医疗诊断
临床判断的对象	对个体、家庭、社会的健康问题/生命过程反应的一种临床判断	对个体病理生理变化的一种临床判断
描述的内容	描述的是个体健康问题的反应	描述的是一种疾病
决策者	护理人员	医疗人员
职责范围	在护理职责范围内进行	在医疗职责范围内进行
适应范围	适用于个体、家庭、社会的健康问题	适用于个体的疾病
数量	往往有多个	一般情况下只有一个
是否变化	随病情的变化而变化	一旦确诊则不会改变

四、护理诊断的分类方法及标准

(一)按照护理诊断或健康所处的状态来分类

可分为现存的、潜在的、健康的和综合的几种类型。

1.现存的护理诊断

现存的护理诊断是指服务对象评估时正感到的不适或存在的反应。书写时,通常将"现存的"省略。例如,"清理呼吸道无效"和"焦虑"即为现存的护理诊断。

2.潜在的护理诊断

潜在的护理诊断是指服务对象目前尚未发生问题,但因为有危险因素存在,若不进行预防处理就一定会发生的问题。用"有……的危险"进行描述,如"有感染的危险"即为潜在的护理诊断。

3.健康的护理诊断

健康的护理诊断描述的是个人、家庭或社区人群具有的能进一步提高健康水平的临床判断。例如,"母乳喂养有效"。

4.综合的护理诊断

综合的护理诊断是指一组由某种特定的情境或事件所引起的现存的或潜在的护理诊断。

5.可能的护理诊断

可能的护理诊断是指已有资料支持这一诊断的提出，但是目前能明确该诊断的资料尚不充分，需要进一步收集资料以确认或排除该护理诊断。

(二)确定护理诊断时究竟依据何种标准，哪些诊断可以得到医护人员的普遍认可

目前，我国普遍使用的是北美护理诊断协会(NANDA)的分类体系。包括以人类反应形态的分类体系和功能性健康形态分类体系。

1.人类反应形态分类体系

护理诊断的人类反应分类体系：交换，沟通，关系，价值，选择，活动，感知，认知，感觉。

(1)交换：①高于机体需要量；②低于机体需要量；③潜在高于机体需要量；④有感染的危险；⑤有体温改变的危险；⑥体温过低；⑦体温过高；⑧体温调节无效；⑨反射失调；⑩便秘；⑪感知性便秘；⑫结肠性便秘；⑬腹泻；⑭大便失禁；⑮排尿异常；⑯压迫性尿失禁；⑰反射性尿失禁；⑱急迫性尿失禁；⑲功能性尿失禁；⑳完全性尿失禁；㉑尿潴留；㉒组织灌注量改变(肾、脑、心肺、胃肠、周围血管)；㉓体液过多；㉔体液不足；㉕体液不足的危险；㉖心排血量减少；㉗气体交换受损；㉘清理呼吸道无效；㉙低效性呼吸形态；㉚不能维持自主呼吸；㉛呼吸机依赖；㉜有受伤的危险；㉝有窒息的危险；㉞有外伤的危险；㉟有误吸的危险；㊱自我防护能力改变；㊲组织完整性受损；㊳口腔黏膜改变；㊴皮肤完整性受损；㊵有皮肤完整性受损的危险；㊶调节颅内压能力下降；㊷精力困扰。

(2)沟通：语言沟通障碍。

(3)关系：①社会障碍；②社交孤立；③有孤立的危险；④角色紊乱；⑤父母不称职；⑥有父母不称职的危险；⑦有父母亲子依恋改变的危险；⑧性功能障碍；⑨家庭作用改变；⑩照顾者角色障碍；⑪有照顾者角色障碍的危险；⑫家庭作用改变：酗酒；⑬父母角色冲突；⑭性生活形态改变。

(4)价值：①精神困扰；②增进精神健康：潜能性。

(5)选择：①个人应对无效；②调节障碍；③防卫性应对；④防卫性否认；⑤家庭应对无效：失去能力；⑥家庭应对无效：妥协性；⑦家庭应对：潜能性；⑧社区应对：潜能性；⑨社区应对无效；⑩遵守治疗方案无效(个人的)；⑪不合作(特定的)；⑫遵守治疗方案无效(家庭的)；⑬遵守治疗方案无效(社区的)；⑭遵守治疗方案有效(个人的)；⑮抉择冲突(特定的)；⑯寻求健康行为(特定的)。

(6)活动：①躯体移动障碍；②有周围血管神经功能障碍的危险；③有围术期外伤的危险；④活动无耐力；⑤疲乏；⑥有活动无耐力的危险；⑦睡眠形态紊乱；⑧娱乐活动缺乏；⑨持家能力障碍；⑩保持健康的能力改变；⑪进食自理缺陷；⑫吞咽障碍；⑬母乳喂养无效；⑭母乳喂养中断；⑮母乳喂养有效；⑯婴儿吸吮方式无效；⑰沐浴/卫生自理缺陷；⑱穿戴/修饰自理障碍；⑲如厕自理缺陷；⑳生长发育改变；㉑环境改变应激综合征；㉒有婴幼儿行为紊乱的危险；㉓婴幼儿行为紊乱；㉔增进婴幼儿行为(潜能性)。

(7)感知：①自我形象紊乱；②自尊紊乱；③长期自我贬低；④情境性自我贬低；⑤自我认同紊乱；⑥感知改变(特定的)(视、听、运动、味、触、嗅)；⑦单侧感觉丧失；⑧绝望；⑨无能为力。

(8)认知：①知识缺乏(特定的)；②定向力障碍；③突发性意识模糊；④渐进性意识模糊；⑤思维过程改变；⑥记忆力障碍。

(9)感觉：①疼痛；②慢性疼痛；③功能障碍性悲哀；④预感性悲哀；⑤有暴力行为的危险：对自己或对他人；⑥有自伤的危险；⑦创伤后反应；⑧强奸创伤综合征；⑨强奸创伤综合征：复合性

反应；⑩强奸创伤综合征：沉默性反应；⑪焦虑；⑫恐惧。

2.功能性健康形态分类体系

（1）健康感知-健康管理形态：①生长发育异常；②有生长异常的危险；③健康维护能力异常；④外科手术后恢复延迟；⑤寻求健康行为；⑥个人执行治疗计划无效；⑦社区执行治疗计划不当/无效；⑧家庭执行治疗计划不当/无效；⑨不合作；⑩有遭受损伤的危险；⑪有窒息的危险；⑫有中毒的危险；⑬有外伤的危险；⑭有围术期体位性损伤的危险。

（2）营养-代谢形态：①有体温改变的危险；②体温过低；③体温过高；④体温调节无效；⑤体液不足；⑥体液过多；⑦有体液不平衡的倾向；⑧有感染的危险；⑨有感染他人的危险；⑩乳胶变态反应；⑪有乳胶变态反应的危险；⑫营养改变：低于机体需要量；⑬母乳喂养有效；⑭母乳喂养无效/不当；⑮母乳喂养中断；⑯出牙异常；⑰婴儿喂养不当/无效；⑱吞咽困难；⑲营养改变：高于机体需要量；⑳营养改变：有高于机体需要量的危险；㉑保护能力改变；㉒口腔黏膜异常；㉓皮肤完整性受损。

（3）排泄形态：①排便异常；②便秘；③有便秘的危险；④感知性便秘；⑤腹泻；⑥排便失禁；⑦排尿形态改变；⑧尿潴留；⑨完全性尿失禁；⑩反射性尿失禁；⑪急迫性尿失禁；⑫有急迫性尿失禁的危险；⑬压力性尿失禁；⑭功能性尿失禁；⑮成熟性遗尿。

（4）活动-运动形态：①活动无耐力；②适应能力下降：颅内的；③心排血量减少；④失用综合征；⑤娱乐活动缺乏；⑥持家能力障碍；⑦婴儿行为紊乱；⑧有婴儿行为紊乱的危险；⑨躯体移动障碍；⑩床上活动障碍；⑪步行活动障碍；⑫借助于轮椅活动障碍；⑬轮椅转移能力障碍；⑭有周围神经血管功能障碍的危险；⑮有呼吸功能异常的危险；⑯功能障碍性脱离呼吸机的危险；⑰清理呼吸道无效；⑱低效性呼吸形态；⑲气体交换受损；⑳不能维持自主呼吸；㉑自理缺陷综合征：特定的（使用器具、进食、沐浴、卫生、穿衣、修饰）；㉒组织灌注量改变（肾、脑、心、肺、胃肠、外周神经）。

（5）睡眠-休息形态：①睡眠形态紊乱；②睡眠剥夺。

（6）认知-感知形态：①不舒适；②疼痛；③急性疼痛；④慢性疼痛；⑤恶心；⑥意识模糊/错乱；⑦急性意识模糊/错乱；⑧慢性意识模糊/错乱；⑨决策冲突；⑩反射失调；⑪有自主反射失调的危险；⑫环境解析障碍综合征；⑬知识缺乏：特定的；⑭有误吸的危险；⑮感知改变（特定的）：（视、听、触、味、嗅、动觉）；⑯思维过程异常；⑰记忆受损；⑱忽略单侧身体。

（7）自我认识-自我概念形态：①焦虑；②对死亡的恐惧；③疲乏；④恐惧；⑤绝望；⑥无能为力感；⑦自我形象紊乱；⑧自我认同紊乱；⑨自尊紊乱；⑩长期自尊低下；⑪情境性自尊低下。

（8）角色-关系形态：①沟通障碍；②语言沟通障碍；③家庭运作改变/异常；④酗酒；⑤悲伤；⑥预期性悲哀；⑦功能障碍性悲伤；⑧经常性悲伤；⑨有孤独的危险；⑩有亲子依附关系异常的危险；⑪父母不称职；⑫亲职角色冲突；⑬角色紊乱；⑭社交障碍；⑮社交孤立。

（9）性-生殖形态：①性功能障碍；②性生活改变。

（10）应对-应激耐受形态：①调节障碍；②照顾者角色困难；③个人应对能力失调；④防卫性应对；⑤否认性应对；⑥否认性应对失调；⑦家庭应对无效：无能性；⑧家庭妥协性应对能力失调；⑨家庭有潜力增强应对能力社区应对能力失调；⑩社区有潜力增强应对能力；⑪能量场紊乱；⑫创伤后反应；⑬强暴后创伤综合征；⑭有创伤后综合征的危险；⑮迁居压力综合征；⑯有自我伤害的危险；⑰有自虐的危险；⑱有自残的危险；⑲有自杀的危险；⑳有暴力行为的危险。

（11）价值-信念形态：①精神困扰；②有精神困扰的危险；③有潜力增强精神安适。

五、护理诊断的形成

护理诊断是针对护理评估整理的资料进行分析，与标准进行比较、判断，初步提出问题并进行分析，将符合护理诊断定义、属于护理职责范围、能用护理方法解决或缓解的问题列出。形成过程包括 3 个步骤：①分析资料；②确认健康问题、危险因素和服务对象的需求；③形成护理诊断（见表 2-2）。

表 2-2　某护理对象护理诊断形成的过程

临床资料	与标准比较、分析、判断	形成护理诊断
体温 40 ℃	高于正常	体温过高
心率 108 次/分	高于正常	
白细胞：15×10^9/L	高于正常	
皮肤潮红、大汗、咳嗽、口渴、头晕、头痛等	可能感染、发热的表现	
住院两天，早餐均未进食，午餐连续喝一碗汤，晚餐进食半碗白米稀饭	不足以供应身体需要的营养	营养摄取低于机体需要量
（男）身高 175 cm，体重 50.2 kg	体重过轻	
走到厕所需靠墙休息数次	可能是活动耐力降低	活动无耐力

六、护理诊断的陈述

戈登主张护理诊断的陈述应包括三个部分：健康问题、症状或体征和原因。

（一）健康问题

健康问题包括服务对象现存的和潜在的健康问题。

（二）症状或体征

症状或体征是指与健康问题有关的症状或体征。临床症状或体征往往提示服务对象有健康问题存在。例如，急性心肌梗死时心前区疼痛是此人健康问题的重要特征。

（三）原因

原因是指影响服务对象健康状况的直接因素、促发因素或危险因素。疾病的原因往往是比较明确的，而健康问题的原因往往因人而异，如失眠，其原因可能有焦虑、饥饿、环境改变、体位不舒适等，而且不同的疾病可能有相同的健康问题。

一个完整的护理诊断通常由 3 个部分构成，即：①健康问题；②原因；③症状或体征，又称 PES 公式。例如，营养失调：高于机体需要量（P）；肥胖（S）：与进食过多有关（E）；排便异常（P）：便秘（S），与生活方式改变有关（E）。但目前临床上趋向于将护理诊断简化为两部分，即：P＋E 或S＋E。例如，①皮肤完整性受损（P）：与局部组织长期受压有关（E）；②便秘（S）：与生活方式改变有关（E）。

无论是 3 个部分陈述还是 2 个部分陈述，原因的陈述不可或缺，只有明确原因才能为制定护理计划指明方向，而且原因的陈述常用“与……有关”来连接，准确表述健康问题与原因之间的关系，有助于护理人员确定该诊断是否成立。

七、陈述护理诊断的注意事项

(一)名称清楚

护理诊断所列名称应明确、简单易懂。

(二)护理诊断并非医疗诊断

应是由护理措施能够解决的问题。

(三)勿将医学诊断当作导致问题的相关因素

如“潜在性皮肤受损:与糖尿病有关”。

(四)勿将护理对象的症状或体征当作问题

如“尿少:与水的摄入不足有关”。

(五)勿将护理诊断的问题与相关因素相混淆

如“糖尿病知识不足:与缺乏糖尿病知识有关”。

(六)全面诊断

列出的护理诊断应贯彻整体的观点,做全面的诊断。故一个患者可有多个护理诊断,并随病情发展而变化。

(七)避免作出带有价值判断的护理诊断

如“卫生不良与懒惰有关”“社交障碍与缺乏道德有关”。

(八)避免使用可能引起法律纠纷的语句

如“有受伤的危险:与护理人员未加床挡有关”。

护理诊断对服务对象的健康状况进行了准确的描述,界定了护理工作的范畴,指出了护理的方向,为护理计划的制订提供了依据。

(李晶晶)

第三节 护 理 计 划

护理计划是护理程序的第三个步骤,是制定护理对策的过程。护理人员在评估及诊断的基础上,对患者的健康问题、护理目标及护理人员所要采取的护理措施的一种书面说明,通过护理计划,可以使护理活动有组织、有系统地满足患者的具体需要。

一、护理计划的种类

护理计划从与服务对象刚接触开始,直到因服务对象离开医疗机构终止护患关系而结束。计划的类型可分为入院护理计划、住院护理计划和出院护理计划。

(一)入院护理计划

入院护理计划指护理人员经入院评估后制订的综合护理计划。评估资料不仅来源于书面数据,而且来源于服务对象的身体语言和直觉信息。由于住院期有逐渐缩短的趋势,因此计划应在入院评估后尽早开始,并根据情况及时修改。

(二)住院护理计划

护理人员根据获取的新评估资料和服务对象对护理的反应,制订较入院计划更为个体化的住院护理计划。住院护理计划也可在护理人员接班后制订,主要确定本班为服务对象所提供的护理项目。根据住院评估资料,护理人员每天制订护理计划,以达到以下目的:①确定服务对象的健康状况是否发生改变。②排列本班护理活动的优先顺序。③决定本班需要解决的核心问题。④协调护理活动,通过一次护理活动解决服务对象多个问题。

(三)出院护理计划

随着平均住院期的缩短,患者出院后仍然需要护理。因此,出院护理计划是总体护理计划的重要组成部分。有效出院护理计划的制定从第1次与服务对象接触开始,护理人员以全面而及时的满足服务对象需要的信息为基础,根据服务对象住院和出院时的评估资料,推测如何满足服务对象出院后的需要而制定。

二、护理计划的过程

护理计划包括4个方面的内容:①排列护理诊断的顺序;②制定预期目标;③制定护理措施;④书写护理计划。

(一)排列护理诊断的顺序

由于护理诊断往往不只是一个,因此,在拟定计划时首先应明确处理护理诊断提出问题的先后次序。一般对护理诊断的排序按首优、中优、次优进行排列,分出轻重缓急,先解决主要问题或以主要问题为重点,再依次解决所有问题,做到有条不紊。

1.首优问题

涉及的问题是直接威胁生命,需要立即采取行动予以解决的问题。如心排血量减少、气体交换受损、清理呼吸道无效、不能维持自主呼吸、严重体液不足、组织灌流量改变等问题。

2.中优问题

涉及的问题不直接威胁生命,但对护理对象的身心造成痛苦并严重影响健康的问题。如急性疼痛、组织或皮肤完整性受损、体温过高、睡眠形态紊乱、有受伤的危险、有感染的危险、焦虑、恐惧等。

3.次优问题

涉及的问题需要护理人员的少量支持就可以解决或可以考虑暂时放后面的问题,虽然不如生理需要和安全需要问题迫切,但并非不重要,同样需要护理人员给予帮助,使问题得到解决,以便对象达到最佳健康状态。如社交孤立、家庭作用改变、角色冲突、精神困扰等。

首优、中优、次优的顺序在护理的过程中不是固定不变的,随着病情的变化,威胁生命的问题得以解决,生理需要获得一定程度的满足后,中优或次优的问题可以上升为“首优问题”。

(二)排列护理诊断顺序应遵循的原则

1.结合护理理论模式

常用的有马斯洛的人类基本需要层次论。先考虑满足基本生活的需要,再考虑高水平的需要。即将对生理功能平衡状态威胁最大的问题排在最前面。如对氧气的需要优先于对水的需要,对水的需要优先于对食物的需要。

2.紧急情况

危及生命的问题始终摆在护理行动的首位。

3.与治疗计划相一致

要考虑不与医疗措施相抵触。

4.取得护理对象的信任与合作

注重服务对象的个人需求，尊重护理对象的意愿，共同讨论达成一致，即服务对象认为最为迫切的问题，如果与治疗、护理原则无冲突，可考虑优先解决。

5.尊重服务对象的健康价值观和信仰

根据服务对象的健康价值观和信仰排列护理诊断顺序。

6.考虑设备资源及所需的时间

一定要考虑在现有的条件下能否实施，否则计划形同虚设，措施无法实施，问题也就得不到解决。

7.潜在的问题要全面评估

一般认为现存问题应优先解决，但有时潜在的和需协同处理的问题并非首优问题，有时后者比前者更重要。护理人员应根据理论知识和临床经验对潜在的问题全面评估。例如，大面积烧伤处于休克期时，有体液不足的危险，如果不及时预防，就会危及服务对象生命，应列为首优问题。

(三)制定预期目标

预期目标也称预期结果，是期望的护理结果。指在护理措施实施之后，期望能够达到的健康状态或行为的改变，其目的是为制定的护理措施提供方向及为护理效果评价提供标准。

1.分类

根据实现目标所需的时间分为短期目标和长期目标。

(1)短期目标：是指在较短的时间内(几天、几小时)能够达到的目标，适合于住院时间较短、病情变化快者。例如，“3 天后，服务对象下床行走 50 m”“用药 2 小时后服务对象自述疼痛消失”等都是短期目标。

(2)长期目标：是指需要相对较长时间(数周、数月)才能够达到的目标。可以分为两类。

一类是需要护理人员针对一个长期存在的问题采取连续性行动才能达到的长期目标。例如，一个长期卧床的服务对象需要护理人员在整个卧床期间给予精心的皮肤护理以预防发生压疮，长期目标可以描述为“卧床期间皮肤完整无破损”。

另一类是需要一系列短期目标的实现才能达到的长期目标。例如，“半年内体重减轻 12 kg”，最好通过一系列短期目标来实现，可以定为“每周体重减轻 0.5 kg”。短期目标的实现使人看到进步，增强实现长期目标的信心。

2.陈述

目标的陈述方式：主语＋谓语＋行为标准＋条件状语。

(1)主语：是指服务对象或服务对象的一部分或与服务对象有关的因素。如护理对象的血压、脉搏、体重等。主语为护理对象本人时可以省略。

(2)谓语：是指主语将要完成且能被观察到的行为，用行为动词陈述。如说明、解释、走、喝等。

(3)行为标准：是指主语完成该行为将要达到的程度。如时间、距离、速度、次数、重量、计量单位(个、件等)、容量等。

(4)条件状语：是指服务对象完成该行为所必须具备的条件状况，即在什么样的条件下达到目标，并非所有目标陈述都包括此项。如在护理人员的帮助下、在学习后、在凭借扶手后等。

3.制定预期目标的注意事项

(1)目标应以服务对象为中心：目标陈述的是服务对象的行为，而非护理活动本身。目标应说明服务对象将要做什么、怎么做、什么时候做、做到什么程度，而不是描述护理人员的行为或护理人员采取的护理措施。

(2)目标应切实可行：既应在护理对象的能力范围之内，又要能激发服务对象的能动性，且与医疗条件相匹配。

(3)目标应有明确的针对性：一个预期目标只能针对一个护理诊断，一个护理诊断可有多个预期目标。

(4)目标应具体：预期目标应是可观察、可测量的，避免使用含糊不清、不明确的词，如活动适量、饮酒量减少等，不易被观察和测量，难以进行评价。

(5)目标应有时间限制：预期目标应注明具体时间。如 3 天后，2 小时内、出院时等，为确定何时评价提供依据。

(6)目标必须有据可依：护理人员应根据医学、护理知识、个人临床经验及服务对象的实际情况制定目标，以保证目标的可行性。

(7)关于潜在并发症的目标：潜在并发症是合作性问题，仅通过护理往往无法阻止，护理人员只能监测并发症的发生与发展。因此，潜在并发症的目标可这样书写：并发症被及时发现并得到及时处理。

(四)制定护理措施

护理措施是指有助于实现预期目标的护理活动及其具体实施方法。护理措施的制定必须围绕已明确的护理诊断和拟定的护理目标，针对护理诊断提出的原因，结合服务对象的具体情况，运用护理知识和经验作出决策。

1.护理措施的分类

(1)独立性护理措施：是指护理人员运用护理知识和技能可独立完成的护理活动，即护嘱。

(2)合作性护理措施：是指护理人员与其他医护人员共同合作完成的护理活动。例如，与营养师一起制订符合服务对象病情的饮食计划。

(3)依赖性护理措施：是指护理人员执行医嘱的护理活动。例如，给药。然而护理人员不是盲目地执行医嘱，应能够判别医嘱的正确与否。

2.制订护理措施的原则

(1)护理措施必须具有一定的理论依据，应保证护理对象安全。

(2)护理措施针对护理诊断提出的原因而制订，其目的是为了达到预期的护理目标。

(3)应用现有资源，护理措施切实可行、因人而异，与个体情况相适应，与护理对象的价值观和信仰不相违背。

(4)与其他医护人员的处理方法不冲突，相辅相成。

(5)护理措施的描述应准确、明了。一项完整的护理措施应包括日期、具体做什么、怎样做、执行时间和签名。

(6)鼓励服务对象参与制订护理措施，保证护理措施的最佳效果。

(五)护理计划的书写

护理计划的书写就是将已明确的护理诊断、目标、措施书写成文，以便指导和评价护理活动。各个医疗机构护理计划的书写格式不尽相同，一般都有护理诊断、预期目标、护理措施和评价 4 个栏目。

书写时注意应用标准医学术语，包括护理活动的合作者，出院和家庭护理的内容，制定日期和责任护士都要书写完整。

标准护理计划的出现，简化了护理计划的书写工作。标准护理计划是根据临床经验。推测出在一个特定的护理诊断或健康状态下，服务对象所具有的共同的护理需要，根据需要预先印刷好的护理计划表格。护理人员只需在一系列护理诊断中勾画出与服务对象有关的护理诊断，按标准计划去执行。对于标准护理计划上没有列出，而服务对象却具备的护理诊断，须按护理计划格式填写附加护理计划单，补充服务对象特殊的护理诊断、预期目标、护理措施和评价。

随着计算机在病历管理中的应用，护理计划也逐渐趋向计算机化。标准护理计划被输入存储器后，护理人员可以随时调阅标准护理计划或符合服务对象实际情况的护理计划。制订某服务对象具体的护理计划，步骤如下：①将护理评估资料输入计算机，计算机将会显示相应的护理诊断。②选定护理诊断后，计算机即可显示与护理诊断相对应的原因，预期目标。③在出现预期目标后，计算机即提示可行的护理措施。④选择护理措施，制定出一份个体化的护理计划。⑤打印护理计划。

护理计划明确了服务对象健康问题的轻重缓急及护理工作的重点，确定了护理工作的目标，制定了实现预期目标的护理措施，为护理人员解决服务对象健康问题，满足服务对象健康需要的护理活动提供了行动指南。

（李晶晶）

第四节 护理实施

护理实施是护理程序的第 4 个步骤，是将护理计划付诸实施的过程。通过实施，可以解决护理问题，并可以验证护理措施是否切实可行。其工作内容包括实施措施、写出记录、继续收集资料。这一步不仅要求护理人员具备丰富的专业知识，还要具备熟练的操作技能和良好的人际沟通能力，才能保证患者得到高质量的护理。

一、实施的过程

（一）实施前思考

要求护理人员在护理实施前思考以下问题。

1.做什么（what）

回顾已制订好的护理计划，保证计划内容是合适的、科学的、安全的、符合患者目前情况。然后，组织所要实施的护理措施。这样一次接触患者时可以根据计划有顺序地执行数个护理措施。

2.谁去做（who）

确定哪些护理措施是护理人员自己做，哪些是由辅助护理人员执行，哪些是由其他医护人员共同完成，需要多少人。一旦护理人员为患者制订好了护理计划，计划可由下列几种人员完成。①护理人员本人：由制订护理计划的护理人员将计划付诸行动。②其他医护人员：包括其他护理人员、医师和营养师。③患者及其家属：有些护理措施，需要患者及其家属参与或直接完成。

3.怎么做（how）

实施时将采取哪些技术和技巧，并回顾技术操作、仪器操作的过程。如果需要运用沟通交流，则应考虑在沟通中可能遇到的问题，可以使用的沟通技巧。

4.何时做(when)

根据患者的具体情况、健康状态，选择执行护理措施的时间。

(二)实施过程

1.落实

将所计划的护理活动加以组织，任务落实。

2.执行

执行医嘱，保持医疗和护理有机结合。

3.解答

解答服务对象及家属的咨询问题。

4.评价

及时评价实施的质量、效果，观察病情，处理突发急症。

5.收集资料

继续收集资料，及时、准确地完成护理记录，不断补充和修正护理计划。

6.协作

与其他医护人员保持良好关系，做好交班工作。

二、实施护理计划的常用方法

(一)提供专业护理

护理人员运用各种相应的护理技巧来执行护理计划，直接给护理对象提供护理服务。

(二)管理

将护理计划的先后次序进行安排、排序，并委托其他护理人员、其他人员执行护理措施，使护理活动能够最大限度地发挥护理人员的作用，使患者最大程度的受益。

(三)健康教育

对患者及其家属进行疾病的预防、治疗、护理等方面的知识教育。

(四)咨询指导

提供有助于患者健康的信息，指导患者进行自我护理或家属、辅助护理人员对患者的护理。

(五)记录

记录护理计划的执行情况。

(六)报告

及时向医师报告患者出现的身心反应、病情的进展情况。

三、护理实施的记录

护理记录是护理实施阶段的重要内容，是交流护理活动的重要形式。做好护理记录可以保存重要资料，为下一步治疗护理提供可靠依据。护理记录要求及时、准确、可靠地反映患者的健康问题及其进展状况；描述确切客观、简明扼要、重点突出；体现动态性和连续性。

(一)护理记录的内容

护理记录的主要内容包括实施护理措施后服务对象、家属的反应及护理人员观察到的效果，服务对象出现的新的健康问题与病情变化，所采取的临时性治疗、护理措施，服务对象的身心需要及其满足情况，各种症状、体征，器官功能的评价，服务对象的心理状态等。

(二)护理记录的方法

护理文件记录与护理程序的实施同样重要。护理管理者提倡在临床实践中使用具体而统一的护理实践及程序表格，护理人员只需记录护理中所遇到的特殊问题。然而，这种方法有一定的法律争议，认为如果在表格中没有相应的记录，就证明护理人员没有做相应的工作。因此，医院及其他的健康机构要求护理人员认真、详细、完整地记录护理过程。

临床护理记录的方式很多，目前在以患者为中心的整体护理实践中，多采用 PIO 护理记录格式，这是一种简明而又能体现护理程序的记录法(见图 2-1)。①P(problem，问题)：指护理诊断或护理问题。②I(intervention，措施)：是针对患者的问题进行的护理活动。③O(outcome，结果)：护理措施完成后的结果。

科别____ 病区____ 床号____ 姓名____ 年龄____ 住院号____

日期	护理诊断/问题(P)	护理目标(G)	护理措施(I)	签名	护理评价(O)	日期/签名

图 2-1 **护理病程记录单**

在护理实践中，护理人员需准确及时记录护理程序的实施过程，我国护理界也根据有关法律规定及护理专业组织的具体要求建立相应的记录标准。在执行护理措施的过程中，需要随时观察，继续收集资料，评估服务对象的变化，以便根据服务对象的动态变化修改护理计划。

护理实施是落实护理计划的实际行动，计划实施以后服务对象的健康状况是否达到了预期结果，下一步的护理活动应如何进行，还需要通过护理评价来完成。

(李晶晶)

第五节 护理评价

护理评价是护理程序的最后一个步骤，是确定护理目标是否实现或判断实现的程度。护理评价按预期目标所规定的时间，将护理后服务对象的健康状况与预期目标进行比较并做出评定和修改，了解服务对象对健康问题的反应，验证护理效果，调控护理质量，积累护理经验。

一、列出已制定的护理目标

计划阶段所确定的预期目标可作为护理效果评价的标准。预期目标对评价的作用有以下两个方面：①确定评价阶段所需收集资料的类型；②提供判断服务对象健康资料的标准。例如，预期结果：①每天液体摄入量不少于 2 500 mL；②尿液输出量与液体摄入量保持平衡；③残余尿量低于100 mL。根据以上预期目标，任何一名护理人员都能明确护理评价时所应收集资料的类型。

二、收集与目标有关的资料

为评价预期目标是否达到，护理人员应收集服务对象的相关主客观资料。有些主客观资料需要证实，如确认主观资料恶心或疼痛时，护理人员需依据服务对象的主诉，或该主观资料的客观指标(如脉搏、呼吸频率减慢，面部肌肉放松等可作为疼痛缓解的客观指标)。所收集资料应简明、准确地记录，以备与计划中的预期目标进行比较。

三、比较收集到的资料和预期目标

评价预期目标是否实现，即评价通过实施护理措施后，原定计划中的预期目标是否已经达到。评价分两步进行。

(一)服务对象实际行为的变化

列出实施护理措施后服务对象的反应。

(二)将服务对象的反应与预期目标比较，了解目标是否实现

预期目标实现的程度可分为3种：①预期目标完全实现；②预期目标部分实现；③预期目标未实现。为便于护理人员之间的合作与交流，护理人员在对预期目标实现与否作出评价后，应记录结论。记录内容为结论及支持资料，然后签名并注明评价的时间。结论即预期目标达到的情况，支持资料是支持评价结论的服务对象的反应。

四、重审护理计划

(一)分析原因

在评价的基础上，对目标部分实现或未实现的原因进行分析，找出问题之所在，可询问的问题包括以下几个：①所收集的基础资料是否欠准确？②护理诊断是否正确？③预期目标是否合适？④护理措施是否适当？是否得到了有效落实？⑤服务对象的态度是否积极，是否配合良好？⑥病情是否已经改变或有新的问题发生？原定计划是否失去了有效性？

(二)全面决定

对健康问题重新估计后，作出全面决定，一般有以下4种可能。①继续：问题仍然存在，目标与措施恰当，计划继续进行。②停止：问题已经解决，停止采取措施。③确认或排除：对可能的问题，通过进一步的收集资料，给予确认或排除。④修订：对诊断、目标、措施中不适当之处加以修改。

护理程序是护理人员通过科学的解决问题的方法确定服务对象的健康状态，明确健康问题的身心反应，并以此为依据，制定适合护理对象的护理计划，采取适当的护理措施以解决确认的问题的过程。其目的是帮助护理对象满足其各种需要，恢复或达到最佳的健康状态。运用护理程序不仅能提高护理质量，促进服务对象健康得到恢复，而且能培养护理人员的逻辑思维，增强其发现问题和解决问题的能力，使业务知识和技能水平得以提高，护患关系也会因此得到改善，同时运用护理程序中完整的护理记录将为护理科研与护理理论的发展奠定基础。

(李晶晶)

第三章　生命体征的观察与护理

第一节　体　　温

体温由三大营养物质糖、脂肪、蛋白质的氧化分解而产生。50％以上迅速转化为热能，50％贮存于三磷酸腺苷（ATP）内，供机体利用，最终仍转化为热能散发到体外。正常人体的温度是由大脑皮质和丘脑下部体温调节中枢所调节（下丘脑前区为散热中枢，下丘脑后区为产热中枢），并通过神经、体液因素调节产热和散热过程，保持产热与散热的动态平衡，所以正常人有相对恒定的体温。

一、正常体温及生理性变化

（一）正常体温

通常说的体温是指机体内部的温度，即胸腔、腹腔、中枢神经的温度，又称体核温度，较高且稳定。皮肤温度称体表温度。临床上通常用测量口温、肛温、腋温来衡量体温。在这三个部位测得的温度接近身体内部的温度，且测量较为方便。三个部位测得的温度略有不同，口腔温度居中，直肠温度较高，腋下温度较低。同时在三个部位进行测量，其温度差一般不超过 1 ℃。这是由于血液在不断地流动，将热量很快地由温度较高处带往温度较低处，因而机体各部的温度一般差异不大。

体温的正常值不是一个具体的点，而是一个范围。机体各部位由于代谢率的不同，温度略有差异，常以口腔、直肠、腋窝的温度为标准，个体体温可以较正常的平均温度增减 0.3～0.6 ℃，健康成人的平均温度波动范围见表 3-1。

表 3-1　健康成人不同部位温度的波动范围

部位	波动范围
口腔	36.2～37.2 ℃
直肠	36.5～37.5 ℃
腋窝	36.0～37.0 ℃

(二)生理性变化

人的体温在一些因素的影响下，会出现生理性的变化，但这种体温的变化，往往是在正常范围内或是一闪而过的。

1.时间

人的体温 24 小时内的变动为 0.5～1.5 ℃，呈周期性变化一般清晨 2～6 时体温最低，下午 2～6 时体温最高。这种昼夜的节律波动，与机体活动代谢的相应周期性变化有关。如长期从事夜间工作的人员，可出现夜间体温上升，日间体温下降的现象。

2.年龄

新生儿因体温调节中枢尚未发育完全，调节体温的能力差，体温易受环境温度影响而变化；婴幼儿由于代谢率高，体温可略高于成年人；老年人代谢率较低，血液循环变慢，加上活动量减少，因此体温略低于成年人。

3.性别

一般来说，女性比男性有较厚的皮下脂肪层，维持体热能力强，故女性体温较男性高 0.3 ℃。并且女性的基础体温随月经周期出现规律变化，即月经来潮后逐渐下降，至排卵后，体温又逐渐上升。这种体温的规律性变化与血中孕激素及其代谢产物的变化有关。

4.环境温度

在寒冷或炎热的环境下，机体的散热受到明显的抑制或加强，体温可暂时性的降低或升高。另外，气流、个体暴露的范围大小亦影响个体的体温。

5.活动

任何需要耗力的劳动或运动活动，都使肌肉代谢增强，产热增加，体温升高。

6.饮食

进食的冷热可以暂时性地影响口腔温度，进食后，由于食物的特殊动力作用，可以使体温暂时性地升高 0.3 ℃左右。

另外，强烈的情绪反应、冷热的应用以及个体的体温调节机制都对体温有影响，在测量体温的过程中要加以注意并能够做出解释。

(三)产热与散热

1.产热过程

机体产热过程是细胞新陈代谢的过程。人体通过化学方式产热，即食物氧化、骨骼肌运动、交感神经兴奋、甲状腺素分泌增多，以及体温升高均可提高新陈代谢率，而增加产热量。

2.散热过程

机体通过物理方式进行散热。机体大部分的热量通过皮肤的辐射、传导、对流、蒸发来散热；一小部分的热量通过呼吸、尿液、粪便而散发于体外。当外界温度等于或高于皮肤温度时，蒸发就是人体唯一的散热形式。

(1)辐射：是热由一个物体表面通过电磁波的形式传至另一个与它不接触物体表面的一种形式。在低温环境中，它是主要的散热方式，安静时的辐射散热所占的百分比较大，可达总热量的 60%。其散热量的多少与所接触物质的导热性能、接触面积和温差大小有关。

(2)传导：是机体的热量直接传给同它接触的温度较低的物体的一种散热方法，如冰袋、冰帽的使用。

(3)对流:是传导散热的特殊形式。是指通过气体或液体的流动来交换热量的一种散热方法。

(4)蒸发:由液态转变为气态,同时带走大量热量的一种散热方法,分为不显性出汗和发汗两种形式。

二、异常体温的观察

人体最高的耐受热为40.6～41.4 ℃,低于34 ℃或高于43 ℃,则极少存活。升高超过41 ℃,可引起永久性的脑损伤;高热持续在42 ℃以上24小时常导致休克及严重并发症。所以对于体温过高或过低者应密切观察病情变化,不能有丝毫的松懈。

(一)体温过高

体温过高又称发热,是由于各种原因使下丘脑体温调节中枢功能障碍,产热增加而散热减少,导致体温升高超过正常范围。

1.原因

(1)感染性:如病毒、细菌、真菌、螺旋体、立克次体、支原体、寄生虫等感染引起的发热最多见。

(2)非感染性:无菌性坏死物质的吸收引起的吸收热、变态反应性发热等。

2.发热分类

以口腔温度为例,按照发热的高低将发热分为以下几种。

(1)低热:37.5～38 ℃。

(2)中等热:38.1～39 ℃。

(3)高热:39.1～41 ℃。

(4)超高热:41 ℃及以上。

3.发热过程

发热的过程常依疾病在体内的发展情况而定,一般分为三个阶段。

(1)体温上升期:特点是产热大于散热。主要表现为皮肤苍白、干燥无汗,患者畏寒、疲乏,体温升高,有时伴寒战。方式有骤升和渐升。骤升指体温在数小时内升至高峰,如肺炎球菌导致的肺炎;渐升指体温在数小时内逐渐上升,数天内达高峰,如伤寒。

(2)高热持续期:特点是产热和散热在较高水平上趋于平衡。主要表现为体温居高不下,皮肤潮红,呼吸加深加快,脉搏增快并有头痛、食欲缺乏、恶心、呕吐、口干、尿量减少等症状,甚至惊厥、谵妄、昏迷。

(3)体温下降期:特点是散热增加,产热趋于正常,体温逐渐恢复至正常水平。方式有骤降和渐降。主要表现为大量出汗、皮肤潮湿、温度降低为体温骤降。老年人易出现血压下降、脉搏细速、四肢厥冷等循环衰竭的休克症状。骤降指体温一般在数小时内降至正常,如大叶性肺炎、疟疾;渐降指体温在数天内降至正常,如伤寒、风湿热等。

4.热型

将不同的时间测得的体温绘制在体温单上,互相连接就构成体温曲线。各种体温曲线形状称为热型。有些发热性疾病有特殊的热型,通过观察体温曲线可协助诊断。但需注意,药物的应用可使热型变得不典型。常见的热型有以下几种。

(1)稽留热:体温持续在39～40 ℃,达数天或数周,24小时波动范围不超过1 ℃。常见于大叶性肺炎、伤寒等急性感染性疾病的极期。

(2)弛张热:体温多在 39 ℃以上,24 小时体温波动幅度可超过 2 ℃,但最低温度仍高于正常水平。常见于化脓性感染、败血症、浸润性肺结核、风湿热等疾病。

(3)间歇热:体温骤然升高达高峰后,持续数小时又迅速降至正常,经过一天或数天间歇后,体温又突然升高,如此有规律地反复发作,常见于疟疾。

(4)不规则热:发热不规律,持续时间不定。常见于流行性感冒、肿瘤等疾病引起的发热。

(二)体温过低

体温过低是指由于各种原因引起的产热减少或散热增加,导致体温低于正常范围,称为体温过低。当体温低于 35 ℃时,称为体温不升。体温过低的原因如下。

(1)体温调节中枢发育未成熟:如早产儿、新生儿。

(2)疾病或创伤:见于失血性休克、极度衰竭等患者。

(3)药物中毒。

三、体温异常的护理

(一)体温过高

降温措施有物理降温、药物降温及针刺降温。

1.观察病情

加强对生命体征的观察,定时测量体温。一般每天测温 4 次,高热患者应每 4 小时测温一次,待体温恢复正常 3 天后,改为每天 1~2 次,同时观察脉搏、呼吸、血压、意识状态的变化;及时了解有关各种检查结果及治疗护理后病情好转还是恶化。

2.饮食护理

(1)补充高蛋白、高热量、高维生素、易消化的流质或半流质饮食,如粥、鸡蛋羹、面片汤、青菜、新鲜果汁等。

(2)多饮水,每天补充液量 2 500~3 000 mL,必要时给予静脉滴注,以保证入量。

由于高热时,热量消耗增加,全身代谢率加快,蛋白质、维生素的消耗量增加,水分丢失增多,同时消化液分泌减少,胃肠蠕动减弱,所以宜及时补充水分和营养。

3.使患者舒适

(1)安置舒适的体位让患者卧床休息,同时调整室温和避免噪声。

(2)口腔护理:每天早、晚刷牙,饭前、饭后漱口,不能自理者,可行特殊口腔护理。由于发热患者唾液分泌减少,口腔黏膜干燥,机体抵抗力下降,极易引起口腔炎、口腔溃疡,因此口腔护理可预防口腔及咽部细菌繁殖。

(3)皮肤护理:发热患者退热期出汗较多,此时应及时擦干汗液并更换衣裤和床单等,以保持皮肤的清洁和干燥,防止皮肤继发性感染。

4.心理调护

注意患者的心理状态,对体温的变化给予合理的解释,以缓解患者紧张和焦虑的情绪。

(二)体温过低

(1)保暖:①给患者加盖衣被、毛毯、电热毯等或放置热水袋,注意小儿、老人、昏迷者,热水袋温度不宜过高,以防烫伤。②暖箱。适用于体重小于 2 500 g,胎龄不足 35 周的早产儿、低体重儿。

(2)给予热饮。

(3)监测生命体征:监测生命体征的变化,至少每小时测体温 1 次,直至恢复正常且保持稳定,同时观察脉搏、呼吸、血压、意识的变化。

(4)设法提高室温:维持室温在 22～24 ℃为宜。

(5)积极宣教:教会患者避免接触导致体温过低的因素。

四、测量体温的技术

(一)体温计的种类及构造

1.水银体温计

水银体温计又称玻璃体温计,是最常用的最普通的体温计。它是一种外标刻度为红线的真空玻璃毛细管。其刻度范围为 35～42 ℃,每小格 0.1 ℃,在 37 ℃刻度处以红线标记,以示醒目。体温计一端贮存水银,当水银遇热膨胀后沿毛细管上升;因毛细管下端和水银槽之间有一凹陷,所以水银柱遇冷不致下降,以便检视温度。

根据测量部位的不同可将体温计分为口表、肛表、腋表。口表的水银端呈圆柱形,较细长;肛表的水银端呈梨形,较粗短,适合插入肛门;腋表的水银端呈扁平鸭嘴形。临床上口表可代替腋表使用。

2.其他

如电子体温计、感温胶片、可弃式化学体温计等。

(二)测体温的方法

1.目的

通过测量体温,判断体温有无异常了解患者的一般情况及疾病的发生、发展规律,为预防、诊断、治疗提供依据。

2.用物准备

(1)测温盘内备体温计(水银柱甩至 35 ℃以下)、秒表、纱布、笔、记录本。

(2)若测肛温,另备润滑油、棉签、手套、卫生纸、屏风。

3.操作步骤

(1)洗手、戴口罩,备齐用物,携至床旁。

(2)核对患者并解释目的。

(3)协助患者取舒适卧位。

(4)测体温。根据病情选择合适的测温方法:①测腋温。擦干汗液,将体温计放在患者腋窝,紧贴皮肤屈肘,臂过胸,夹紧体温计。测量 10 分钟后,取出体温计用纱布擦拭,读数。②测口温法。嘱患者张口,将口表汞柱端放于舌下热窝处。嘱患者闭嘴用鼻呼吸,勿用牙咬体温计。测量时间3～5 分钟。嘱患者张口,取出口表,用纱布擦拭并读数。③测肛温法。协助患者取合适卧位,露出臀部。润滑肛表前端,戴手套用手垫卫生纸分开臀部,轻轻插入肛表水银端 3～4 cm。测量时间3～5 分钟并读数。用卫生纸擦拭肛表。

(5)记录,先记录在记录本上,再绘制在体温单上。

(6)整理床单位。

(7)消毒用过的体温计。

4.注意事项

(1)测温前应注意有无影响体温波动的因素存在,如 30 分钟内有无进食、剧烈活动、冷热敷、坐浴等。

(2)体温值如与病情不符,应重复测量,必要时做肛温和口温对照复查。

(3)腋下有创伤、手术或消瘦夹不紧体温计者不宜测腋温;腹泻、肛门手术、心肌梗死的患者禁测肛温;精神异常、昏迷、婴幼儿等不能合作者及口鼻疾病或张口呼吸者禁测口温;进热食或面颊部热敷者,应间隔 30 分钟后再测口温。

(4)对小儿、重症患者测温时,护士应守护在旁。

(5)测口温时,如不慎咬破体温计,应:①立即清除玻璃碎屑,以免损伤口腔黏膜。②口服蛋清或牛奶,以保护消化道黏膜并延缓汞的吸收。③病情允许者,进食粗纤维食物,以加快汞的排出。

(三)体温计的消毒与检查

1.体温计的消毒

为防止测体温引起的交叉感染,保证体温计清洁,用过的体温计应消毒。

(1)先将体温计分类浸泡于含氯消毒液内 30 分钟后取出,再用冷开水冲洗擦干,放入清洁容器中备用。集体测温后的体温计,用后全部浸泡于消毒液中。

(2)5 分钟后取出清水冲净,擦干后放入另一消毒液容器中进行第二次浸泡,半小时后取出清水冲净,擦干后放入清洁容器中备用。

(3)消毒液的容器及清洁体温计的容器每周进行 2 次高压蒸汽灭菌消毒,消毒液每天更换一次,若有污染随时消毒。

(4)传染病患者应设专人体温计,单独消毒。

2.体温计的检查

在使用新的体温计前,或定期消毒体温计后,应对体温计进行校对,以检查其准确性。将全部体温计的水银柱甩至 35 ℃以下,同一时间放入已测好的 40 ℃水内,3 分钟后取出检视。若体温计之间相差0.2 ℃以上或体温计上有裂痕者,取出不用。

(赵丽丽)

第二节 呼 吸

一、正常呼吸及生理性变化

(一)正常呼吸

机体不断地从外界环境摄取氧气并将二氧化碳排出体外的气体交换过程称为呼吸。它是维持机体新陈代谢和功能活动所必需的生理过程之一。一旦呼吸停止,生命也将终止。

正常成人在安静状态下呼吸是自发的,节律规则,均匀无声且不费力,每分钟 16～20 次。

(二)生理性变化

呼吸受许多因素的影响,在不同生理状态下,正常人的呼吸也会在一定范围内波动,见表 3-2。

表 3-2 各年龄段呼吸频率见表

年龄	呼吸频率(次/分)
新生儿	30～40
婴儿	20～45
幼儿	20～35
学龄前儿童	20～30
学龄儿童	15～25
青少年	15～20
成人	12～20
老年人	12～18

1.年龄

年龄越小,呼吸频率越快。

2.性别

同年龄的女性呼吸频率比男性稍快,如新生儿的呼吸约为 44 次/分。

3.运动

肌肉的活动可使呼吸系统加快,呼吸也因说话、唱歌、哭、笑以及吞咽、排泄等动作有所改变。

4.情绪

强烈的情绪变化,如害怕、恐惧、愤怒、紧张等会刺激呼吸中枢,导致屏气或呼吸加快。

5.其他

如环境温度升高或海拔增加,均会使呼吸加快加深。

二、异常呼吸的观察

(一)频率异常

1.呼吸过速

呼吸过速指呼吸频率超过 24 次/分,但仍有规则,又称气促。多见于高热、疼痛、甲状腺功能亢进的患者。一般体温每升高 1 ℃,呼吸频率增加 3～4 次/分。

2.呼吸过慢

呼吸过慢指呼吸频率缓慢,低于 12 次/分。多见于麻醉药或镇静剂过量、颅脑疾病等呼吸中枢受抵制者。

(二)节律异常

1.潮式呼吸(陈-施呼吸)

潮式呼吸其表现为呼吸由浅慢到深快,达高潮后又逐渐变浅变慢,经过 5～30 秒的暂停,又重复出现上述状态的呼吸,呈潮水般涨落。发生机制:由于呼吸中枢兴奋性减弱,血中正常浓度的二氧化碳不能引起呼吸中枢兴奋,只有当缺氧严重、动脉血二氧化碳分压增高到一定程度,才能刺激呼吸中枢,使呼吸加强;当积聚的二氧化碳呼出后,呼吸中枢失去有效刺激,呼吸逐渐减弱甚至停止。多见于脑炎、尿毒症等患者,常表现呼吸衰竭。一些老年人在深睡时也可出现潮式呼吸,是脑动脉硬化的表现。

2.间停呼吸(比奥呼吸)

有规律地呼吸几次后,突然停止呼吸,间隔一个短时期后又开始呼吸,如此反复交替。其产生机制与潮式呼吸一样,但预后更严重,常在临终前发生。见于颅内病变或呼吸中枢衰竭的患者。

3.点头呼吸

在呼吸时,头随呼吸上下移动,患者已处于昏迷状态,是呼吸中枢衰竭的表现。

4.叹气式呼吸

间断一段时间后作一次大呼吸,伴叹气声。偶然的一次叹气是正常的,可以扩张小肺泡,多见于精神紧张、神经官能征患者。如反复发作叹气式呼吸,是临终前的表现。

(三)深浅度异常

1.深度呼吸

深度呼吸又称库斯莫呼吸,是一种深长而规则的大呼吸。常见于尿毒症、糖尿病等引起的代谢性酸中毒的患者。由于增加的氢离子浓度刺激呼吸感受器引起,有利于排出较多的二氧化碳调节血液中酸碱平衡。

2.浅快呼吸

呼吸浅表而不规则,有时呈叹息样。见于呼吸肌麻痹、胸肺疾病、休克患者,也可见于濒死的患者。

(四)声音异常

1.鼾声呼吸

由于气管或大支气管内有分泌物积聚,呼吸深大带鼾声。多见于昏迷或神经系统疾病的患者。

2.蝉鸣样呼吸

由于细支气管、小支气管堵塞,吸气时出现高调的蝉鸣音,多因声带附近有异物阻塞,使空气进入发生困难所致。多见于支气管哮喘、喉头水肿等患者。

(五)呼吸困难

呼吸困难是指因呼吸频率、节律或深浅度的异常,导致气体交换不足,机体缺氧。患者自感空气不足、胸闷、呼吸费力,表现为焦虑、烦躁、鼻翼翕动、口唇发绀等,严重者不能平卧。

三、呼吸的测量

(一)目的

通过测量呼吸,观察、评估患者的呼吸状况。以协助诊断,为预防、诊断、康复、护理提供依据。

(二)准备

治疗盘内备秒表、笔、记录本、棉签(必要时)。

(三)操作步骤

(1)测量脉搏后,护士仍保持诊脉手势,观察患者的胸、腹起伏情况及呼吸的节律、性质、声音、深浅,呼出气体有无特殊气味,呼吸运动是否对称等。

(2)以胸(腹)部一起一伏为一次呼吸,计数1分钟。正常情况下测30秒。

(3)将呼吸次数绘制于体温单上。

(四)注意事项

(1)尽量去除影响呼吸的各种生理性因素,在患者精神松弛的状态下测量。

(2)由于呼吸受意识控制,所以测呼吸时,不应使患者察觉。

(3)呼吸微弱或危重患者,可用少许棉花置其鼻孔前,观察棉花纤维被吹动的次数,计数1分钟。

(4)小儿、呼吸异常者应测1分钟。

(赵丽丽)

第三节 血 压

血压是指血液在血管内流动时对血管壁的侧压力。一般是指动脉血压,如无特别注明均指肱动脉的血压。当心脏收缩时,主动脉压急剧升高,至收缩中期达最高值,此时的动脉血压称收缩压。当心室舒张时,主动脉压下降,至心舒末期达动脉血压的最低值,此时的动脉血压称舒张压。

一、正常血压及生理性变化

(一)正常血压

在安静状态下,正常成人的血压范围为(12.0～18.5)/(8.0～11.9)kPa,脉压为4.0～5.3 kPa。

血压的计量单位,过去多用mmHg(毫米汞柱),后改用国际统一单位kPa(千帕斯卡)。

两者换算公式:1 kPa=7.5 mmHg、1 mmHg=0.133 kPa。

(二)生理性变化

在各种生理情况下,动脉血压可发生各种变化,影响血压的生理因素有以下几种。

1.年龄

随着年龄的增长血压逐渐增高,以收缩压增高较显著。儿童血压的计算公式为:①收缩压=80+年龄×2;②舒张压=收缩压×2/3。

2.性别

青春期前的男女血压差别不显著。成年男子的血压比女性高0.7 kPa(5 mmHg);绝经期后的女性血压又逐渐升高,与男性差不多。

3.昼夜和睡眠

血压在上午8～10小时达全天最高峰,之后逐渐降低;午饭后又逐渐升高,下午4～6小时出现全天次高值,然后又逐渐降低;至入睡后2小时,血压降至全天最低值;早晨醒来又迅速升高。睡眠欠佳时,血压稍增高。

4.环境

寒冷时血管收缩,血压升高;气温高时血管扩张,血压下降。

5.部位

一般右上肢血压常高于左上肢,下肢血压高于上肢。

6.情绪

紧张、恐惧、兴奋及疼痛均可引起血压增高。

7.体重

血压正常的人发生高血压的危险性与体重增加成正比。

8.其他

吸烟、劳累、饮酒、药物等都对血压有一定的影响。

二、异常血压的观察

(一)高血压

目前基本上采用1999年世界卫生组织(WHO)和国际抗高血压联盟(ISH)高血压治疗指南的高血压定义,即在未服抗高血压药的情况下,成人收缩压≥18.7 kPa(140 mmHg)和/或舒张压≥12.0 kPa(90 mmHg)者。95%的患者为病因不明的原发性高血压,多见于动脉硬化、肾炎、颅内压增高等,最易受损的部位是心、脑、肾、视网膜。

(二)低血压

一般认为血压低于12.0/6.7 kPa(90/50 mmHg)正常范围且有明显的血容量不足表现如脉搏细速、心悸、头晕等,即可诊断为低血压。常见于休克、大出血等。

(三)脉压异常

脉压增大多见于主动脉瓣关闭不全、主动脉硬化等;脉压减小多见于心包积液、缩窄性心包炎等。

三、血压的测量

(一)血压计的种类和构造

1.水银血压计

水银血压计分立式和台式两种,其基本结构都包括输气球、调节空气的阀门、袖带、能充水银的玻璃管、水银槽几部分。袖带的长度和宽度应符合标准:宽度比被测肢体的直径宽20%,长度应能包绕整个肢体。充水银的玻璃管上标有刻度,范围为0~40.0 kPa(0~300 mmHg),每小格表示0.3 kPa(2 mmHg);玻璃管上端和大气相通,下端和水银槽相通。当输气球送入空气后,水银由玻璃管底部上升,水银柱顶端的中央凸起可指出压力的刻度。水银血压计测得的数值相当准确。

2.弹簧表式血压计

弹簧表式血压计由一袖带与有刻度2.7~4.0 kPa(20~30 mmHg)的圆盘表相连而成,表上的指针指示压力。此种血压计携带方便,但欠准确。

3.电子血压计

电子血压计袖带内有一换能器,可将信号经数字处理,在显示屏上直接显示收缩压、舒张压和脉搏的数值。此种血压计操作方便,清晰直观,不需听诊器,使用方便、简单,但欠准确。

(二)测血压的方法

1.目的

通过测量血压有无异常,了解循环系统的功能状况,为诊断、治疗提供依据。

2.准备

听诊器、血压计、记录纸、笔。

3.操作步骤

(1)测量前,让患者休息片刻,以消除活动或紧张因素对血压的影响;检查血压计,如袖带的宽窄是否适合患者、玻璃管有无裂缝、橡胶管和输气球是否漏气等。

(2)向患者解释,以取得合作。患者取坐位或仰卧,被侧肢体的肘臂伸直、掌心向上,肱动脉与心脏在同一水平。坐位时,肱动脉平第 4 肋软骨;卧位时,肱动脉平腋中线。如手臂低于心脏水平,血压会偏高;手臂高于心脏水平,血压会偏低。

(3)放平血压计于上臂旁,打开水银槽开关,将袖带平整地缠于上臂中部,袖带的松紧以能放入一指为宜,袖带下缘距肘窝 2～3 cm。如测下肢血压,袖带下缘距腘窝 3～5 cm。将听诊器胸件置于腘动脉搏动处,记录时注明下肢血压。

(4)戴上听诊器,关闭输气球气门,触及肱动脉搏动。将听诊器胸件放在肱动脉搏动最明显的地方,但勿塞入袖带内,以一手稍加固定。

(5)挤压输气球囊打气至肱动脉搏动音消失,水银柱又升高 2.7～4.0 kPa(20～30 mmHg)后,以每秒 0.5 kPa(4 mmHg)左右的速度放气,使水银柱缓慢下降,视线与水银柱所指刻度平行。

(6)在听诊器中听到第一声动脉音时,水银柱所指刻度即为收缩压;当搏动音突然变弱或消失时,水银柱所指的刻度即为舒张压。当变音与消失音之间有差异时,或危重者应记录两个读数。

(7)测量后,驱尽袖带内的空气,解开袖带。安置患者于舒适卧位。

(8)将血压计右倾 45°,关闭气门,气球放在固定的位置,以免压碎玻璃管;关闭血压计盒盖。

(9)用分数式即:收缩压/舒张压 mmHg 记录测得的血压值,如 14.7/9.3 kPa(110/70 mmHg)。

4.注意事项

(1)测血压前,要求安静休息 20～30 分钟,如运动、情绪激动、吸烟、进食等可导致血压偏高。

(2)血压计要定期检查和校正,以保证其准确性,切勿倒置或震动。

(3)打气不可过猛、过高,如水银柱里出现气泡,应调节或检修,不可带着气泡测量。

(4)如所测血压异常或血压搏动听不清时,需重复测量。先将袖带内气体排尽,使水银柱降至“0”,稍等片刻再行第二次测量。

(5)对偏瘫、一侧肢体外伤或手术后患者,应在健侧手臂上测量。

(6)排除影响血压值的外界因素,如袖带太窄、袖带过松、放气速度太慢测得的血压值偏高,反之则血压值偏低。

(7)长期测血压应做到四定:定部位、定体位、定血压计、定时间。

(赵丽丽)

第四节 瞳 孔

正常瞳孔双侧等大等圆,直径 2～5 mm。瞳孔的改变在临床上有重要意义,尤其是对神经内、外科患者。瞳孔的变化是人体生理病理状态的重要体征,有时根据瞳孔变化,可对临床某些危重疑难病症做出判断和神经系统的定位分析。

一、异常性瞳孔扩大

(一)双侧瞳孔扩大

两侧瞳孔直径持续在 6 mm 以上,为病理状态。如昏迷患者双侧瞳孔散大,对光反应消失并伴有生命体征明显变化,常为临终前瞳孔表现;枕骨大孔疝患者双侧瞳孔先缩小后散大,直径超过 6 mm,对光反应迟钝或消失;应用阿托品类药物时双侧瞳孔可扩大超过 6 mm,伴有阿托品化的一些表现;另外还见于双侧动眼神经、视神经损害,脑炎、脑膜炎、青光眼等疾病。

(二)一侧瞳孔扩大

一侧瞳孔直径大于 6 mm。常见于小脑幕切迹疝,病侧瞳孔直径先缩小后散大;单侧动眼神经、视神经受损害;艾迪综合征中表现为一侧瞳孔散大,只有在暗处强光持续照射瞳孔才出现缓慢收缩,光照停止后瞳孔缓慢散大(艾迪瞳孔或强直瞳孔);还见于海绵窦综合征,结核性脑膜炎,眶尖综合征等多种疾病。

二、异常性瞳孔缩小

(一)双侧瞳孔缩小

双侧瞳孔直径小于 2 mm。见于有机磷、镇静安眠药物的中毒;脑桥、小脑、脑室出血的患者。

(二)一侧瞳孔缩小

单侧瞳孔直径小于 2 mm。见于小脑幕切迹疝的早期;由脑血管病,延髓、脑桥、颈髓病变引起的霍纳征,表现为一侧瞳孔缩小、眼裂变小、眼球内陷、伴有同侧面部少汗;另外由神经梅毒、多发性硬化眼部带状疱疹等引起的阿罗瞳孔,表现为一侧瞳孔缩小,对光反应消失,调节反射存在。

(三)两侧瞳孔大小不等

两侧瞳孔大小不等是颅内病变指征,如脑肿瘤、脑出血、脑疝等。

(四)瞳孔对光反应改变

瞳孔对光反射的迟钝或消失。常见于镇静安眠药物中毒、颅脑损伤、脑出血、脑疝等疾病,是病情加重的表现。

(赵丽丽)

第四章　手术室护理

第一节　普外科手术的护理

普外科是外科领域中历史最长、发展较全面的学科。该学科内容广泛，是外科其他各专业学科的基础；其范围较大，除了各个专业学科，如颅脑外科、骨科、整形外科、泌尿外科等之外，其余未能包括在专科范围内的内容均属于普外科的范畴。普外科手术以腹部外科为基础，还包括了甲状腺疾病、乳腺疾病、周围血管疾病等。在实际工作中，普外科又可分出一些学科，如胃肠外科、肛肠外科、肝胆外科、胰腺外科、周围血管外科等。下面以几个经典的普外科手术为例，介绍手术的护理配合。

一、急性肠梗阻手术的护理配合

小肠分为十二指肠、空肠和回肠三部分。十二指肠起自胃幽门，与空肠交接处为十二指肠悬韧带(Treitz 韧带)所固定。回肠末端连接盲肠，并具回盲瓣。空肠和回肠全部位于腹腔内，仅通过小肠系膜附着于腹后壁。肠梗阻是指肠内容物不能正常运行、顺利通过肠道，是外科常见急腹症之一常为物理性或功能性阻塞，发病部位主要为小肠。小肠梗阻是指小肠肠腔发生机械性阻塞或小肠正常生理位置发生不可逆变化，如肠套叠、肠嵌闭和肠扭转等。绝大多数机械性肠梗阻需做外科手术治疗，缺血性肠梗阻和绞窄性肠梗阻更需及时急诊手术处理。

(一)主要手术步骤及护理配合

1.手术前准备

手术患者取仰卧位，行全身麻醉。切口周围皮肤消毒范围为：上至剑突、下至大腿上 1/3，两侧至腋中线。按照腹部正中切口手术铺巾法建立无菌区域。

2.主要手术步骤

(1)经腹正中切口开腹：22 号大圆刀切开皮肤，电刀切开皮下组织、腹白线、腹膜，探查腹腔。

(2)分离：切开相应肠系膜，分离、切断肠系膜血管，传递血管钳 2 把，钳夹血管，解剖剪剪断，慕丝线结扎或缝扎。

(3)分别切断肠管近远端：传递肠钳钳夹肠管，15 号小圆刀于两肠钳间切断，移除标本，传递碘伏棉球擦拭残端(图 4-1)。

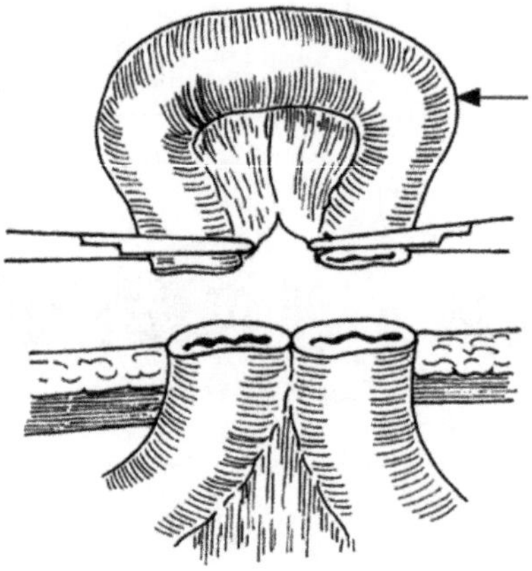

图 4-1 切断肠管

(4)关闭腹腔:传递温生理盐水冲洗腹腔;放置引流管,三角针慕丝线固定;传递可吸收缝线或圆针慕丝线关腹。

(5)行肠肠吻合:对拢肠两断端,传递圆针慕丝线连续缝合或传递管型吻合器吻合(图 4-2)。

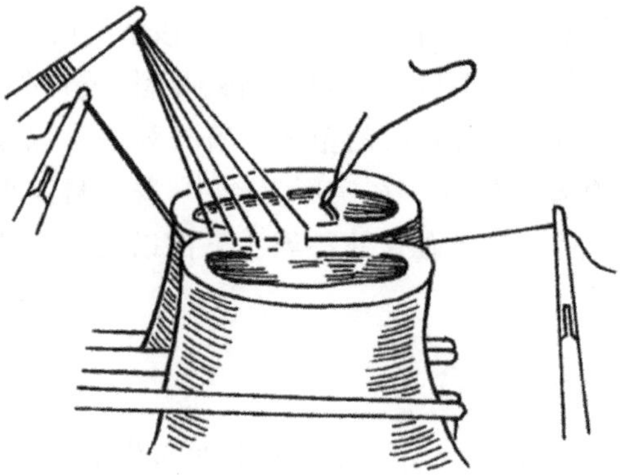

图 4-2 肠肠吻合

(6)关闭肠系膜裂隙:传递圆针慕丝线或可吸收缝线间断缝合(图 4-3)。

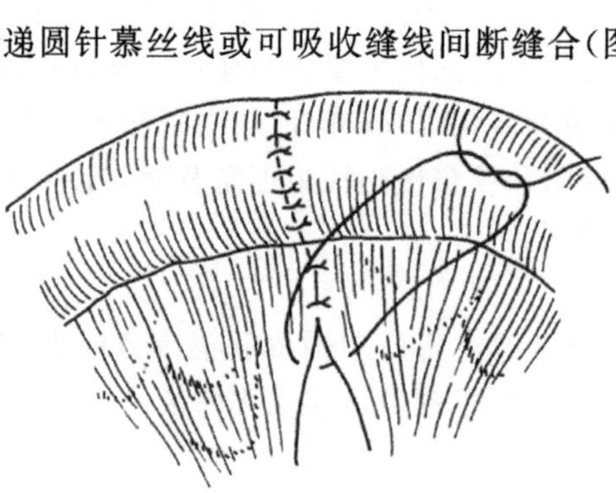

图 4-3 关闭肠系膜裂隙

(二)围术期特殊情况及处理

1.急诊手术,病情危急

手术室值班护士接到急诊手术通知单,立即安排手术间,联系相关病房做好术前准备,安排人员转运患者(病情危重的手术患者必须由手术医师陪同送至手术室)。

手术室护士按照手术要求,备齐手术器械及仪器等设备,如高频电刀、超声刀、负压吸引装置,检查仪器功能,并调试至备用状态。同时应预计可能出现的突发事件和可能需要的物品,以备不时之需。如这位患者为剖腹探查手术,除了肠道切除和吻合外,可能存在肠道破裂、腹腔污染的可能,因此必须备齐大量冲洗液体。

同时应通知手术医师及麻醉师及时到位,三方进行手术患者手术安全核查,保证在最短时间内开始手术。

2.肠道吻合的护理配合

肠道吻合器是临床常用的外科吻合装置之一,在手术使用时,主要做好以下护理配合。

(1)型号选择:应按照医师要求,根据肠腔直径和吻合位置,目测或利用测量器,选择不同型号的吻合器,目前常用的肠道吻合器型号有25～34号,并分直线和弯型吻合器。

(2)严格核对:手术医师要求使用32号直线型管型吻合器吻合肠腔,由于吻合器价格较为昂贵,为一次性高值耗材,巡回护士在打开吻合器外包装之前必须再次与手术医师认真确认吻合器的型号、规格,检查有效期及外包装完整性,均符合要求方可打开使用。

(3)配合使用:洗手护士将抵钉座组件取下交予手术医师,手术医师将抵钉座与吻合器头部分别放入将欲吻合的消化管两端,旋转吻合器手柄末端调节螺母,通过弹簧管及吻合器头部伸出的芯轴,将抵钉座连接固定于吻合器头部。医师进行击发,完成肠管钉合并切除消化管腔内多余的组织。

(4)使用后处置:吻合完成后,配合医师共同检查切下的组织切缘是否完整成环,以保证不出现吻合口瘘。吻合器使用后,按照一次性医疗废弃物标准处理,严禁任何人员将使用过的吻合器带出手术室。

二、甲状腺手术的护理配合

甲状腺是人体最大的内分泌腺体,位于甲状软骨下方,紧贴于气管两旁,由中央的峡部和左右两个侧叶构成。甲状腺由两层被膜包裹,内层被膜称甲状腺固有被膜,紧贴腺体并伸入到腺实质内;外层被膜称甲状腺外科被膜,易于剥离,两层被膜之间有甲状腺动、静脉、淋巴结、神经和甲状旁腺等,因此手术时分离甲状腺应在此两膜间进行。当单纯性甲状腺肿压迫气管、食道、喉返神经等引起临床症状,或巨大单纯甲状腺肿物影响患者生活工作,或结节性甲状腺肿有甲状腺功能亢进或恶变,或甲状腺良性肿瘤都应行甲状腺大部或部分(腺瘤小)切除,其中甲状腺腺瘤是最常见的甲状腺良性肿瘤。

(一)主要手术步骤及护理配合

1.手术前准备

手术患者取垂头仰卧位,行全身麻醉。切口周围皮肤消毒范围为:上至下唇,下至乳头连线,两侧至斜方肌前缘。

2.主要手术步骤

(1)切开皮肤、皮下组织及肌肉:传递22号大圆刀在胸骨切迹上两横指处切开皮下组织及颈阔肌。

(2)分离皮瓣:传递纱布,缝合在上下皮瓣处,牵引和保护皮肤;传递组织钳提起皮肤,电刀游离上、下皮瓣。

(3)暴露甲状腺:纵向打开颈白线,传递甲状腺拉钩牵开两侧颈前带状肌群,暴露甲状腺。

(4)处理甲状腺血管:传递圆针慕丝线缝扎甲状腺上动脉和上静脉、甲状腺下动脉和下静脉。

(5)处理峡部:传递血管钳或直角钳分离并钳夹峡部,传递15号小圆刀或解剖剪切除峡部。

(6)切下甲状腺组织:传递血管钳或蚊氏钳,沿预定切线依次钳夹,传递15号小圆刀切除,取下标本,切除时避免损伤喉返神经。传递慕丝线结扎残留甲状腺腺体,传递圆针慕丝线间断缝合甲状腺被膜。

(7)冲洗切口,置引流管,关切口:生理盐水冲洗,传递吸引器吸尽冲洗液并检查有无活动性出血;放置负压引流管置于甲状腺床,传递三角针慕丝线固定;传递圆针慕丝线依次缝合颈阔肌、皮下组织,三角针慕丝线缝合皮肤,或使用无损伤缝线进行皮内缝合,或使用专用皮肤吻合皮钉吻合皮肤。

(二)围术期特殊情况及处理

1.甲状腺次全切除术患者体位

甲状腺次全切除术的手术患者应放置垂头仰卧位,该体位适用于头面部及颈部手术。在手术患者全身麻醉(简称全麻)后,巡回护士与手术医师、麻醉师一同放置体位。放置垂头仰卧位时除了遵循体位放置一般原则外,还需注意:①在仰卧位的基础上,双肩下垫一肩垫平肩峰,抬高肩部20°,使头后仰颈部向前突出,充分暴露手术野。②颈下垫颈枕,防止颈部悬空。③头下垫头圈,头两侧置小沙袋,固定头部,避免术中移动。④双手平放于身体两侧并使用中单将其保护、固定。⑤双膝用约束带固定。

2.甲状腺手术术中发生电刀故障

术中发生高频电刀报警,电刀无法正常工作使用,巡回护士应先检查连接线各部分完整性以及电刀连接线与电刀主机、电极板连接线与电刀主机的连接处,避免连接线折断或连接部位接触不紧密的情况发生;查看电极板与手术患者身体部位贴合是否紧密,是否放置在合适部位,当进行以上处理后问题仍未解除,应更换电刀头,如仍无法正常使用,更换高频电刀主机,及时联系厂家维修。此外,当手术医师反映电刀输出功率不够,要求加大功率时,巡回护士不可盲目加大功率,造成手术患者发生电灼伤隐患;应积极寻找原因,检查电刀各连接线连接是否紧密的同时,提醒洗手护士及时清除电刀头端的焦痂,保持良好传导性能。

3.手术并发症

手术患者在拔管后突然自觉呛咳、胸闷、心悸、呼吸困难、氧饱和度下降等情况,说明很可能由于手术止血不彻底,形成了切口内血肿。应立即通知手术医师及麻醉师进行抢救,并查看手术患者情况:若伤口敷料有渗血、颈部肿胀、负压引流内有大量新鲜血液,则可初步判断为切口内出血所致,应立即备好手术器械,准备二次手术止血。手术室护士首先应配合麻醉师再次气管插管,保持呼吸道通畅;传递线剪或拆钉器,协助手术医师打开切口,清除血肿,解除对气管的压迫,寻找并结扎出血的血管或组织,如手术患者情况仍无改善,则立即行气管切开。

三、肝移植手术的护理配合

移植术是指将一个体的细胞、组织或器官用手术或其他方法,移植到自体或另一个体的某一部位。人体移植学科的发展是20世纪医学最杰出的成就之一。从最早开展的输全血,到肾、肝、心、胰腺和胰岛、肺、甲状旁腺等器官组织的移植,一直发展到心肺、心肝、胰肾联合移植和腹内多器官联合移植,移植手术的操作技术和移植效果都取得了巨大成就。

近年来，伴随外科技术、器官保存水平、免疫抑制剂运用等各医疗领域技术发展，作为移植手术中难度较高的肝移植也取得了飞速发展，成为治疗末期肝病的首选方法。目前，全世界肝移植中心已超过 30 个，每年平均以 8 000 例次为基数持续上升。标准的肝移植术式为原位肝移植，近年来创新多种术式，包括减体积性肝移植、活体部分肝移植、劈离式肝移植、背驼式原位肝移植等，其中活体肝移植是指从健康捐肝人体上切取部分肝脏作为供肝移植给患者的手术方式，其已成为众多先天性胆道闭锁患儿治疗的唯一选择(图 4-4)。

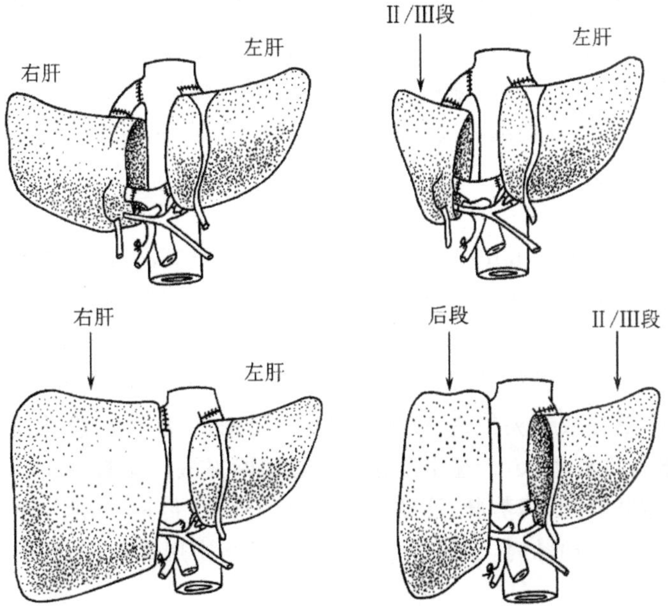

图 4-4 活体肝移植

(一)主要手术步骤及护理配合

1.手术前准备

(1)物品准备：准备肝移植器械、肝移植双支点自动拉钩、肝移植显微器械及常用敷料包。准备高频电刀、负压吸引装置、氩气刀、变温水毯、保温箱、各种止血物品。

(2)患者准备：患者放置仰卧位，行全身麻醉。手术医师进行切口周围皮肤消毒，范围为上至颈，下至大腿中上 1/3，包括会阴部，两侧至腋中线。

(3)核对：手术划皮前巡回护士、手术医师和麻醉师三方进行 Time Out 核对患者身份、手术方式、术前备血情况等。

2.供体手术主要手术步骤

活体肝移植包括供体手术和受体手术两部分，供体手术通常为左半肝切除，具体操作如下。

(1)上腹部 L 形切口进腹：传递 22 号大圆刀划开皮肤；传递两把有齿镊、高频电刀配合常规进腹。

(2)安装肝移植悬吊拉钩：传递大纱布保护切口，按顺序安装悬吊拉钩。

(3)切除胆囊，进行胆道造影：传递小分离钳、无损伤镊、解剖剪游离胆囊和胆囊管，丝线结扎。传递硅胶管和抽有造影剂的 20 mL 针筒配合术中造影。

(4)解剖第一肝门：传递小分离钳、解剖剪进行游离；传递橡皮悬吊带牵引左肝动脉、门静脉左支。

(5)阻断左肝动脉、门静脉左支:传递无损伤镊、血管阻断夹进行阻断。

(6)切除肝脏实质:传递氩气刀或CUSA刀配合,遇到所有肝内管道结构,传递小分离钳、无损伤镊、解剖剪进行游离、钳夹、剪断,传递丝线进行结扎、缝扎或钛夹夹闭。

(7)处理左肝管:传递小分离钳进行游离;传递橡皮悬吊带牵引左肝管,穿刺造影确认左肝管位置后,传递解剖剪剪断并缝扎。

(8)游离左肝静脉:传递小分离钳、解剖剪,游离左肝静脉;传递橡皮悬吊带牵引。

(9)供肝血管离断、切除供肝:传递小分离钳、解剖剪剪断左肝动脉;传递2把门静脉阻断钳、解剖剪断门静脉左支;传递肝静脉阻断钳、解剖剪剪断左肝静脉。

(10)止血、关腹:传递无损伤缝针关闭血管及胆道残端;传递引流管;传递圆针慕丝线缝合肌肉和皮下组织,三角针慕丝线缝皮。

3.受体手术主要手术步骤

(1)上腹部Mercede切口(Mercede切口又称"人字形"切口,先在肋缘下2横指做弧形切口,再做一纵形切口向上至剑突下)进腹:传递22号大圆刀划开皮肤;传递两把有齿镊、电刀配合常规进腹。

(2)肝周韧带及第一肝门、第二肝门的游离解剖:传递小分离钳、解剖剪、电刀进行游离解剖;遇血管分支准备结扎、缝扎或钛夹传递;传递橡皮悬吊带对肝动脉、门静脉、肝静脉进行牵引。

(3)切除病肝、准备供肝植入:传递阻断钳和血管阻断夹进行血管阻断。

(4)依次行供受体肝静脉、门静脉、肝动脉及胆道的吻合:传递无损伤镊、笔式持针器和无损伤缝针进行配合;在吻合肝动脉时,巡回护士须及时准备术中用显微镜;洗手护士传递显微镊、显微剪刀配合动脉吻合。

(5)止血,放置引流管,关腹:准备各类止血用物,传递引流管进行放置;传递碘伏与生理盐水1∶10配制的冲洗溶液及大量灭菌注射用水进行腹腔及伤口冲洗;传递圆针慕丝线关腹。

4.术后处置

巡回护士协助麻醉师妥善固定气管导管;连接腹腔引流管与集尿袋,并妥善固定,观察引流液色、质、量。仔细检查手术患者皮肤状况,尤其是骶尾部、足跟、肩胛骨、手臂肘部和枕部。监测手术患者体温,控制室温,做好保暖措施,预防术后低体温发生。巡回护士与麻醉师、手术医师一同送患者入重症监护室。若手术患者为肝炎病毒携带者,则术后按一般感染手术术后处理原则进行用物和环境处理。

(二)围术期特殊情况及处理

1.肝移植手术过程中变温水毯操作

(1)变温水毯(以"Blanketrol Ⅱ型变温水毯"为例)操作步骤如下。①手术前:检查蓄水池内水量及水位→安装耦合接头,阴阳相接→确认连接管已接好→放平水毯。②手术时:插入电源插头→打开总电源,开关处于"On"→机器自检,控制面板显示"CK STEPT"→按下"TEMPSET"开关→按上下箭头调节所需水温→按下"Manual Control"启动变温水毯。

(2)使用"Blanketrol Ⅱ型变温水毯"的注意事项:①蓄水池内只能使用蒸馏水,禁止使用去离子水,大部分的去离子水不是pH等于7的中性水。如果去离子水是酸性,它将导致电池效应,铜质制冷机将开始腐蚀,最终导致制冷机系统泄漏。②禁止使用酒精,因为酒精会腐蚀变温水毯。③蓄水池应每月更换蒸馏水,保护蓄水池不受细菌污染。④变温水毯禁止在无水条件下操作，避免该情况引起对内部组件的破坏。⑤禁止蓄水池内过分充水，当变温水毯里的水流回进处于关闭状态的系统当中，过分充水可能导致溢出。⑥禁止在患者和变温水毯之间放置额外的加热设备，引起皮肤损伤。⑦患者和变温水毯之间的区域应该保持干燥以避免患者意外受伤。⑧使用变温水毯每隔 20 分钟，或者在医师的指导下，巡回护士应检查患者的体温和与变温水毯接触区域的皮肤状况，同时检查变温水毯里的水温，对小儿患者、温度敏感者、血管疾病患者必须更为频繁地进行检查。⑨关闭变温水毯电源开关时，应待水毯内的水回流到蓄水器内(让管子和变温水毯连接10 分钟以上)再拔出电源线。

2.手术过程中使用氩气刀的注意事项

每次使用前，先检查钢瓶内氩气余量。操作时一定要先开氩气再开机，先关氩气再关机。术中使用时将电刀头缩回并打开氩气，将氩气喷头对准渗血部位，按下电凝开关。注意提醒手术医师氩气刀适当的工作距离，氩气刀刀头与创面最佳工作距离一般为 1～1.5 cm，禁止将氩气刀刀头直接接触创面工作。使用时注意观察氩气刀喷射时氩弧颜色：正常为蓝色，出现发红则说明工作距离太近。选择合适喷射角度使氩气喷头与受损组织呈 45°～60°最佳。每次使用完毕后，检查钢瓶内氩气余量，当余量不足时应充足备用。

(李志艳)

第二节 妇产科手术的护理

妇产科是临床医学四大主要学科之一，主要研究女性生殖器官疾病的病因、病理、诊断及防治，妊娠、分娩的生理和病理变化，妇科手术主要包括治疗女性生殖系统的疾病即为妇科疾病，如外阴疾病、阴道疾病、子宫疾病、输卵管疾病、卵巢疾病等；产科包括高危妊娠及难产的预防和诊治，女性生殖内分泌，计划生育及妇女保健等。下面以几个经典的手术为例，介绍手术的护理配合。

一、剖宫产手术的护理配合

剖宫产是指妊娠 28 周后切开腹壁及子宫，取出胎儿及胎盘的手术。剖宫产术式有子宫下段剖宫产(横切口)、子宫体部剖宫产(纵切口)。由于某种原因，绝对不可能从阴道分娩时，如头盆不称、宫缩乏力、胎位异常、瘢痕子宫、胎儿窘迫等，应及时施行剖宫产手术以挽救母婴生命。如果施行选择性剖宫产，于宫缩尚未开始前就已施行手术，可以免去母亲遭受阵痛之苦。剖宫产是一种手术，有相应的危险性，如出血、膀胱损伤、损伤胎儿、宫腔感染、腹壁切开感染等，故施术前必须慎重考虑。

(一)主要手术步骤及护理配合

1.手术前准备

(1)手术患者接入手术室后，护士应在第一时间给予心理护理支持，缓解其紧张情绪以及可能因宫缩导致的疼痛。

(2)协助手术患者转移至手术床，并固定扎脚带予以解释，防止坠床意外的发生。

(3)核对缩宫素等子宫兴奋类药物以及剖宫产特殊用物，如产包、婴儿吸痰管等是否携带齐全。

(4)手术患者取侧卧位行腰麻即蛛网膜下腔麻醉或持续硬膜外腔阻滞麻醉，手术室护士站于患者身前，防止其坠床的同时，指导其正确放置麻醉体位。麻醉完毕起效后，患者改体位为仰卧位，巡回护士置导尿管并固定。

(5)手术切口周围皮肤消毒范围为：上至剑突、下至大腿上 1/3，两侧至腋中线。按照腹部正中切口手术铺巾法建立无菌区域。

2.主要手术步骤

(1)经下腹横切口开腹：传递 22 号大圆刀切开皮肤及皮下组织，传递中弯血管钳、组织剪剪开筋膜，钝性分离腹直肌，遇有血管应避开或用慕丝线做结扎。

(2)暴露子宫下段：传递解剖剪剪开腹膜，同时传递长平镊，配合剪开一小口，然后术者将左手中指或示指伸入切口，在左手的引导下剪开腹膜至适当长度；传递双头腹腔拉钩牵开，暴露子宫。

(3)切开子宫：传递新的一把 22 号大圆刀，于子宫下段切开一小口，递中弯血管钳刺破胎膜，吸引器吸净羊水，钝性撕开或传递子宫剪剪开切口 10～12 cm。

(4)娩出胎儿：移除切口周围的金属器械及电刀，防止意外损伤娩出的胎儿。手术医师一人手压宫底，一人手伸入宫腔将胎儿娩出。如胎儿过大无法娩出时，传递产钳协助娩出胎儿(图 4-5)。

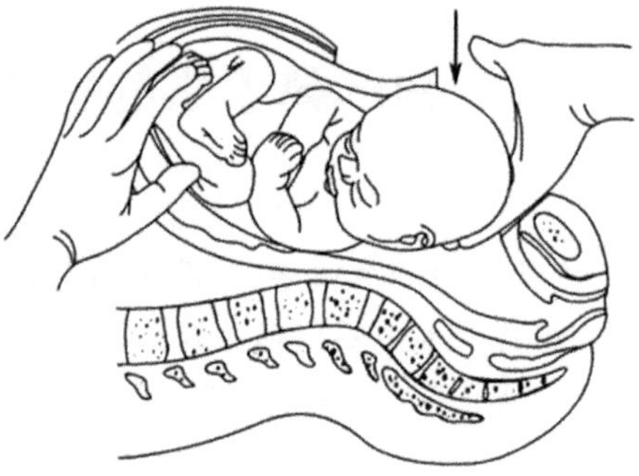

图 4-5　胎儿娩出

(5)胎儿脐带处理：传递中弯血管钳 2 把依次钳夹脐带，传递组织剪剪断，同时传递组织钳夹闭子宫壁静脉窦。

(6)胎盘娩出：传递抽配有 20 单位缩宫素的 10 mL 注射针筒，注射于子宫壁肌层；娩出胎盘，传递弯盘接取；传递纱垫清理宫腔。将置有胎盘的弯盘放于无菌桌，防止污染，以备手术医师检查胎盘的完整性。

(7)缝合子宫：子宫进行两层缝合，传递可吸收缝线，第一次全层连续缝合，第二次缝合浆膜肌层包埋缝合。

(8)缝合切口：首先缝合腹膜，间断缝合筋膜及肌肉，间断缝合皮下组织，最后用皮内缝线缝皮肤，缝皮肤时要将创缘内翻，否则会影响创口愈合，使疗程延长。

3.术后处置

术后注意保护患者的隐私，更换潮湿的床单位，同时做好保暖工作。待手术患者情况稳定后，送入病房，对未使用的子宫兴奋类药物进行交接。

(二)围术期中特殊情况及处理

1.防止子宫切口污染

胎儿如术前发生宫内窘迫,则会由于缺氧引起迷走神经兴奋,肠蠕动亢进,肛门括约肌松弛,导致娩出时会有胎粪排出。因此在切开子宫、吸净羊水、暴露胎儿后,洗手护士应准备一块无菌大布垫给手术医师备用,在胎儿娩出前将布垫覆盖胎儿臀部,防止胎粪排出污染。如术中怀疑有手术器械、纱布或无菌巾沾染到胎粪应立即更换,并更换手套,防止发生切口污染。

2.手术区域无菌和干燥的保持方法

巡回护士在术前物品准备时要检查负压吸引器的负压状况,保证吸引器正常工作。手术医师准备切开子宫时,巡回护士再次查看吸引器的连接是否良好,洗手护士查看负压吸引是否正常,如吸引器出现故障,应立即告知医师,暂缓切开子宫,并马上处理故障。切开子宫后,应尽量先将羊水吸净后再娩出胎儿,胎儿娩出时,洗手护士配合将残留的羊水吸净,如手术区域上无菌巾潮湿应加铺无菌巾,保证手术区域无菌和干燥。

3.剖宫产术中大出血

在剖宫产术中,产妇出现头晕,乏力,畏寒等症状时,极有可能是因为术中子宫大量出血所致。巡回护士应及时发现产妇体征,准确配合手术医师处理出血症状,具体步骤如下。

(1)观察手术患者情况:做好心理护理,注意保暖,室温应保持在 26 ~28 ℃,巡回护士做好各类手术用物如药品、器械、血制品的协调与供给。

(2)按摩子宫、进行热敷:备热盐水纱布(水温 60 ~70 ℃),覆盖在宫体上,手术医师均匀、有节律地按摩子宫,随时更换热盐水纱布,保持有效热敷。

(3)保持胎盘无菌:洗手护士将胎盘放于无菌手术台的弯盘内,以备医师检查胎盘的完整性。

(4)遵医嘱正确用药:巡回护士备好子宫兴奋药物如缩宫素、卡孕栓等,缩宫素为子宫壁肌层注射或静脉滴注,卡孕栓为舌下含服,巡回护士应指导手术患者正确服用卡孕栓。术中执行口头医嘱时,巡回护士应复述一遍,包括药名、浓度、剂量和用法,确认后执行,执行完后应告知手术医师,以便查看疗效。

(5)及时提供所需手术物品:手术医师迅速缝合子宫切口,恢复子宫的完整性,有利于子宫收缩止血,护士必须积极主动地提供所需物品,保证吸引器的正常使用,吸引瓶满时及时更换。

(6)积极配合抢救:对于难以控制并危及产妇生命的术中大出血,在积极输血,补充血容量同时施行子宫切除术或子宫次全切除术,巡回护士需及时准备各类抢救器械及物品。

(7)评估出血量:巡回护士必须准确评估出血量,及时告知医师。

(8)做好护理记录:认真清点物品,术中添加纱布、器械等须及时清点记录;术中输血应按流程核对并签名,同时记录在手术护理记录单上;术中若有口头医嘱,巡回护士应于术后第一时间要求手术医师补全医嘱。

4.评估手术患者出血量

通常,手术过程中出血量包括负压吸引瓶内的血量及纱布所含血量,吸引瓶内的血量=吸引瓶内总量－冲洗液量－其他液体量。剖宫产胎儿娩出时,大量的羊水被吸引器吸至吸引瓶内,而术中子宫出血多在胎儿娩出后,因此巡回护士应在胎儿娩出后开始计算负压吸引瓶内液体量。术中计算出血量时,应尽量使用干纱布,纱布所含血量=使用后纱布的重量－干纱布的重量,重量单位为 g,1 mL 血液约以 1 g 计算。

二、全子宫切除术的护理配合

子宫是女性生殖器中的一个重要器官，其产生月经和孕育胎儿。子宫位于骨盆腔中央，在膀胱与直肠之间，宫腔呈倒置三角形，深约 6 cm，上方两角为“子宫角”，通向输卵管和卵巢。全子宫切除术多用于子宫肌瘤、子宫恶性肿瘤及某些子宫出血和附件病变等。

（一）主要手术步骤及护理配合

1.手术前准备

患者行全身麻醉，取膀胱截石位。切口周围皮肤消毒范围为：上至剑突、下至大腿上 1/3，两侧至腋中线。手术铺巾，建立无菌区。

2.主要手术步骤

(1)切口：传递 22 号大圆刀，取下腹正中切口，从脐下至耻骨联合上缘。

(2)暴露子宫：传递两把中弯血管钳夹持宫角，上提子宫。

(3)切断子宫韧带及子宫动静脉：传递中弯血管钳 2 把钳夹，组织剪剪断，常规传递 7 号慕丝线缝扎或结扎子宫阔韧带及圆韧带。

(4)游离子宫体：传递解剖剪，剪开子宫膀胱腹膜反折，传递中弯血管钳 2 把钳夹，主韧带组织剪剪断，7 号慕丝线缝扎。

(5)环切阴道，移除子宫：传递条形纱布围绕子宫颈切口下方，传递 22 号大圆刀片切开阴道前壁，传递组织剪将阴道穹隆剪开，切除子宫。

(6)消毒阴道残端并缝合：递碘伏棉球消毒阴道残端，传递组织钳钳夹阴道边缘，传递可吸收缝线连续缝合阴道残端。

(7)关腹：递生理盐水冲洗盆腔，止血，关腹。

3.术后处置

手术结束巡回护士检查手术患者皮肤，待患者情况稳定后，送入病房，进行交接；处理术后器械及物品。

（二）围术期特殊情况及处理

1.放置截石位

护士在术前协助医师，麻醉师摆放患者体位时，不仅需注意摆放的体位要利于手术区域的充分暴露，同时，也应注意保护患者的隐私及舒适度。具体操作步骤如下。

(1)术前手术患者准备：手术患者平卧于手术床，巡回护士协助脱去长裤，穿上腿套。向手术患者说明由于手术需要需放置截石位，为了保护皮肤及神经、关节，要脱去长裤，穿上腿套。同时护士应注意保护患者的隐私，及时为其盖好被子。

(2)放置搁脚架：在近髋关节平面放置搁脚架，支架高低角度调节关节和腿托倾斜角度调节关节要确保固定。

(3)放置体位：待手术患者麻醉后将其双手交叉放于胸前，注意不要压迫或牵拉输液皮条，麻醉医师保护好患者的头、颈部，固定好气管导管，防止移动时气管插管与氧气管脱离，手术医师站手术患者臀部位置，护士站床尾，一起将手术患者抬起并下移，使骶尾部平于背板下缘；将患者两腿曲髋、膝放在搁脚架上；要求腿托应托在小腿处，大腿与小腿纵轴应成 90°～100°，两腿外展，放置成 60°～90°。

(4)固定：约束带固定两侧膝关节，保持约束带平整，松紧适宜。

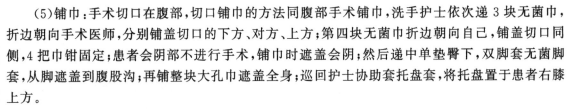

(5)铺巾：手术切口在腹部，切口铺巾的方法同腹部手术铺巾，洗手护士依次递3块无菌巾，折边朝向手术医师，分别铺盖切口的下方、对方、上方；第四块无菌巾折边朝向自己，铺盖切口同侧，4把巾钳固定；患者会阴部不进行手术，铺巾时遮盖会阴；然后递中单垫臀下，双脚套无菌脚套，从脚遮盖到腹股沟；再铺整块大孔巾遮盖全身；巡回护士协助套托盘套，将托盘置于患者右膝上方。

2.防止术中感染

子宫残端与外界相通，视为污染区域。因此，洗手护士应配合手术医师做好管理工作，防止污染播散：①在切开阴道前壁前，先递条形纱布给手术医师，将其围绕子宫颈切口下方，以防止阴道分泌物污染创面。②备碘伏(含0.02%～0.05%聚维酮碘)棉球，待子宫移除后，递给医师消毒宫颈残端。③接触宫颈残端的器械均视为污染器械，包括切开阴道前壁的22号大圆刀、剪开阴道穹隆组织剪、钳夹阴道边缘的组织钳及缝合残端的持针器，都必须与无菌器械分开放置、不再使用，但必须妥善放置以备清点。④宫颈残端缝合后，温生理盐水冲洗盆腔，手术医师、洗手护士更换手套，再行关腹。

(李志艳)

第五章 血液透析室护理

第一节 连续性肾脏替代治疗技术

连续性肾脏代替治疗(CRRT)是指每天持续24小时或接近24小时进行的一种连续性的体外血液净化疗法,目前已在ICU危重患者中广泛使用。

一、分类

(一)连续性动脉-静脉血液滤过(CAVH)

CAVH利用人体动静脉之间的压力差,以对流的原理清除体内大中小分子物质、水和电解质。CAVH是连续滤过,故比血液滤过更接近于肾小球滤过生理。CAVH具有自限超滤、持续性、稳定性和简便性的特点。

(二)连续性静脉-静脉血液滤过(CVVH)

CVVH清除溶质的原理与CAVH相同,不同之处是采用中心静脉留置单针双腔导管建立血管通路。深静脉留置导管安全性高,同时应用两条血管通路,不造成再循环。CVVH已经逐渐取代CAVH,成为标准的治疗模式。目前主张应用高通量的CVVH,血流量可达200~300 mL/min,应用前稀释置换液6~9 L/h,应用后稀释置换液3~5 L/h。

(三)连续性动脉-静脉及静脉-静脉血液透析(CAVHD及CVVHD)

CAVHD及CVVHD溶质转运主要依赖于弥散及少量对流。当透析液流量为100~150 mL/min(此量小于血流量)时,可使透析液中全部小分子溶质呈饱和状态,从而使血浆中的溶质经过弥散机制清除。

CVVHD的原理与CAVHD的原理的区别在于CVVHD采用静脉-静脉建立血管通路。

(四)连续性动脉-静脉及静脉-静脉血液透析滤过(CAVHDF及CVVHDF)

CAVHDF与CVVHDF也是在CAVH的基础上发展起来的,它们加做透析以弥补CAVH对氮质清除不足的缺点。CAVHDF的溶质转运机制已非单纯对流,而是对流加弥散,不仅增加了小分子物质的清除率,还能有效清除中大分子物质。CAVHDF时应用高通量滤器,透析液逆向输入。

(五)缓慢连续性超滤(SCUF)

SCUF主要原理是以对流的方式清除溶质和水分,也是CRRT中的一种类型,不同点是它不补充置换液,也不用透析液,对溶质清除不理想,不能保持肌酐在可以接受的水平,有时需要加用透析治疗。

(六)连续性高流量透析(CHFD)

CHFD应用合成膜血滤器进行无置换液血液透析滤过。这个系统包括连续性血液透析和一个透析液容量控制系统,用高通量血滤器10 L碳酸氢盐透析液以100 mL/min的速度再循环。超滤过程由速度不同的两个泵控制,一个泵输送已加温的透析液,另一个泵调节透析液流出量和控制超滤。当透析4小时透析液中尿素和肌酐浓度与血浆中浓度达到平衡后予以更换。接近零超滤时,透析器内同时存在超滤和反超滤现象,不仅存在弥散清除,也有对流清除,对中大分子物质的清除量增多。

(七)高容量血液滤过(HVHF)

持续进行CVVH,每天输入置换液50 L,应用高通量滤器,面积1.6～2.2 m^2,则称为HVHF。标准HVHF有两种方法。①标准CVVH,超滤量维持在3～4 L/h;②夜间标准CVVH维持,白天开始超滤量为6 L/h,超滤总量>60 L/d。

(八)日间连续性肾脏替代治疗(CRRT)

日间CRRT主要在日间进行,各种药物及营养液也主要集中在日间输入,在日间清除过多水分,使患者在夜间可获得足够休息,并减少人力消耗。

二、特点

(一)血流动力学稳定

CRRT的特点就是容量波动小,胶体渗透压变化程度小,基本无输液限制,能随时调整液体平衡,因而对血流动力学影响较小。CRRT也可能导致溶液大量丢失,故在治疗中要严密监测出入量。

(二)溶质清除率高

CRRT与血液透析相比,其优点为连续性治疗,可缓慢、等渗地清除水和溶质,溶质的清除量在于超滤液中该溶质的浓度乘以超滤液量,与常规血液透析相比,CRRT有更高的尿毒症毒素清除率,但置换液量必须加大,时间必须延长,频率必须增加。

(三)补充液体和胃肠外营养不受限制

行常规血液透析或腹膜透析的急性肾衰竭患者,由于少尿、补液量受限,限制了营养的补充,出现负氮平衡和热量摄入不足。CRRT能根据患者营养需求补充大量液体,为营养支持治疗提供保障。

(四)清除炎症介质和细胞因子

临床证明,连续性血液滤过还可用于治疗败血症和多器官功能衰竭,可以清除肿瘤坏死因子(TNF-α)、炎症介质(白细胞介素-1、白细胞介素-6、白细胞介素-8)等。主要机制是通过对流和吸附清除溶质。

三、护理措施

(一)心理护理

接受连续性肾脏替代治疗的患者大多数是第一次透析,治疗时间长,一般可持续72小时,患者往往存在紧张、恐惧的心理。因此，在治疗前要做好耐心细致的解释工作，让患者了解连续性肾脏替代治疗的过程，并在严密的监测系统下完成，以减轻患者的思想负担，积极配合治疗。

(二)严密观察病情变化

(1)采用24小时心电监护监测患者的血压、脉搏、呼吸、心率，每小时记录一次。观察患者有无发热、乏力、眩晕、出汗、呕吐等低血压症状。

(2)准确记录动脉压、静脉压、滤器压、跨膜压(TMP)和滤液测压等。

(3)监测治疗后24小时、48小时、72小时的肾功能、电解质、动脉血气值等。

(4)防止连接管路的脱落、扭曲而造成不必要的大出血或凝血。一般连接管路采用两道固定，即穿刺部位固定及床边固定。

(三)血管通路的护理

通常用双腔导管，血管通路护理同血液透析。

(四)置换液补充方法

1.前稀释法

置换液在滤器前输入，称为前稀释法(由动脉端输入)。其优点是血流阻力小、滤过率稳定、残余血量少、不易形成蛋白质覆盖层，同时因为置换液量大，又可降低血液黏稠度，减少滤器内凝血。其缺点是清除率低、所需的置换液量大(6～9 L/h)，价格昂贵。

2.后稀释法

置换液在滤器后输入，称为后稀释法(由静脉端输入)。用量少(4～6 L/h)，等量滤液内含溶质量比前稀释法多，增加了清除率，因为后稀释法血液未被稀释，滤液中溶质的浓度与血浆水平相同。

(五)配置置换液注意事项

CRRT时应用大量的置换液，如配置不当，会造成渗透压的改变，或被污染后引起毒血症，故配置置换液时必须遵循以下制度。

(1)严格无菌操作，配置前先洗手，戴帽子、口罩。

(2)配置前核对药物，配置时注意各种药物剂量的准确性。

(3)碳酸氢钠置换液应现用现配。

(4)将每一组置换液利用无菌技术注入静脉高营养袋中，形成密闭状态。

(5)必要时可检测置换液的电解质浓度。

(李佳洁)

第二节　血液透析患者心理护理与饮食护理

一、血液透析患者心理护理

(一)慢性肾衰竭患者

由于疾病的影响，慢性肾衰竭患者存在着复杂的生理、心理和社会问题，这使得他们很难接受一周3次的血液透析治疗。因此，应该了解他们的需要，并且尽所能缓解终末期肾病带给他们的压力。

(1)透析患者最关心的问题,如饮食、液体摄入及药物使用方案、内瘘问题、穿刺护士经验、透析舒适性、超滤过量或容量超负荷、机器故障和报警、治疗中意外事件、待机时间、往返透析室交通问题、失去工作和自由及寿命、相关的性功能障碍等。

(2)护士应做好患者的心理护理,特别是透析早期阶段心理护理。

学习并运用某些心理治疗手段,加强与患者沟通,帮助患者适应角色转化,增强患者对护士的信任感。建立良好的医患关系。

为了减轻患者紧张焦虑的情绪,医务人员应不断提高自己的业务水平,熟练掌握各种技能,了解各种机器的性能和简单的故障排除,针对患者在透析过程中出现的各种不适能作出及时、准确的判断,用最快速度使患者得到缓解,从而增加患者对医务人员的信任感,提高患者在透析治疗中的依从性。

加强与透析患者家属的沟通,告知家庭支持的重要性。

鼓励患者在不加重体力负荷的前提下进行规律锻炼,因为运动可增强机体的运动能力和灵活性,改善和调节中枢神经的紧张度,增强身心愉悦感,对于有严重心理障碍的患者,应鼓励患者到心理门诊进行治疗。

鼓励患者回归社会,进行力所能及的劳动,增加经济收入,减轻家庭及社会的负担。不断地充实自己,分散对疾病的注意力,实现自我价值,增加自信心,保持健康的心态,提高生活质量。

(二)急性肾衰竭

由于患者发病急,加之预后又有诸多不确定因素,透析间隔和透析时间可能很不规律,患者也可能伴随更严重的多系统疾病等。患者可能表现出各种不同的焦虑和担心,在透析过程中,医护人员应予以高度的支持和理解,并获得患者完全的信任。

二、血液透析患者的饮食护理

血液透析患者的营养问题极为重要,营养状况直接影响患者的长期存活及生活质量的改善。据报道,1 年以上的血液透析患者中,几乎都有程度不同的营养不良,其中重度占 10%,中度为 20%~30%。

(一)导致营养不良的主要因素

(1)摄入不足,主要是由于畏食而引起。

(2)伴发感染性疾病,机体的蛋白质和脂肪进一步消耗,使营养状况恶化。

(3)代谢和激素的紊乱,如甲状旁腺激素及酸中毒可增加蛋白质的分解和消耗,减少了蛋白质的合成。

(4)血液透析本身的影响,如应用生物相容性差的透析膜所激活的补体及细胞因子,引起机体分解代谢;同时,血液透析过程中氨基酸和小分子蛋白质的丢失,也会引起营养不良。

(二)饮食指导

根据对患者既往和目前的饮食摄入情况,以及近期食欲或食物摄入的改变或对食物的偏好和厌恶等评估结果,帮助和指导患者制订食谱,使患者合理调配饮食。同时教育患者养成进餐速度慢、每口咀嚼次数多、少量多餐进食等习惯,使营养物质均匀分配在三餐中。

(三)饮食原则

1.摄取足够的蛋白质和热量

蛋白质的摄入量为1.2～1.4 g/(kg·d),50%以上为优质蛋白。可选用鸡蛋、牛奶、瘦肉、鱼等食物,但不宜选用干豆类及豆制品、硬果类等非必需氨基酸高的食物。每天能量的供给为125.6～146.5 kJ/kg(30～35 kcal/kg),饮食中每天脂肪总量以50～60 g为佳,其中植物油应为20～30 mL。

2.限制钠盐的摄入

尿量正常时,不需要限制钠盐的摄入。尿量减少时,要限制钠盐的摄入,一般每天不超过5 g。无尿的患者应控制在每天1～2 g。应避免或减少食用含钠高的食物,如熏制食品、罐头食物、泡菜、咸鱼、咸肉、酱油、味精、快餐等。

3.限制钾的摄入

钾的摄入应根据病情如尿量、血清钾而定,一般摄入量为2～2.5 g/d。有残余肾功能且尿量较多的患者,无须严格限制。慎用含钾高的食物,如菠菜、马铃薯、蘑菇、海菜、豆类、莲子、卷心菜、榨菜以及香蕉、橘子、椰子等;饮料如鲜果汁、咖啡、巧克力饮料、麦芽饮料等,以及巧克力、奶粉、发酵粉、盐的替代品。

可采取恰当的烹调方式使钾易溶于水,如煮菜多放水。不用肉汤、菜汤拌饭;煮马铃薯可煮沸2次;蔬菜在炖、做沙拉和做汤前提前煮一下;避免使用高压锅和微波炉,但可以重复加热;建议将蔬菜水果分为小份,少量食用;避免生吃蔬菜,尽量做熟等。

4.限制磷的摄入

磷的摄入最好限制在600～1 200 mg。因为几乎所有食物都含磷,所以应避免食用含磷高的食物,如蛋黄、全麦面包、内脏类、干豆类、硬核果类、奶粉、乳酪、巧克力等。早期透析时磷的摄入限制,可以防止肾性骨病继发甲状旁腺功能亢进的发生,也能够减缓终末期肾脏病的进展。

5.控制液体摄入

控制水分的摄取以2次透析期间体重增长不超过原体重的4%为宜。饮水量一般以前一天尿量再增加500 mL。如患者感觉口渴,可用热水漱口。

6.适当补充维生素

透析时由于水溶性维生素严重丢失,因此必须补充B族维生素等,可以口服维生素B_1、维生素B_2、维生素C及叶酸。由于有过量的危险,所以脂溶性维生素,如维生素A和维生素E一般不作为常规治疗。但由于维生素E有抗氧化的作用,终末期肾脏病患者补充维生素E在防止冠心病方面有一定的作用。

(李佳洁)

第六章　消毒供应室护理

第一节　消毒供应室的性质与任务

一、消毒供应室的性质

消毒供应室是医院消毒灭菌系统中具备清洗、消毒、灭菌功能的核心部门，是无菌物品供应周转的物流中心，是临床医疗服务的重要保障科室。消毒供应室已成为一个独立的专业领域，依据消毒学的理论、方法和技术，去除和杀灭病原微生物，其工作质量与医院感染的发生密切相关，直接影响医疗护理质量和患者安全。

二、消毒供应室的任务

(1)根据临床科室需要，制作各种治疗包、器械包、布类包及敷料，经灭菌后供全院使用。

(2)按照医院感染管理有关规定，建立并健全各项制度、操作规程、质控措施，确保临床医疗用品使用安全。

(3)参与部分一次性使用的无菌医疗用品的院内管理。

(4)建立医院计算机网络中心系统，使物品供应流程更加便捷，物资管理更加经济科学。

(5)不断研究、改进工作内容和方法，保证及时有效的物品供应；实施在职人员培训，提高服务质量。

(刘晓楠)

第二节　消毒供应室的组织管理与业务要求

一、消毒供应室组织管理

(一)组织管理

体制消毒供应室应实行护理部垂直管理体系内的护士长负责制，护理部负责人员及组织与质量管理。医院感染管理部门实施业务指导和院内感染的项目监控。

(二)人员配置与结构

(1)按照消毒供应室功能和任务的不同,工作人员与床位之比为(1.5～3)∶100,其中具有护理专业技术职称人员占30%～50%。

(2)护士长具备相应的临床工作经历,应经过护理管理、消毒供应室业务管理知识的培训。

(3)护理人员应经过相应的理论与技术培训。

(4)从事操作消毒灭菌设备的工作人员应持有相应的上岗证(如压力容器、低温灭菌设备);消毒员应除具有上述相应上岗证外,还必须具有省(市)级以上消毒灭菌知识专项培训(包括理论和操作)证书。

二、消毒供应室人员业务管理要求

随着科学技术的不断发展,各种高尖端的精密仪器和设备在临床科室的使用越来越广泛;手术的复杂性、手术器械的精致性,对消毒供应室人员提出更加严格的业务要求。医院消毒供应室应具有护理业务技术管理规程,以保证工作人员的业务水平。具体管理方案有以下几种。

(1)严格执行《消毒技术规范》《医院感染管理规范》《技术操作常规》。

(2)有学习计划和制度,定期开展科室业务学习,对科室人员按岗分层考核业务要求。

(3)科室每周有工作质量检查,医院护理部及感染管理部门负责对其质量管理实施监督和指导。

(4)参与护理部举办的各种理论、业务学习及考核。

(5)开展继续教育,实行学分制。

(刘晓楠)

第三节　消毒供应室的管理业务知识与相关指标

一、消毒供应室有关术语

(一)消毒

杀灭或清除传播媒介上的微生物,使其达到无害化的处理。

(二)灭菌

杀灭或清除传播媒介上的一切微生物的处理。

(三)消毒卫生标准

不同对象经消毒与灭菌处理后,允许残留微生物的最高数量。

(四)载体

试验微生物的支持物。

(五)无菌保证水平

无菌保证水平指灭菌处理后单位产品上存在活微生物的概率。即在100万件灭菌物品中,污染微生物的可能性要低于一件($SAL10^{-6}$),用来评价医疗产品的灭菌质量。

(六)生物负载

被测试的一个单位物品上承载活微生物的总数。

(七)灭菌时间

灭菌时间指当灭菌器达到规定温度后为达到灭菌要求所需持续的时间。

(八)热穿透时间

热穿透时间指物品中心达到规定温度所需的时间。

(九)热死亡时间

热死亡时间指微生物经某种温度作用被杀灭所需的时间,一般以细菌芽孢的热死亡时间为准。

(十)安全时间

为使蒸汽灭菌器灭菌效果得到确切保证所需增加的时间,一般为热死亡时间的50%。

(十一)无菌检验

证明灭菌后的物品中是否存在活的微生物所进行的试验。

(十二)人员卫生处理

对污染或可能被污染人员进行人体、着装、随身物品等的消毒与清洗等除污染处理。

(十三)高度危险性医用物品

这类物品是穿过皮肤或黏膜而进入无菌组织或器官内部的器材,或与破损的组织、皮肤、黏膜密切接触的器材和用品。

(十四)中度危险性医用物品

这类物品仅和破损的皮肤、黏膜相接触而不进入无菌组织内。

(十五)低度危险性医用物品

这类物品和器材仅直接或间接地与健康无损的皮肤相接触。

(十六)消毒剂

能杀灭细菌繁殖体、部分真菌和病毒,不能杀灭细菌芽孢的药物。

(十七)化学消毒法

利用化学液体或气体浸泡或渗透以破坏细胞蛋白质,可达到不同水平的消毒,也有部分化学方法可达到灭菌水平。

(十八)高水平消毒法

可以杀灭各种微生物,对细菌芽孢杀灭达到消毒效果的方法。

(十九)中水平消毒法

可以杀灭和去除细菌芽孢以外的各种病原微生物的消毒方法。

(二十)低水平消毒法

只能杀灭细菌繁殖体(分枝杆菌除外)和亲脂病毒的化学消毒剂及通风换气、冲洗等机械除菌法。

(二十一)煮沸消毒法

一般情况下微生物在100 ℃水中煮沸后5～15分钟均可杀死。

(二十二)巴氏消毒法

以75 ℃左右的热水消毒30分钟,可使蛋白质凝固,达到高水平消毒。

(二十三)干热灭菌器灭菌法

利用电控制温度在160～180 ℃持续1～3小时，利用传导辐射使热度均匀散布，渗透到物品内部把细菌烤干，以达到灭菌目的，粉剂、油类可用此方法。

(二十四)放射线灭菌法

利用γ或β射线的能量，转变成热及化学能，以射线强度的穿透力来杀死微生物，需要有特殊的仪器和设备以及特殊的防护措施。

(二十五)蒸汽灭菌法

温度在120 ℃以上时，各类型的细菌在此温度中2分钟即可死亡，由于蒸汽的穿透性较空气高，比重较空气轻，将灭菌器内的空气完全排除时，蒸汽便能达到饱和状态。当蒸汽在一定的压力时高压可促成高温度，使微生物体内的蛋白质发生变性和凝结，致使不能复原，而达到灭菌目的，故蒸汽灭菌的要素是压力、温度、时间、饱和水蒸气。

(二十六)超热蒸汽

在一定压力下，蒸汽温度比纯蒸汽条件应该达到的温度还高2 ℃以上。

(二十七)重力(下排汽)灭菌器

利用蒸汽比空气轻的原理，蒸汽由灭菌器上方进汽口进入，渐渐充满整个锅内，将锅内的空气排出锅外。

(二十八)预真空(脉动)灭菌器

利用抽气装置先将灭菌器中空气快速排出锅外，再将蒸汽充入锅内，可缩短蒸汽穿透灭菌包的时间，提高灭菌器内温度，以达到省时的效果。

(二十九)灭菌过程监测

灭菌过程监测包括物理(工艺)、化学、生物监测，只有将3种方法结合起来，才能最大限度地表示灭菌过程的成功，从而保证灭菌的质量。

(三十)物理(工艺)监测

又称机械性能监测，灭菌器装置所有的温度表、压力表，真空表，可以指示温度、时间、压力是否达到标准，此项监测仅能指出设备本身的机械状况，不能说明物品是否完全灭菌。

(三十一)生物监测

通过标准化的菌株和合乎要求的抗力来考核整个负荷是否达到无菌保证水平，是唯一能确定灭菌完全的方法。

(三十二)生物指示物

将适当载体染以一定量的特定微生物，用于指示消毒或灭菌效果的制品。

(三十三)化学指示物

利用某些化学物质对某一杀菌因子的敏感性，使其发生颜色或形态改变，以指示杀菌因子的强度(或浓度)和/或作用时间是否符合消毒(或)灭菌处理要求的制品。

(三十四)过程监测化学指示剂

如包外指示胶带，用来指示包裹是否经过灭菌过程，以颜色的变化来区分灭菌过和未灭菌过的物品，但无法对是否灭菌完全提供可靠的指示。

(三十五)多参数化学指示剂

如包内指示卡，主要反映灭菌的关键参数。①干热：温度、时间。②压力蒸汽：温度、时间、压力。③环氧乙烷：浓度、温度、时间、湿度。用来考核每个包裹的灭菌情况。

(三十六)B-D测试

B-D测试即真空灭菌器残余空气测试。蒸汽灭菌的功能决定于所有灭菌物品的表面是否完全与饱和蒸汽接触，为了检查预真空灭菌器内是否还有空气的残存，每天第一锅次必须在空锅的情况下，做B-D测试，以评估预真空灭菌器内排除空气及蒸汽接触的情况。

(三十七)供应室清洁区

灭菌前，供应室人员对清洁物品进行检查、包装及存放等处理的区域。

(三十八)供应室无菌区

供应室内无菌物品存放的区域。

(三十九)环氧乙烷气体灭菌

环氧乙烷气体灭菌又名氧化乙烯，在低温下为五色液体，具有芳香醚味，沸点为10.8 ℃，嗅阈值为760～1 064 mg/m³，密度为1.52，易燃易爆，其最低燃烧浓度为3%。环氧乙烷气体穿透力强、杀菌力强、杀菌谱广，可杀灭各种微生物包括细菌芽孢，属灭菌剂。一般要求灭菌条件为：浓度800～1 000 mg/L。温度55～60 ℃，相对湿度60%～80%，作用时间6小时。

(四十)超声清洗机

以一种空化作用的力学过程，通过清洗液传播超声波的处理装置，将高频率的声波转变成机械性的振动，使器械上的污垢松动脱离。对难以接触到的表面的清洁特别有效，需配合温水及特殊配方的清洗剂(如多酶清洗剂)使用。

(四十一)小装量效应

常规预真空灭菌方法，使真空度抽至2.7 kPa(20 mmHg)绝对压力，柜室内的物品装填量不能小于柜室容积的10%，否则影响灭菌效果。这种装入物品少灭菌效果反而差的现象称为小装量效应。

二、消毒供应室建筑面积计算公式

消毒供应室建筑面积(m²)＝(0.8～1.0)×床位数＋50 m²。

备注：①当综合性医院日门急诊人次与实际床位数的关系符合3∶1的比例时，则公式中的床位数等于医院实际床位数。②当综合性医院日门急诊人次与实际床位数的关系不符合3∶1的比例时，则公式中的床位数可以按照下列公式进行调整；专科医院的床位数则应按照下列公式进行调整。

床位数(张床)＝实际床位数/2＋日平均门急诊人次/6。

2004年消毒供应室床位数与建筑面积的关系如表6-1。

表6-1 2004年消毒供应室建筑面积

床位数(床)	200	300	400	500	600
建筑面积(m²)	283	396	503	589	750
床位数(床)	720	800	900	1 000	
建筑面积(m²)	875	968	1 089	1 210	

从上述数据中得出的推算公式，可作为消毒供应室建筑面积另一种计算方法为：消毒供应室建筑面积(m²)＝1.2×床位数＋[(－11)～(＋43)]m²。

三、消毒供应室压力蒸汽灭菌设备配置估算方法

(一)消毒供应室供应给医院各科室物品

(1)压力蒸汽灭菌处理的物品。

(2)低温气体灭菌处理的物品。

(3)其他灭菌处理的物品。

(4)一次性医疗用品。

(5)其他。

(二)消毒供应室压力蒸汽灭菌处理的物品供应量

计算参考系数:①门诊部门 0.4 升/人次;②病房部门 4 升/床位;③手术部门,50 升/台;④其他部门(①+②+③)×20%,单位:升;⑤医院每天所需压力蒸汽灭菌处理的物品供应量=①+②+③+④,单位:升。

(三)压力蒸汽每天每台正常运行的参考系数

(1)每台灭菌器有效使用的容积(升)=灭菌器固定容积×(75%~80%)。

(2)机器运转周期:从准备到工作结束约 50 分钟。

(3)最高运转次数:每天工作时间 7 小时,机器连续运转次数为 420 分钟/50 分钟=8.4 次≈8 次。

(4)实际运转次数:平常运转最高次数 60%~70%为理想,即 8 次×(60%~70%)=4.8~5.6 次=5~6 次。

(四)消毒供应室所需压力蒸汽灭菌器台数

$$\text{灭菌的台数}=\frac{\text{医院每天所需压力蒸汽灭菌处理的物品供应量}}{\text{每台灭菌器有效使用面积}\times\text{实际运转次数}}$$

例:某医院床位数 1 500 张,医院日手术数为 70 台,医院日平均门诊量为 6 000 人。则:①消毒供应室每天需供应门诊部门灭菌物品量=0.4 升/人次×医院日平均门诊量 6 000 人=2 400 升;②消毒供应室每天需供应病房部门灭菌物品量=4 升/床位×医院床位数1 500 张=6 000 升;③消毒供应室每天需供应手术部门灭菌物品量=150 升/台×医院日手术数台=10 500 升;④消毒供应室每天需供应其他部门灭菌物品量=(2 400+6 000+10 500)×20%=3 780 升;⑤消毒供应室每天所需供应医院灭菌物品总量=2 400+6 000+10 500+3 780=22 680 升;⑥每台灭菌器固定容积如为1 000(升),则灭菌器有效使用容积=1 000×80%=800 升;⑦每台灭菌器每天实际运转次数 5 次;⑧消毒供应室所需灭菌器的台数=22 680 升/(800 升×5 次/天)=5.67 台≈6 台。

四、选择消毒灭菌方法的原则

(1)使用经卫生厅行政部门批准的消毒药、械,并按照批准使用的范围和方法在医疗卫生机构和疫源地等消毒中使用。

(2)根据物品污染后的危害程度选择消毒、灭菌的方法:①高度危险性物品,必须选用灭菌方法处理。②中度危险性物品,一般情况下达到消毒即可,可选用中水平或高水平消毒法。但中度危险性物品的要求并不相同,有些要求严格,例如内窥镜、体温表等必须达到高水平消毒,需采用高水平消毒法消毒。③低度危险性物品,一般可用低水平消毒法,或只作一般的清洁处理即可,仅在特殊情况下,才做特殊的消毒要求。例如,在有病原微生物污染时,必须针对所污染病原微生物的种类选用有效的消毒方法。

(3)根据物品上污染微生物的种类、数量和危害性,选择消毒、灭菌的方法:①对受到细菌芽孢、真菌孢子、分枝杆菌和经血传播病原体(乙型肝炎病毒、丙型肝炎病毒、艾滋病病毒等)污染的物品,选用高水平消毒法或灭菌法。②对受到真菌、亲水病毒、螺旋体、支原体、衣原体和病原微生物污染的物品,选用中水平以上的消毒方法。③对受到一般细菌和亲脂病毒等污染的物品,可选用中水平或低水平消毒法。④对存在较多有机物的物品消毒时,应加大消毒剂的使用剂量和/或延长消毒作用时间。⑤消毒物品上微生物污染特别严重时,应加大消毒剂的使用剂量和/或延长消毒作用时间。

(4)根据消毒物品的性质选择消毒方法。选择消毒方法时需考虑:一是要保护消毒物品不受损坏,二是使消毒方法易于发挥作用。应遵循以下基本原则:①耐高温、耐湿度的物品和器材,应首选压力蒸汽灭菌;耐高温的玻璃器材、油剂类和干粉等可选用干热灭菌。②不耐热、不耐湿以及贵重物品,可选用环氧乙烷或低温蒸汽甲醛气体消毒、灭菌。③器械的浸泡灭菌,应选择对金属基本无腐蚀性的消毒剂。④选择表面消毒方法,应考虑表面性质,光滑表面可选择紫外线消毒器近距离照射,或液体消毒剂擦拭;多孔材料表面可采用喷雾消毒法。

五、消毒供应室灭菌效果监测方法

(一)压力蒸汽灭菌效果监测方法

1.化学监测法

(1)化学指示卡(管)监测法:将既能指示蒸汽温度,又能指示温度持续时间的化学指示卡(管)放入待灭菌包的中央,经过一个灭菌周期后,取出指示卡(管),根据其颜色及性状的改变,判断是否达到灭菌条件。

(2)化学指示胶带监测法:将化学指示胶带粘贴于每一待灭菌物品包外,经过一个灭菌周期后,观察其颜色的改变,以指示是否经过灭菌处理。

(3)对预真空和脉动真空压力蒸汽灭菌,每天进行一次 B-D 试验。将 B-D 测试包水平放于灭菌柜内底层,靠近柜门与排气管口处;柜内除测试包外无任何物品,134 ℃、3.5～4 分钟后,取出 B-D 测试纸观察颜色变化,均匀一致变色,说明冷空气排队效果良好,灭菌器可以使用;反之,则灭菌器内有冷空气残留,需检查 B-D 测试失败原因,直至 B-D 测试通过后灭菌器方能使用。

B-D 测试包制作方法:将 100%的脱脂纯棉布折叠成长(30±2)cm,宽(25±2)cm,高 25～28 cm的布包裹,重量为 4 kg±5%;将专门的 B-D 测试纸放入布测试包中间即可;或用一次性B-D测试包。

2.物理监测法

根据待灭菌物品的性能,选择所需灭菌温度、时间、压力;根据所设定的物理参数是否能达到,辅助判断灭菌效果。

3.生物监测法

将两个生物指示剂(嗜热脂肪杆菌芽孢)置于标准试验包(制作方法见后)中心部位,后将标准试验包置于灭菌柜内排气口上方。经过一个灭菌周期后,将生物指示剂取出培养,并设阴性和阳性对照,观察其颜色变化以判断灭菌效果。

(1)下排气压力蒸汽灭菌器标准试验包制作方法:将 3 件平纹长袖手术衣,4 块小手术巾,2 块中手术巾,1 块大毛巾,30 块 10 cm×10 cm 8 层纱布敷料,包裹成大小为 25 cm×30 cm× 30 cm

即可。

(2)预真空和脉动真空压力蒸汽灭菌器标准包制作方法:16 条全棉手术巾每条 41 cm×66 cm,将每条手术巾的长边先折成 3 层,短边折成 2 层,然后叠放,包裹成大小为 23 cm×23 cm×15 cm 即可。

(二)干热灭菌效果监测方法

1.化学监测法

将既能指示温度又能指示温度持续时间的化学指示剂 3~5 个分别放入待灭菌的物品中,并置于灭菌器最难达到灭菌的部位,经过一个灭菌周期后,取出化学指示剂,根据其颜色及性状的改变,判断是否达到灭菌条件。

2.物理监测法

将多点温度检测仪的多个探头分别放于灭菌器各层内、中、外各点。关好柜门,将导线引出,由记录仪中观察温度上升与持续时间。若所示温度(曲线)达到预置温度,则灭菌温度合格。

3.生物监测法

将枯草杆菌芽孢菌片分别装入灭菌试管内(1 片/管)。在灭菌器与每层门把手对角线内、外角处放置 2 个含菌片的试管,经过一个灭菌周期后取出试管。在无菌条件下,加入普通营养肉汤培养基(5 mL/管),以(36±1)℃培养 48 小时,观察初步结果,无菌生长管继续培养至第七天。

(三)环氧乙烷灭菌效果监测方法

1.化学监测法

(1)化学指示卡监测法:将环氧乙烷化学指示卡放入每个待灭菌物品包中央,作为灭菌效果的参考。经过一个灭菌周期后,取出指示卡,根据其颜色及性状的改变,判断是否达到灭菌条件。

(2)化学指示胶带监测法:将化学指示胶带粘贴于每一个待灭菌物品包外,经过一个灭菌周期后,观察其颜色的变化,以指示是否经过灭菌处理。

2.物理监测法

根据待灭菌物品的性能,选择所需灭菌的温度、时间、压力、浓度。根据所设定的物理参数是否能达到辅助判断灭菌效果。

3.生物监测法

每月用生物指示剂监测一次。将生物指示剂置于环氧乙烷测试包内(制作方法见后),根据灭菌器大小,均匀选择几个点,将测试包置于灭菌器中。经过一个灭菌周期后,将生物指示剂取出培养,并设阴性和阳性对照,观察其颜色变化以判断灭菌效果。

环氧乙烷测试包分为挑战测试包和常规测试包。挑战包主要用于对灭菌器灭菌性能的考核,一般用于新购入或维修后灭菌器灭菌性能的测试。常规测试包主要用于平时的常规生物监测之用。

(1)挑战包制作方法:将一生物指示剂放入一个 20 mL 注射器内,去掉针头和针套,生物指示剂带孔的塑料帽应朝注射器针头处,再将注射器芯放在原位(注意不要碰及生物指示剂),另选一成人型气管插管或一个塑料注射器(内放化学指示卡),一条长 25.4 cm,内径 0.76 cm,管壁厚 1.6 mm 的琥珀乳胶管和4 条全棉清洁手术巾(46 cm×76 cm),每条巾单先折叠成 3 层,再对折,即每条巾单形成 6 层,然后将叠好的巾单从下至上重叠在一起,再将上述物品放于巾单中间层,最后选两条清洁布或无纺布包裹,用化学指示胶带封扎成一个测试包。

(2)常规测试包制作方法:与挑战包制作方法类似,先将一生物指示剂放于一个注射器内(同前),再用一条全棉小手巾两层包裹后用纸塑包装袋封口即可。

(刘晓楠)

第四节 回收、分类

一、回收

(一)目的

对重复使用的医疗器械、器具和物品进行集中回收处理,防止污染扩散,减轻临床负担。

(二)操作规程

1.工作人员着装

穿隔离衣,戴网帽、口罩。

2.回收工具

密闭回收车、密封回收容器或贮物袋,密闭回收车要有污车标记。车上备有手套和快速手消毒液。回收工具存放在标示明确,固定的存放区域。

3.回收

(1)使用科室包括门诊、病区和手术室,应将重复使用的污染诊疗器械、器具和物品直接放置于密封的容器或贮物袋中,并注明科室、物品名称、数量。

(2)沾染较多血液和污物的器械应在使用科室进行简单冲洗,如手术器械、阴道窥镜、直肠窥镜,来不及处理的采用保湿液保湿并且密封储存。

(3)消毒供应中心回收人员每天定时回收,回收时与使用科室负责人员当面点清已封存好的物品名称、数量,并做好登记,双方签字。在诊疗场所不再对污染的诊疗器械、器具和物品进行拆封清点,以减少对环境的污染。

(4)回收时,污染器械应放在有盖的容器中或使用密封专用车。精密器械应单独放置在容器中运送,防止损坏。

(5)被朊病毒、气性坏疽及突发原因不明的传染病病原体污染的诊疗器械、器具和物品,使用者应用双层黄色胶袋密封,胶袋外标明科室、传染病名称、器具数量,由消毒供应中心单独回收处理。

(6)在回收过程中,应尽量缩短回收时间,防止有机污染物的干涸,降低清洗难度。

(7)保障运输过程中装载物不会发生掉落等意外,任何的撞击对手术器械都会造成一定的伤害,同时也会出现污染的问题。

(8)维护装载物的安全性,任何人不得私自打开/拆开密封容器。也就是说负责运送的操作人员对内装物品不具数量的责任,如容器在运送途中有打开过的迹象,责任就在运送人员,而如果封存完整则问题就出在临床或消毒供应中心两者上。

(9)使用后的医疗废弃物和材料,不得进入消毒供应中心处理或转运。

(10)回收人员将回收污染器械物品通过消毒供应中心污物接收口与接收分类人员交接,无误后整理、清洗、消毒回收工具。

4.回收工具的处理

回收车、容器等用具，每次使用后用消毒液擦拭消毒，清水冲洗后擦干备用。消毒液通常使用含氯消毒剂擦拭消毒。

(三)质量标准

(1)按规定的时间到科室对被污染的、可重复使用的医疗器械器具和物品进行回收。

(2)与科室责任人做好交接登记，包括日期、时间、科室、物品名称、数量，交与接人员同时签全名。

(3)不在科室内清点数目，直接把科室移交的被封存的污染物品放入密封污物车或密封容器中。分类清楚，摆放整齐，运输途中无丢失、拆封、器械损坏。

(4)严格遵守消毒隔离原则，不得污染环境及工作人员，包括消毒供应中心到科室之间途经的场所、通道、电梯、门等，携带快速手消毒液。

(5)做好个人防护，回收人员必须戴口罩、戴手套，不得徒手操作。

(四)注意事项

(1)回收科室物品时，与科室主管人员当面交接，并认真做好每项登记。

(2)采用密封回收方式，不得将污染液体外漏，以防污染环境。

(3)消毒供应中心回收人员将回收的物品送到去污区及时清点数目，发现与登记不符按规定时间与科室联系，要求科室增补或记账赔偿。

二、分类

(一)目的

将回收后的污染器械、器具、物品进行接收、清点、检查和分类，保证物品数量准确、结构完整，同时防止器械在清洗过程中被损坏、洗不干净，以及工作人员被锐器刺伤。

(二)操作规程

(1)工作人员着装：穿隔离衣、戴圆帽、戴口罩、戴手套、穿防护鞋。

(2)在消毒供应中心的去污区，回收人员与接收分类人员对回收的诊疗器械、器具和物品进行清点数目、检查其结构的完好性，并做好登记，包括日期、科室、物品名称、数量、清点人员签字。发现问题立即与相关科室联系。

(3)根据器械物品材质、结构、污染程度、污染物性质、精密程度等进行分类处理。根据器械的材质可分为金属、橡胶、玻璃等，根据形状可分为尖锐器械、单管腔类器械，套管腔类器械、轴节器械、盆、盘、瓶等。各种分类的物品应放置在不同的容器或清洗装置上，注明标记防止混乱。

(4)根据器械、物品的材质、结构、污染程度，选择清洗的方式，如手工清洗、超声清洗机清洗、全自动消毒清洗机清洗。

(5)标有“特殊感染”的器械，按国家规定选择处理方法。

(6)一些专科器械可根据使用科室的要求，进行特别处理。

(三)质量标准

(1)数目清点及时准确，器械、器具、物品结构完好。

(2)分类清晰、摆放整齐。

(3)选择清洗方法正确。

(四)注意事项

(1)做好接收分类前的准备工作。将各类清洗容器、篮筐、清洗架等摆放在分类操作台上或周围,便于分类时物品有序摆放,操作便捷。

(2)尖锐器械摆放方向一致,避免清洗时人员被刺伤。

(3)对缺失、损坏的器械,在与科室及时沟通的同时要与护士长请领补充,以保证器械数量,使无菌物品正常供应。

(4)做好自身防护,严格按要求着装,手套破损时及时更换。

(刘晓楠)

第五节 清洗、消毒、保养干燥

一、清洗

(一)目的

去除医疗器械、器具、物品上的污物(如微生物、颗粒异物、其他有害污染物),使物品灭菌前其污染量降低到可以接受的水平。

(二)操作规程

根据器械、器具、物品的材质、结构、污染程度、污染物性质、精密程度等选择手工清洗、机械清洗。机械清洗包括自动清洗、消毒器清洗和超声清洗机清洗。不同的清洗方式应遵循相应的工作流程。

1.工作人员着装

戴网帽、口罩、眼罩或面罩,戴手套,穿防水功能的隔离衣或防水围裙及工作鞋。

2.物品准备

(1)清洁剂:碱性清洁剂,pH≥7.5,对各种有机物有较好的去除作用,对金属腐蚀性小,不会加快返锈的现象。①中性清洁剂:pH 6.5~7.5,对金属无腐蚀。②酸性清洁剂:pH≤6.5,对无机固体粒子有较好的溶解去除作用,对金属物品的腐蚀性小。③酶清洁剂:含酶的清洁剂,有较强的去污能力,能快速分解蛋白质等多种有机污染物。根据物品的性质及污染程度,选择适宜的清洁剂。不得使用去污粉。

(2)手工清洗用具:棉签,用于擦拭穿刺针针座内部。不同型号的管腔绒刷,用于管腔器械的刷洗。手握式尼龙刷,用于带轴节、咬齿器械的刷洗。禁止使用钢丝球,以防损坏器械。

(3)除垢除锈剂,用于去除器械上的锈迹或污垢。

3.机械清洗流程

(1)将待清洗器械、物品有序摆放在清洗架上,打开轴节,能拆卸的拆至最小结构,进入清洗机。

(2)检查清洗酶、润滑剂液面是否在吸管口之上,吸引管是否通畅和完好。检查电、蒸汽、自来水压力、蒸馏水制水机工作状况是否满足清洗机工作需要。

(3)根据需要选择清洗程序进行清洗。

(4)清洗过程注意观察机器运行情况并做好记录。如有故障,可根据报警提示原因及时处理。

(5)机械清洗程序:①冲洗,使用流动水去除器械、器具和物品表面污物;②洗涤,使用含有化学清洗剂的清洗用水,去除器械、器具和物品污染物;③漂洗,用流动水冲洗器械、器具和物品上的残留物;④终末漂洗,用软水、纯化水或蒸馏水对漂洗后的器械、器具和物品进行最终的处理。

(6)进入消毒程序。

4.手工清洗流程

(1)工作人员洗手戴手套、穿专用鞋、防水罩衣,戴圆帽、口罩、面罩。

(2)将器械分类。

(3)将器械在流动自来水下冲洗。

(4)器械浸泡在规定配比浓度的多酶清洗液中 5~10 分钟。

(5)各种穿刺针座用棉签处理,有水垢、锈迹的用除垢除锈剂处理。

(6)自来水清洗(管腔用高压水枪冲洗)。

(7)进入消毒程序。

近年来,大量实验证明,物品的清洗质量直接影响灭菌质量,生物膜、有机物污垢均可阻碍灭菌因子的穿透,从而影响灭菌效果,造成医院内感染恶性事件的发生。所以清洗是消毒供应中心工作的一项重要环节。

(三)质量标准

(1)工作人员着装须符合要求和分区规定。

(2)环境清洁,地面无杂物、无水迹,垃圾分类处理。

(3)备用物品摆放整齐,保持台面、设备清洁。

(4)正确选择处置方式(机洗/手工清洗)。

(5)清洁剂浓度配制符合要求并做好记录,器械分类浸泡过面。

(6)每批次监测清洗消毒器的物理参数及运转情况并记录。

(7)维护清洗消毒器运转正常、腔体机面无锈迹,清洗程序选择正确。

(8)机洗器械摆放整齐、有轴节器械充分打开。

(9)保证金属类器械表面光亮,齿牙处无血迹、无锈迹、无污渍。

(10)橡胶类干爽,管内壁干净、无血迹。

(11)按要求进行清洗,制水设备的维修、保养并有记录。

(四)注意事项

(1)清洗组应做好个人防护工作,防护用具包括:帽子、面罩、口罩、防水罩袍、防护胶鞋、双层手套。清洗过程中,不慎污水溅入眼睛,立即用洗眼器彻底清洗眼睛,防止感染或化学试剂对眼睛的损伤。

(2)清洗时应保证待清洗器械的轴节全部打开,以保证清洗效果。

(3)手工清洗时应使用软毛刷,在水面下清洗,以防气溶胶对人体的危害。

(4)当使用自动清洗机时,每层摆放数量应最小化,能拆卸的器械拆卸到最小单位。

(5)管道器械应配合管道刷和气枪、水枪清洗。

(6)超声波清洗器(台式)适用于精密、复杂器械的洗涤。超声清洗时间宜3～5分钟,可根据器械污染情况适当延长清洗时间,不宜超过10分钟。

(7)清洗亚光手术器械禁用除锈除垢剂浸泡,以免破坏器械表面镀层而变色。应用清洗酶浸泡,严格掌握浸泡时间和浓度。

二、消毒

(一)目的

通过物理或化学方法,进一步降低清洗后器械、器具和物品的生物负荷,消除和杀灭致病菌,达到无害化的安全水平。

(二)操作规程

清洗后的器械、器具和物品应进行消毒处理。根据器械、器具、物品的材质及消毒后用途,选择消毒方式。消毒可分为物理消毒和化学消毒。物理消毒包括机械热力消毒、煮沸消毒,化学消毒应选择取得卫健委颁发卫生许可批件的安全、低毒、高效的消毒剂。

1.物理消毒

(1)机械热力消毒方法的温度、时间应参照下表的要求。此流程一般经过清洗程序后自动转入消毒程序,无需人工操作,但要密切观察机器运行参数。温度和时间达到表6-2的规定标准。

表6-2 湿热消毒的温度与时间

温度(℃)	消毒时间(分钟)	温度(℃)	消毒时间(分钟)
90	≥1	75	≥30
80	≥10	70	≥100

(2)煮沸消毒,将清洗后清洁的耐湿热的器械、物品放入盛有软水的加热容器中煮沸,有效消毒时间从水沸腾开始计算并保持连续煮沸。在水中加入1%～2%碳酸氢钠,可提高水沸点5 ℃,有灭菌防腐作用。一般在水沸后再煮5～15分钟即可达到消毒目的,可杀死细菌繁殖体、真菌、立克次氏体、螺旋体和病毒。水温100 ℃,时间≥30分钟,即可杀死细菌芽孢达到高水平消毒。

2.化学消毒

(1)按要求着装。

(2)根据选用的化学消毒剂使用说明配制消毒液。消毒供应中心常用的化学消毒剂,一般为高水平消毒剂和中度水平消毒剂。高水平消毒剂包括2%戊二醛,浸泡20～90分钟,主要用于内窥镜的消毒;0.2%过氧乙酸,浸泡10分钟,或0.08%过氧乙酸,浸泡25分钟,主要用于手工清洗器械的消毒处理。中水平消毒剂包括500～1 000 mg/L含氯消毒剂,浸泡10～30分钟,主要用于手工清洗器械的消毒;250～500 mg/L含氯消毒剂用于操作台面、车、储物架等物品消毒。75%乙醇,用于台面、手的消毒。0.5%碘伏用于皮肤损伤时的消毒。2%三效热原灭活剂,浸泡1小时以上,主要用于器械的消毒和去热原。

(3)将清洗达标的器械、物品浸泡在消毒液面以下,记录时间。

(4)达到浸泡规定的时间后进行自来水彻底冲洗,去离子水再次冲洗后进入干燥程序。

(三)质量标准

(1)消毒后直接使用的诊疗器械、器具和物品,湿热消毒温度应≥90 ℃,时间≥5分钟,或A0

值≥3 000；消毒后继续灭菌处理的，其湿热消毒温度应≥90 ℃，时间≥1 分钟，或 A0 值≥600。

(2)在全自动或半自动清洗消毒器工作运行中要密切观察各项参数并有记录，以保证消毒质量。

(3)煮沸消毒每次消毒物品的锅次、器械名称、数量、水沸腾时间、停止煮沸时间有记录。

(4)化学消毒剂配制浓度、浸泡时间有记录，可测试浓度的，将测试结果留档。消毒剂在有效期内使用。

(四)注意事项

严格按照器械、物品的材质要求选择消毒方式。

1.物理消毒

(1)煮沸消毒时，器械、物品浸没在水面以下，煮沸时容器要加盖。

(2)水沸腾开始计时后，中途不增加其他物品。

(3)防止烫伤。

2.化学消毒

(1)配置化学消毒剂时要注意安全防护，戴手套、口罩和眼罩。

(2)正确选择和使用消毒剂，严格按照产品使用说明书配置消毒剂浓度，测试消毒剂浓度达到有效浓度标准时方可使用。

(3)消毒剂现用现配，浸泡消毒时一定要加盖。

(4)使用对金属器械有强腐蚀作用的消毒剂时，按产品要求加放抗腐蚀剂，并严格控制浸泡时间，以免损坏器械。

(5)亚光金属器械禁止使用强腐蚀性消毒剂，以防破坏表面镀层而变色。

三、保养干燥

(一)目的

防止器械表面及轴节腐蚀生锈、藏污纳垢，保证各种灭菌方法的灭菌质量，延长器械的使用寿命。

(二)操作规程

清洗消毒后的器械应及时干燥处理。保养干燥目前也有机械和手工两种方式，如经济条件允许应首选机械保养干燥。消毒后直接使用的物品，应机械干燥，不允许使用手工干燥或自然干燥方法，以防止细菌污染。

1.机械器械保养干燥

保养液应该使用水溶性润滑剂，以利于灭菌因子穿透，保证灭菌效果。其流程如下。

(1)根据选用的水溶性润滑剂的产品使用说明书，调节全自动或半自动清洗消毒器抽吸润滑剂的时间，达到需要的浓度。

(2)根据器械的材质选择适宜的干燥温度，金属类干燥温度 70～90 ℃，需时间为 20～30 分钟；塑胶类干燥温度 65～75 ℃，防止温度过高造成器械变形、材质老化等问题，一般烘干所需时间约需要 40 分钟。

(3)机器根据设定的干燥时间结束程序自动开门。

2.手工器械保养干燥

(1)根据选用的水溶性润滑剂的产品使用说明书配置润滑剂浓度。

(2)将器械浸泡在润滑剂液面以下,浸泡时间按照产品说明书的要求。

(3)捞出器械,用低纤维絮擦布擦干。穿刺套管针及手术吸引头等管腔器械可用高压气枪或95%的乙醇干燥,软式内窥镜等器械和物品根据厂商说明书和指导手册也可选用95%的酒精处理,保证腔内彻底干燥。

(三)质量标准

(1)器械、物品干燥无水迹。

(2)器械有光泽,无锈迹(润滑剂浓度过低易生锈)。

(3)器械表面无白斑、花纹(出现此现象可能是润滑剂浓度过高或水质不达标所致)。

(4)操作台面用500 mg/L的含氯消毒剂擦拭2次/天。

(5)低纤维絮擦布一用一清洗、消毒、干燥备用。

(四)注意事项

(1)禁止使用液状石蜡作为润滑剂保养。液状石蜡为非水溶性油剂,阻碍水蒸气等灭菌因子的穿透,影响灭菌效果。

(2)消毒后直接使用的器械、物品禁止采用手工干燥处理,以防在擦拭过程中再次污染。

(3)不使用容易脱落棉纤维的棉布类擦布,如纱布等。避免影响器械洁净度,造成微粒污染。

(4)不允许采用自然干燥方法进行器材干燥。

(刘晓楠)

第六节　检查、制作、包装

一、检查

(一)目的

保证器械物品的清洗、消毒、干燥质量,以及器械物品的功能完好,便于临床科室使用。

(二)操作规程

(1)物品准备:设备设施(应备带光源的放大镜、带光源的包布检查操作台)、棉签、纱布等。

(2)着装:戴圆帽、口罩,穿专用鞋,戴手套。

(3)器械检查:在打开光源的放大镜下逐个查看器械,如刀子、剪子、各种钳子表面、轴节、齿牙是否光亮、洁净,用棉签检查穿刺针座内部是否清洁。用纱布检查管腔器械腔体内部是否洁净,擦拭器械表面观察是否有油污。

(4)将检查出的有污渍、锈迹的器械进行登记,并由传递窗传回去污区,重新浸泡、去污、除锈、清洗处理,按登记数目及时索要,保证临床供应数目相对恒定。

(5)检查有轴节松动的器械,将轴节螺钉拧紧。穿刺针尖有钩、不锋利的可在磨石上修复。检查剪刀是否锋利,尖部完好。

(6)将不能修复的损坏器械进行登记,交护士长报损并以旧换新。

(7)检查合规的器械进入包装程序。

(8)敷料检查:将各种敷料如包布、手术中单、手术衣等单张放在打开光源的包布检查操作台上检查,检查是否有小的破洞、棉布纱织密度是否均匀、清洁、干燥。检查手术衣带子是否齐全、牢固,袖口松紧是否适度。洗手衣腰带、橡皮带、扣子是否整齐牢固。

(9)将不合规的手术敷料挑拣并登记数量,以备到总务处报损,领取新敷料。护士长补充当天检出的敷料,保证临床和手术室无菌物品的供应。

(10)检查质量合规的敷料进入包装程序。

(三)质量标准

1.日常检查有记录

其意义有二,首先便于器械物品流通时的查找,保证器械物品数量的恒定,满足临床工作需要;其次,为管理者提供数据资料,便于管理者发现问题,保证器械物品清洗、消毒质量,使灭菌合格率达100%。

2.每周定期抽查有记录

记录内容包括检查时间、检查内容、检查者、责任人、出现的问题、原因分析、整改措施。

3.每月定期总结有记录

记录整月出现的问题整改后的效果,对屡次出现而本科室采取积极措施不能解决的问题,报有关职能部门请求帮助解决。

(四)注意事项

(1)有效应用带光源放大镜和操作台,使其保持功能完好。

(2)各项检查记录要翔实,不能流于形式,对工作确实起到督促指导作用,以保证工作质量。

(3)定期进行清洗、消毒等各个环节质量标准的培训学习,对检查中发现的问题及时组织讨论,查找原因,提高消毒供应中心全员的责任心和业务水平。

二、制作

(一)目的

根据临床各个科室的工作特点和需要,制作出不同规格、数量、材质的无菌物品。

(二)操作规程

制作过程是消毒供应中心一项细致而严谨的工作。把好这一关,不但能满足临床工作需要,提高临床科室对消毒供应中心的满意度,而且能降低消耗,避免浪费。需要制作的物品种类繁多,大体可遵循以下原则。

(1)明确物品的用途。

(2)明确物品制作的标准。

(3)物品、原料准备。

(4)制作后、包装前检查核对(此项工作需双人进行)相关信息。

(5)放置灭菌检测用品(生物或化学指示物)。

(6)进入包装流程。

(三)质量标准

(1)用物准备齐全,做到省时省力。

(2)物品制作符合制作标准。

(3)器械、物品数量和功能满足临床科室需要。

(4)例行节约原则,无浪费。

（四）注意事项

（1）敷料类、器械包类分室制作，以防棉絮污染。

（2）临床科室的特殊需求，要与科室护士长或使用者充分沟通并得到其认可后制作。

（3）定期随访临床科室使用情况，根据反馈信息及时调整制作方法。

三、包装

（一）目的

需要灭菌的物品，避免灭菌后遭受外界污染，需要进行打包处理。

（二）操作规程

1.包装材料的准备

根据包装工艺和消毒工艺的需要选择包装材料的材质、规格。无菌包装材料包括医用皱纹纸、纸塑包装袋、棉布、医用无纺布等。

（1）医用皱纹纸：有多种规格型号，用于包装各种诊疗器械及小型手术器械，为一次使用包装材料，造价贵，抗拉扯性差。

（2）纸塑包装袋：用于各种器械和敷料的包装，需要封口机封口包装。为一次性使用包装材料，造价贵，对灭菌方式有要求，高温高压蒸汽灭菌的有效期相对低温灭菌短，适用于低温灭菌。

（3）棉布：用于各种器械、敷料的包装。要求在 140 支纱/平方英寸以上，为非漂白棉布。初次使用应使用 90 ℃水反复去浆洗涤，防止带浆消毒后变硬、变色。严禁使用漂白剂、柔顺剂，防止对棉纱的损伤和化学物品的残留。棉质包布可重复使用，价格低廉，其适用于高温高压蒸汽灭菌，皱褶性、柔顺性强，抗拉扯性强。但需要记录使用次数，每次使用前要检查其质量完好状态。当出现小的破洞、断纱、致密度降低（使用 30～50 次后）时，其阻菌效果降低，应检出报废。

（4）医用无纺布：用于各种器械、敷料的包装。其皱褶性、柔顺性强，抗拉扯性次于棉布。阻菌性强，适用于高温高压蒸汽灭菌和指定低温灭菌的包装。为一次性使用包装材料，造价贵。

（5）包装材料的规格根据需要包装的物品大小制定。

2.包装

（1）打器械包和敷料包的方法通常采用信封式折叠或包裹式折叠，这样打开外包装平铺在器械台上，形成了一个无菌界面，有利于无菌操作。这种打包方法适用于布类、纸类和无纺布类包装材料。①信封式包装折叠方法：内层包装，将内外双层包布平铺在打包台上，将器械托盘沿包布对角线放置包布中央，将离身体近的一角折向器械托盘，将角尖向上反折，将有侧一角折向器械，角尖向上反折，重复左侧，将对侧一角盖向器械，此角尖端折叠塞入包内，外留置角尖约 5 cm 长度。外层包布的包装方法同内层。用封包胶带粘贴两道封严包裹，在一侧封包胶带上粘贴 5 cm长带有化学指示剂的胶带。并贴上标有科室、名称、包装者、失效日期的标示卡。②包裹式包装折叠方法：内层包装，将内外双层包布平铺在打包台上，将器械托盘沿包布边缘平行的十字线放置包布中央，将身体近侧一端盖到器械托盘上，向上反折 10 cm，将对侧一端盖到器械托盘上，包裹严密，边缘再向上反折 10 cm，将左右两侧分别折叠包裹严密。外层包布的包装方法同内层。用封包胶带粘贴两道封严包裹，在一侧封包胶带上粘贴 5 cm 长带有化学指示剂的胶带。并贴上标有科室、名称、包装者、失效日期的标示卡。

（2）用包装袋包装的物品，应根据所包装物品的大小选择不同规格的包装袋，剪所需要的长度，装好物品，尖锐物品应包裹尖端，以免穿破包装袋。包装袋内放化学指示卡，能透过包装材料看到指示卡变色的包外不再贴化学指示标签。用医用封口机封口。在封口外缘注明科室、名称、包装者、失效日期。

(三)质量标准

(1)包装材料符合要求。有生产许可证、营业执照、卫生检验报告。

(2)物品齐全。

(3)体积、重量不超标。用下排气式压力蒸汽灭菌器灭菌,灭菌包体积不超过30 cm×30 cm×25 cm,预真空或脉动真空压力灭菌器灭菌,灭菌包体积不超过30 cm×30 cm×50 cm,敷料包重量不超过5 kg。金属器械包重量不超过7 kg。

(4)标示清楚。包外注明无菌包名称、科室、包装者、失效日期。

(5)植入性器械包内中央放置生物灭菌监测指示剂或五类化学指示卡或称爬行卡,其他可放普通化学指示卡以监测灭菌效果。

(6)准确的有效期。布类和医用皱纹纸类包装材料包装的物品有效期为1周,其他根据包装材料使用说明而定。

(7)清洁后的物品应在4小时内进行灭菌处理。

(8)包布干燥无破洞,一用一清洗。

(9)封口应严密。

(四)注意事项

(1)手术器械应进行双层包装,即包装两次。

(2)手术器械筐或托盘上垫吸水巾。

(3)手术器械码放两层时中间放吸水巾,有利于器械的干燥。

(4)纸塑包装袋封口和压边宽度不少于6 mm。

(5)新的棉布包装必须彻底洗涤脱浆后使用,否则变硬、变黄呈地图状。每次使用后要清洗。

(6)化学气体低温灭菌应使用一次性包装材料。

(7)等离子气体低温灭菌使用专用的一次性包装材料。

(刘晓楠)

第七节　灭菌、储存、发放

一、灭菌

(一)目的

通过压力蒸汽或气体等灭菌方法对需要灭菌的物品进行处理,使其达到无菌状态。

(二)操作规程

压力蒸汽灭菌器。

1.灭菌操作前灭菌器的准备

(1)清洁灭菌器体腔,保证排气口滤网清洁。

(2)检查门框与橡胶垫圈有无损坏、是否平整、门的锁扣是否灵活、有效。

(3)检查压力表、温度表是否在零位。

(4)由灭菌器体腔排气口倒入500 mL水,检查有无阻塞。

(5)检查蒸汽、水源、电源情况及管道有无漏气、漏水情况。打开压缩机电源、水源、蒸汽、压缩机,蒸气压力达到0.3～0.5 MPa,水源压力0.15～0.30 MPa,压缩气体压力≥0.4 MPa等运行条件符合设备要求。

(6)检查与设备相连接的记录或打印装置处于备用状态。

(7)进行灭菌器预热,当夹层压力≥0.2 MPa时,则表示预热完成。排尽冷凝水,特别是冬天,冷凝水是导致湿包的主要原因。

(8)预真空压力蒸汽灭菌器做B-D试验,以测试灭菌器真空系统的有效性,B-D测试合格后方可使用。

1)具体操作如下:①待灭菌器预热之后,由消毒员将B-D测试包平放于排气孔上方约10 cm处,关闭灭菌器门,启动B-D运行程序(标准的B-D测试程序即121 ℃、15分钟或134 ℃、3.5分钟)。②B-D程序运行结束,即在B-D测试纸上注明B-D测试的日期、灭菌锅编号、测试条件及操作者姓名或工号。③查看B-D测试结果。查看B-D测试纸变色是否均匀,而非变黑的程度。B-D测试纸变色均匀则为B-D测试成功,即可开始运行灭菌程序;否则B-D测试失败,查找失败原因予以处理后,连续进行3次B-D测试,均合格后方可使用。④B-D测试资料需留存3年以上。

2)标准B-D测试包的制作方法如下:①100%脱脂纯棉布折叠成长(30±2)cm、宽(25±2)cm、高25～28 cm大小的布包,将专门的B-D测试纸放入布包中心位置;所使用的纯棉布必须一用一清洗。②测试包的重量为4 kg+5%(欧洲标准为7 kg;美国标准为4 kg)。

3)标准B-D包与一次性B-D包的区别如下:①标准B-D包需每次打包,费时费力;打包所用材料多次洗涤,洗涤剂的残留影响到测试的稳定性;受人为因素影响大,打包的松紧程度不同会影响到测试的结果。②一次性B-D包使用简便,受人为及环境因素影响小,但成本较高。③模拟B-D测试装置,使用简便,包装小,灭菌难度可控,但处于发展阶段。

2.灭菌物品装载

装载前检查灭菌包外标志内容,并注明灭菌器编号、灭菌批次、灭菌日期及失效日期。

具体装载要求如下。

(1)装载时应使用专用灭菌架或篮筐装载灭菌物品,物品不可堆放,容器上下均有一定的空间,灭菌包之间间隔距离≥2.5 cm(物品之间至少有足够的空间可以插入伸直的手),以利灭菌介质的穿透,避免空气滞留、液体积聚,避免湿包产生。

(2)灭菌物品不能接触灭菌器的内壁及门,以防吸入冷凝水。

(3)应将同类材质的器械、器具和物品,置于同一批次进行灭菌。若纺织类物品与金属类物品混装时,纺织类物品应放置于灭菌架上层竖放,且装载应比较宽松;金属类则置于灭菌架下层平放;底部无孔的盘、碗、盆等物品应斜放,且开口方向一致;纸袋、纸塑袋亦应斜放。

(4)预真空灭菌器的装载量不得超过柜室容积的90%,下排气灭菌器的装载量不能超过柜室容积的80%,同时预真空和脉动真空压力蒸汽灭菌器的装载量亦分别不得小于柜室容积的10%和5%,以防止"小装量效应"残留空气影响灭菌效果。

(5)各个储槽的筛孔需完全打开。

(6)易碎物品需轻拿轻放,轻柔操作。

(7)将批量监测随同已装载好的灭菌物品一同推入灭菌器内，批量监测放置在灭菌柜腔内下部、排气孔上方。

3.灭菌器工作运行中

(1)关闭密封门，根据被灭菌物品的性质选择灭菌程序，检查灭菌参数是否正确，启动运行程序。如根据蒸汽供给的压力，判断灭菌所能达到的最高温度，选择采用温度132～134 ℃，压力205.8 kPa，灭菌维持时间4分钟；或温度121 ℃，压力102.9 kPa，灭菌维持时间20～30分钟。目前多数灭菌器采用电脑自动控制程序，当温度达不到132 ℃时自动转入121 ℃灭菌程序。

(2)灭菌过程中，操作人员必须密切观察设备运行时仪表和显示屏的压力、温度、时间、运行曲线等物理参数，如有异常，及时处理。

(3)每批次灭菌物品按要求做好登记工作：灭菌日期、灭菌器编号、批次号、装载的主要物品、灭菌程序号、主要运行参数、操作员签名或工号，便于物品的跟踪、追溯。

4.无菌物品卸载

(1)灭菌程序结束后，从灭菌器中拉出灭菌器柜架或容器，放于无菌保持区或交通量小的地方，直至冷却至室温，冷却时间应>30分钟，防止湿包产生。

(2)灭菌质量确认。检查每批次的化学批量监测或生物批量监测是否合格；对每个灭菌包进行目测，检查包外的化学指示标签及化学指示胶带是否合格，检查有无湿包现象，湿包或无菌包掉落地上均应视为污染包，污染包应重新进入污染物品处理程序，不得烘烤。

(三)质量标准

(1)物品装载正确：①包与包之间留有空间符合要求。②各种材质物品摆放位置、方式符合要求。③在灭菌器柜室内物品的摆放符合要求，避免接触门或侧壁，以防湿包。④有筛孔的容器必须把筛孔打开，其开口的平面与水平面垂直。

(2)按《消毒技术规范》要求每天完成灭菌设备检查内容。

(3)灭菌包规格、重量符合标准。装载容量符合要求，容量不能超出限定的最大值或低于最小值。

(4)灭菌包外应有标志，内容包括物品名称、检查打包者姓名或编号、灭菌器编号、批次号、灭菌日期和失效日期。

(5)每天灭菌前必须进行B-D检测，检测结果合格方可使用，B-D检测图整理存档，保留3年。

(6)根据灭菌物品的性能，所能耐受的温度和压力确定灭菌方式。凡能耐受高温、高压的医疗用品采用压力蒸汽灭菌。油剂、粉剂采用干热灭菌。不耐高温的精密仪器、塑料制品等采用低温灭菌。

(7)选择正确的灭菌程序。根据灭菌物品的材质如器械、敷料等选择相应的灭菌程序。

(8)选择正确的灭菌参数，每锅次灭菌的温度、压力、灭菌时间等物理参数要有记录。

(9)严格执行灭菌与非灭菌物品分开放置。

(10)每周每台灭菌器进行生物检测1次，结果登记并存档保留3年。

(11)对每批次进行化学指示卡检测，检测结果有记录并存档保留3年。

(12)植入性器械每批次有生物检测合格后方可发放，急诊手术有5类化学指示卡PCD批量检测合格后可临时发放并做好登记以备召回。

(13)无菌物品合格率达100%。确认灭菌合格后，批量监测物品存档并做好登记。

(14)按要求做好设备的维护和保养,并有记录。

(四)注意事项

(1)开放式的储槽不应用于灭菌物品的包装。

(2)严格执行安全操作,消毒员经过培训合格,持证上岗。

(3)排冷凝水阀门开放大小要适当,过大蒸汽大量释放造成浪费,过小冷凝水不能排尽,造成湿包,灭菌失败。

(4)灭菌器运行过程中,消毒员不得离开设备,应密切观察各个物理参数和机器运行情况,出现漏气、漏水情况及时解决。

(5)灭菌结束,开门操作时身体避开灭菌器的门,以防热蒸汽烫伤。

(6)待冷却的灭菌架应挂有防烫伤标示牌,卸载时戴防护手套,防止烫伤。

(7)压力蒸汽灭菌器不能用于凡士林等油类和粉剂的灭菌,不能用于液体的灭菌。

二、储存

(一)目的

灭菌物品在适宜温度、湿度的独立空间集中保存,在有效期内保持无菌状态。

(二)操作规程

1.空间要求

无菌物品应存放在消毒供应中心洁净度最高的区域,尽管卫健委对无菌物品存放区未做净化要求,但对其空气流向及压强梯度做了明确规定:空气流向由洁到污;无菌物品存放区为洁净区,其气压应保持相对正压。湿度低于70%,温度低于24 ℃。目前有些医院消毒供应中心的无菌物品存放区与消毒间无菌物品出口区域连通,其弊病是造成无菌物品储存区域温度、湿度超标。无菌物品存放间与灭菌间的无菌物品出口区域应设屏障。

2.无菌物品储存架准备

无菌物品的储存架最好选用可移动、各层挡板为镂空的不锈钢架子,优点是根据灭菌日期排序时不用搬动无菌包,直接推动架子,减少对无菌包的触摸次数且省时省力。挡板为镂空式,有利于散热,及时散发无菌包内残留的热量,防止大面积接触金属,蒸汽转化为冷凝水造成湿包现象。

3.无菌物品有序存放

无菌物品品种名称标示醒目且位置固定。根据灭菌时间的先后顺序固定排列,先灭菌的物品先发放,后灭菌的物品后发放。库存无菌物品基数有备案,每天或每班次物品查对有记录。

4.及时增补

根据临床需要的无菌物品情况,及时增补,以满足临床使用。

(三)质量标准

(1)进入无菌物品存放区按要求着装。

(2)无菌物品存放区不得有未灭菌或标示不清物品存放。

(3)外购的一次性使用无菌物品,须先去掉外包装方可进入无菌物品存放区。

(4)室内温度保持在24 ℃以下,湿度在70%以下。

(5)存放间每月监测一次:空气细菌数≤200 cfu/m^3;物体表面数<5 cfu/cm^2;工作人员手细菌数<5 cfu/cm^2;灭菌后物品及一次性无菌医疗器具不得检出任何种类微生物及热原体。

(6)物品存放离地 20～25 cm、离顶 50 cm、离墙 5 cm。

(7)无菌包包装完整，手感干燥，化学指示剂变色均匀，湿包视为污染包应重新清洗灭菌。

(8)无菌包一经拆开，虽未使用，但应重新包装灭菌，无过期物品存放，物品放置部位标示清楚醒目，并按灭菌日期有序存放，先人先发，后人后发。

(9)凡出无菌室的物品应视为污染，应重新灭菌。

(四)注意事项

环境的温度、湿度达到标准时，使用纺织品材料包装的无菌物品有效期宜为 14 天；未达到环境标准时，有效期宜为 7 天。医用一次性纸袋包装的无菌物品，有效期宜为 1 个月；使用一次性医用皱纹纸、医用无纺布包装的无菌物品，有效期宜为 6 个月；使用一次性纸塑袋包装的无菌物品，有效期宜为 6 个月。硬质容器包装的无菌物品，有效期宜为 6 个月。

三、发放

(一)目的

根据临床需要，将无菌物品安全、及时运送到使用科室。

(二)操作规程

(1)与临床科室联系，确定各科室需要的无菌物品名称、数量。并记录在无菌物品下送登记本上。根据本院工作量进行分组，按省时省力的原则分配各组负责的科室。

(2)准备下送工具。无菌物品下送工具应根据工作量采用封闭的下送车或封闭的整理箱等。下送工具每天进行有效消毒处理，并存放在固定的清洁区域内。

(3)于无菌物品发放窗口领取并清点下送无菌物品。

(4)发放车上应备有下送物品登记本，科室意见反馈本。与科室负责治疗室工作人员认真交接，并在物品登记本上双方签字。定期征求科室意见，并将科室意见反馈给护士长。

(三)质量标准

(1)运送工具定点存放标示清楚。

(2)无菌物品下送车或容器不得接触污染物品，污车、洁车严格区分，并分别定点放置。每次使用后彻底清洗、消毒，擦干备用。

(3)严格查对无菌物品的名称、数量、灭菌日期、失效期、包装的完整性、灭菌合格标示及使用科室。

(4)物品数目登记完善准确；下发物品账目清楚。

(5)及时准确地将消毒物品送到临床科室。

(6)对科室意见有记录，并有相应整改措施和评价。

(四)注意事项

发放无菌物品后剩余物品不得返回无菌物品存放区，按污染物品重新处理。

(刘晓楠)

第八节　微波消毒

波长为 0.001～1.000 m，频率为 300～300 000 MHz 的电磁波称为微波。物质吸收微波所能产生的热效应可用于加热，在加热、干燥和食品加工中，人们发现微波具有杀菌的效能，于是又被逐渐用于消毒和灭菌领域。近年来，微波消毒技术发展很快，在医院和卫生防疫消毒中已有较广泛的应用。

一、微波的发生及特性

微波是一种波长短而频率较高的电磁波。磁控管产生微波的原理是使电子在相互垂直的电场和磁场中运动，激发高频振荡而产生微波。磁控管的功率可以做得很大，能量由谐振腔直接引出，而无须再经过放大。现代磁控管一般分为两类：一类是产生脉冲微波的磁控管，其最大输出功率峰值可达 10 000 kW，另一类是产生连续微波的磁控管，如微波干扰及医学上使用的磁控管，其最大输出功率峰值可达 10 kW。用于消毒的微波的频率为 2 450 MHz 及 915 MHz，由磁控管发生，能使物品发热，热使微生物死亡。微波频率高、功率大，使物体发热时，内外同时发热且不需传导，故所需时间短，微波消毒的主要特点如下。

（一）作用快速

微波对生物体的作用就是电磁波能量转换的过程，速度极快，可在 10^{-9} 秒之内完成，加热快速、均匀，热力穿透只需几秒至数分钟，不需要空气与其他介质的传导。用于快速杀菌时是其他因子无法比拟的。

（二）对微生物没有选择性

微波对生物体的作用快速而且不具选择性，所以其杀菌具有广谱性，可以杀灭各种微生物及原虫。

（三）节能

微波的穿透性强，瞬时即可穿透到物体内部，能量损失少，能量转换效率高，便于进行自动化流水线式生产杀菌。

（四）对不同介质的穿透性不同

对有机物、水、陶瓷、玻璃、塑料等穿透性强，而对绝大部分金属则穿透性差，反射较多。

（五）环保、无毒害

微波消毒比较环保、无毒害、无残留物、不污染环境，也不会形成环境高温。还可对包装好的，较厚的或是导热差的物品进行处理。

二、微波消毒的研究与应用

（一）医疗护理器材的消毒与灭菌

微波的消毒灭菌技术是在微波加热干燥的基础上发展而来的，这一技术首先是在食品加工业得到推广应用，随着科技的发展，微波的应用越来越广泛。现在微波除用于医院和卫生防疫消毒以外，还广泛用于干燥、筛选及物理、化工等行业。但是微波消毒目前仍处于探索研究阶段，许多实验的目的主要是探索微波消毒的作用机制。目前使用较多的有以下几种。

1.微波牙钻消毒器

目前市场上，已有通过国家正式批准生产的牙钻涡轮机头专用微波消毒装置，WBY 型微波牙钻消毒器为产品之一，多年临床使用证明，该消毒器有消毒速度快，效果可靠，不损坏牙钻，操作简单等优点。

2.微波快速灭菌器

型号为 WXD-650A 的微波快速灭菌器是获得国家正式批准的医疗器械微波专用灭菌设备，该设备灭菌快速，5 分钟内可杀灭包括细菌芽孢在内的各种微生物，效果可靠，可重复使用，小型灵活，适用范围广，特别适合用于需重复消毒、灭菌的小型手术用品，它可用于金属类、玻璃陶瓷类、塑料橡胶类材料的灭菌。

3.眼科器材的专用消毒器

眼科器械小而精细、要求高，消毒后要求不残留任何有刺激性的物质，目前眼科器械消毒手段不多，越来越多的眼科器械、仿人工替代品、角膜接触镜（又称隐形眼镜）等物品的消毒开始使用微波消毒。

4.口腔科根管消毒

有学者将 WB-200 型电脑微波口腔治疗仪用于口腔急、慢性根尖周炎及牙髓坏死患者根管的治疗，微波消毒组治愈率 95.2%、好转率 3.1%、无效率 1.8%，常规组分别为 90.0%、5.0%、5.0%，统计学处理显示，两者差别显著。

5.微波消毒化验单

用载体定量法将菌片置于单层干布袋和保鲜袋内，用 675 W 微波照射 5 分钟，杀菌效果与双层湿布袋基本一致，照射 8 分钟，对前两种袋内的大肠埃希菌、金黄色葡萄球菌、枯草杆菌黑色变种芽孢平均杀灭率均达到 99.73%～99.89%，而双层湿布包达到 100%。有研究报道，利用家用微波炉对人工染菌的化验单进行消毒，结果以 10 张为一本，800 W 照射 5 分钟，以 50 张为一本，照射 7 分钟，均可完全杀灭大肠埃希菌、金黄色葡萄球菌和铜绿假单胞菌，但不能完全杀灭芽孢；以 50 张为一本，800 W 照射 7 分钟可以杀灭细菌繁殖体，但不能杀灭芽孢。

6.微波消毒医用矿物油

医用矿物油类物质及油纱条的灭菌因受其本身特性的影响，仍是医院消毒灭菌的一个难题。常用的干热灭菌和压力蒸汽灭菌都存在一些弊端，而且灭菌效果不理想。采用载体定性杀菌试验方法，观察了微波灭菌器对液状石蜡和凡士林油膏及油纱布条的杀菌效果。结果液状石蜡和凡士林油膏经 650 W 微波灭菌器照射 20 分钟和 25 分钟，可全部杀灭嗜热脂肪杆菌芽孢；分别照射 25 分钟和 30 分钟，可全部杀灭枯草杆菌黑色变种芽孢，但对凡士林油纱布条照射 50 分钟，仍不能全部杀灭枯草杆菌黑色变种芽孢，试验证明，微波照射对液状石蜡和凡士林油膏可达到灭菌效果。

（二）食品与餐具的消毒

由于微波消毒快捷、方便、干净、效果可靠，将微波应用于食品与餐具消毒的报道亦较多。将 250 mL 酱油置玻璃烧杯中，经微波照射 10 分钟即达到消毒要求。有学者将细菌总数为 312×10^6 cfu/g 的塑料袋装咖喱牛肉置微波炉中照射 40 分钟，菌量减少至 413×10^2 cfu/g。市售豆腐皮细菌污染较严重，当用 650 W 功率微波照射 300 g 市售豆腐皮 5 分钟，可使之达到卫生标准。用微波对牛奶进行消毒处理，亦取得了较好的效果。用微波炉加热牛奶至煮沸，可将铜绿假单胞菌、分枝杆菌、脊髓灰质炎病毒等全部杀灭；但白色念珠菌仍有存活。用 700 W 功率微波对餐茶具，如奶瓶、陶瓷碗及竹筷等照射 3 分钟，可将污染的大肠埃希菌全部杀灭，将自然菌杀灭 99.17%以上；照射 5 分钟，可将 HBsAg 的抗原性破坏。专用于餐具和饮具的 WX-1 微波消毒柜，所用微波频率为 2 450 MHz，柜室容积为 480 mm×520 mm×640 mm。用该微波消毒柜，将染有枯草杆菌黑色变种（ATCC9372）芽孢、金黄色葡萄球菌（ATCC6538）、嗜热脂肪杆菌芽孢及短小芽孢杆菌(E601 及 ATCC27142)的菌片放置于成捆的冰糕棍及冰糕包装纸中,经照射 20 分钟,可达到灭菌要求。

(三)衣服的消毒

用不同频率的微波对染有蜡状杆菌(4 001 株)芽孢的较大的棉布包(16 cm×32 cm×40 cm)进行消毒,当微波功率为 3 kW 时,杀灭 99.99%芽孢,2 450 MHz 频率微波需照射 8 分钟,而 915 MHz者则仅需5 分钟。微波的杀菌作用随需穿透物品厚度的增加而降低。如将蜡状杆菌芽孢菌片置于含水率为 30%的棉布包的第 6、34 和 61 层,用 2 450 MHz 频率(3 kW)微波照射 2 分钟,其杀灭率依次为 99.06%、98.08%和 91.57%。关于照射时间长短对杀菌效果影响的试验证明,用 2 450 MHz 频率(3 kW)微波处理,当照射时间由 1 分钟增加至 2 分钟、3 分钟、4 分钟时,布包内菌片上的残存芽孢的对数值由 3.8 依次降为 1.4、0.7 和 0。在一定条件下,微波的杀菌效果可随输出功率的增加而提高。当输出功率由 116 kW 增至 216 kW 和316 kW 时,布包内菌片上的残存蜡状杆菌芽孢的对数值依次为 3.0、1.5 和 0。将蜡状杆菌芽孢菌片置于含水率分别为 0、20%、30%、45%的棉布包中,用 450 MHz(3 kW)微波照射 2 分钟。结果,残存芽孢数的对数值依次为 3.31、2.39、1.51 和 2.62。该结果表明,当含水率在 30%左右时最好,至 45%其杀菌效果反而有所降低。用家用微波炉,以 650 W 微波照射 8 分钟,可完全杀灭放置于 20 cm×20 cm×20 cm 衣物包(带有少量水分)中的枯草杆菌黑色变种芽孢。

(四)废弃物等的消毒

用传送带连续照射装置对医院内废物,包括动物尸体及组织、生物培养物、棉签,以及患者的血、尿、粪便样本和排泄物等进行微波处理。结果证明,该装置可有效地杀灭废弃物中的病原微生物。为此,有学者建议在医院内,可用这种装置代替焚烧炉。在德国,污泥的农业使用有专门法规,如培育牧草用的污泥,必须不含致病微生物。传送带式微波处理为杀灭其中病原微生物的方法之一。用微波-高温压力蒸汽处理医疗废物,效果理想。处理流程见图 6-1。

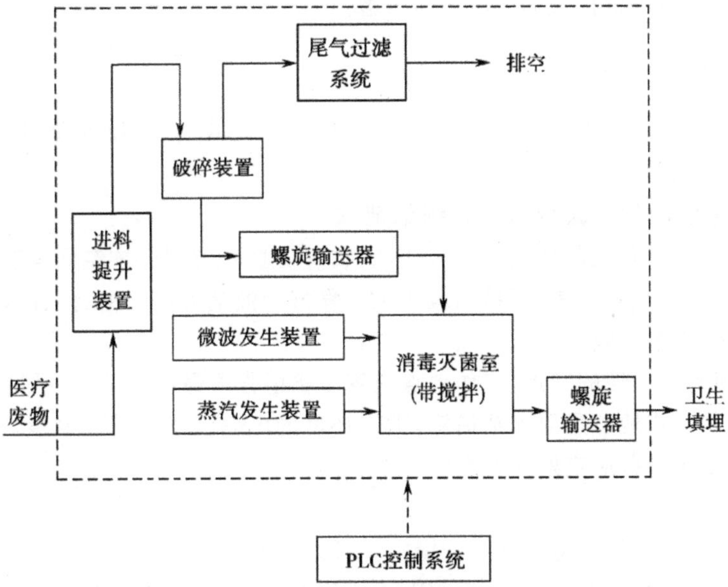

图 6-1 微波高温高压处理医疗废物流程

(五)固体培养基的灭菌

金龟子绿僵菌是一种昆虫病原真菌,在农林害虫生物防治中应用广泛。为了大批量培养绿僵菌,其培养基的灭菌工作十分重要。目前常用的灭菌方法是传统的压力蒸汽灭菌法,但存在灭菌时间长,不能实现流水作业等缺点。微波灭菌具有灭菌时间短、操作简便,以及对营养破坏小等特点。

为探讨微波对金龟子绿僵菌固体培养基的灭菌效果及其影响因素,用家用微波炉、载体定量法对农业用绿僵菌固体培养基灭菌效果进行了实验室观察,结果随着负载量的增大,杀菌速度降低。负载量为 200 g 以下时,微波处理 3 分钟,全部无菌生长。负载量为 250 g 时,微波照射 4 分钟,存活菌数仍达 100 cfu/g,试验证明,随着微波处理时间的延长,灭菌效果增强。以 100 g固体培养基加 60 g 水的比例经微波处理效果比较好,灭菌处理 3 分钟均能达到灭菌目的。微波对绿僵菌固体培养基灭菌最佳工艺为:100 g 的固体培养基加 60 g 水,浸润 3 小时,在 800 W的微波功率处理 3 分钟,可达到灭菌效果。

三、影响微波消毒的因素

(一)输出功率与照射时间

在一定条件下,微波输出功率大,电场强,分子运动加剧,加热速度快,消毒效果就好。

(二)负载量的影响

不同重量敷料包为负载,分别在上、中、下层布放枯草杆菌芽孢菌片,经2 450 MHz、3 kW 照射 13 分钟,结果 4.25～5.25 kg 者,杀灭率为 99.9%;5.5 kg 者,杀灭率为 99.5%;6.0 kg 者,杀灭率为 94.9%。

(三)其他因素

包装方法、灭菌材料含湿量、协同剂等因素对微波杀菌效果的影响也是大家所认同的,这些因素在利用微波消毒时应根据现场情况酌情考虑。

四、微波的防护

微波过量照射对人体产生的影响,可以通过个体防护而减轻,并加以利用,因此在使用微波时需要采取的防护措施如下。

(一)微波辐射的吸收和减少微波辐射的泄漏

当调试微波机时,需要安装功率吸收天线,吸收微波能量,使其不向空间发射。设置微波屏障需采用吸收设施,如铺设吸收材料,阻挡微波扩散。做好微波消毒机的密封工作,减少辐射泄漏。

(二)合理配置工作环境

根据微波发射有方向性的特点,工作地点应置于辐射强度最小的部位,尽量避免在辐射束的前方进行工作,并在工作地点采取屏蔽措施,工作环境的电磁强度和功率密度,不要超过国家规定的卫生标准,对防护设备应定期检查维修。

(三)个人防护

针对作业人员操作时的环境采取防护措施。可穿戴喷涂金属或金属丝织成的屏障防护服和防护眼镜。对作业人员每隔 1～2 年进行一次体格检查,重点观察眼晶状体的变化,其次为心血管系统,外周血常规及男性生殖功能,及早发现微波对人体健康危害的征象,只要及时采取有效的措施,作业人员的安全是可以得到保障的。

(刘晓楠)

第九节　超声波消毒

近年来，人们一直在努力寻找一种更迅速、更便宜而又能克服高温（饱和蒸汽或干热）消毒灭菌方法和化学消毒法的弱点的消毒方法，超声波消毒就是其中的一种。随着超声波的使用越来越广泛，人们对其安全性产生了担忧。事实上，临床实践证明，即使以超过临床使用数倍的剂量也难以观察到其对人体的损伤，现在普遍认为，强度$<20\ mW/cm^2$的超声波对人体无害，但对大功率超声波照射还是应注意防护。

一、超声波的本质与特性

超声波和声波一样，也是由振动在弹性介质中的传播过程形成的，超声波是一种特殊的声波，它的声振频率超过了正常人听觉的最高限额，达到 20 000 Hz，所以人听不到超声波。

超声波具有声波的一切特性，它可以在固体、液体和气体中传播。超声波在介质中的传播速度除与温度、压强及媒介的密度等有关外，还与声源的振动频率有关。在媒介中传播时，其强度随传播距离的增长而减弱。超声波也具有光的特性。可发生辐射和衍射等现象，波长越长，其衍射现象越明显。但由于超声波的波长仅有几毫米，所以超声波的衍射现象并不明显。高频超声波也可以聚焦和定向发射，经聚焦而定向发射的超声波的声压和声强可以很大，能贯穿液体或固体。

二、超声波消毒的研究与应用

（一）超声波的单独杀菌效果

用 2.6 kHz 的超声波进行微生物杀灭实验，发现某些细菌对超声波是敏感的，如大肠埃希菌、巨大芽孢杆菌、铜绿假单胞菌等可被超声波完全破坏。此外，超声波还可使烟草花叶病毒、脊髓灰质炎病毒、狂犬病毒、流行性乙型脑炎病毒和天花病毒等失去活性。但超声波对葡萄球菌、链球菌等效力较小，对白喉毒素则完全无作用。

（二）超声波与其他消毒方法的协同作用

虽然超声波对微生物的作用在理论上已获得较为满意的解释。但是，在实际应用上还存在一些问题。例如，超声波对水、空气的消毒效果较差，很难达到消毒作用，而要获得具有消毒价值的超声波，必须首先具有高频率、高强度的超声波波源，这样，不仅在经济上费用较大，而且与所得到的实际效果相比是不经济的。因此，人们用超声波与其他消毒方法协同作用的方式，来提高其对微生物的杀灭效果。例如，超声波与紫外线结合，对细菌的杀灭率增加；超声波与热协同，能明显提高对链球菌的杀灭率；超声波与化学消毒剂合用，即声化学消毒，对芽孢的杀灭效果明显增强。

1.超声波与戊二醛的协同消毒作用

据报道，单独使用戊二醛完全杀灭芽孢，要数小时，在一定温度下戊二醛与超声波协同可将杀灭时间缩短为原来的 1/12～1/2。如果事先将菌悬液经超声波处理，则它对戊二醛的抵抗力是一样的。将戊二醛与超声波协同作用，才能提高戊二醛对芽孢的杀灭能力（表 6-3）。

表 6-3 超声波与戊二醛协同杀菌效果

戊二醛含量(%)	温度(℃)	超声波频率(kHz)	完全杀灭芽孢所需时间(分钟)
1	55	无超声波	60
1	55	20	5
2	25	无超声波	180
2	25	250	30

2.超声波与环氧乙烷的协同消毒作用

有学者用频率为 30.4 kHz,强度为 2.3 W/cm^2 的连续性超声波与浓度 125 mg/L 的环氧乙烷协同,在 50 ℃恒温,相对湿度 40%的条件下对枯草杆菌芽孢进行消毒,作用 40 分钟可使芽孢的杀灭率超过 99.99%,如果单用超声波时只能使芽孢的菌落数大约减少 50%。因此认为环氧乙烷与超声波协同作用的效果比单独使用环氧乙烷或超声波消毒效果好,而且还认为用上述频率与强度的超声波,在上述的温度与相对湿度的条件下,与环氧乙烷协同消毒是最理想的条件。环氧乙烷与超声波协同消毒在不同药物浓度、不同温度条件及不同作用时间的条件下消毒效果有所不同。环氧乙烷与超声波协同消毒在相同药物浓度、相同温度时,超声波照射时间越长,杀菌率越高;在相同药物浓度、相同照射时间下,温度越高,杀菌率越高;而在相同照射时间、相同温度下,药物浓度越高,杀菌率也越高。

3.超声波与环氧丙烷的协同消毒作用

有报道,在 10 ℃,相对湿度为 40%的条件下,暴露时间为 120 分钟时,不同强度的超声波与环氧丙烷协同消毒的结果不同,在环氧丙烷浓度为 500 mg/L,作用时间为 120 分钟时,用强度为 1.6 W/cm^2 的超声波与环氧丙烷协同作用,可完全杀灭细菌芽孢。在相同条件下,单独使用环氧丙烷后,不能完全杀灭。而且,在超声波与环氧丙烷协同消毒时,存活芽孢数是随声强的增加而呈指数下降。

4.超声波与强氧化高电位酸性水协同杀菌

强氧化高电位酸性水是一种无毒无不良气味的杀菌水,技术指标是:氧化还原电位(ORP)值≥1 100 MV,pH≤2.7,有效氯≤60 mg/L。如单独使用超声波处理 10 分钟,对大肠埃希菌杀灭率为 89.9%;单独使用强氧化高电位酸性水作用 30 秒,对大肠埃希菌杀灭率为 100%;超声波与氧化水协同作用 15 秒,杀灭率亦达到 100%。单用超声波处理 10 分钟、单独用强氧化高电位酸性水作用 1.5 分钟,可将悬液内 HBsAg 阳性血清的抗原性完全灭活,两者协同作用仅需 30 秒即可达到完全灭活。

5.超声波与其他消毒液的协同杀菌作用

试验表明,用超声波(10 W/cm^2)与多种消毒液对芽孢的杀灭均有协同作用,特别是对一些原来没有杀芽孢作用的消毒剂,如氯己定、苯扎溴铵、醛醇合剂等,这种协同作用不仅对悬液中的芽孢有效,对浸于液体中的载体表面上的芽孢也有同样效果。有学者等报道,超声波可加强过氧化氢的杀菌作用,使其杀芽孢时间从 25 分钟以上缩短到 10～15 分钟。

有研究人员用超声波与臭氧协同消毒污水,有明显增效作用,可能是因为超声波:①增加臭氧溶解量;②打碎细菌团块和外围有机物;③降低液体表面张力;④促进氧的分散,形成小气泡,增加接触面积;⑤加强氧化还原作用。声化学消毒的主要机制是由于超声波快速而连续性的压缩与松弛作用,使化学消毒剂的分子打破细菌外层屏障,加速化学消毒剂对细菌的渗透,细菌则被进入体内的化学消毒剂的化学反应杀死。超声波本身对这种化学杀菌反应是没有作用的，但它能加速化学消毒剂在菌体内的扩散。在声化学消毒中，超声波的振幅与频率最为重要。

(三)超声波的破碎作用

利用高强度超声波照射菌液，由于液体的对流作用，整个容器中的细菌都能被破坏(图 6-2)。超声波的破碎作用应用于生物研究中，能提高从器官组织或其他生物学基质中分离病毒及其他生物活性物质(如维生素、细菌毒素等)的阳性率。

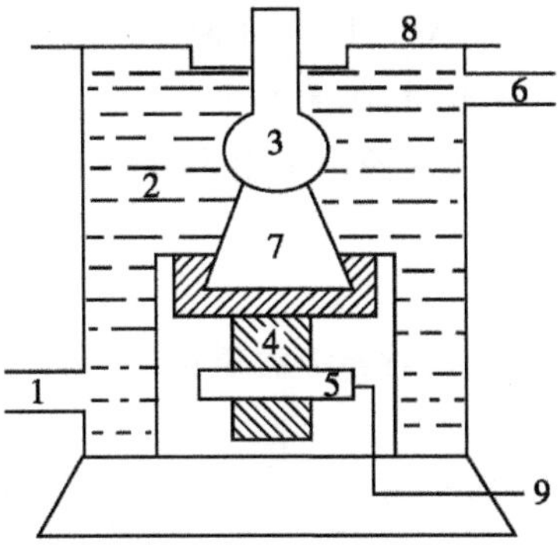

1.冷却水进口；2.冷却水；3.处理容器；4.换能器；5.高频线圈；
6.冷却水出口；7.增幅杆；8.固定容器装置；9.电源输入

图 6-2 超声波细胞破碎器结构示意图

三、影响超声波消毒效果的因素

超声波的消毒效果受到多种因素的影响，常见的有超声波的频率、强度、照射时间、媒质的性质、细菌的浓度等。

(一)超声波频率

在一定频率范围内，超声波频率高，能量大，则杀菌效果好，反之，低频率超声波效果较差。但超声波频率太高则不易产生空化作用，杀菌效果反而降低。

(二)超声波的强度

利用高强度超声波处理菌液，由于液体的对流作用，整个容器中的细菌都能被破坏。据报道，当驱动功率为 50 W 时，容器底部的振幅为 10.5 μm，对 50 mL 含有大肠埃希菌的水作用10～15 分钟后，细菌 100%破碎。驱动功率增加，作用时间减少。

(三)作用时间和菌液浓度

超声波消毒的消毒效果与其作用时间成正比，作用时间越长，消毒效果越好。作用时间相同时，菌液浓度高比浓度低时消毒效果差，但差别不大。有人用大肠埃希菌试验，发现 30 mL 浓度为 3×10^6 cfu/mL 的菌液需作用 40 分钟，若浓度为 2×10^7 cfu/mL 则需作用 80 分钟。15 mL浓度为 4.5×10^6 cfu/mL 的菌液只需作用 20 分钟即可杀死。另有人用大肠埃希菌、金黄色葡萄球菌、枯草杆菌、铜绿假单胞菌试验发现，随超声波作用时间的延长，其杀灭率皆明显提高，而且在较低强度的超声波作用下以铜绿假单胞菌提高最快，经统计学处理发现，铜绿假单胞菌、枯草杆菌的杀灭率和超声波作用时间之间的相关系数有统计学意义。

(四)盛装菌液容器

Davis 用不锈钢管作容器，管长从 25 cm 不断缩短，内盛 50%酵母液 5 mL，用 26 kHz 的超声波作用一定时间，结果发现，细菌破碎的百分数与容器长度有关，为 10～25 cm，出现 2 个波峰和 2 个波谷，两波峰或两波谷间相距约 8 cm。从理论上说盛装容器长度以相当于波长的一半的倍数为最好。

(五)菌液容量

由于超声波在透入媒质的过程中不断将能量传给媒质，自身随着传播距离的增长而逐渐减弱。因此，随着被处理菌悬液的菌液容量的增大，细菌被破坏的百分数降低。Davis 用 500 W/cm^{2}的超声波对43.5％的酵母菌液作用 2 分钟，结果发现，容量越大，细菌被破坏的百分数越低。此外被处理菌悬液中出现驻波时，细菌常聚集在波节处，在该处的细菌承受的机械张力不大，破碎率也最低。因此，最好使被处理液中不出现驻波，即被处理菌悬液的深度最好短于超声波在该菌悬液中波长的一半。

(六)媒质

一般微生物被洗去附着的有机物后，对超声波更敏感，另外，钙离子的存在，pH 的降低也能提高其敏感性。

(刘晓楠)

第十节　紫外线消毒

紫外线(ultraviolet ray，简称 UV)属电磁波辐射，而非电离辐射(图 6-3)，根据其波长范围分为 3 个波段：A 波段(波长为 400～315 nm)、B 波段(315～280 nm)、C 波段(280～100 nm)，是一种不可见光。杀菌力较强的波段为 280～250 nm，通常紫外线杀菌灯采用的波长为 253.7 nm，广谱杀菌效果比较明显。

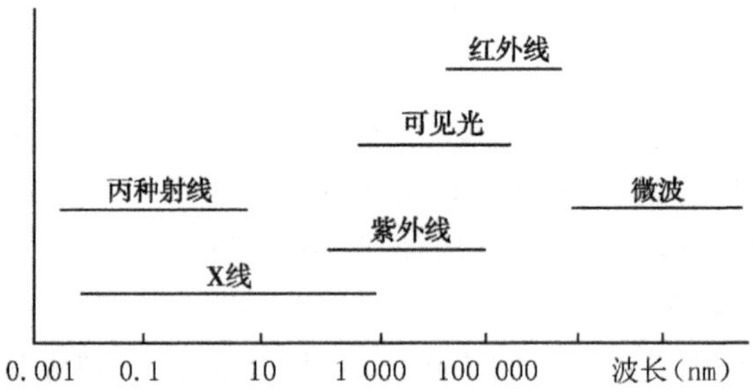

图 6-3　各种辐射线波长的分布

一、紫外线的发生与特性

(一)紫外线的发生

目前用于消毒的紫外线杀菌灯多为低压汞灯，它所产生的紫外线波长 95％为 253.7 nm。用于消毒的紫外线灯分为普通型紫外线灯和低臭氧紫外线灯，低臭氧紫外线灯因能阻挡 184.9 nm 波长的紫外线向外辐射，减少臭氧的产生，所以目前医院多选择低臭氧紫外线灯。

(二)紫外线灯消毒特性

紫外线灯的杀菌特性有以下几点。

(1)杀菌谱广:紫外线可以杀灭各种微生物,包括细菌繁殖体、细菌芽孢、结核分枝杆菌、真菌、病毒和立克次体。

(2)不同微生物对紫外线的抵抗力差异较大,由强到弱依次为真菌孢子>细菌芽孢>抗酸杆菌>病毒>细菌繁殖体。

(3)穿透力弱:紫外线属于电磁辐射,穿透力极弱,绝大多数物质不能穿透,因此使用受到限制;在空气中可受尘粒与湿度的影响,当空气每立方厘米中含有尘粒 800~900 个,杀菌效力可降低 20%~30%,相对湿度由 33%增至 56%时,杀菌效能可减少到 1/3。在液体中的穿透力随深度增加而降低,小、中杂质对穿透力的影响更大,溶解的糖类、盐类、有机物都可大大降低紫外线的穿透力。酒类、果汁、蛋清等溶液只需0.1~0.5 mm 即可阻留 90%以上的紫外线。

(4)杀菌效果与照射剂量有关:杀菌效果直接取决于照射剂量(照射强度和照射时间)。

(5)在不同介质中紫外线杀菌效果不同。

(6)杀灭效果受物体表面因素影响:紫外线大多是用来进行表面消毒的,粗糙的表面不适宜用紫外线消毒,当表面有血迹、痰迹等污染物质时,消毒效果亦不理想。

(7)协同消毒作用:有报道,某些化学物质可与紫外线起协同消毒作用,如紫外线与醇类化合物可产生协同杀菌作用,经乙醇湿润过的紫外线口镜消毒器可将杀芽孢时间由 60 分钟缩短为 30 分钟,污染有 HBsAg 的玻璃片经 3%过氧化氢溶液湿润后,再经紫外线照射 30 分钟即可完全灭活,而紫外线或过氧化氢单独灭活上述芽孢菌都需要 60 分钟左右。

二、紫外线消毒装置

(一)紫外线杀菌灯分类

紫外线灯管根据外形可分为直管、H 形管、U 形管;根据使用目的不同被分别制成高强度紫外线消毒器、紫外线消毒箱、紫外线消毒风筒、移动式紫外线消毒车、便携式紫外线灯等。

(二)杀菌灯装置

1.高强度紫外线灯消毒器

高强度的紫外线灯是专门研制出的 H 形热阴极低压汞紫外线灯,它在距离照射表面很近时,照射强度可达 5 000 $\mu W/cm^2$,5 秒内可杀灭物体表面污染的各种细菌、真菌、病毒,对细菌芽孢的杀灭率可达 99.9%,目前国内生产的有 9 W、11 W 等小型 H 形紫外线灯,在 3 cm 的近距离照射,其辐射强度 5 000~12 000 $\mu W/cm^2$。该灯具适用于光滑平面物体的快速消毒,如工作台面、桌面及一些大型设备的表面等。有学者报道,多功能动态杀菌机内,在常温常湿和有人存在情况下,对自然菌的消除率为 59%~83%,最高可达 86%。

2.紫外线消毒风筒

在有光滑金属内表面的圆桶内安装高强度紫外线灯具,在圆桶一端装上风扇,进入风量为 25~30 m^3/min,开启紫外线灯使室内空气不断经过紫外线照射,不间断地杀灭空气中的微生物,以达到净化空气的目的,适合有人存在的环境消毒。

3.移动式紫外线消毒车

有立式和卧式两种,该车装备有紫外线灯管 2 支、控制开关和移动轮,机动性强。适合于不经常使用或临时需要消毒的表面和空气的消毒。

4.循环风空气净化(洁净)器

现在市场上有很多种类的空气净化器,这些净化器大多由几种消毒因素组合而成,紫外线在其中起着非常重要的杀菌作用,而且还具有能在各种动态场所进行空气消毒的显著特点。某公司生产的MKG空气洁净器,就是由过滤器、静电场、紫外线、空气负离子等消毒因素和进、出风系统组成。连续消毒45分钟,可使空气中喷染的金黄色葡萄球菌和大肠埃希菌的杀灭率达到99.90%,对枯草杆菌黑色变种芽孢的杀灭率达到99.00%。朱伯光等研制了动态空气消毒器(图6-4),由循环箱体、风机、低臭氧紫外线灯、初效和中效过滤器、程控系统等组成。结果在60 m^3房间,静态开启30分钟,可使自然菌下降80%,60分钟下降90%,动态环境下可保持空气在Ⅱ类环境水平。但循环风空气净化器内可能存在未被破坏的细菌,重复使用的净化器内可能存在定植菌,进而造成空气二次污染。

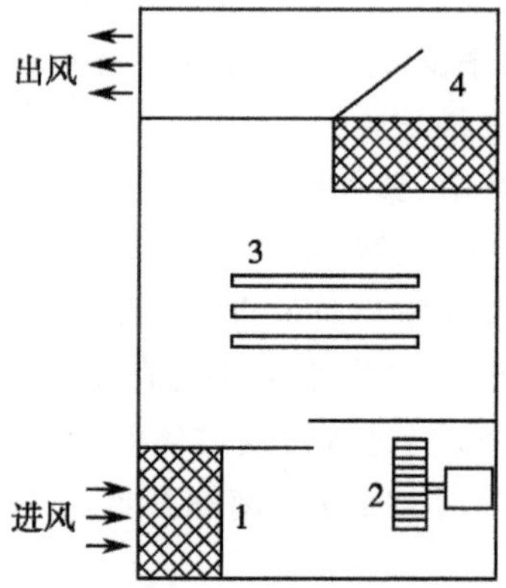

1、4.初、中效过滤器;2.轴流抽风机;3.紫外线灯管

图6-4 动态空气消毒器结构示意图

5.高臭氧紫外线消毒柜

高臭氧紫外线消毒柜是一种以高臭氧、紫外线为杀菌因子的食具消毒柜。在实验室用载体定量灭活法进行检测,在环境温度20~25 ℃,相对湿度50%~70%的条件下,开机4分钟,柜内紫外线辐射强度为1 400~1 600 $\mu W/cm^2$,臭氧浓度40.0 mg/m^3,消毒作用60分钟加上烘干45分钟,对玻片上脊髓灰质炎病毒的平均灭活对数值≥4.0。以臭氧和紫外线为杀菌因子的食具消毒柜,工作时臭氧浓度为53.6 mg/L,紫外线辐照值为675~819 $\mu W/cm^2$,只消毒或只烘干均达不到消毒效果,只有两者协同作用90分钟,才可达到杀灭对数值>5.0。

三、影响紫外线消毒效果的因素

与紫外线消毒效果有关的因素很多,概括起来可分为两类:影响紫外线辐射强度、照射剂量的因素和微生物方面的因素。

(一)影响紫外线辐射强度和照射剂量的因素

1.电压

紫外线光源的辐射强度明显受到电压的影响,同一个紫外线光源,当电压不足时,辐射强度明显下降。

2.距离

紫外线灯的辐射强度随灯管距离的增加而降低，辐射强度与距离成反比。

3.温度

消毒环境的温度对紫外线消毒效果的影响是通过影响紫外线光源的辐射强度来实现的。一般，紫外线光源在 40 ℃时的辐射强度最强，温度降低时，紫外线的输出减少，温度再升高时，辐射的紫外线因吸收增多，输出也减少。因此，过高或过低的温度对紫外线的消毒都不利，杀菌试验证明，5～37 ℃范围内，温度对紫外线的杀菌效果影响不大。

4.相对湿度

当进行空气紫外线消毒时，空气的相对湿度对消毒效果有影响，RH 过高时，空气中的水分增多，可以阻挡紫外线，因此用紫外线消毒空气时，要求相对湿度最好在 60%以下。

5.照射时间

紫外线的消毒效果与照射剂量呈指数关系，照射剂量为照射时间和辐照强度的乘积，所以要杀灭率达到一定程度，必须保证足够的照射剂量，在光源达到要求的情况下，可以通过保证足够的时间来达到要求剂量。

6.有机物的保护

有机物对消毒效果有明显影响，当微生物被有机物保护时，需要加大照射剂量，因为有机物可以影响紫外线对微生物的穿透，并且可以吸收紫外线。

7.悬浮物的类型

紫外线是一种低能量的电磁辐射，其能量仅有 6 eV，穿透力很弱，空气尘埃能吸收紫外线而降低杀菌率，当空气中每立方厘米含有尘粒 800～900 个，杀菌效能可降低 20%～30%。如枯草杆菌芽孢在灰尘中悬浮比在气溶胶中悬浮时，对紫外线照射有更大的抗性。

8.紫外线反射器的使用

为了更有效地对被辐照表面进行消毒，必须使用对波长为 253.7 nm 的紫外线具有高反射率的反射罩，反射罩的使用，还可以避免操作者受紫外线的直接照射。

(二)微生物方面的因素

1.微生物的类型

紫外线对细菌、病毒、真菌、芽孢、衣原体等均有杀灭作用，不同微生物对紫外线照射的敏感性不同。细菌芽孢对紫外线的抗性比繁殖体细胞大，革兰阴性杆菌最易被紫外线杀死，紧接着依次为葡萄球菌属、链球菌属和细菌芽孢，真菌孢子抗性最强。抗酸杆菌的抗力，较白色葡萄球菌、铜绿假单胞菌、肠炎沙门菌等要强 3～4 个对数级。即使在抗酸杆菌中，不同种类对紫外线的抗性亦不相同。

根据抗力大致可将微生物分为 3 类：高抗性的有真菌孢子、枯草杆菌黑色变种芽孢、耐辐射微球菌等；中度抗性的有鼠伤寒沙门菌、酵母菌等；低抗性的有大肠埃希菌、金黄色葡萄球菌、普通变形杆菌等。

2.微生物的数量

微生物的数量越多，需要产生相同致死作用的紫外线照射剂量也就越大，因此，消毒污染严重的物品需要延长照射时间，加大照射剂量。

四、紫外线消毒应用

(一)空气消毒

紫外线的最佳用途是对空气消毒,也是空气消毒的最简便方法。紫外线对空气的消毒方式主要有3种。

1.固定式照射

紫外线灯固定在天花板上的方法有以下几种:①将紫外线灯直接固定在天花板上,离地约2.5 m;②固定吊装在天花板或墙壁上,离地约2.5 m,上有反光罩,往上方向的紫外线也可被反射下来;③安装在墙壁上,使紫外线照射在与水平面呈3°~80°角范围内;④将紫外线灯管固定在天花板上,下有反光罩,这样使上部空气受到紫外线的直接照射,而当上下层空气对流交换时,整个空气都会被消毒(图6-5)。

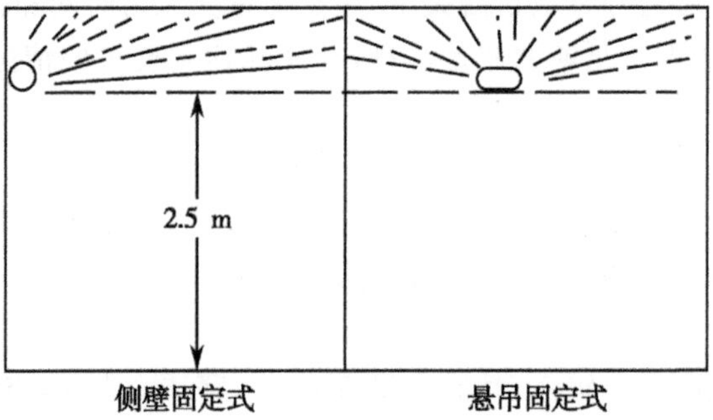

图6-5　固定式紫外线空气消毒

通常灯管距地面1.8~2.2 m的高度比较适宜,这个高度可使人的呼吸带受到最高辐射强度有效照射,使用中的30 W紫外线灯在垂直1 m处辐照强度应高于70 $\mu W/cm^2$(新灯管>90 $\mu W/cm^2$),每立方米分配功率不少于1.5 $\mu W/cm^2$,最常用的直接照射法时间应不少于30分钟。有学者报道,60 m^3 烧伤病房,住患者2~3人,悬吊3支30 W无臭氧石英紫外线灯,辐照度值>90 $\mu W/cm^2$,直接照射30分钟,可使烧伤病房空气达到Ⅱ类标准(空气细菌总数≤200 cfu/cm^3)的合格率为70%,60分钟合格率达到80%。

2.移动式照射

移动式照射法主要是利用其机动性,即可对某一局部或物体表面进行照射,也可对整个房间的空气进行照射。

3.间接照射

间接照射是指利用紫外线灯制成各种空气消毒器,通过空气的不断循环达到空气消毒的目的。

(二)污染物体表面消毒

1.室内表面的消毒

紫外线用于室内表面的消毒主要是医院的病房、产房、婴儿室、监护病房、换药室等场所,某些食品加工业的操作间也比较常用。一般较难达到卫生学要求,必要时可以在灯管上加反射罩或更换高强度灯管,提高消毒效果。

2.设备表面的消毒

用高强度紫外线消毒器进行近距离照射可以对平坦光滑表面进行消毒。如便携式紫外线消毒器可以在近距离表面 3 cm 以内进行移动式照射，每处停留 5 秒，对表面细菌杀灭率可达 99.99%。

3.特殊器械消毒的应用

针对某些特殊器械专门设计制造的紫外线消毒器，近几年已开发使用。如紫外线口镜消毒器，内装3 支高强度紫外线灯管，采用高反射镜和载物台，一次可放 30 多支口镜，消毒 30 分钟可灭活 HBsAg。紫外线票据消毒器可用于医院化验单、纸币和其他医疗文件的消毒。

(三)饮用水和污水的消毒

紫外线消毒技术正以迅猛发展的态势出现在各种类型的水消毒领域，许多大型水厂和污水处理厂开始使用紫外线消毒技术和装置。紫外线用于水消毒，具有杀菌力强，不残留对人体有害有毒物质和安装维修便捷等特点。目前，紫外线水消毒技术已在许多国家得到推广和使用。按紫外线灯管与水是否接触，紫外线消毒装置分为灯管内置式和外置式两类。目前正在使用和开发的大多数紫外线消毒技术均为灯管内置式装置。

紫外线用于水的消毒有饮用水的消毒和污水的消毒。饮用水的消毒是将紫外线灯管固定在水面上，水的深度应<2 cm，当水流缓慢时，水中的微生物被杀灭。另一种方法是制成套管式的紫外线灯(图 6-6)，水从灯管周围流过时，起到杀菌作用。国内现已研制出纯水消毒器，使用特殊的石英套管，能确保在正常水温下灯管最优紫外输出。每分钟处理水量 5.7 L，每小时 342 L。

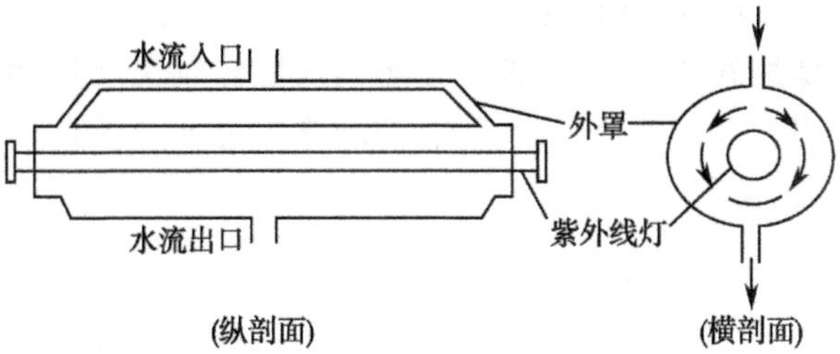

图 6-6 套管式紫外线灯水消毒

(四)食具消毒

餐具保洁柜以臭氧和紫外线为杀菌因子。实验室载体定量杀菌试验，启动保洁柜 60 分钟，对侧立于柜内碗架上左、中、右 3 点瓷碗内表面玻片上大肠埃希菌的平均杀灭率分别为 99.89%、99.99%、99.98%，对金黄色葡萄球菌的平均杀灭率为 99.87%、99.98%、99.96%，但是启动保洁柜 180 分钟，对平铺于保洁柜底部碗、碟内的玻片 HBsAg 的抗原性不能完全破坏。

五、消毒效果的监测

紫外线灯具随着使用时间的延长，辐射强度不断衰减，杀菌效果亦会受到诸多因素的影响，因此对紫外线灯做经常性监测是确保其有效使用的重要措施，监测分为物理监测、生物监测两种，在《消毒技术规范》里均有较详细说明。

(一)物理监测

物理监测器材是利用紫外线特异敏感元件制成的紫外线辐射照度计，直接测定辐照度值，间接确定紫外线的杀菌能力，国家消毒技术规范将其列入测试仪器系列。

仪器由受光器、信号传输系统、信号放大电路、指示仪(或液晶显示板)等部件组成。当光敏元件受到照射时，光信号转变成电信号，通过信号传输放大器由仪表指示出读值或转变成数字信号，在显示窗口显示出来。测试前先开紫外线灯5分钟，打开仪器后稳定5分钟再读数。

（二）生物监测

生物监测是通过测定紫外线对特定表面污染菌的杀灭率来确定紫外线灯的杀菌强度。方法是：先在无菌表面画出染菌面积5 cm×5 cm，要求对照组回收菌量达到$5\times10^5\sim5\times10^6$ cfu/cm²。打开紫外线灯后5分钟，待其辐射稳定后移至待消毒表面的垂直上方1 m处，消毒至预定时间后采样并做活菌培养计数，计算杀菌率，以评价杀菌效果。

（刘晓楠）

第十一节　等离子体消毒

等离子体消毒技术是消毒学领域近年来出现的一项新的物理消毒灭菌技术，等离子体灭菌技术创始于20世纪60年代。美国首先对等离子体杀灭微生物的效果进行了研究，有学者对卤素类气体等离子体进行杀灭微生物研究，结果证明，等离子体具有很强的杀菌作用，并于1968年研制出等离子体灭菌设备。现已有不少关于等离子体灭菌技术的研究报道和专利产品。等离子体灭菌是继甲醛、环氧乙烷、戊二醛等低温灭菌技术之后，又一新的低温灭菌技术，它克服了其他化学灭菌方法时间长、有毒性的缺点，这一技术在国内发展比较快，国内生产厂家已经有不少产品上市，主要用于一些不耐高温的精密医疗仪器，如纤维内镜和其他畏热材料的灭菌，现已在工业、农业、医学等领域被广泛使用。

一、基本概念

等离子体是指高度电离的电子云，等离子体的生成是某些气体或其他汽化物质在强电磁场作用下，形成气体电子云放电，电离气体而产生的，是在物质固态、液态、气态基础上，提出的物质第四态，即等离子体状态，它是由电子、离子和中子等组合而成的带电状态云状物质，据分析还含有分子、激发态原子、亚稳态原子、自由基等粒子，以及紫外线、γ射线、β粒子等，其中的自由基、单态氧、紫外线等都具有很强的杀菌作用（图6-7）。等离子体在宇宙中普遍存在，如星云、太阳火焰、地球极光等。人工制造的等离子体是通过极度高温或强烈电场、磁场激发等使某些气体产生等离子体状态，在等离子体状态下，物质发生一系列物理和化学变化，如电子交换、电子能量转换、分子碰撞、化学解离和重组等，根据激发形式不同，等离子体可在交直流电弧光激发下产生，高频、超高频激光、微波等都可以激发产生等离子体。

二、物理性质

等离子体是物质存在的一种形式，因而具有自己特定的物质属性。

（一）存在形式

等离子体是一种电离气体云，这是等离子体的客观存在形式即所谓的物质第四态。随着温度的升高，物质由固态变成液态，进而变成气态；但这并未使物质分子发生质的变化，当继续向气体施加能量时，分子中原子获得足够的能量，开始分离成自由电子、离子及其他粒子，形成了一种新的物态体系即等离子体。

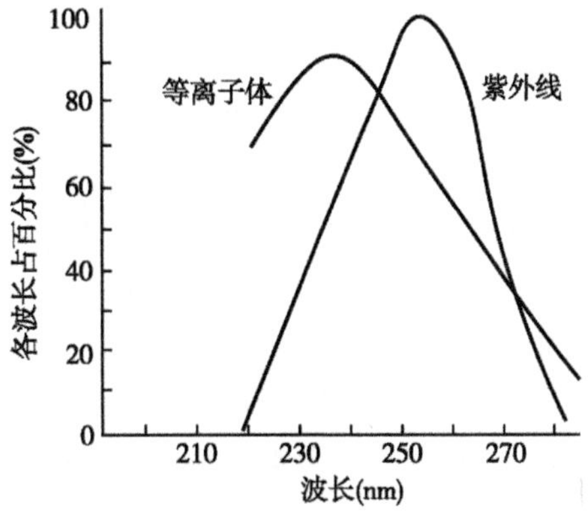

图 6-7 等离子体灭菌与紫外线杀菌所产生的紫外线波长比较

(二)存在时间(寿命)

气体分子吸收足够的能量,价电子由低能轨道跃迁到高能轨道成为激发态,这时各种粒子都是不稳定的。在气体分子的辉光放电过程中,空间电子弛豫时间从 10^{-10} 秒到 10^{-2} 秒。若要使等离子体保持稳定,维持气体云浓度,需不断施加能量。

(三)等离子体温度与浓度

等离子体中各种粒子的存在都是短时间的,且没有热平衡,所以电子温度与气体温度相差很大。电子温度受其产生过程和真空度的影响,放电真空度下降,功率不变,电子温度下降。等离子体浓度随输入功率的增加而增加,可以通过控制真空度、电磁场强度来维持等离子体浓度。

(四)空间特性

由于正离子与电子的空间电荷互相抵消,使等离子体在宏观上呈现电中性,但只有在特定的空间尺度上电中性才成立。德拜长度是描述等离子体空间特性的一个重要参量,用 λD 表示。德拜长度是等离子体中电中性成立的最小空间尺度,也可以说德拜长度是等离子体中因热运动或其他扰动导致电荷分离的最大允许空间尺度限度。

(五)粒子温度

等离子体中不同粒子的温度是不一样的。如果将电子温度设为 Te,离子温度设为 Ti,则依据粒子的温度可将等离子体分为两大类,即热平衡等离子体和非热平衡等离子体。当 Te=Ti 时,为热平衡等离子体,二者的温度都高,这很难达到。当 Te>Ti 时为非热平衡等离子体。电子温度达 104 K,而原子和离子之类的重粒子温度可低至 300～500 K,等离子体的宏观温度取决于重粒子的温度,这类等离子体也叫低温等离子体(low temperature plasma,LTP),其宏观温度并不高,接近室温。

三、等离子体灭菌设备

等离子体灭菌设备的基本组成:电源、激发源、气源、传输系统和灭菌腔等。等离子体装置因激发源不同有如下几种类型。

(一)激光等离子体灭菌装置

以激光作为激发源激发气体产生等离子体。激光源发出的激光通过一个棱镜后发生折射,经过透镜聚焦在灭菌腔内,激发腔体内气体产生等离子体。由于激光能量高,在等离子体成分里含紫外线、γ 射线、β 射线及软 X 线等杀菌成分比较多。但这种装置腔体小,距离实用相差较远,加之产生的等离子体温度高，目前尚未投入使用。

(二)微波等离子体灭菌装置

微波等离子体是一种非平衡态低温等离子体。微波与激光耦合等离子体是灭菌应用研究较多的类型。微波等离子体具有以下特点：①电离分解度高，成分比较丰富；②电子温度与气体温度比值大，即电子温度高而底衬材料温度低；③可以在高气压下维持等离子体浓度；④属于静态等离子体，无噪声。

(三)高频等离子体灭菌装置

此类装置采用高频电磁场作为激发源，利用这种装置产生等离子体的程序是先将灭菌腔内抽成真空，然后通入气体再施加能量，激发产生等离子体对腔内物品进行灭菌(图 6-8)。

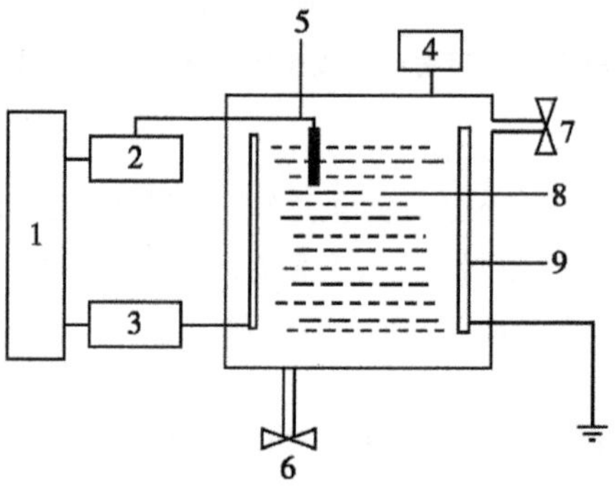

1.高频电源；2.温控；3.放电控制；4.腔体；5.温度计；
6.真空系统；7.进气；8.等离子体；9.电极

图 6-8　高频等离子体灭菌装置

四、等离子体的杀菌作用

(一)普通气体等离子体消毒

非热放电等离子体 NTP-8T 型净化器放电功率为 40 W，风机量为 800 m^3/h，在 84 m^3 室内运行 60 分钟，可使空气中的悬浮颗粒下降 83%，自然菌下降 97%；用直接暴露法大气压辉光放电等离子体作用 30 秒，对大肠埃希菌和金黄色葡萄球菌杀灭率分别为 99.91%和99.99%，间接暴露法大气压辉光放电等离子体作用 120 秒，对以上两种细菌杀灭率分别为99.97%和 99.99%。

(二)协同杀菌作用

Fensmeyer 等将激光与微波耦合，以激光产生等离子体，靠微波能维持其浓度，获得良好的杀菌效果。作者在两者耦合设备条件下，观察不同功率产生的等离子体对 10 mL 玻璃瓶内污染的枯草杆菌芽孢杀灭效果。结果证明，200 W 耦合等离子体杀灭细菌芽孢 D_{10} 值为 2.2 秒，500 W则 D_{10} 值降到 0.3 秒。

(三)消毒剂等离子体消毒

研究发现，将某些消毒剂汽化作为等离子体基础气体可显示出更强的杀菌作用。Boueher 用多种醛类化合物分别混入氧气、氩气和氮气，激发产生混合气体等离子体，观察其对污染在专用瓷杯上的枯草杆菌芽孢的杀灭作用。结果证明，混合气体等离子体的杀菌作用比单一气体更好。结果显示，在氧气、氩气和氮气中分别混入甲醛、丙二醛、丁二醛、戊二醛、羟基乙醛和苯甲醛等，激发产生混合等离子体，其中甲醛、丁二醛和戊二醛明显比单一气体杀菌效果好。这些气体等离子体虽然具有良好的杀菌作用，但由于作用温度偏高，不适合于怕热器材的灭菌。

近年来，等离子体灭菌技术获得了很大发展，Johnson公司研制成了低温等离子体灭菌装置，采用过氧化氢气体作为基础气体在高频电场激发下产生低温过氧化氢等离子体，经过低温过氧化氢等离子体（Sterrad装置）一个灭菌周期的处理（50～75分钟），可完全达到灭菌要求。

五、灭菌影响因素

等离子体气体消毒剂对微生物的杀灭效果受很多因素的影响，具体如下。

（一）激发源功率

不同功率的电磁场产生的等离子体的数量可能不同，对微生物的杀灭效果也有所不同。有研究人员等对此做过研究，结果证明不同功率的高频电磁场所产生的氧气等离子体对两种细菌芽孢的杀灭效果有明显区别，完全杀灭枯草杆菌黑色变种芽孢在50 W功率时需60分钟，在200 W功率时则只需5分钟。所以等离子体的杀菌效果与激发源功率有直接关系，功率增加3倍，作用时间缩短10倍以上。

（二）激发源种类

如用激光作激发源，激光功率可以很高。输送激光能量在$2\times10^5\sim2\times10^8$ W，但所产生的等离子体在腔底部的直径仅1 mm，高度10 mm，维持时间不到5 μs。若要维持等离子体只能加快激光脉冲次数，因为杀菌效果与单位时间内激光脉冲数有直接关系。Tensmeyer等把激光与微波耦合，以激光激发等离子体，用微波能维持，获得良好的效果。将2 450 MHz的微波源与激光设备耦合，在200 W和500 W条件下，观察对10 mL玻璃瓶内污染的枯草杆菌芽孢杀灭效果，耦合等离子体杀芽孢效果明显改善，速度加快，功率200 W时，D_{10}值为2.2秒，500 W时，D_{10}值为0.3。故不同的激发源产生的等离子体的杀菌效果不同。

（三）加入的消毒剂气体种类

在等离子体杀菌作用研究中发现，把某些消毒剂汽化加入载气流中，以混合气体进入反应腔，这种混合气体等离子体可以增强杀菌效果。不同气体作为底气发生的等离子体的灭菌效果也不同。用氧气、二氧化碳、氮气、氩气等离子体分别处理污染多聚体，结果发现，用氧气和二氧化碳等离子体处理15分钟后多聚体为无菌，用氩气和氮气等离子体处理后在同样条件下，仅70%的样品为无菌，延长到30分钟，功率提高后灭菌效果并未提高。有学者利用等离子体-臭氧对空气中微生物进行联合消毒的效果研究，结果显示，等离子体-臭氧对空气中的金黄色葡萄球菌作用1分钟，杀灭率为99.99%，作用10分钟杀灭率为100%；对白色念珠菌作用6分钟可全部杀灭；对枯草杆菌黑色变种芽孢作用15分钟，杀灭率达到99.90%，30分钟可全部杀灭。在菌液中加入10%小牛血清，对灭菌效果无明显影响。

（四）有机物的影响

有研究等离子体灭菌器对放入其腔体内的物体的灭菌效果受有机物影响，发现10%的血清和0.65%的氯化钠使效果减弱。有报道称氯化钠和蛋白均会影响等离子体灭菌器的效果。发现研究表明，5%的血清对低温等离子体灭菌器的效果无明显影响，但10%的血清会使效果降低。因此，研究者建议等离子体不能用于被血清和氯化钠污染的器械的灭菌，尤其是狭窄腔体如内镜的灭菌，如要使用，应先将器械清洗干净。

六、等离子体的应用

研究发明等离子体灭菌技术目的之一就是要克服环氧乙烷和戊二醛等低温灭菌技术所存在

的缺点。其突出特点是作用快速、杀菌效果可靠、作用温度低、清洁而无残留毒性。目前,等离子体灭菌技术已在许多国家得到应用,主要用于怕热医疗器材的消毒灭菌。

(一)医疗卫生方面的运用

1.内镜的灭菌

要求用环氧乙烷或戊二醛来实现对无菌内镜的彻底灭菌是不现实的,10 小时以上的作用时间和残留毒性的去除就使临床难以接受。低温过氧化氢等离子体灭菌技术能在 45~75 分钟范围内实现对怕热的内镜达到灭菌要求,真正满足无毒、快速和灭菌彻底的要求。

2.怕热器材、设备的灭菌

某些直接进入人体内的高分子材料对灭菌方法要求极高,既怕湿亦不可有毒,如心脏外科材料、一些人工器官及某些需置入体内的医疗用品。这些器材都可以用低温等离子体进行灭菌处理。

3.各种金属器械、玻璃器械和陶瓷制品的灭菌

现在使用的低温过氧化氢等离子体灭菌装置可用于各种外科器械的灭菌处理,某些玻璃和陶瓷器材也可以用等离子体进行灭菌。试验证明,外科使用的电线、电极、电池等特殊器材均可用等离子体灭菌处理。

4.空气消毒

某等离子体空气消毒机,在 20 ℃、相对湿度 60%的条件下开启,在 20 m^3 的试验室内,作用 30 分钟,对白色念珠菌的消除率为 99.96%,作用 60 分钟时达 99.98%。

5.生物材料表面的清洁和消毒

生物材料表面的清洁和消毒在电子制造业和表面科学中使用较多,使用非沉积气体的等离子体辐射作用进行表面清洁已有多年。等离子体处理用于去除表面的接触污染,消除溅射留下的残渣,减少表面吸附等。

(二)食品加工工业中的应用

随着食品加工业的大规模发展,人们在期望食品安全性的同时,对食品的营养性需求也在不断扩大。特别是常规的高温压力蒸汽灭菌造成的各种营养元素的损失已经引起人们的普遍关注。实践证明,应用低温等离子体技术来杀灭食品本身及加工过程中污染的细菌,很少会影响到产品的鲜度、风味和滋味。

1.用于食品表面的消毒

蔬菜、水果在种植、加工、运输过程中,因与外界接触表面经常附着具有传染性的病原微生物,其中包括国际标准中严格限制的一项微生物指标——大肠埃希菌。利用微波激发氩气等离子体,证实了等离子体不仅能够杀灭物体表面的大肠埃希菌,而且通过改变各个等离子体处理参数,找到了影响该微生物杀灭率的条件。而美国自 20 世纪 90 年代起,利用等离子体对食品表面进行杀菌消毒就获得了美国食品和药物监督管理局(FDA)的批准,并且很快应用于商业。实践证明,各类食品表面的大肠埃希菌经空气等离子体 20 秒~90 分钟的处理,细菌总数可下降 2~7 个对数值。日本学者开发的组合大气压下等离子体发生器,可将待消毒产品置于反应器腔体内,使其表面直接受到活性粒子的轰击以达到杀菌消毒目的。如使用 RER 反应器,则可以使这些物料在远程等离子体(至少距等离子体发生中心 20 cm)的范围内被空气强制对流,被迫沿着迂回的通道流经 3 个或更多折返,这使得待消毒产品可以不与等离子体直接接触,在一定意义上克服了某些领域不能应用该技术的限制,为该技术的应用开辟了更为广阔的前景。

2.用于液体食品的消毒

液体食品属于一类特殊的食品。通过向液体中鼓泡(通入空气和纯氧),同时将电场直接作用于液体与气体的混合态而成功地杀灭了大肠埃希菌和沙门菌。基于这一原理设计出的低温等离子体反应器在实际生产操作中可以根据微生物指标要求采用串联方式用多个反应单元对产品进行消毒,实验表明,杀菌效果随着反应器数量的增加而提高。利用该技术对牛奶与橙汁进行消毒,细菌总数下降了5个对数值。可见,用低温等离子体对液体食品杀菌消毒的研究,为更多的液体食品如苹果酒、啤酒、去离子水、液态全蛋、番茄汁等的杀菌消毒提供了新的思路。

3.用于小包装食品的消毒

小包装食品在食品保质期内一般不会发生霉变,但有时也不排除因包装材料的阻氧性能和透气性能改变而引起的微生物污染,为确保产品的货架寿命,提高产品的安全性,仍需要对已包装食品进行消毒。尽管对于等离子体活性粒子(包括激发原子、分子及紫外光子)能否透过包装材料的问题尚存在异议,但研究表明利用射频激发的氧气等离子体能够对包装袋内的产品进行消毒。之后,相继有工作者利用过氧化氢等离子体实现了对纸包装、塑料及锡箔包装食品的消毒。

七、使用注意事项

(一)灭菌注意事项

使用等离子体灭菌技术必须注意:①灭菌物品必须清洁干燥,带有水分湿气的物品易造成灭菌失败。②能吸收水分和气体的物品不可用常规等离子体进行灭菌,因其可吸收进入灭菌腔内的气体或药物,影响等离子体质量,如亚麻制品、棉纤维制品、手术缝合线、纸张等。③带有<3 mm细孔的长管道或死角的器械的灭菌效果难以保证,主要是等离子体穿透不到管腔内从而影响灭菌效果;器械长度>400 mm亦不能用Sterrad系列灭菌器处理,因为其灭菌腔容积受限;各种液体均不能用Sterrad系列灭菌器处理。④灭菌物品必须用专门的包装材料和容器包装。⑤使用等离子体灭菌时可在灭菌包内放化学指示剂和生物指示剂,以便进行灭菌效果监测,化学指示剂可与过氧化氢反应指示其穿透情况,生物指示剂为嗜热脂肪杆菌芽孢。

(二)注意安全操作规则

虽然等离子体中的某些成分如γ射线、β粒子、紫外线等都可能对人体造成损害,但等离子体灭菌装置采用绝缘传输系统,灭菌腔门的内衬及垫圈材料均可吸收各种光子和射线,无外露现象。只要操作者严格执行操作规程,不会对操作人员构成危害。

(刘晓楠)

第七章 急诊科护理

第一节 中 暑

中暑指在高温、高湿以及无风的环境中，患者体温调节中枢功能发生障碍，汗腺功能衰竭以及水、电解质代谢紊乱从而出现一系列与之有关临床表现的疾病。根据发病机制和临床表现的不同，重症中暑一般可分为热痉挛、热衰竭、热射病或日射病三种类型。这些病征的病因和发病机制略有差异，因而症状和体征也不尽相同，在预防这些病征的过程中，采取的措施也有不同。据统计，在美国运动员中，热射病及日射病是继脊髓损伤和心脏骤停后第三位死亡原因。

一、临床表现

在现代临床中，根据临床表现的轻重，一般将中暑分为先兆中暑、轻症中暑和重症中暑。一般来说，上述三种情况按顺序发展。

(一)先兆中暑

在高温环境中劳动或活动一定时间后，患者出现多汗、口渴、轻微头痛、头晕、头昏、全身乏力、胸闷、心悸、恶心、注意力不集中、动作不协调等症状，患者体温正常或略有升高，一般不超过37.5 ℃，如果及时采取防御措施，如离开高温现场、适当补水和钠盐，一般短时间里可以恢复。

(二)轻症中暑

患者除具有先兆中暑的症状外，还会出现颜面潮红、心率加快、皮肤灼热，体温一般在 38 ℃以上，可有早期周围循环衰竭的表现，如恶心、呕吐、面色苍白、四肢皮肤湿冷、多汗、脉搏细速、血压下降等。如及时对症处理，一般在数小时内即可以恢复。

(三)重症中暑

重症中暑包括热痉挛、热衰竭、热射病和日射病。它是最严重的中暑，如不及时处理，易引起全身衰竭而导致死亡。

(1)热痉挛：患者神志清楚、体温正常或仅有低热，多因大量出汗而饮水不多、钠盐补充不足而引起，从而使血中电解质离子浓度迅速降低，表现为四肢无力、肌肉痉挛、疼痛、以腓肠肌多见，也可累及腹直肌、肠道平滑肌痉挛而引起腹痛。

(2)热衰竭：以老年人、体弱者以及不适高温环境者发病多见，患者体温正常或稍有偏高，患者发病较急、可有头痛、头晕、多汗、恶心、呕吐，继而出现口渴、胸闷、面色苍白、皮肤湿冷、脉搏细速、直立性低血压、抽搐和昏迷。

(3)热射病：高热伴神志障碍，体温可达40 ℃，多见于在高温环境中从事体力劳动较长者，患者发病早期有大量出汗、之后出现皮肤干燥无汗，呼吸浅快、脉搏细速、血压正常或者偏低、逐渐转入昏迷伴有抽搐。严重者可发生肺水肿、心功能不全、弥散性血管内凝血、肝功能损害、肾功能损害等严重并发症。

(4)患者出现剧烈头痛、头昏、眼花、耳鸣、呕吐、烦躁不安、继而出现昏迷及抽搐。

二、实验室检查

可发现低血钾、高血钙、白细胞计数增高、血小板计数减少，肌酐、尿素氮、丙氨酸转移酶、乳酸脱氢酶、肌酸激酶增高，心电图示心律失常和心肌损害。

三、诊断要点和鉴别要点

根据易患人群在高温环境下，较长时间剧烈运动或劳动后出现相应的临床表现，如体温呈高热、抽搐、昏迷或神志改变等并排除其他疾病方可诊断。需与食物中毒、化学中毒及其他中毒等相鉴别。

四、治疗要点

迅速脱离高温现场，降低体温，补液以及纠正电解质紊乱，对症处理，防治多器官功能不全。

(一)先兆中暑

脱离高温现场至通风阴凉处休息一段时间即可，无须特殊处理。

(二)轻症中暑

立即将患者移到通风、阴凉、干燥的地方，患者仰卧，解开衣扣，更换湿透衣裤，同时应用冷湿毛巾敷其头部，开电扇或空调，以尽快散热。同时可以口服含盐冰冻饮料，对于不能饮水者，可以静脉滴注生理盐水或者林格液。

(三)重症中暑

1.热痉挛

以补液为主，如生理盐水，也可以口服含盐低温饮料，进行皮肤肌肉按摩，同时也可以给予10%葡萄糖酸钙15～20 mL缓慢静脉注射。

2.热衰竭

使患者尽快脱离高温现场，移到通风、阴凉、干燥的地方，口服含盐低温饮料，无须特殊处理，一般可以恢复。

3.日射病

应迅速头部降温，予以甘露醇治疗脑水肿，吸氧、心电监护等对症治疗，但患者一般预后不好，病死率较高。

4.热射病

及时降低患者的体温是治疗的关键(时间尽量在半个小时之内，固有“黄金半小时”之称)，分为物理降温、药物降温及对症和支持治疗。

(1)物理降温：使患者尽快脱离高温现场，移到通风、阴凉、干燥的地方，脱去衣服，促进局部散热，对于无虚脱者，冷水浸浴(cold water immersion，CWI)或冰水浸浴(ice water immersion，IWI)是迅速降低患者体温的金标准。将患者颈部以下躯体全部浸润在1.7～14.0 ℃冷水中，并不断搅拌冷水，用湿毛巾包裹冰块降低头部体温，20分钟后观察患者体温变化，一般可以将体温降至40 ℃以下。对于虚脱者，临床一般采用蒸发散热降温，如用15 ℃左右的冷水反复擦拭患者皮肤，或者用电风扇和空气调节器，把体温降至39 ℃之后停止降温。如果上述方法无效，可以采用冰盐水进行胃或直肠灌洗。或者采用生理盐水进行腹腔灌洗或血液透析治疗。

(2)药物降温：首选氯丙嗪。氯丙嗪25～50 mg加入生理盐水或5%的葡萄糖溶液500 mL静脉滴注，对于严重的患者，可将氯丙嗪25 mg及异丙嗪25 mg稀释于5%葡萄糖溶液或生理盐水100～200 mL中缓慢静脉注射。应监测血压变化，如发现血压过低，应停用氯丙嗪使用升压药。在整个降温过程中，密切监测肛温，当温度降至38 ℃时，应停止药物降温。

(3)对症和支持治疗：对于昏迷患者，应实行气管插管，保持呼吸道通畅，防止误吸；对于颅内高压患者，静脉输注甘露醇1～2 g/kg，30～60分钟输入；对于癫痫发作患者，静脉输注地西泮。纠正水、低血容量、电解质紊乱以及酸碱失衡，血压过低可使用升压药，补液速度不宜过快，以免加重心脏负担，造成心力衰竭和肺水肿。心力衰竭时，选用毛花苷C，多巴酚丁胺。无尿、高钾血症以及尿毒症发生时，应进行血液透析治疗等。

五、注意要点

中暑后须大量补充水分和盐分，但过量饮用热水时会更加大汗淋漓，反而造成体内水分盐分进一步的大量流失，严重时会引起抽风现象。如此便是得不偿失。正确的方法应是少量多次，每次饮水量以不超过300 mL为宜。

六、病情观察与评估

(1)了解患者是否长时间处于高温环境中。

(2)监测生命体征，观察患者体温升高程度。

(3)观察患者有无眩晕、恶心、呕吐、头痛等症状。

(4)观察患者意识、瞳孔变化及尿量。

七、护理措施

(一)迅速脱离高温环境

迅速将患者置于通风处或空调室，室温20～25 ℃，平卧位，松解衣裤。

(二)降温护理

(1)迅速有效降温，根据患者情况采用冰(冷)水擦浴、40%～50%乙醇擦浴、头戴冰帽、冰袋冷敷大血管处、冰水灌肠或洗胃、人工冬眠等措施，使患者在1小时内，直肠温度降至37.8～38.9 ℃，减少组织损伤。

(2)严密观察体温变化，每10～15分钟测量肛温一次，若患者体温下降、四肢末梢转暖、发绀减轻或消失，提示治疗有效。

(3)直肠温度下降至37.5～38 ℃暂停降温。

(4)患者出现昏迷、呼吸抑制、血压下降明显[收缩压低于10.7 kPa(80 mmHg)]，停止药物降温。

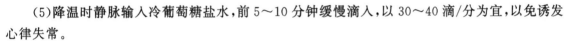

(5)降温时静脉输入冷葡萄糖盐水，前 5～10 分钟缓慢滴入，以 30～40 滴/分为宜，以免诱发心律失常。

(三)纠正水、电解质紊乱

(1)轻度中暑者给予清凉的含盐饮料或盐水口服，酌情静脉输入葡萄糖盐水。

(2)发生循环衰竭的患者，可输入 5%葡萄糖盐水 1 500～2 000 mL，热痉挛患者主要是因为钠丢失过多，故重点补钠。

(四)保护肾功能

留置导尿管，观察尿量、尿比重及性状，碱化尿液，保护肾脏功能，保证每小时尿量在 60～80 mL，必要时做血液透析。

(五)预防脑水肿

密切观察患者意识、瞳孔、脉搏、呼吸变化，遵医嘱使用激素和脱水剂。

(六)预防感染及弥散性血管内凝血

监测体温变化，观察皮肤、黏膜、穿刺部位有无出血倾向，监测动脉血气、凝血酶原时间、血小板计数和纤维蛋白原等，预防弥散性血管内凝血发生。

八、健康指导

(1)告知患者及家属中暑的危害性、降温治疗的重要性及配合要点，取得配合。

(2)告知患者及家属高温时减少户外活动或尽量避开正午前后时段。

(3)指导患者学习预防中暑及中暑发生后的自救、互救知识。

(4)教会高温作业患者识别先兆中暑症状(高温环境下出现大汗、口渴、头晕、胸闷、心悸、体温升高等)，及时就医。

(孙田田)

第二节 淹　溺

淹溺也称溺水，是人淹没于水或者其他液体介质中并受到伤害的状况，水或者其他液体介质充满呼吸道和肺泡，以及反射性地引起喉痉挛而引起缺氧窒息。吸收到血液循环的水引起血液渗透压改变、电解质紊乱和组织损害，最后造成呼吸、心跳停止者若不及时抢救，可在短时间内死亡(也称淹死或者溺死)。淹溺的后果可以分为非病态、病态和死亡，此过程是连续的。淹溺发生后患者未丧失生命者称为近乎淹溺。淹溺后窒息合并心脏骤停者称为溺死，如心脏未停搏者称为近乎溺死。

根据浸没介质的不同，可分为淡水淹溺和海水淹溺。但肺泡是不管是淡水还是海水，只要进入呼吸道和肺泡后，都有可能引起肺水肿，影响肺内气体交换，急性窒息所导致的缺氧和二氧化碳潴留是其共同的基本病理改变。吸入污水可引起肺部感染，进一步可发展为急性呼吸窘迫综合征，加重肺通气功能障碍。同时缺氧也可以多种并发症，常见的有脑水肿、急性肾衰竭、弥散性血管内凝血以及代谢性酸中毒等。

一、诊断要点

根据患者有溺水史、症状和体征，一般不难诊断。

(一)临床特点

溺水者被获救后由于机体缺氧常变化为神志昏迷或烦躁不安，可伴有抽搐，呼吸急促，表浅、不规律或呼吸困难，口鼻充血性泡沫痰，面色发绀水肿，四肢发绀、冰冷，睑结膜充血，上腹多膨隆。对于重症昏迷者，有脉弱或摸不到，出现心律失常，甚至心室颤动、心脏骤停。经过心肺脑复苏后，患者常有呛咳和呼吸急促，双肺听诊常闻及满肺湿啰音，对于重症患者也可以出现脑水肿、肺水肿以及心力衰竭等并发症。

(二)实验室检查

血常规白细胞计数升高，动脉血氧以及血 pH 测定有明显的低氧血症及代谢性酸中毒。血生化检查：淡水淹溺者可出现低钠、低氯及低蛋白血症；海水淹溺者，可出现高钠、高氯及高蛋白血症。尿常规检查可以出现蛋白尿、管型尿。胸部 X 线片见肺门阴影扩大和加深，肺间质纹理加深，有不同程度的絮状渗出或炎症改变，患者有两肺弥散性水肿。窦性心动过速、非特异性 ST 段和 T 波改变是溺水者心电图检查的常规表现，一般在短时间内可以恢复正常。如出现室性心律失常、完全性房室传导阻滞通常提示病情比较严重。

二、病情观察与评估

(1)监测生命体征，观察患者有无呼吸困难或呼吸停止、大动脉搏动消失。

(2)评估患者神志及肌张力变化。

(3)观察患者有无头痛、视觉障碍、剧烈咳嗽、胸痛及口渴感。

(4)观察患者有无皮肤发绀、颜面肿胀、球结膜充血等。

三、治疗要点

(一)院前救护

处理原则：立即口、鼻中的污染物，保持呼吸道通畅。如果溺水者心跳、呼吸停止，应立即进行心肺脑复苏急救。

(二)院内治疗

进入医院后的处理包括进一步生命支持。所有近乎淹溺者应收住监护病房观察 24～48 小时，预防发生急性呼吸窘迫综合征。

(1)氧疗：吸入高浓度氧或高压氧治疗。有条件可使用人工呼吸机。

(2)复温：如患者体温过低，据情可采用体外或体内复温措施。

(3)心电监护：溺水者容易发生心律失常，故心电监护不可或缺。

(4)脑复苏：缺氧可以对大脑产生伤害，故护脑措施十分重要。有颅内压升高者应适当过度通气，维持 $PaCO_2$ 在 3.3～4.0 kPa(25～30 mmHg)。同时，静脉滴注甘露醇降低颅内压、缓解脑水肿。

(5)易消化饮食：最好给予高营养的半流食。

四、护理措施

(一)迅速脱离危险环境

快速将淹溺者救出液面，急救者应从淹溺者背面接近，一手托住头颈，使面部浮出液面，或抓住腋窝仰泳，将淹溺者救上岸。重点要防止被淹溺者紧紧抱住。

(二)保持呼吸道通畅

(1)倒液处理：①膝顶法。急救者一腿跪地，另一腿屈膝，使淹溺者腹部横置于急救者屈膝的大腿上，淹溺者呈头低位，急救者双手平压背部，将液体倒出。②肩顶法。急救者抱起淹溺者腰腹部，背部朝上，头下垂以倒出液体。③抱腹法。急救者从背后抱住淹溺者腰腹部，使头胸部下垂抖动，倒出液体。

(2)迅速清除淹溺者口鼻中的液体、分泌物及异物。

(3)高流量吸氧，对人工呼吸无效者应行气管插管予正压给氧，必要时行气管切开，机械通气。

(三)维持循环功能

(1)如淹溺者大动脉搏动消失应立即行心肺复苏术。

(2)对淡水淹溺者，严格控制输液速度，从小剂量、低速度开始，以免加重血液稀释和肺水肿。

(3)海水淹溺者，给予5%的葡萄糖或血浆等液体输入，切忌输入0.9%氯化钠注射液。

(4)结合中心静脉压、动脉压及尿量指导输液治疗。

(5)体温过低者应酌情采取体外或体内复温措施。

(四)预防并发症

应用利尿剂、脱水剂及抗生素，观察血压、脉搏、呼吸、意识及尿量变化，积极防止脑水肿、肺部感染、急性肾衰竭等并发症的发生。

(五)心理护理

缓解患者焦虑与恐惧情绪。对于自杀淹溺者，尊重其隐私权，正确引导，注意防止再次自杀。

五、健康指导

(1)指导患者学习安全游泳知识，如下水前的准备工作及自救、互救技术。

(2)指导水上、水下作业或船上工作的患者做好救生物资准备、学习急救知识与技术。

(3)对自杀患者，告知家属加强陪护及心理疏导与治疗，使患者正确认识压力的来源，提高社会适应能力。

(孙田田)

第三节　急性有机磷农药中毒

有机磷农药进入人体后与胆碱酯酶迅速结合形成磷酰化胆碱酯酶，使胆碱酯酶失去分解乙酰胆碱的能力，导致组织中的乙酰胆碱过量蓄积，引起胆碱能神经功能紊乱，出现先兴奋后抑制的一系列毒蕈碱样、烟碱样和中枢神经系统症状，严重患者可因昏迷或呼吸衰竭而死亡。

一、临床表现

(一)急性中毒

胆碱能综合征为有机磷农药中毒的主要表现,患者发病时间和症状一般与毒物种类、剂量、中毒途径以及患者状态密切相关。口服者在10分钟至2小时内发病、吸入者一般在30分钟后发病、经皮肤吸收在2～6小时发病。

(1)毒蕈碱样症状(即M样症状):主要是副交感神经末梢兴奋所致的平滑肌痉挛和腺体分泌增加。临床表现为恶心、呕吐、腹痛、大汗、流泪、流涎、腹泻、大小便失禁、心跳减慢和瞳孔缩小、支气管痉挛和分泌物增加、咳嗽、气急,严重患者出现肺水肿或呼吸衰竭。

(2)烟碱样症状(即N样症状):乙酰胆碱在横纹肌神经肌肉接头处过度蓄积和刺激,使面、眼睑、舌、四肢和全身横纹肌发生肌纤维颤动,甚至全身肌肉强直性痉挛。患者常有全身紧束和压迫感,而后发生肌力减退和瘫痪。严重者可有呼吸肌麻痹,造成周围性呼吸衰竭。此外,由于交感神经节受乙酰胆碱刺激,其节后交感神经纤维末梢释放儿茶酚胺使血管收缩,引起血压增高、心跳加快和心律失常。

(3)中枢神经系统症状:当外周血乙酰胆碱酯酶(AChE)降低明显而脑的AChE＞60%时,通常不出现中毒症状和体征;当脑的AChE＜60%时中枢神经系统受乙酰胆碱刺激后有头晕、头痛、烦躁不安、疲乏、共济失调、谵妄、抽搐和昏迷等症状。

(二)中间综合征

中间综合征是指有机磷毒物排出延迟、在体内再分布或用药不足等原因,使胆碱酯酶长时间受到抑制,蓄积于突触间隙内,高浓度乙酰胆碱持续刺激突触后膜上烟碱受体并使之失敏,导致冲动在神经肌肉接头处传递受阻所产生的一系列症状。一般在急性中毒后1～4天急性中毒症状缓解后,患者突然出现以呼吸肌、脑神经运动支配的肌肉以及肢体近端肌肉无力为特征的临床表现。患者发生颈、上肢和呼吸肌麻痹。累及脑神经者,出现眼睑下垂、眼外展障碍和面瘫。肌无力可造成周围呼吸衰竭,此时需要立即呼吸支持,如未及时干预则容易导致患者死亡。

(三)迟发性多神经病

有机磷农药急性中毒一般无后遗症。个别患者在急性中毒症状消失后10～45天可发生迟发性神经病,发生率一般为5%左右,主要累及感觉运动神经,且可发生下肢瘫痪、四肢肌肉萎缩、手足活动不灵等神经系统症状。目前认为这种病变不是由胆碱酯酶受抑制引起的,可能是由于有机磷农药抑制神经靶酯酶,并使其老化所致。

(四)其他表现

(1)迟发型猝死:患者在急性有机磷中毒恢复期(中毒后3～15天),患者口服乐果、对硫磷、敌敌畏、甲胺磷等农药,容易对心肌造成极大的损害,机制为急性有机磷对心脏的迟发性毒作用,心电图可以有Q-T间期延长,重者可以发生尖端扭转型心动过速,最终导致猝死。

(2)"反跳"现象:有少部分重度有机磷农药中毒患者在经过积极治疗后症状明显缓解,但在2～8天后病情突然加重,重新出现急性中毒症状,病死率一般较高(＞50%),临床上把这种现象称之为"反跳现象",其中毒机制尚有争议。

(五)实验室检查

(1)血胆碱酯酶活性测定是诊断有机磷农药中毒的特异性指标,对判断中毒的程度、疗效以及预后的估计极其重要。临床一般以100%作为正常人的血胆碱酯酶活性值,其活性值在

70%～50%为轻度中毒，50%～30%为中度中毒，<30%为重度中毒。

(2)尿中急性有机磷代谢产物的测定：敌百虫代谢为三氯乙醇，对硫磷和甲基对硫磷氧化分解为对硝基酚。如果在尿中监测三氯乙醇或者对硝基酚则有助于诊断上述毒物中毒。

(六)诊断要点

患者有有机磷农药接触史，临床表现及实验室检查，一般不难诊断。根据中毒的程度急性有机磷农药中毒可以分为以下几种。

(1)轻度中毒：主要表现为M样症状。胆碱酯酶活力一般在50%～70%。

(2)中度中毒：M样症状和N样症状都出现，胆碱酯酶活力一般在30%～50%。

(3)重度中毒：除M样症状和N样症状外，还可以出现中枢神经系统症状，胆碱酯酶活力一般在30%以下。

(七)鉴别诊断

应与心源性肺水肿相鉴别，二者都可以引起肺水肿，但根据病史一般不难做出鉴别，心源性肺水肿患者多有较重的心脏病史而有机磷农药中毒者则有毒物接触史。同时还应当与毒蕈碱、河豚毒素中毒，食物中毒以及急性胃肠炎等相鉴别。

二、治疗要点

迅速清除毒物，对于呼吸、心搏骤停者，应立即予以心肺脑复苏，解毒药物的使用，稳定生命体征以及对症治疗，中间综合征的治疗。

(一)切断毒源，清除毒物

将患者撤离中毒现场，脱去污染衣服，用肥皂水擦洗全身，对于眼部污染的患者，应该使用生理盐水、清水、2%碳酸氢钠溶液或3%硼酸溶液进行清洗；对于口服的患者，应立即进行反复洗胃，可以使用1∶5 000高锰酸钾溶液或2%碳酸氢钠溶液(敌百虫中毒的患者禁用)，每3～4个小时洗胃一次，直至洗出清亮的液体。然后使用硫酸钠20～40 g溶于20 mL的水中，口服，待半个小时后是否有导泻作用，如果没有，可再次口服或者经鼻胃管注入500 mL液体。对于有呼吸、心搏骤停的患者，应立即予以心肺复苏术。

(二)解毒药物的使用

用药原则：早期、足量、联合以及反复给药。

1.抗胆碱药

(1)阿托品主要缓解M样症状，通过阻断乙酰胆碱对交感神经和中枢神经的作用，而对N样症状无作用，应用该药应达到“阿托品化”，即M样症状消失(皮肤黏膜干燥、颜面潮红、瞳孔较之前扩大、肺部啰音消失以及心率增快)后逐渐减少药量，延长给药时间。

(2)盐酸戊乙奎醚是一种新型选择性长效抗胆碱药，对M样症状、N样症状以及中枢神经系统都有拮抗作用，但对支配心脏的M_2受体则无作用。盐酸戊乙奎醚的用药应达到口干、皮肤黏膜干燥、肺部啰音减少或消失为标准。

2.胆碱酯酶复活药

该药主要恢复胆碱酯酶的活性，常用药物主要有氯解磷定、碘解磷定以及双复磷，主要缓解N样症状。

(三)稳定生命体征以及对症治疗

应注意呼吸道通畅，积极氧疗必要时行机械通气，实行心电监护以防治心律失常，一旦发生

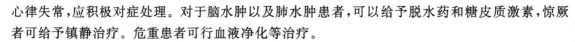

心律失常，应积极对症处理。对于脑水肿以及肺水肿患者，可以给予脱水药和糖皮质激素，惊厥者可给予镇静治疗。危重患者可行血液净化等治疗。

（四）中间综合征的治疗

唯一有效的急救措施就是机械通气，确保呼吸道通畅，以帮助患者度过呼吸衰竭，当患者自主呼吸恢复之后方可撤离机械通气，一般经过积极治疗 4～18 天症状可以缓解。

三、病情观察与评估

（1）监测生命体征，观察患者有无胸闷、气短、发绀、呼吸浅速、心率加快或减慢、血压升高等症状。

（2）观察有无瞳孔缩小、流涎、多汗等毒蕈碱样症状；肌张力增强，肌束颤动、呼吸肌麻痹等烟碱样症状；以及头昏、头痛、烦躁、癫痫样抽搐等中枢神经系统症状。

（3）评估患者有无再次自伤自残的危险。

四、护理措施

（一）迅速清除毒物

1.脱离中毒现场

用清水或肥皂水彻底清洗污染的皮肤，包括指甲缝及头发。眼部受污染时用清水冲洗后滴 1%阿托品眼液。

2.洗胃

口服中毒者用 0.9%氯化钠注射液或 2%～4%碳酸氢钠注射液持续洗胃至洗出液清亮无农药蒜臭味为止。敌百虫中毒禁用碱性溶液洗胃。

3.导泻

洗胃毕给予硫酸钠或硫酸镁注射液进行导泻。使用硫酸镁注射液，注意观察呼吸，以免加重抑制呼吸中枢。

（二）保持呼吸道通畅

患者平卧，头偏向一侧，及时清除呕吐物和分泌物，呼吸困难者立即吸氧，3～5 L/min，必要时建立人工气道行机械通气。

（三）用药护理

（1）迅速建立静脉通道，遵医嘱给予盐酸戊乙奎醚（长托宁）、解磷定肌内或静脉注射。

（2）观察药物疗效：患者出现瞳孔扩大、颜面潮红、皮肤干燥无汗、口干、心率增快提示达到阿托品化。

（3）观察药物毒副作用：患者出现瞳孔明显散大、心动过速、尿潴留、体温升高、烦躁不安、幻觉、狂躁、谵妄等精神症状应警惕阿托品中毒，遵医嘱用毛果芸香碱或新斯的明进行拮抗。

（四）饮食护理

暂禁食，减轻胃肠道负担，24 小时后可视情况根据医嘱从流质饮食开始。

（五）心理护理

倾听患者的诉求，告知患者家属加强陪伴，进行心理疏导，必要时给予心理支持治疗，缓解其紧张焦虑情绪，防止再次自伤。

五、健康指导

(1)告知患者及家属有机磷农药中毒的治疗效果及预后,使其配合治疗护理。

(2)指导家属正确存放和使用有机磷农药,防止中毒。

(3)指导误服毒物后的自救和互救方法。

(4)出院后一旦有不适及时就诊,3 个月内避免再次接触农药。

(孙田田)

第四节 急性镇静催眠药中毒

一、概述

急性镇静催眠药中毒是因服用过量的镇静催眠药,导致中枢神经系统抑制。轻者嗜睡、注意力不集中、记忆力减退、步态不稳,重者出现昏迷、低血压、低体温、呼吸抑制、心动过缓或心跳停止。

二、病情观察与评估

(1)监测生命体征,观察患者有无呼吸浅慢、脉搏细速、血压降低、心动过缓等休克表现。

(2)观察患者有无中枢神经系统症状,如嗜睡、昏睡、讲话含糊不清、眼球震颤、共济失调、瞳孔缩小等表现。

(3)评估患者有无焦虑、抑郁等心理状况及再次自伤自残的危险。

三、护理措施

(一)迅速清除毒物

1.催吐

清醒患者可先常规催吐,禁用阿扑吗啡催吐,因对中枢神经系统有抑制作用。

2.洗胃

用清水或温开水或 1∶15 000～1∶20 000 高锰酸钾持续洗胃。

3.导泻

硫酸钠注射液导泻,忌用硫酸镁注射液导泻,因镁离子对呼吸中枢有抑制作用。

(二)保持呼吸道通畅

患者平卧,头偏向一侧,及时清除呼吸道分泌物,出现发绀或呼吸困难,立即吸氧,必要时建立人工气道行机械通气。

(三)血液净化治疗

当患者血苯巴比妥浓度超过 80 mg/mL 时,应给予血液净化治疗,但对苯二氮䓬类如地西泮中毒效果不明显。

(四)用药护理

1.催醒

遵医嘱使用氟马西尼催醒。氟马西尼是特异苯二氮䓬受体拮抗剂,能快速逆转昏迷。开始剂量 0.1～0.2 mg 缓慢静脉注射,必要时,30 分钟后可重复给药,总量<3 mg。注射过快患者可出现焦虑、心悸、恐惧等不良反应。

2.补液利尿

每天 3 000～4 000 mL(5%葡萄糖注射液和 0.9%氯化钠注射液各半),同时密切观察尿量。予以 2%～4%碳酸氢钠注射液 250 mL 静脉滴注碱化尿液,静脉推注呋塞米 20～40 mg,每天 2～3 次,要求每小时尿量在 250 mL 以上,以利于毒物的排出,同时纠正水、电解质紊乱。

3.呼吸兴奋剂

患者出现呼吸衰竭,遵医嘱使用纳洛酮、尼可刹米、洛贝林等。

(五)心理护理

倾听患者的诉求,告知患者家属加强陪伴,进行心理疏导,必要时给予心理支持治疗,缓解其紧张焦虑情绪,防止再次自伤。

四、健康指导

(1)指导失眠者到心身科门诊寻求帮助,寻找导致睡眠紊乱的原因。

(2)指导患者正确服用安眠药,不能随意增减或停药。

(3)告知家属妥善保管安眠药物,以免发生意外。

(孙田田)

第五节 急性一氧化碳中毒

一、概述

急性一氧化碳中毒是吸入较高浓度一氧化碳(CO)后引起的急性脑缺氧性疾病,少数患者可有迟发的神经精神症状,部分患者亦可有其他脏器的缺氧性改变。

二、病情观察与评估

(1)监测生命体征,观察患者有无体温升高、血压下降、呼吸浅快的临床表现。

(2)观察患者有无颜面潮红,口唇呈樱桃红色或口唇苍白或发绀。

(3)观察有无恶心、呕吐、步态蹒跚、大汗、大小便失禁、无尿等。

(4)观察有无头痛、头昏、意识模糊、嗜睡,甚至昏迷,有无瞳孔缩小或散大及抽搐等。

(5)评估患者的中毒程度:①轻度中毒,头痛、头昏、恶心、呕吐、四肢无力,有短暂的意识模糊。②中度中毒,颜面潮红、口唇呈樱桃红色、脉快多汗、步态蹒跚、嗜睡,甚至昏迷。③重度中毒,各种反射明显减弱或消失,大小便失禁、四肢湿冷、血压下降、潮式呼吸,瞳孔缩小、不等大或扩大等休克症状及脑水肿、酸中毒及肾功能不全等表现。

三、护理措施

(一)迅速脱离有毒现场

在房间内应立即开窗通风,将患者置于空气新鲜、通风良好处。

(二)氧疗

1.高流量吸氧

8～10 L/min,一般认为吸氧浓度>60%,持续 24 小时以上,则可能发生氧中毒。

2.高压氧治疗

尽早的高压氧治疗可以使血液中物理溶解氧增加,供组织、细胞利用,并使肺泡氧分压提高,可加速碳氧血红蛋白的解离,促进一氧化碳清除。

(三)用药护理

1.脑保护剂

遵医嘱使用保护脑细胞药物,如醒脑静、胞磷胆碱等,观察用药后的疗效。

2.脱水剂

重度一氧化碳中毒后 24～48 小时是脑水肿发展高峰期,应遵医嘱给予 20%甘露醇注射液快速静脉滴注、地塞米松或氢化可的松静脉注射,防治脑水肿。

(四)防止意外受伤

抽搐者加床挡,防跌倒或坠床的发生,必要时使用舌钳防止舌咬伤。

(五)加强心理护理

必要时给予心理干预,防止再次自伤。

四、健康指导

(1)告知患者及家属安全用氧及高压氧治疗的注意事项。

(2)宣传有关一氧化碳中毒的防护知识。

(3)出院后 3 个月内门诊随访,一旦有不适及时就诊。

(孙田田)

第六节　急性肺水肿

急性肺水肿是由不同原因引起肺组织血管外液体异常增多,液体由间质进入肺泡,甚至呼吸道出现泡沫状分泌物。表现为急性呼吸困难、发绀,呼吸做功增加,两肺布满湿啰音,甚至从气道涌出大量泡沫样痰液。人类可发生下列两类性质完全不同的肺水肿:心源性肺水肿(亦称流体静力学或血流动力学肺水肿)和非心源性肺水肿(也称通透性增高肺水肿、急性肺损伤或急性呼吸窘迫综合征)。

一、发病机制

(一)肺毛细血管静水压

肺毛细血管静水压(Pmv)是使液体从毛细血管流向间质的驱动力，正常情况下，Pmv 约 1.1 kPa(8 mmHg)，有时易与肺毛细血管楔压(PCWP)相混淆。PCWP 反映肺毛细血管床的压力，可估计左心房压(LAP)，正常情况下较 Pmv 高 0.1～0.3 kPa(1～2 mmHg)。肺水肿时 PCWP 和 Pmv 并非呈直接相关，两者的关系取决于总肺血管阻力(肺静脉阻力)。

(二)肺间质静水压

肺毛细血管周围间质的静水压即肺间质静水压(Ppmv)，与 Pmv 相对抗，两者差别越大，则毛细血管内液体流出越多。肺间质静水压为负值，正常值为－2.3～－1.1 kPa(－17～－8 mmHg)，可能与肺组织的机械活动、弹性回缩以及大量淋巴液回流对肺间质的吸引有关。理论上 Ppmv 的下降亦可使静水压梯度升高，当肺不张进行性再扩张时，出现复张性肺水肿可能与 Ppmv 骤降有关。

(三)肺毛细血管胶体渗透压

肺毛细血管胶体渗透压(πmv)由血浆蛋白形成，正常值为 3.3～3.7 kPa(25～28 mmHg)，但随个体的营养状态和输液量不同而有所差异。πmv 是对抗 Pmv 的主要力量，单纯的 πmv 下降能使毛细血管内液体外流增加。但在临床上并不意味着血液稀释后的患者会出现肺水肿，经血液稀释后血浆蛋白浓度下降，但过滤至肺组织间隙的蛋白也不断地被淋巴系统所转移，Pmv 的下降可与 πmv 的降低相平行，故 πmv 与 Pmv 间梯度即使发挥净渗透压的效应，也可保持相对的稳定。

πmv 和 PCWP 间的梯度与血管外肺水压呈非线性关系。当 Pmv＜2.0 kPa(15 mmHg)、毛细血管通透性正常时，πmv-PCWP≤1.2 kPa(9 mmHg)可作为出现肺水肿的界限，也可作为治疗肺水肿疗效观察的动态指标。

(四)肺间质胶体渗透压

肺间质胶体渗透压(πpmv)取决于间质中渗透性、活动的蛋白质浓度，它受反应系数(δf)和毛细血管内液体流出率(Qf)的影响，是调节毛细血管内液体流出的重要因素。πpmv 正常值为 1.6～1.9 kPa(12～14 mmHg)，难以直接测定。临床上可通过测定支气管液的胶体渗透压鉴别肺水肿的类型，如支气管液与血浆蛋白的胶体渗透压比值＜60%，则为血流动力学改变所致的肺水肿，如比值＞75%，则为毛细血管渗透增加所致的肺水肿，称为肺毛细血管渗漏综合征。

(五)毛细血管通透性

资料表明，越过内皮细胞屏障时，通透性肺水肿透过的蛋白多于压力性水肿，仅越过上皮细胞屏障时，两者没有明显差别。毛细血管通透性增加，使 δ 从正常的 0.8 降至 0.3～0.5，表明血管内蛋白，尤其是清蛋白大量外渗，使 πmv 与 πpmv 梯度下降。

二、病理与病理生理

(一)心源性急性肺水肿

正常情况下，两侧心腔的排血量相对恒定，当心肌严重受损和左心负荷过重而引起心排血量降低和肺淤血时，过多的液体从肺泡毛细血管进入肺间质甚至肺泡内，则产生急性肺水肿，实际上是左心衰竭最严重的表现，多见于急性左心衰竭和二尖瓣狭窄患者。

有以下并发症的患者术中易发生左心衰竭：①左心室心肌病变，如冠心病、心肌炎等；②左心室压力负荷过度，如高血压、主动脉狭窄等；③左心室容量负荷过重，如主动脉瓣关闭不全、左向右分流的先天性心脏病等。

当左心室舒张末压>1.6 kPa(12 mmHg)，毛细血管平均压>4.7 kPa(35 mmHg)，肺静脉平均压>4.0 kPa(30 mmHg)时，肺毛细血管静水压超过血管内胶体渗透压及肺间质静水压，可导致急性肺水肿，若同时有肺淋巴管回流受阻，更易发生急性肺水肿。其病理生理表现为肺顺应性减退、气道阻力和呼吸作用增强、缺氧、呼吸性酸中毒，间质静水压增高压迫肺毛细血管、升高肺动脉压，从而增加右心负荷，导致右心功能不全。

(二)神经源性肺水肿

中枢神经系统损伤后，颅内压急剧升高，脑血流量减少，造成下丘脑功能紊乱，解除了对视前核水平和下丘脑尾部"水肿中枢"的抑制，引起交感神经系统兴奋，释放大量儿茶酚胺，使周围血管强烈收缩，血流阻力加大，大量血液由阻力较高的体循环转至阻力较低的肺循环，引起肺静脉高压，肺毛细血管压随之升高，肺毛细血管 Starling 力不平衡，液体由血管渗入至肺间质和肺泡内，最终形成急性肺水肿。延髓是发生神经源性肺水肿的关键神经中枢，交感神经的激发是产生肺高压及肺水肿的基本因素，而肺高压是神经源性肺水肿发生的重要机制。通过给予交感神经阻断剂和肾上腺素 α 受体阻滞剂均可降低或避免神经源性肺水肿的发生。

(三)液体负荷过重

围术期输血补液过快或输液过量，使右心负荷增加。当输入胶体液达血浆容量的 25%时，心排血量可增多至 300%。若患者伴有急性心力衰竭，虽通过交感神经兴奋维持心排血量，但神经性静脉舒张作用减弱，对肺血管压力和容量的骤增已经起不到有效的调节作用，导致肺组织间隙水肿。

大量输注晶体液，使血管内胶体渗透压下降，增加液体从血管的滤出，聚集到肺组织间隙中，易致心、肾功能不全、静脉压增高或淋巴循环障碍患者发生肺水肿。

(四)复张性肺水肿

复张性肺水肿是各种原因所致肺萎陷后，在肺复张时或复张后 24 小时内发生的急性肺水肿。一般认为与多种因素有关，如负压抽吸迅速排出大量胸膜积液、大量气胸所致的突然肺复张，均可造成单侧性肺水肿。

临床上多见于气胸或胸腔积液 3 个月后出现进行性快速肺复张，1 小时后可表现为肺水肿的临床症状，50%的肺水肿发生在 50 岁以上老年人。水肿液的形成遵循 Starling 公式。复张性肺水肿发生时，肺动脉压和 PCWP 正常，水肿液蛋白浓度与血浆蛋白浓度的比值>0.7，说明存在肺毛细血管通透性增加。肺萎陷越久，复张速度越快，胸膜腔负压越大，越易发生肺水肿。

肺复张性肺水肿的病理生理机制可能为：①肺泡长期萎缩，使Ⅱ型肺细胞代谢障碍，肺泡表面活性物质减少，肺泡表面张力增加，使肺毛细血管内液体向肺泡内滤出。②肺组织长期缺氧，使肺毛细血管内皮和肺泡上皮的完整性受损，通透性增加。③使用负压吸引设备，突然增加胸内负压，使复张肺的毛细血管压力与血流量增加，作用于已受损的毛细血管，使管壁内外的压力差增大；机械性力量使肺毛细血管内皮间隙孔变形，间隙增大，促使血管内液和血浆蛋白流入肺组织间隙。④在声门紧闭的情况下用力吸气，负压峰值可超 4.9 kPa，如负的胸膜腔内压传至肺间质，增加肺毛细血管和肺间质静水压之差，则增加肺循环液体的渗出。⑤肺的快速复张引起胸膜腔内压急剧改变，肺血流增加而压力升高，并产生高的直线血流速度，加大了血管内和间质的压差。当其超过一定阈值时，液体进入间质和肺泡形成肺水肿。

（五）高原性肺水肿

高原性肺水肿是一种由低地急速进入海拔 3 000 m 以上地区的常见病，主要表现为发绀、心率增快、心排血量增多或减少、体循环阻力增加和心肌受损。其发病因素是多方面的，如缺氧性肺血管收缩、肺动脉高压、高原性脑水肿、全身和肺组织生化改变。肺代偿功能异常和心功能减退是造成重度低氧血症的直接原因。高原性肺水肿为高蛋白渗出性肺水肿，炎性介质是毛细血管增加的主要原因。

（六）通透性肺水肿

通透性肺水肿指肺水和血浆蛋白均通过肺毛细血管内间隙进入肺间质，肺淋巴液回流量增加，且淋巴液内蛋白含量亦明显增加，表明肺毛细血管内皮细胞功能失常。

1.感染性肺水肿

感染性肺水肿指继发于全身感染和/或肺部感染的肺水肿，如革兰阴性杆菌感染所致的败血症和肺炎球菌性肺炎均可引起肺水肿，主要是通过增加肺毛细血管壁通透性所致。肺水肿亦可继发于病毒感染。流感病毒、水痘-带状疱疹病毒所致的病毒性肺炎均可引起肺水肿。

2.毒素吸入性肺水肿

毒素吸入性肺水肿指吸入有害性气体或毒物所致的肺水肿。有害性气体包括二氧化氮、氯、光气、氨、氟化物、二氧化硫等，毒物以有机磷农药最为常见。其病理生理为：①有害性气体引起变态反应或直接损害，使肺毛细血管通透性增加，减少肺泡表面活性物质，并通过神经体液因素引起肺静脉收缩和淋巴管痉挛，使肺组织水分增加。②有机磷通过皮肤、呼吸道和消化道进入人体，与胆碱酯酶结合，抑制该酶的作用，使乙酰胆碱在体内积聚，导致支气管痉挛、分泌物增加、呼吸肌麻痹和呼吸中枢抑制，导致缺氧和肺毛细血管通透性增加。

3.淹溺性肺水肿

淹溺性肺水肿指淡水和海水淹溺所致的肺水肿。淡水为低渗性，被大量吸入后，很快通过肺泡-毛细血管膜进入血循环，导致肺组织的组织学损伤和全身血容量增加，肺泡-毛细血管膜损伤较重或左心代偿功能障碍时，诱发急性肺水肿。高渗性海水进入肺泡后，使得血管内大量水分进入肺泡引起肺水肿。肺水肿引起缺氧可加重肺泡上皮、毛细血管内皮细胞损害，增加毛细血管通透性，进一步加重肺水肿。

4.尿毒症性肺水肿

肾衰竭患者常伴肺水肿和纤维蛋白性胸膜炎。主要发病因素有：①高血压所致左心衰竭；②少尿患者循环血容量增多；③血浆蛋白减少，血管内胶体渗透压降低，肺毛细血管静水压与胶体渗透压差距增大，促进肺水肿形成。

5.氧中毒性肺水肿

氧中毒性肺水肿指长时间吸入高浓度（＞60％）氧引起肺组织损害所致的肺水肿。一般在常压下吸入纯氧 12～24 小时，高压下 3～4 小时即可发生氧中毒。氧中毒的损害以肺组织为主，表现为上皮细胞损害、肺泡表面活性物质减少、肺泡透明膜形成，引起肺泡和间质水肿，以及肺不张。其毒性作用是由于氧分子还原成水时所产生的中间产物自由基（如超氧阴离子、过氧化氢、羟自由基和单线态氧等）所致。正常时氧自由基为组织内抗氧化系统，如超氧化物歧化酶（SOD）、过氧化氢酶、谷胱甘肽氧化酶所清除。吸入高浓度氧，氧自由基形成加速，当其量超过组织抗氧化系统清除能力时，即可造成肺组织损伤，形成肺损伤。

(七)与麻醉相关的肺水肿

1.麻醉药过量

麻醉药过量引起肺水肿,可见于吗啡、美沙酮、急性巴比妥酸盐和海洛因中毒。发病机制可能与下列因素有关:①抑制呼吸中枢,引起严重缺氧,使肺毛细血管通透性增加,同时伴有肺动脉高压,产生急性肺水肿。②缺氧刺激下丘脑引起周围血管收缩,血液重新分布而致肺血容量增加。③海洛因所致肺水肿可能与神经源性发病机制有关。④个别患者的易感性或变态反应。

2.呼吸道梗阻

围术期喉痉挛常见于麻醉诱导期插管强烈刺激,亦见于术中神经牵拉反应,以及甲状腺手术因神经阻滞不全对气道的刺激。气道通畅时,胸腔内压对肺组织间隙压力的影响不大,但急性上呼吸道梗死时,用力吸气造成胸膜腔负压增加,几乎全部传导至血管周围间隙,促进血管内液进入肺组织间隙。上呼吸道梗阻时,患者处于挣扎状态,缺氧和交感神经活性极度亢进,可导致肺小动脉痉挛性收缩、肺小静脉收缩、肺毛细血管通透性增加。酸中毒又可增加对心脏做功的抑制,除非呼吸道梗阻解除,否则将形成恶性循环,加速肺水肿的发展。

3.误吸

围术期呕吐或胃内容物反流可引起吸入性肺炎和支气管痉挛,肺表面活性物质灭活和肺毛细血管内皮细胞受损,从而使液体渗出至肺组织间隙内,发生肺水肿。患者表现为发绀、心动过速、支气管痉挛和呼吸困难。肺组织损害的程度与胃内容物的 pH 直接相关,pH$>$2.5 的胃液所致的损害要比 pH$<$2.5 者轻微得多。

4.肺过度膨胀

一侧肺不张使单肺通气,全部潮气量进入一侧肺内,导致肺过度充气膨胀,随之出现肺水肿,其机制可能与肺容量增加有关。

三、临床表现

发病早期,均先有肺间质性水肿,肺泡毛细血管间隔内的胶原纤维肿胀,刺激附近的肺毛细血管旁"J"感受器,反射性引起呼吸频率增快,促进肺淋巴液回流,同时表现为过度通气。

水肿液在肺泡周围积聚后,沿着肺动脉、静脉和小气道鞘延伸,在支气管堆积到一定程度,引起支气管狭窄,可出现呼气性啰音。患者常主诉胸闷、咳嗽,有呼吸困难、颈静脉曲张,听诊可闻及哮鸣音和少量湿啰音。若不及时发现和治疗,则继发为肺泡性肺水肿。

肺泡性肺水肿时,水肿液进入末梢细支气管和肺泡,当水肿液溢满肺泡后,出现典型的粉红色泡沫痰,液体充满肺泡后不能参与气体交换,通气/血流比值下降,引起低氧血症。插管患者可表现呼吸道阻力增大和发绀,经气管导管喷出或涌出大量的粉红色泡沫痰。

四、诊断

肺水肿发病早期多为间质性肺水肿,若未及时发现和治疗,可继发为肺泡性肺水肿,加重心肺功能紊乱,故应重视早期诊断和治疗。

肺水肿的诊断主要根据症状、体征和 X 线表现,一般并不困难。临床上同时测定 PCWP 和 πmv,πmv-PCWP 正常值为(1.2±0.2)kPa[(9.7±1.7)mmHg],当 πmv-PCWP$\leqslant$0.5 kPa(4 mmHg)时,提示肺内肺水增多,有助于早期诊断。复张性肺水肿常伴有复张性低血压。

五、鉴别诊断

心源性肺水肿在肺间质和肺泡腔的渗出以红细胞为主。左心衰竭导致肺淤血。非心源性肺水肿在肺间质和肺泡腔的渗出以血浆内的一些蛋白、体液为主。肺泡-毛细血管膜的通透性增加，为漏出性肺水肿。

（一）心源性肺水肿

1.主要表现

常突然发作、高度气急、呼吸浅速、端坐呼吸、咳嗽、咳白色或粉红色泡沫痰、面色灰白、口唇及肢端发绀、大汗、烦躁不安、心悸、乏力等。

2.体征

体征包括双肺广泛水泡音和/或哮鸣音、心率增快、心尖区奔马律及收缩期杂音、心界向左扩大，可有心律失常和交替脉，不同心脏病尚有相应体征和症状。

急性心源性肺水肿是一种严重的重症，必须分秒必争进行抢救，以免危及患者生命。具体急救措施包括：①非特异性治疗；②查出肺水肿的诱因并加以治疗；③识别及治疗肺水肿的基础心脏病变。

（二）非心源性肺水肿

1.主要表现

进行性加重的呼吸困难、端坐呼吸、大汗、发绀、咳粉红色泡沫痰。

2.体征

双肺可闻及广泛湿啰音，可先出现在双肺中下部，然后波及全肺。

3.X线

早期可出现Kerley线，提示间质性肺水肿，进一步发展可出现肺泡肺水肿的表现。

肺毛细血管楔压（PCWP）用于鉴别心源性及非心源性肺水肿。前者PCWP＞1.6 kPa（12 mmHg），后者PCWP≤1.6 kPa（12 mmHg）。

六、治疗

治疗原则为病因治疗，是缓解和根本消除肺水肿的基本措施；维持气道通畅，充分供氧和机械通气治疗，纠正低氧血症；降低肺血管静水压，提高血浆胶体渗透压，改善肺毛细血管通透性；保持患者镇静，预防和控制感染。

（一）充分供氧和机械通气治疗

1.维持气道通畅

水肿液进入肺泡和细支气管后汇集至气管，使呼吸道阻塞，增加气道压，从气管喷出大量粉红色泡沫痰，即便用吸引器抽吸，水肿液仍大量涌出。采用去泡沫剂能提高水肿液清除效果。

2.充分供氧

轻度缺氧患者可用鼻导管给氧，每分钟6～8 L；重度低氧血症患者，行气管内插管，进行机械通气，同时保证呼吸道通畅。约85%的急性肺水肿患者须行短时间气管内插管。

3.间歇性正压通气

间歇性正压通气（IPPV）通过增加肺泡压和肺组织间隙压力，阻止肺毛细血管内液滤出；降低右心房充盈压，减少肺内血容量，缓解呼吸肌疲劳，降低组织氧耗量。常用的参数是：潮气量

8～10 mL/kg，呼吸频率 12～14 次/分，吸气峰值压力应＜4.0 kPa(30 mmHg)。

4.持续正压通气或呼气末正压通气

应用 IPPV，FiO_2＞0.6 仍不能提高 PaO_2，可用持续正压通气(CPAP)或呼气末正压通气(PEEP)。通过开放气道，扩张肺泡，增加功能残气量，改善肺顺应性以及通气/血流比值。合适的 PEEP 通常先从 0.49 kPa(5 cmH_2O)开始，逐步增加到 0.98～1.47 kPa(10～15 cmH_2O)，其前提是对患者心排血量无明显影响。

(二)降低肺毛细血管静水压

1.增强心肌收缩力

急性肺水肿合并低血压时，病情更为险恶。应用适当的正性变力药物使左心室能在较低的充盈压下维持或增加心排血量，包括速效强心苷、拟肾上腺素药和能量合剂等。

强心苷药物表现为剂量相关性的心肌收缩力增强，同时可以降低房颤时的心率、延长舒张期充盈时间，使肺毛细血管平均压下降。强心药对高血压性心脏病、冠心病引起的左心衰竭所造成的急性肺水肿疗效明显。氨茶碱除增加心肌收缩力、降低后负荷外，还可舒张支气管平滑肌。

2.降低心脏前后负荷

当中心静脉压为 1.47 kPa(15 cmH_2O)，PCWP 增高达 2.0 kPa(15 mmHg)时，应限制输液，同时静脉注射利尿剂，如呋塞米、依他尼酸等。若不见效，可加倍剂量重复给药，尤其对心源性或输液过多引起的急性肺水肿，可迅速有效地从肾脏将液体排出体外，使肺毛细血管静水压下降，减少气道水肿液。使用利尿剂时应注意补充氯化钾，并避免血容量过低。

吗啡解除焦虑、松弛呼吸道平滑肌，有利于改善通气，同时具有降低外周静脉张力、扩张小动脉的作用，减少回心血量，降低肺毛细血管静水压。一般静脉注射吗啡 5 mg，起效迅速，对高血压、二尖瓣狭窄等引起的肺水肿效果良好，应早期使用。在没有呼吸支持的患者，应严密监测呼吸功能，防止吗啡抑制呼吸。休克患者禁用吗啡。

东莨菪碱、山莨菪碱及阿托品对中毒性急性肺水肿疗效满意，该类药物具有较强的解除阻力血管及容量血管痉挛的作用，可降低心脏前后负荷，增加肺组织灌注量及冠状动脉血流，增加动脉血氧分压，同时还具有解除支气管痉挛、抑制支气管分泌过多液体、兴奋呼吸中枢及抑制大脑皮质活动的作用。

患者体位对回心血量有明显影响，取坐位或头高位有助于减少静脉回心血量、减轻肺淤血、降低呼吸做功和增加肺活量，但低血压和休克患者应取平卧位。

α 受体阻滞剂可使全身及内脏血管扩张、回心血量减少，改善肺水肿。可用酚妥拉明 10 mg 加入 5%葡萄糖溶液 100～200 mL 静脉滴注。硝普钠通过降低心脏后负荷改善肺水肿，但对二尖瓣狭窄引起者要慎用。

(三)镇静及感染的防治

1.镇静药物

咪达唑仑、丙泊酚具有较强的镇静作用，可减少患者的惊恐和焦虑，减轻呼吸急促，将急促而无效的呼吸调整为均匀有效的呼吸，减少呼吸做功。有利于通气治疗患者的呼吸与呼吸机同步，以改善通气。

2.预防和控制感染

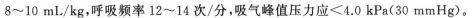

感染性肺水肿继发于全身感染和/或肺部感染所致的肺水肿，革兰阴性杆菌所致的败血症是引起肺水肿的主要原因。各种原因引起的肺水肿均应预防肺部感染，除加强护理外，应常规给予

抗生素以预防肺部感染。常用的抗生素有氨基苷类抗生素、头孢菌素和氯霉素。

给予抗生素的同时，应用肾上腺皮质激素，可以预防毛细血管通透性增加，减轻炎症反应，促使水肿消退，并能刺激细胞代谢，促进肺泡表面活性物质产生，增强心肌收缩，降低外周血管阻力。

临床常用的药物有氢化可的松、地塞米松和泼尼松龙，通常在发病 24～48 小时用大剂量皮质激素。氢化可的松首次静脉注射 200～300 mg，24 小时用量可达 1 g；地塞米松首次用量可静脉注射 30～40 mg，随后每 6 小时静脉注射 10～20 mg，甲泼尼龙的剂量为 30 mg/kg 静脉注射，用药不宜超过 72 小时。

（四）复张性肺水肿的防治

防止跨肺泡压的急剧增大是预防肺复张性肺水肿的关键。行胸腔穿刺或引流复张时，应逐步减少胸内液气量，复张过程应在数小时以上，负压吸引不应超过 0.98 kPa（10 cmH_2O），每次抽液量不应超过 1 000 mL。

若患者出现持续性咳嗽，应立即停止抽吸或钳闭引流管，术中膨胀肺时，应注意潮气量和压力适中，主张采用双腔插管以免健侧肺过度扩张，肺复张后持续做一段时间的 PEEP，以保证复张过程中跨肺泡压差不致过大，防止复张后肺毛细血管渗漏的增加。

肺复张性肺水肿治疗的目的是维持患者足够的氧合和血流动力学的稳定。无症状者无须特殊处理，低氧血症较轻者予以吸氧，较重者则需气管内插管，应用 PEEP 及强心利尿剂和激素。向胸内注入 50～100 mL 气体、做肺动脉栓塞术均是可取的方法。在肺复张期间要避免输液过多、过快。

七、病情观察与评估

（1）监测生命体征，观察患者有无呼吸增快（频率可达 30～40 次/分）、心率增快、脉搏细速、血压升高或持续下降。

（2）观察有无皮肤发绀、湿冷、毛孔收缩、尿量减少等微循环灌注不足表现。

（3）观察患者有无咯粉红色泡沫痰等肺水肿特征性表现。

（4）心肺听诊有无干啰音或湿啰音。

八、护理措施

（一）体位

协助患者取坐位，双腿下垂。

（二）氧疗

遵医嘱予以吸氧 6～8 L/min，可于湿化瓶中加入 50%乙醇湿化，乙醇可使肺泡内泡沫表面张力降低而破裂、消散。若患者不能耐受，可降低乙醇浓度或间歇使用。病情严重者采用无创或有创机械通气。

（三）用药护理

1.镇静剂

常用吗啡皮下或静脉注射，注意观察患者有无呼吸抑制、心动过缓、血压下降。呼吸衰竭、昏迷、严重休克者禁用。

2.利尿剂

常用呋塞米静脉推注，观察患者有无腹胀、恶心、呕吐、心律失常；有无嗜睡、意识淡漠、肌痛性痉挛；有无烦躁或谵妄、呼吸浅慢、手足抽搐等低钾、低钠血症及低氯性碱中毒等电解质紊乱表现。准确记录24小时尿量，监测血钾变化和心律。

3.血管扩张剂

常用硝普钠和硝酸甘油静脉滴注或微量泵泵入。硝普钠现配现用，避光输注，控制速度，严密监测血压变化，根据血压调整剂量。

4.洋地黄制剂

常用毛花苷C 0.2～0.4 mg稀释后缓慢静脉推注，观察心率和节律变化，心率或脉搏<60次/分时停止用药。当出现食欲减退、恶心、心悸、头痛、黄绿视、视物模糊，心律从规则变为不规则，或从不规则变为规则时可能是中毒反应，应立即停药并告知医师。

九、健康指导

(1)告知患者避免劳累、情绪激动等诱因。

(2)告知患者限制钠盐及液体摄入。

(3)告知患者疾病相关知识，如出现频繁咳嗽、气喘、咳粉红色泡沫痰时，立即取端坐位并及时就诊。

(孙田田)

第七节　急性呼吸窘迫综合征

一、概述

急性呼吸窘迫综合征(acute respiratory distress syndrome，ARDS)是由严重创伤、感染、休克、误吸等引起的以肺泡毛细血管损坏为主要表现，以进行性呼吸窘迫、顽固性低氧血症、肺顺应性下降、肺广泛严重渗出、肺水肿为特征的临床综合征，属于急性肺损伤(acute lung injury，ALI)最严重阶段或类型。

二、病情观察与评估

(1)监测生命体征，观察有无呼吸急促、心率增快。

(2)观察有无口唇及肢端发绀、鼻翼翕动、三凹征、辅助呼吸肌参与呼吸等呼吸困难的表现。

(3)评估肺部呼吸音是否偏低，有无干、湿啰音。

(4)评估动脉血气分析和生化检验结果。ARDS以低氧分压(PaO_2)≤8.0 kPa(60 mmHg)(吸空气时)、低二氧化碳分压($PaCO_2$)[通常<4.7 kPa(35 mmHg)]为典型表现，氧合指数(PaO_2/FiO_2)≤40.0 kPa(300 mmHg)[正常为53.3～66.7 kPa(400～500 mmHg)]。

三、护理措施

(一)体位

严格卧床，半卧位或坐位，机械通气患者可取仰卧位。

(二)氧疗

使用面罩高浓度(>50%)氧气吸入,使 PaO_2>8.0 kPa(60 mmHg)或 SaO_2>90%。必要时采用无创或有创机械通气。

(三)用药护理

1.镇痛药物

常用吗啡 2 mg/h 或芬太尼 4～8 μg/h 持续静脉泵入,观察镇痛效果,根据不同的患者选择适宜的疼痛评估工具,维持疼痛评分在理想状态,吗啡和芬太尼对呼吸有抑制作用,观察呼吸的频率、节律和氧饱和度,一旦出现呼吸抑制,立即暂停药物泵入,予以简易呼吸器或呼吸机辅助呼吸。

2.镇静药物

根据医嘱选择适宜的镇静药物,常用丙泊酚 3～8 mL/h 或咪达唑仑 2～5 mL/h 静脉持续泵入。根据患者情况选择适宜的镇静评估工具,维持镇静评分在理想状态。单次静脉注射丙泊酚或咪达唑仑时可出现暂时性呼吸抑制和血压下降,血压下降与剂量有关,因此单次输注时剂量不宜过大,密切观察呼吸和血压变化。

四、健康指导

(1)指导患者戒烟,避免吸入有害烟雾或刺激性气体。

(2)教会患者缩唇呼吸、腹式呼吸、有效咳嗽排痰的方法。

(孙田田)

第八节　急性肝衰竭

一、概述

急性肝衰竭是多种原因引起肝细胞缺血或坏死而导致肝功能严重受损,机体代谢功能发生紊乱,短时间内出现的严重临床综合征。常见原因为肝炎及肝硬化,也见于细菌、病毒感染,毒物中毒、药物性肝损伤、酒精性肝损害、妊娠急性脂肪肝等。

二、病情观察与评估

(1)监测生命体征,观察有无发热、心率增快、血压降低等表现。

(2)观察有无黄疸、乏力和食欲缺乏等黄疸型肝炎的表现;有无尿色加深,皮肤、黏膜及巩膜黄染。

(3)观察有无因腹水及内毒素导致肠麻痹而引起的腹胀。

(4)观察有无皮下出血、瘀点、瘀斑、鼻出血、黏膜出血等表现。

(5)观察患者有无行为或性格改变、辨向力或计算能力下降、兴奋或嗜睡等。

(6)观察有无少尿或无尿,肌酐或尿素氮升高等氮质血症表现。

(7)评估有无因意识障碍导致跌倒(坠床)的危险。

(8)评估有无因活动受限、低蛋白血症、水肿、腹水等导致压疮的危险。

三、护理措施

(一)卧位与休息

卧床休息,取半卧位。

(二)饮食护理

低盐、高糖、高维生素、易消化的流食或半流食,禁食蛋白质,以碳水化合物为主。禁食粗糙、干硬食物防止消化道出血。

(三)用药护理

(1)治疗中有利尿剂、清蛋白、血浆时,先输清蛋白和血浆提高胶体渗透压,再予以利尿剂提高利尿效果。

(2)凝血因子要及时快速输入。

(3)尽量避免使用镇静药物或大剂量利尿剂。

(四)记录出入量

严重腹水患者限制液体入量,每天测量腹围和体重,记录 24 小时出入量。

(五)感染监测

监测体温、白细胞、降钙素原、肺部 X 片变化,及早发现并处理感染征象,减少侵入性操作,严格遵循无菌技术原则。

(六)监测重要化验结果

监测出凝血时间、血常规、肝肾功能、电解质,保持水、电解质酸碱平衡。

(七)人工肝治疗护理

(1)治疗前了解患者病史、病程时间,肝肾功能,特别是总胆红素、凝血酶原时间、血型、有无出血史、血小板计数,有无肝昏迷前期表现等,做到心中有数,以利治疗时的观察。

(2)对血浆有过敏史者,治疗前预防性抗过敏治疗,可减少治疗中过敏的危险性,避免因过敏而造成治疗中断。具有高过敏体质患者可选用胆红素吸附治疗。

(3)治疗过程中监测体温、脉搏、呼吸、血压、心率,发现异常及时处理。

(4)治疗结束后复测生化检验指标,观察疗效。

(5)妥善固定和维护血管通路,预防导管脱落和感染。

(八)跌倒(坠床)预防

(1)患者出现精神或行为异常时专人守护,使用双侧床栏,必要时实施适当保护性约束,避免跌倒(坠床)。

(2)给活动移位困难的患者提供适当辅具,如厕时护理人员全程陪伴,移动时使用移位固定带辅助,避免跌倒(坠床)。

(九)压疮预防

(1)卧床患者保持床褥清洁、平整、干燥。至少每 2 小时翻身一次,使用高规格弹性泡沫床垫,可延长至每 4 小时翻身一次,避免推、拖、拉、拽等动作。坐位患者每 15～30 分钟减压 15～30 秒。

(2)为低蛋白血症、水肿患者制定营养干预计划,保证其摄入平衡膳食/营养补充制剂,必要时提供肠外肠内营养支持。

(3)保持皮肤清洁、干燥,使用清水或 pH 为中性的皮肤清洁剂,易受浸渍处使用皮肤保护膜，不可用力擦洗或按摩骨隆突部位皮肤，热装置不直接接触皮肤。

四、健康指导

(1)告知患者不要用手指挖鼻或用牙签剔牙、不用硬牙刷刷牙，注射后局部至少压迫 10～15 分钟，避免出血。

(2)告知患者避免劳累、暴饮暴食、饮酒、服用肝损害药物等诱发因素。

(3)指导患者出院后应全休 1～3 个月，第一个月每半个月复查相关指标 1 次，以后每 1～2 个月复查 1 次，半年后每 3～6 个月复查 1 次。病情稳定后可适当工作，避免重体力劳动或剧烈运动，肝功能正常3 个月以上可恢复工作，但仍需定期复查。

(4)告知患者若出现胃部不适、呕吐、黑便、皮肤出血点等出血症状，或患者出现异常兴奋、定向力减退、行为异常等肝性脑病先兆时，及时就诊。

(孙田田)

第九节　急性上消化道出血

一、概论

上消化道出血是指屈氏韧带以上的消化道包括食管、胃、十二指肠、胆管及胰管的出血，胃空肠吻合术后的空肠上段出血也包括在内。大量出血是指短时间内出血量超过 1 000 mL 或达血容量 20%的出血。上消化道出血为临床常见急症，以呕血、黑便为主要症状，常伴有血容量不足的临床表现。

(一)病因

上消化道疾病和全身性疾病均可引起上消化道出血，临床上最常见的病因是消化性溃疡、食管胃底静脉曲张破裂、急性胃黏膜损害及胃癌。糜烂性食管炎、食管贲门黏膜撕裂综合征引起的出血也不少见。其他原因见表 7-1。

表 7-1　上消化道出血的常见病因

食管疾病	食管静脉曲张、食管贲门黏膜撕裂症(Mallory-Weiss 综合征)、糜烂性食管炎、食管癌
胃部疾病	胃溃疡、急性胃黏膜损害、胃底静脉曲张、门静脉高压性胃黏膜损害、胃癌、胃息肉
十二指肠疾病	溃疡、十二指肠炎、憩室
邻近器官疾病	胆管出血(胆石症、肝胆肿瘤等)、胰腺疾病(假性囊肿、胰腺癌等)、主动脉瘤破裂进入上消化道
全身性疾病	血液病(白血病、血小板减少性紫癜等)、尿毒症、血管性疾病(遗传性出血性毛细血管扩张症等)

(二)诊断

1.临床表现特点

(1)呕血与黑便：是上消化道出血的直接证据。幽门以上出血且出血量大者常表现为呕血。呕出鲜红色血液或血块者表明出血量大、速度快，血液在胃内停留时间短。若出血速度较慢，血液在胃内经胃酸作用后变性，则呕吐物可呈咖啡样。幽门以下出血表现为黑便，但如出血量大而迅速，幽门以下出血也可以反流到胃腔而引起恶心、呕吐，表现为呕血。黑便的颜色取决于出血的速度与肠道蠕动的快慢。粪便在肠道内停留的时间短，可排出暗红色的粪便。反之，空肠、回肠，甚至右半结肠出血，如在肠道中停留时间长，也可表现为黑便。

(2)失血性周围循环衰竭：急性周围循环衰竭是急性失血的后果，其程度的轻重与出血量及速度有关。少量出血可因机体的代偿机制而不出现临床症状。中等量以上出血常表现为头晕、心悸、口渴、冷汗、烦躁及昏厥。体检可发现面色苍白、皮肤湿冷、心率加快、血压下降。大量出血者可在黑便排出前出现晕厥与休克，应与其他原因引起的休克鉴别。老年人大量出血可引起心、脑方面的并发症，应引起重视。

(3)氮质血症：上消化道出血后常出现血中尿素氮浓度升高，24～28 小时达高峰，一般不超过14.3 mmol/L(40 mg/dL)，3～4 天降至正常。若出血前肾功能正常，出血后尿素氮浓度持续升高或下降后又再升高，应警惕继续出血或止血后再出血的可能。

(4)发热：上消化道出血后，多数患者在 24 小时内出现低热，但一般不超过 38 ℃，持续 3～4 天降至正常。引起发热的原因尚不清楚，可能与出血后循环血容量减少，周围循环障碍，导致体温调节中枢的功能紊乱，再加以贫血的影响等因素有关。

2.实验室及其他辅助检查特点

(1)血常规：红细胞及血红蛋白在急性出血后 3～4 小时开始下降，血细胞比容也下降。白细胞计数稍有反应性升高。

(2)潜血试验：呕吐物或黑便隐血反应呈强阳性。

(3)血尿素氮：出血后数小时内开始升高，24～28 小时达高峰，3～4 天降至正常。

3.诊断与鉴别诊断

根据呕血、黑便和血容量不足的临床表现，以及呕吐物、黑便隐血反应呈强阳性，红细胞计数和血红蛋白浓度下降的实验室证据，可做出消化道出血的诊断。下面几点在临床工作中值得注意。

(1)上消化道出血的早期识别：呕血及黑便是上消化道出血的特征性表现，但应注意部分患者在呕血及黑便前即出现急性周围循环衰竭的征象，应与其他原因引起的休克或内出血鉴别。及时进行直肠指检可较早发现尚未排出体外的血液，有助于早期诊断。

呕血和黑便应和鼻出血、拔牙或扁桃体切除术后吞下血液鉴别，通过询问发病过程与手术史不难加以排除。进食动物血液、口服铁剂、铋剂及某些中药，也可引起黑色粪便，但均无血容量不足的表现与红细胞、血红蛋白降低的证据，可以借此加以区别。呕血有时尚需与咯血鉴别，支持咯血的要点是：①患者有肺结核、支气管扩张、肺癌、二尖瓣狭窄等病史。②出血方式为咯出，咯出物呈鲜红色，有气泡与痰液，呈碱性。③咯血前有咳嗽、喉痒、胸闷、气促等呼吸道症状。④咯血后通常不伴黑便，但仍有血丝痰。⑤胸部X 线片通常可发现肺部病灶。

(2)出血严重程度的估计：由于出血大部分积存于胃肠道，单凭呕出或排出量估计实际出血量是不准确的。根据临床实践经验，下列指标有助于估计出血量。出血量每天超过 5 mL 时，粪便潜血试验则可呈阳性；当出血量超过 60 mL，可表现为黑便；呕血则表示出血量较大或出血速度快。若出血量在 500 mL 以内，由于周围血管及内脏血管的代偿性收缩，可使重要器官获得足够的血液供应，因而症状轻微或者不引起症状。若出血量超过 500 mL，可出现全身症状，如头晕、心悸、乏力、出冷汗等。若短时间内出血量＞1 000 mL，或达全身血容量的 20%时，可出现循环衰竭表现，如四肢厥冷、少尿、晕厥等，此时收缩压可＜12.0 kPa(90 mmHg)或较基础血压下降25%，心率>120次/分，血红蛋白<70 g/L。事实上，当患者体位改变时出现血压下降及心率加快，说明患者血容量明显不足、出血量较大。因此，仔细测量患者卧位与直立位的血压与心率，对估计出血量很有帮助。另外，应注意不同年龄与体质的患者对出血后血容量不足的代偿功能相差很大，因而相同出血量在不同患者引起的症状也有很大差别。

(3)出血是否停止的判断：上消化道出血经过恰当的治疗，可于短时间内停止出血。但由于肠道内积血需经数天(3天)才能排尽，因此不能以黑便作为判断继续出血的指征。临床上出现以下情况应考虑继续出血的可能：①反复呕血，或黑便次数增多，粪质转为稀烂或暗红。②周围循环衰竭经积极补液输血后未见明显改善。③红细胞计数、血红蛋白测定与血细胞比容继续下降，网织红细胞持续增高。④在补液与尿量足够的情况下，血尿素氮持续或再次增高。

一般来讲，一次出血后48小时以上未再出血，再出血的可能性较小。而过去有多次出血史，本次出血量大或伴呕血，24小时内反复大出血，出血原因为食管胃底静脉曲张破裂、有高血压病史或有明显动脉硬化者，再出血的可能性较大。

(4)出血的病因诊断：过去病史、症状与体征可为出血的病因诊断提供重要线索，但确诊出血原因与部位需靠器械检查。①内镜检查：是诊断上消化道出血最常用与准确的方法。出血后24～48小时内的紧急内镜检查价值更大，可发现十二指肠降部以上的出血灶，尤其对急性胃黏膜损害的诊断更具意义，因为该类损害可在几天内愈合而不留下痕迹。有报道，紧急内镜检查可发现90%的出血原因。在紧急内镜检查前需先补充血容量，纠正休克。一般认为，患者收缩压>12.0 kPa(90 mmHg)、心率<110次/分、血红蛋白浓度≥70 g/L时，进行内镜检查较为安全。若有活动性出血，内镜检查前应先插鼻胃管，抽吸胃内积血，并用生理盐水灌洗至抽吸物清亮，然后拔管行胃镜检查，以免积血影响观察。②X线钡餐检查：上消化道出血患者何时行钡餐检查较合适，各家有争论。早期活动性出血期间胃内积血或血块影响观察，且患者处于危急状态，需要进行输血、补液等抢救措施而难以配合检查。早期行X线钡餐检查还有引起再出血之虞，因此目前主张X线钡餐检查最好的出血停止和病情稳定数天后进行。③选择性腹腔动脉造影：若上述检查未能发现出血部位与原因，可行选择性肠系膜上动脉造影。若有活动性出血，且出血速度>0.5 mL/min时，可发现出血病灶。可同时行栓塞治疗而达到止血的目的。④胶囊内镜：用于常规胃、肠镜检查无法找到出血灶的原因未明消化道出血患者，是近年来主要用于小肠疾病检查的新技术。国内外已有较多胶囊内镜用于不明原因消化道出血检查的报道，病灶检出率在50%～75%，显性出血者病变检出率高于隐性出血者。胶囊内镜检查的优点是无创、患者容易接受，可提示活动性出血的部位。缺点是胶囊内镜不能操控，对病灶的暴露有时不理想，也不能取病理活检。⑤小肠镜：推进式小肠镜可窥见Treitz韧带远端约100 cm的空肠，对不明原因消化道出血的病因诊断率可达40%～65%。该检查需用专用外套管，患者较痛苦，有一定的并发症发生率。近年应用于临床的双气囊小肠镜可检查全小肠，大大提高了不明原因消化道出血的病因诊断率。据国内外报道，双气囊小肠镜对不明原因消化道出血的病因诊断率在60%～77%。双气囊小肠镜的优势在于能够对可疑病灶进行仔细观察、取活检，且可进行内镜下止血治疗，如氩离子凝固术、注射止血术或息肉切除术等。对原因未明的消化道出血患者有条件的医院应尽早行小肠镜检查。⑥放射性核素^{99m}Tc：标记红细胞扫描注射^{99m}Tc标记红细胞后，连续扫描10～60分钟，如发现腹腔内异常放射性浓聚区则视为阳性。可依据放射性浓聚区所在部位及其在胃肠道的移动来判断消化道出血的可能部位，适用于怀疑小肠出血的患者，也可作为选择性腹腔动脉造影的初筛方法，为选择性动脉造影提供依据。

(三)治疗

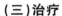

上消化道出血病情急,变化快,严重时可危及患者生命,应采取积极措施进行抢救。这里叙述各种病因引起的上消化道出血的治疗的共同原则,其不同点在随后各节中分别叙述。

1.抗休克

上消化道出血的初步诊断一经确立,则抗休克、迅速补充血容量应放在一切医疗措施的首位,不应忙于进行各种检查。可选用生理盐水、林格液、右旋糖酐或其他血浆代替品。出血量较大者,特别是出现循环衰竭者,应尽快输入足量同型浓缩红细胞或全血。出现下列情况时有紧急输血指征:①患者改变体位时出现晕厥。②收缩压<12.0 kPa(90 mmHg)。③血红蛋白浓度<70 g/L。对于肝硬化食管胃底静脉曲张破裂出血者应尽量输入新鲜血,且输血量适中,以免门静脉压力增高导致再出血。

2.迅速提高胃内酸碱度(pH)

当胃内 pH 提高至 5 时,胃内胃蛋白酶原的激活明显减少,活性降低。而 pH 升高至 7 时,则胃内的消化酶活性基本消失,对出血部位凝血块的消化作用消失,起到协助止血的作用。自身消化作用的减弱或消失,对溃疡或破损部位的修复也起促进作用,有利于出血病灶的愈合。

3.止血

根据不同的病因与具体情况,因地制宜选用最有效的止血措施。

4.监护

严密监测病情变化,患者应卧床休息,保持安静,保持呼吸道通畅,避免呕血时血阻塞呼吸道而引起窒息。严密监测患者的生命体征,如血压、脉搏、呼吸、尿量及神志变化。观察呕血及黑便情况,定期复查红细胞数、血红蛋白浓度、血细胞比容。必要时行中心静脉压测定。对老年患者根据具体情况进行心电监护。

留置鼻胃管可根据抽吸物颜色监测胃内出血情况,也可通过胃管注入局部止血药物,有助于止血。

二、消化性溃疡出血

胃及十二指肠溃疡出血占全部上消化道出血病因的 50%左右。

(一)诊断

(1)根据本病的慢性过程、周期性发作及节律性上腹痛,一般可做出初步诊断。出血前上腹部疼痛常加重,出血后可减轻或缓解。应注意 15%患者可无上腹痛病史,而以上消化道出血为首发症状。也有部分患者虽有上腹部疼痛症状,但规律性并不明显。

(2)胃镜检查常可发现溃疡灶。对无明显病史、诊断疑难或有助于治疗时,应争取行紧急胃镜检查。若有胃镜检查禁忌证或无条件行胃镜检查,可于出血停止后数天行 X 线钡餐检查。

(二)治疗

治疗原则与上述相同。一般少量出血经适当内科治疗后可于短期内止血,大量出血则应引起高度重视,宜采取综合治疗措施。

1.饮食

目前不主张过分严格的禁食。若患者无呕血或明显活动性出血的征象,可予流质饮食,并逐渐过渡到半流质饮食。但若患者有频繁呕血或解稀烂黑便,甚至暗红色血便,则主张暂时禁食,直至活动性出血停止才允许进食。

2.提高胃内 pH 的措施

主要措施是静脉内使用抑制胃酸分泌的药物。静脉使用质子泵抑制剂如奥美拉唑首剂80 mg,然后每 12 小时 40 mg 维持。国外有报道首剂注射 80 mg 后以每小时 8 mg 的速度持续静脉滴注,认为可稳定提高胃内 pH,提高止血效果。当活动性出血停止后,可改口服治疗。

3.内镜下止血

内镜下止血是溃疡出血止血的首选方法,疗效肯定。常用方法包括注射疗法,在出血部位附近注射1∶10 000肾上腺素溶液,热凝固方法(电极、热探头、氩离子凝固术等)。目前主张首选热凝固疗法或联合治疗,即注射疗法加热凝固方法,或止血类加注射疗法。可根据条件及医师经验选用。

4.手术治疗

经积极内科治疗仍有活动性出血者,应及时邀请外科医师会诊。手术治疗仍是消化性溃疡出血治疗的有效手段,其指征为:①严重出血经内科积极治疗仍不止血,血压难以维持正常,或血压虽已正常,但又再次大出血的。②以往曾有多次严重出血,间隔时间较短后又再次出血的。③合并幽门梗阻、穿孔,或疑有癌患者。

三、食管胃底静脉曲张破裂出血

此为上消化道出血常见病因,出血量往往较大,病情凶险,病死率较高。

(一)诊断

(1)起病急,出血量往往较大,常有呕血。

(2)有慢性肝病史。若发现黄疸、蜘蛛痣、肝掌、腹壁静脉曲张、脾脏肿大、腹水等有助于诊断。

(3)实验室检查可发现肝功能异常,特别是白/球蛋白比例倒置、凝血酶原时间延长、血清胆红素增高。血常规检查有红细胞、白细胞及血小板计数减少等脾功能亢进表现。

(4)胃镜检查或食管吞钡检查发现食管静脉曲张。

值得注意的是,有不少的肝硬化消化道出血原因不是食管胃底静脉曲张破裂出血所致,而是急性胃黏膜糜烂或消化性溃疡。急诊胃镜检查对出血原因部位的诊断具有重要意义。

(二)治疗

除按前述紧急治疗、输液及输血抗休克、使用抑制胃酸分泌药物外,下列方法可根据具体情况选用。

1.药物治疗

药物治疗是各种止血治疗措施的基础,在建立静脉通路后即可使用,为后续的各种治疗措施创造条件。

(1)生长抑素及其类似品:可降低门静脉压。国内外临床试验表明,该类药物对控制食管胃底曲张静脉出血有效,止血有效率为 70%～90%,与气囊压迫相似。目前供应临床使用的有14 肽生长抑素,用法是首剂 250 μg 静脉注射,继而 3 mg 加入 5%葡萄糖液 500 mL 中,250 μg/h 连续静脉滴注,连用3～4 天。因该药半减期短,若输液中断超过 3 分钟,需追加 250 μg 静脉注射,以维持有效的血药浓度。奥曲肽是一种合成的 8 肽生长抑素类似物,具有与 14 肽相似的生物学活性,半减期较长。其用法是奥曲肽首剂100 μg静脉注射,继而 600 μg,加入 5%葡萄糖液 500 mL 中,以 25～50 μg/h速度静脉滴注,连用 3～4 天。生长抑素治疗食管静脉曲张破裂出血止血率与气囊压迫相似，其最大的优点是无明显的变态反应。在硬化治疗前使用有利于减少活动性出血，使视野清晰，便于治疗。硬化治疗后再静脉滴注一段时间可减少再出血的机会。

(2)血管升压素：作用机制是通过对内脏血管的收缩作用，减少门静脉血流量，降低门静脉及其侧支的压力，从而控制食管、胃底静脉曲张破裂出血。目前推荐的疗法是 0.2 U/min，持续静脉滴注，观察治疗反应，可逐渐增加剂量，至 0.4 U/min。如出血得到控制，应继续用药 8～12 小时，然后停药。如果治疗 4～6 小时后仍不能控制出血，或出血一度中止而后又复发，应及时改用其他疗法。由于血管升压素具有收缩全身血管的作用，其不良反应包括血压升高、心动过缓、心律失常、心绞痛、心肌梗死、缺血性腹痛等。

目前主张在使用血管升压素同时使用硝酸甘油，以减少前者引起的全身变态反应，取得良好效果，尤以有冠心病、高血压病史者效果更好。具体用法是在应用血管升压素后，舌下含服硝酸甘油 0.6 mg，每 30 分钟 1 次。也有主张使用硝酸甘油 40～400 μg/min 静脉滴注，根据患者血压调整剂量。

2.内镜治疗

(1)硬化栓塞疗法(EVS)：在有条件的医疗单位，EVS 为当今控制食管静脉曲张破裂出血的首选疗法。多数报道，EVS 紧急止血成功率超过 90%，EVS 治疗组出血致死率较其他疗法明显降低。

1)适应证：一般来说，不论什么原因引起的食管静脉曲张破裂出血，均可考虑行 EVS。下列情况下更是 EVS 的指征：重度肝功能不全、储备功能低下如 Child C 级、低血浆蛋白质、血清胆红素升高的患者；合并有心、肺、脑、肾等重要器官疾病而不宜手术者；预后不良或无法切除的恶性肿瘤者，尤以肝癌为常见；已行手术治疗而再度出血，不可再次手术治疗，而常规治疗无效者；经保守治疗(包括三腔二囊管压迫)无效者。

2)禁忌证：有效血容量不足，血循环状态尚不稳定者；正在不断大量呕血者，因为行 EVS 可造成呼吸道误吸，加上视野不清也无法进行治疗操作；已濒临呼吸衰竭者，由于插管可加重呼吸困难，甚至呼吸停止；肝性脑病或意识不清无法合作者；严重心律失常或新近发生心肌梗死者；出血倾向严重，虽然内科纠正治疗，但仍远未接近正常者；长期用三腔二囊管压迫，可能造成较广泛的溃疡及坏死者，EVS 疗效常不满意。

3)硬化剂的选择：常用的硬化剂有下列几种。①乙氧硬化醇(AS)：主要成分为表面麻醉剂 polidocanol与乙醇，AS 的特点是对组织损伤作用小，有较强的致组织纤维作用，黏度低，可用较细的注射针注入，是一种比较安全的硬化剂。AS 可用于血管旁与血管内注射，血管旁每点 2～3 mL，每条静脉内4～5 mL，每次总量不超过 30 mL。②乙醇胺油酸酯(EO)：以血管内注射为主，因可引起较明显的组织损害，每条静脉内不超过5 mL，血管旁每点不超过 3 mL，每次总量不超过20 mL。③十四羟基硫酸钠(TSS)：据报道硬化作用较强，止血效果好，用于血管内注射。④纯乙醇：以血管内注射为主，每条静脉不超过 1 mL，血管外每点不超过 0.6 mL。⑤鱼肝油酸钠：以血管内注射为主，每条静脉 2～5 mL，总量不超过 20 mL。

4)术前准备：补充血容量，纠正休克；配血备用；带静脉补液进入操作室；注射针充分消毒，检查内镜、注射针、吸引器性能良好；最好使用药物先控制出血，使视野清晰，便于选择注射点。

5)操作方法：按常规插入胃镜，观察曲张静脉情况，确定注射部位。在齿状线上 2～3 cm 穿刺出血征象和出血最明显的血管，注入适量(根据不同硬化剂决定注射量)硬化剂。每次可同时注射 1～3 条血管，但应在不同平面注射(相隔 3 cm)，以免引起术后吞咽困难。也有人同时在出血静脉或曲张最明显的静脉旁注射硬化剂，以达到直接压迫作用，继而化学性炎症、血管旁纤维结缔组织增生，使曲张静脉硬化。每次静脉注射完毕后退出注射针，用附在镜身弯曲部的止血气囊或直接用镜头压迫穿刺点 1 分钟，以达到止血的目的。若有渗血，可局部喷洒凝血酶或 25% 孟氏液，仔细观察无活动性出血后出镜。

6)术后治疗：术后应继续卧床休息，密切注意出血情况，监测血压等生命指征，禁食 24 小时，补液，酌情使用抗生素，根据病情继续使用降低门静脉压的药物。首次治疗止血成功后，应在1～2 周后进行重复治疗，直至曲张静脉完全消失或只留白色硬索状血管，多数患者施行 3～5 次治疗后可达到此目的。

7)并发症：①出血，在穿刺部位出现渗血或喷血，可在出血处再补注 1～2 针，可达到止血作用。②胸痛、胸腔积液和发热：可能与硬化剂引起曲张静脉周围炎症、管溃疡、纵隔炎、胸膜炎的发生有关。③食管溃疡和狭窄。④胃溃疡及出血性胃炎：可能与 EVS 后胃血流淤滞加重、应激、从穿刺点溢出的硬化剂对胃黏膜的直接损害有关。

(2)食管静脉曲张套扎术(EVL)：适应证、禁忌证与 EVS 大致相同。其操作要点是在内镜直视下把曲张静脉用负压吸引入附加在内镜前端特制的内套管中，然后通过牵拉引线，使内套管沿外套管回缩，把原放置在内套管上的特制橡皮圈套入已被吸入内套管内的静脉上，阻断曲张静脉的血流，起到与硬化剂栓塞相同的效果。每次可套扎 5～10 个部位。与 EVS 相比，两者止血率相近，可达 90%。其优点是 EVL 不引起注射部位出血和系统并发症，值得进一步推广。

3.三腔二囊管

三腔二囊管压迫是传统的有效止血方法，其止血成功率为 44%～90%，由于存在一定的并发症，目前大医院已较少使用。主要用于药物效果不佳，暂时无法进行内镜治疗者，也适用于基层单位不具备内镜治疗的技术或条件者。

(1)插管前准备：①向患者说明插管的必要性与重要性，取得其合作。②仔细检查三腔管各通道是否通畅，气囊充气后作水下检查有无漏气，同时测量气囊充气量，一般胃囊注气 200～300 mL[用血压计测定内压，以 5.3～6.7 kPa(40～50 mmHg)为宜]，食管囊注气 150～200 mL[压力以 4.0～5.3 kPa(30～40 mmHg)为宜]，同时要求注气后气囊膨胀均匀，大小、张力适中，并做好各管刻度标记。③插管时若患者能忍受，最好不用咽部麻醉剂，以保存喉头反射，防止吸入性肺炎。

(2)正确的气囊压迫：插管前先测知胃囊上端至管前端的距离，然后将气囊完全抽空，气囊与导管均外涂液状石蜡，通过鼻孔或口腔缓缓插入。当至 50～60 cm 刻度时，套上 50 mL 注射器从胃管做回抽。如抽出血性液体，表示已到达胃腔，并有活动性出血。先将胃内积血抽空，用生理盐水冲洗。然后用注射器注气，将胃气囊充气 200～300 mL，再将管轻轻提拉，直到感到管子有弹性阻力时，表示胃气囊已压于胃底贲门部，此时可用宽胶布将管子固定于上唇一侧，并用滑车加重量 500 g(如 500 mL 生理盐水瓶加水250 mL)牵引止血。定时抽吸胃管，若不再抽出血性液体，说明压迫有效，此时可继续观察，不用再向食管囊注气。否则应向食管囊充气 150～200 mL，使压力维持在 4.0～5.3 kPa(30～40 mmHg)，压迫出血的食管曲张静脉。

(3)气囊压迫时间：第一个 24 小时可持续压迫，定时监测气囊压力，及时补充气体。每 1～2 小时从胃管抽吸胃内容物，观察出血情况，并可同时监测胃内 pH。压迫 24 小时后每间隔 6 小时放气 1 次，放气前宜让患者吞入液状石蜡 15 mL，润滑食管黏膜，以防止囊壁与黏膜黏附。

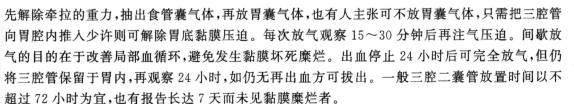

先解除牵拉的重力，抽出食管囊气体，再放胃囊气体，也有人主张可不放胃囊气体，只需把三腔管向胃腔内推入少许则可解除胃底黏膜压迫。每次放气观察 15～30 分钟后再注气压迫。间歇放气的目的在于改善局部血循环，避免发生黏膜坏死糜烂。出血停止 24 小时后可完全放气，但仍将三腔管保留于胃内，再观察 24 小时，如仍无再出血方可拔出。一般三腔二囊管放置时间以不超过 72 小时为宜，也有报告长达 7 天而未见黏膜糜烂者。

(4)拔管前后注意事项：拔管前先给患者服用液状石蜡 15～30 mL，然后抽空 2 个气囊中的气体，慢慢拔出三腔二囊管。拔管后仍需禁食 1 天，然后给予温流质饮食，视具体情况再逐渐过渡到半流质和软食。

三腔二囊管如使用不当，可出现以下并发症：①曲张静脉糜烂破裂。②气囊脱出阻塞呼吸道引起窒息。③胃气囊进入食管导致食管破裂。④食管和/或胃底黏膜因受压发生糜烂。⑤呕吐反流引起吸入性肺炎。⑥气囊漏气使止血失败，若不注意观察可继续出血引起休克。

4.经皮经颈静脉肝穿刺肝内门体分流术(TIPS)

TIPS 是影像学 X 线监视下的介入治疗技术。通过颈静脉插管到达肝静脉，用特制穿刺针穿过肝实质，进入门静脉。放置导线后反复扩张，最后在这个人工隧道内置入 1 个可扩张的金属支架，建立人工瘘管，实施门体分流，降低门静脉压力，达到治疗食管胃底曲张静脉破裂出血的目的。TIPS 要求有相当的设备与技术，费用昂贵，推广普及尚有困难。

5.手术治疗

大出血时有效循环血量骤降，肝供血量减少，可导致肝功能进一步的恶化，患者对手术的耐受性低，急症分流术死亡率为 15%～30%，断流术死亡率为 7.7%～43.3%。因此，在大出血期间应尽量采用各种非手术治疗，若不能止血才考虑行外科手术治疗。急症手术原则上采取并发症少、止血效果确切及简易的方法，如食管胃底曲张静脉缝扎术、门-奇静脉断流术等。待出血控制后再行择期手术，如远端脾-肾静脉分流术等，以解决门静脉高压问题，预防再出血。

四、其他原因引起的上消化道出血

(一)急性胃黏膜损害

本病是以一组胃黏膜糜烂或急性溃疡为特征的急性胃黏膜表浅性损害，常引起急性出血。主要包括急性出血性糜烂性胃炎和应激性溃疡，是上消化道出血的常见病因。

1.病因

(1)服用非甾体抗炎药(阿司匹林、吲哚美辛等)。

(2)大量酗烈性酒。

(3)应激状态(大面积烧伤、严重创伤、脑血管意外、休克、败血症、心肺功能不全等)。

2.诊断

(1)具备上述病因之一者。

(2)出血后 24～48 小时急诊胃镜检查发现胃黏膜(以胃体为主)多发性糜烂或急性浅表小溃疡；有时可见活动性出血。

3.治疗

本病以内科治疗为主。一般急救措施及补充血容量、抗休克与前述相同。本病的治疗要点如下。

(1)迅速提高胃内 pH,以减少 H^+ 反弥散,降低胃蛋白酶活力,防止胃黏膜自身消化,帮助凝血。可选用质子泵抑制剂如奥美拉唑或泮托拉唑。

(2)内镜下直视止血:包括出血部位的注射疗法、电凝止血或局部喷洒止血药(凝血酶或去甲肾上腺素溶液等)。

(3)手术治疗:应慎重考虑,因本病病变范围广泛,加上手术本身也是一种应激。对经内科积极治疗无效、出血量大者可考虑手术治疗。

(二)胃癌出血

胃癌一般为持续小量出血,急性大量出血者占 20%～25%,对中年以上男性患者,近期内出现上腹部疼痛或原有疼痛规律消失,食欲下降,消瘦,贫血程度与出血量不符者,应警惕胃癌出血的可能。内镜、活检或 X 线钡餐检查可明确诊断。治疗方法是补充血容量后及早手术治疗。

(三)食管贲门黏膜撕裂综合征

由于剧烈干呕、呕吐或可致腹腔内压力骤增的其他原因,造成食管贲门部黏膜及黏膜下层撕裂并出血。本病为上消化道出血的常见病因之一,约占上消化道出血病因的 10%,部分患者可致严重出血。急诊内镜检查是确诊的最重要方法,镜下可见纵形撕裂,长 3～20 mm,宽 2～3 mm,大多为单个裂伤,以右侧壁最多,左侧壁次之,可见到病灶渗血或有血痂附着。

治疗上除按一般上消化道出血原则治疗外,可在内镜下使用钛夹、电凝、注射疗法等。使用抑制胃酸分泌药物可减少胃酸反流,促进止血与损伤组织的修复。

(四)胆管出血

本病是指胆管或流入胆管的出血,可分为肝内型和肝外型出血。肝内型出血多为肝外伤、肝脏活检、感染和中毒后肝坏死、血管瘤、恶性肿瘤、肝动脉栓塞等病因所致。肝外型出血多为胆结石、胆管蛔虫、胆管感染、胆管肿瘤、经内镜胆管逆行造影下十二指肠乳头括约肌切开术后、T 管引流等引起。

1.诊断

(1)有上述致病因素存在,临床上出现三大症状:消化道出血、胆绞痛及黄疸。

(2)经内镜检查未发现食管和胃内的出血病变,而十二指肠乳头部有血液或血块排出,即可确认胆管出血。必要时可行选择性动脉造影、腹部探查中的胆管造影、术中胆管镜直视检查等,均有助于确诊。

2.治疗

首先要查明原发病,只有原发病查明后才能制定正确的治疗方案。轻度的胆管出血,一般可用保守疗法止血,急性胆管大出血则应及时手术治疗。除按上述一般紧急治疗、输液及输血、止血药物使用外,以下措施应着重进行。

(1)病因治疗:①控制感染,由于肝内或胆管内化脓性感染所引起的出血,控制感染至关重要,可选用肝胆管系统内浓度较高的抗生素,如头孢菌素类、喹诺酮类等抗生素静脉滴注,可联合两种以上抗生素。②驱蛔治疗,由胆管蛔虫引起者,主要措施是驱蛔、防治感染、解痉镇痛。在内镜直视下钳取嵌顿在壶腹内的蛔虫是一种有效措施。

(2)手术治疗:有下列情况可考虑手术治疗。①持续胆管大出血,经各种治疗仍血压不稳,休克未能有效控制者。②反复的胆管出血,经内科积极治疗无效者。③肝内或肝外有需要外科手术治疗的病变存在者。

五、急救护理

（一）护理目标

（1）保持呼吸道通畅，防止窒息。

（2）保障快速补充血容量，维护血流动力学稳定，抢救生命。

（3）保障及时应用止血药物。

（4）保障三腔二囊管压迫止血安全、有效。

（5）维护患者舒适。

（二）护理措施

1.保持呼吸道通畅，防止窒息

发现卧床患者发生大呕血时，立即帮助其取头高侧卧位，患者取俯卧位呕吐时用手托扶其前额，防止大量血液涌入鼻腔或气道导致窒息。必要时用吸引器及时清除呼吸道、口、鼻咽部的呕吐物和血液。

2.维护血流动力学和生命体征稳定

（1）建立有效的静脉通道立即穿刺体表大静脉，开通 2 条静脉通道，连接三通接头。根据医嘱输注晶体液生理盐水、林格液等来进行最初的容量补充，同时送血标本检验血型、交叉配血等。待静脉充盈后在近端行留置针穿刺，多条通路补液，有休克者中心静脉置管，尽快补充血容量，纠正低血压休克。输液、输血速度开始要快，待血压回升后，根据血压、中心静脉压、尿量和患者心肺功能而定。大量输血前应加温使低温库存血接近体温时再输入，防止快速大量输入导致患者寒战等变态反应。输液、输血时保持通畅，管道连接处连接紧密，防止脱落。意识不清躁动者应安全约束，防止拔管。

（2）呕血暂停后，嘱患者绝对安静卧床休息，严禁自行下床以防晕厥。给予吸氧，禁饮食。休克患者平卧位，下肢抬高 30°。

（3）监测患者血压、心率、呼吸等生命体征，老年或休克患者进行心电监护、中心静脉压测定。密切观察患者表情、意识、皮肤色泽、温度与湿度。留置导尿管，记录 24 小时出入量和每小时出入量。遵医嘱定期抽取标本检测血红蛋白、红细胞、白细胞、血小板计数、肝肾功能、电解质及血氨分析等。

（4）正确估计和记录出血量（呕血及便血）：一般出现临床症状时失血已超过 500 mL；超过 1 000 mL的失血导致血压下降和脉速，如由仰卧位到直立位时，收缩压可下降 1.3～2.7 kPa（10～20 mmHg），脉搏增加 20 次/分或更多；超过 2 000 mL 的急性出血常表现为临床休克，患者烦躁不安、面色苍白、脉搏细速，冷汗，收缩压低于 12.0 kPa（90 mmHg）。

3.三腔两囊管（下称三腔管）压迫止血的护理

对出血病因明确，肝硬化门静脉高压致食管-胃底静脉曲张破裂出血者，护士要做好三腔管压迫止血的物品准备，加强护理与观察，保障疗效，杜绝因护理不当而造成的危害和意外。

（1）检查气囊是否完好，有无漏气、偏心：置管后妥善固定，导管贴近鼻翼处要以脱脂棉衬垫，避免压伤局部皮肤。标记刻度，注意检查胃囊及食管囊压力，一般胃囊压力 5.0～6.0 kPa（37～45 mmHg），食管囊压力 3.0～4.0 kPa（22.5～30 mmHg）。每 12 小时放气 10 分钟，防止黏膜压迫坏死。抢救车上备剪刀，以备在胃囊意外滑出时迅速剪断胃管放气，防止堵塞咽喉引起窒息或造成急性食管损伤等意外危险。

(2)观察止血效果:置管后定时抽胃内容物,必要时用生理盐水加止血药灌洗,观察抽出液的颜色,判断止血效果。连续抽出鲜血者,表明止血效果不好,应及时报告医师处理,可增加气囊气量。

(3)保持口腔清洁,每天口腔护理3次。及时吸尽咽喉分泌物,防止吸入性肺炎。三腔管放置时间不宜超过48小时,否则食管、胃底受压迫时间过长发生溃烂、坏死。患者翻身、大小便等活动后注意检查三腔管有无脱出或移位。

(4)如出血已停止,可先排空食管气囊,后排空胃气囊,再观察12～16小时,如再出血可随时再次压迫止血。拔管前,先给患者口服液状石蜡15～20 mL,然后缓慢慢将管拔出,擦拭面部,帮助患者漱口。

4.止血药物的应用及护理

(1)静脉用药制酸剂应现配现用,保证疗效,使胃内pH＞6为最佳止血效果;垂体后叶素常用于食管-胃底静脉曲张破裂出血,应用时应逐步调整剂量,剂量过大可导致头痛、腹痛、排便次数增加,也可引起心肌缺血诱发心肌梗死等。输液时要加强巡视,并严防药液外渗导致皮肤坏死,一旦发生渗出,立即给予局部封闭治疗;常用降门静脉压的药物善宁、生长抑素,因半衰期短,中断5分钟后即需要再次给予冲击量,因此需用输液泵匀速泵入,防止中断,以免影响疗效和增加患者费用。该类药物用药速度过快、浓度过大可引起恶心、呕吐,诱发再次出血。

(2)胃管用药冰盐水洗胃或注入孟氏液、凝血酶等止血药物,注意防止呛咳、误吸和窒息。

5.药物治疗无效时,配合医师做好急诊内镜治疗和手术准备

(1)术前向患者及家属做好解释工作,讲明胃镜下止血的必要性及可能出现的问题。询问患者药物过敏史。舌咽部黏膜麻醉,用丁卡因喷咽喉部2～3次。

(2)术中配合准备冰生理盐水50～60 mL加去甲肾上腺素6 mg、凝血酶2 000 U加冰生理盐水20 mL,用于经内镜注入胃内。介入治疗过程中,随时严密观察病情,注意生命体征变化。

(3)术后护理术后应继续观察出血情况:用生理盐水漱口,清洁口腔,去除口腔内积血及麻醉药,防止误吸入气管。禁食、禁饮2小时,防止因口咽部感觉迟钝导致呛咳。2小时后若病情平稳,可进温凉流质饮食。若病情严重则禁食24～72小时。

6.预防感染并发症

严格无菌技术操作,中心静脉置管处每天用碘伏消毒、更换无菌敷料,观察局部有无红肿、渗液等。每天更换输液器和三通接头;意识不清者,每2小时翻身1次,防止皮肤损伤,翻身时注意防止胃管等脱出。

7.维护患者舒适

呕血后帮助患者漱口或做口腔护理,擦净皮肤、地面的血迹,更换被服,及时倾倒容器内的污物,病室通风,保持空气清洁、无异味。帮助患者取舒适的治疗体位。抢救过程中要保持安静,操作准确、轻巧,尽量减少患者痛苦。

8.心理护理

消化道大出血患者见到排出大量鲜血会产生紧张、恐惧心理,不利于止血和休克的治疗。护士要陪伴、安抚和支持患者。尽快清除血迹,避免不良刺激。实施检查治疗前,向患者说明目的、过程、配合要点等,尽量减轻因强烈的不确定感带来的恐惧。

(孙田田)

第八章　神经内科护理

第一节　癫　　痫

癫痫是多种原因导致的脑部神经元高度同步化异常放电所引起的临床综合征，临床表现具有发作性、短暂性、重复性和刻板性的特点。临床上每次发作或每种发作的过程称为痫性发作。

一、病因与发病机制

(一)病因

癫痫不是独立的疾病，而是一组疾病或综合征。引起癫痫的病因非常复杂，根据病因学不同，癫痫可分为三大类。

1.症状性癫痫

由各种明确的中枢神经系统结构损伤和功能异常引起，如脑肿瘤、脑损伤、脑血管病、中枢神经系统感染、寄生虫、遗传代谢性疾病、神经系统变性疾病等。

2.特发性癫痫

病因不明，未发现脑部有足以引起癫痫发作的结构性损伤或功能异常，可能与遗传因素密切相关。

3.隐源性癫痫

病因不明，但临床表现提示为症状性癫痫，现有的检查手段不能发现明确的病因。其占全部癫痫的60%～70%。

(二)发病机制

癫痫的发病机制非常复杂，至今尚未能完全了解其全部机制，但发病的一些重要环节已被探知。

1.痫性放电的起始

神经元异常放电是癫痫发病的电生理基础。

2.痫性放电的传播

异常高频放电反复通过突触联系和强化后的易化作用诱发周边及远处的神经元的同步放电，从而引起异常电位的连续传播。

3.痫性放电的终止

目前机制尚未完全明了。

二、临床表现

(一)痫性发作

1.部分性发作

部分性发作包括以下几种:①单纯部分性发作,常以发作性一侧肢体、局部肌肉节律性抽动或感觉障碍为特征,发作时程短。②复杂部分性发作,表现为意识障碍,多有精神症状和自动症。③部分性发作继发全面性发作,上述部分性发作后出现全身性发作。

2.全面性发作

这类发作起源于双侧脑部,发作初期即有意识丧失,根据其临床表现的不同,可分为以下几种。

(1)全面强直-阵挛发作:以意识丧失、全身抽搐为主要临床特征。早期出现意识丧失、跌倒,随后的发作过程分为三期:强直期、阵挛期和发作后期。发作过程可有喉部痉挛、尖叫、心率增快、血压升高、瞳孔散大、呼吸暂停等症状,发作后各项体征逐渐恢复正常。

(2)失神发作:典型表现为正常活动中突然发生短暂的意识丧失,两眼凝视且呼之不应,发作停止后立即清醒,继续原来的活动,对发作没有丝毫记忆。

(3)强直性发作:多在睡眠中发作,表现为全身骨骼肌强直性阵挛,常伴有面色潮红或苍白、瞳孔散大等症状。

(4)阵挛性发作:表现为全身骨骼肌阵挛伴意识丧失,见于婴幼儿。

(5)肌阵挛发作:表现为短暂、快速、触电样肌肉收缩,一般无意识障碍。

(6)失张力发作:表现为全身或部分肌肉张力突然下降,造成张口、垂颈、肢体下垂甚至跌倒。

3.癫痫持续状态

癫痫持续状态指一次癫痫发作持续 30 分钟以上,或连续多次发作致发作间期意识或神经功能未恢复至通常水平。可见于各种类型的癫痫,但通常是指全面强直-阵挛发作持续状态。可因不适当地停用抗癫痫药物或治疗不规范、感染、精神刺激、过度劳累、饮酒等诱发。

(二)癫痫综合征

特定病因引发的由特定症状和体征组成的癫痫。

三、辅助检查

(1)脑电图检查:脑电图检查是诊断癫痫最有价值的辅助检查方法,典型表现是尖波、棘波、棘-慢或尖-慢复合波。

(2)血液检查:通过血糖、血常规、血寄生虫等检查,可了解有无低血糖、贫血、寄生虫病。

(3)影像学检查:应用数字减影血管造影、CT、MRI 等检查可发现脑部器质性病变,为癫痫的诊断提供依据。

四、治疗要点

目前癫痫治疗仍以药物治疗为主,药物治疗应达到 3 个目的:①控制发作或最大限度地减少发作次数;②长期治疗无明显变态反应;③使患者保持或恢复其原有的生理、心理和社会功能状态。

(一)病因治疗

去除病因,避免诱因。如全身代谢性疾病导致癫痫的应先纠正代谢紊乱,睡眠不足诱发癫痫的要保证充足的睡眠,对于颅内占位性病变引起者首先考虑手术治疗,对于脑寄生虫病行驱虫治疗。

(二)发作时治疗

立即让患者就地平卧,保持呼吸道通畅,及时给氧;防止外伤,预防并发症;应用药物预防再次发作,如地西泮、苯妥英钠等。

(三)发作间歇期治疗

合理应用抗癫痫药物,常用的抗癫痫药物有地西泮、氯硝西泮、卡马西平、丙戊酸、苯妥英钠、苯巴比妥、扑痫酮、拉莫三嗪、奥卡西平、左乙拉西坦、加巴喷丁等。强直性发作、部分性发作和部分性发作继发全面性发作首选卡马西平;全面强直-阵挛发作、典型失神、肌阵挛发作、阵挛性发作首选丙戊酸。

(四)癫痫持续状态的治疗

保持稳定的生命体征和进行性心肺功能支持;终止呈持续状态的癫痫发作,减少癫痫发作对脑部神经元的损害;寻找并尽可能根除病因及诱因;处理并发症。可依次选用地西泮、异戊巴比妥钠、苯妥英钠和水合氯醛等药物。及时纠正血酸碱度和电解质失衡,发生脑水肿时给予甘露醇和呋塞米注射,注意预防和控制感染。

(五)其他治疗

对于药物难治性、有确定癫痫灶的癫痫可采用手术治疗,中医学针灸治疗对某些癫痫也有一定疗效。

五、护理措施

(一)一般护理

(1)饮食:为患者提供充足的营养,癫痫持续状态的患者可给予鼻饲,嘱发作间歇期的患者进食清淡、无刺激、富于营养的食物。

(2)休息与运动:癫痫发作后宜卧床休息,平时应劳逸结合,保证充足的睡眠,生活规律,避免不良刺激。

(3)纠正水、电解质及酸碱平衡紊乱,预防并发症。

(二)病情观察

密切观察生命体征、意识状态、瞳孔变化、大小便等情况;观察并记录发作的类型、频率和持续时间;观察发作停止后意识恢复的时间,有无疲乏、头痛及行为异常。

(三)安全护理

告知患者有发作先兆时立即平卧。活动中发作时,立即将患者置于平卧位,避免摔伤。摘下眼镜、手表、义齿等硬物,用软垫保护患者关节及头部,必要时用约束带适当约束,避免外伤。用牙垫或厚纱布置于患者口腔一侧上下磨牙间,防止口、舌咬伤。发作间歇期,应为患者创造安静、安全的休养环境,避免或减少诱因,防止意外的发生。

(四)保持呼吸道通畅

发作时立即解开患者领扣、腰带以减少呼吸道受压,及时清除口腔内食物、呕吐物和分泌物,防止呼吸道阻塞。让患者平卧、头偏向一侧，必要时用舌钳拉出舌头，避免舌后坠阻塞呼吸道。必要时可行床旁吸引和气管切开。

（五）用药护理

有效的抗癫痫药物治疗可使 80％的患者发作得到控制。告诉患者抗癫痫药物治疗的原则以及药物疗效与变态反应的观察，指导患者遵医嘱坚持长期正确服药。

1.服药注意事项

服药注意事项包括：①根据发作类型选择药物。②药物一般从小剂量开始，逐渐加量，以尽可能控制发作、又不致引起毒性反应的最小有效剂量为宜。③坚持长期有规律服药，完全不发作后还需根据发作类型、频率，再继续服药 2～3 年，然后逐渐减量至停药，切忌服药控制发作后就自行停药。④间断不规则服药不利于癫痫控制，易导致癫痫持续状态发生。

2.常用抗癫痫药物变态反应

每种抗癫痫药物均有多种变态反应。变态反应轻者一般不需停药，从小剂量开始逐渐加量或与食物同服可以减轻，严重反应时应减量或停药、换药。服药前应做血、尿常规和肝、肾功能检查，服药期间定期监测血药浓度，复查血常规和生化检查。

（六）避免促发因素

1.癫痫的诱因

疲劳、饥饿、睡眠不足、便秘、经期、饮酒、感情冲动、一过性代谢紊乱和变态反应。过度换气对于失神发作、过度饮水对于强直性阵挛发作、闪光对于肌阵挛发作也有诱发作用。有些反射性癫痫还应避免如声光刺激、惊吓、心算、阅读、书写、下棋、玩牌、刷牙、起步、外耳道刺激等特定因素。

2.癫痫持续状态的诱发因素

常为突然停药、减药、漏服药及换药不当；其次为发热、感冒、劳累、饮酒、妊娠与分娩；使用异烟肼、利多卡因、氨茶碱或抗抑郁药亦可诱发。

（七）手术的护理

对于手术治疗癫痫的患者，术前应做好心理护理以减少恐惧和紧张。密切观察意识、瞳孔、肢体活动和生命体征等情况，并按医嘱做好术前检查和准备；术后麻醉清醒后应采取头高脚低位，以减轻脑水肿的发生。严密监测病情，做好术后常规护理、用药护理和安全护理。

（八）心理护理

病情反复发作、长期服药常会给患者带来沉重的精神负担，易产生焦虑、恐惧、抑郁等不良心理状态。护士应多关心患者，随时关注其心理状态并给予安慰和疏导，缓解患者的心理负担，使其更好地配合治疗。

（九）健康指导

（1）向患者及家属介绍疾病治疗和预防的相关知识，教会其癫痫的基本护理方法，安静的环境、规律的生活、合理的饮食、充足的睡眠、远离不良刺激等均有利于患者的康复。

（2）告知患者及家属遵医嘱长期、规律用药，不可突然减药甚至停药，定期复查，病情变化立即就诊。

（3）应尽量避免患者单独外出，不参与蹦极、游泳等可能危及生命的活动，避免紧张、劳累。

（4）特发性癫痫且有家族史的女性患者，婚后不宜生育，双方均有癫痫，或一方患病，另一方有家族史者不宜婚配。

（吕新丽）

第二节 面神经炎

一、疾病概述

(一)概念和特点

面神经炎是由茎乳孔内面神经非特异性炎症所致的周围性面瘫，又称为特发性面神经麻痹，或称贝尔麻痹，是一种最常见的面神经瘫痪疾病。

(二)相关病理生理

其早期病理改变主要为神经水肿和脱髓鞘，严重者可出现轴突变性，以茎乳孔和面神经管内部分尤为显著。

(三)病因与诱因

面神经炎的病因尚未完全阐明。受凉、感染、中耳炎、茎乳孔周围水肿及面神经在面神经管出口处受压、缺血、水肿等均可引起发病。

(四)临床表现

(1)本病任何年龄、任何季节均可发病，男性比女性略多。一般为急性发病，常于数小时或1～3天症状达到高峰。

(2)主要表现为一侧面部表情肌瘫痪，额纹消失，不能皱额蹙眉；眼裂闭合不能或闭合不完全；病侧鼻唇沟变浅，口角歪向健侧(露齿时更明显)；吹口哨及鼓腮不能等。

(3)病初可有侧耳后麻痹或下颌角后疼痛。少数人可有茎乳孔附近及乳突压痛。面神经病变在中耳鼓室段者可出现说话时回响过度和病侧舌前2/3味觉缺失。影响膝状神经节者，除上述表现外，还出现病侧乳突部疼痛，耳郭与外耳道感觉减退，外耳道或鼓膜出现疱疹，称为Hunt综合征。

(五)辅助检查

面神经传导检查对早期(起病5～7天)完全瘫痪者的预后判断是一项有用的检查方法，EMG检查表现为病侧诱发的肌电动作电位M波波幅明显减低，如为对侧正常的30%或以上者，则可望在2个月内完全恢复。如为10%～29%者则需要2～8个月才能恢复，且有一定程度的并发症；如仅为10%以下者则需要6～12个月才有可能恢复，并常伴有并发症(面肌痉挛等)；如病后10天内出现失神经电位，恢复时间将延长。

(六)治疗原则

改善局部血液循环，减轻面部神经水肿，促使功能恢复。治疗要点如下。

(1)急性期应尽早使用糖皮质激素，可用泼尼松30 mg口服，1次/天，或地塞米松静脉滴注10 mg/d，疗程1周左右，并用大剂量维生素B_1、维生素B_{12}肌内注射，还可以采用红外线照射或超短波透热疗法。若为带状疱疹引起者，可口服阿昔洛韦7～10天。眼裂不能闭合，可根据情况使用眼膏、眼罩，或缝合眼睑以保护角膜。

(2)恢复期可进行面肌的被动或主动运动训练，也可采用碘离子透入理疗、针灸、高压氧等治疗。

(3)2～3个月后，对自愈较差的高危患者可行面神经减压手术，以争取恢复的机会。发病后1年以上仍未恢复者，可考虑整容手术或面-舌下神经或面-副神经吻合术。

二、护理评估

(一)一般评估

1.生命体征

一般无特殊。体温升高常见于感染。

2.患者的主诉

(1)诱因：发病前有无受凉、感染、中耳炎。

(2)发作症状：发作时有无侧耳后麻痹或下颌角后疼痛，一侧面部表情肌瘫痪，额纹消失，不能皱额蹙眉；眼裂闭合不能或闭合不完全；病侧鼻唇沟变浅，口角歪向健侧(露齿时更明显)；不能吹口哨及鼓腮。

(3)发病形式：是否急性发病，持续时间，症状的部位、范围、性质、严重程度等。

(4)既往检查、治疗经过及效果，是否有遵医嘱治疗。目前情况包括使用药物的名称、剂量、用法和有无变态反应。

3.其他

体重与身高、体位、皮肤黏膜、饮食状况及排便情况的评估和/或记录结果。

(1)口腔卫生评估：评估患者的口腔卫生清洁程度，患侧脸颊是否留有食物残渣。

(2)疼痛的评估：使用口诉言词评分法、数字等级评定量表、面部表情测量图对疼痛程度、疼痛控制及疼痛不良作用的评估。

(二)身体评估

1.头颈部

(1)外观评估：患侧额皱纹是否浅，眼裂是否增宽。鼻唇沟是否浅，口角是否低，口是否向健侧㖞斜。

(2)运动评估：让患者做皱额、闭眼、吹哨、露齿、鼓气动作，比较两侧是否相等。

(3)味觉评估：让患者伸舌，检查者以棉签或毛笔蘸少许试液(醋、盐、糖等)，轻擦于舌之前部，如有味觉可以手指预定符号表示之，不能伸舌和讲话。先试可疑一侧再试健侧。每种味觉试验完毕时，需用温水漱口，一般舌尖对甜、咸味最敏感，舌后边对酸味最敏感。

2.胸部

无特殊。

3.腹部

无特殊。

4.四肢

无特殊。

(三)心理-社会评估

(1)了解患者对疾病知识特别是预后的了解。

(2)观察患者有无心理异常的表现，患者面部肌肉出现瘫痪，自身形象改变，容易导致其焦虑和急躁的情绪。

(3)了解其患者家庭经济状况，家属及社会支持程度。

(四)辅助检查结果的评估

1.常规检查

一般无特殊,注意监测体温、血常规有无异常。

2.面神经传导检查

有无异常。

(五)常用药物治疗效果的评估

主要是糖皮质激素。

(1)服用药物的具体情况:是否餐后服用,主要剂型、剂量与持续用药时间。

(2)胃肠道反应评估:这是口服糖皮质激素最常见的变态反应,主要表现为上腹痛、恶心及呕吐等。

(3)出血评估:糖皮质激素可致诱发或加剧胃和十二指肠溃疡的发生,严重时引起出血甚至穿孔。患者服药期间,应定期检测血常规和异常出血的情况。

(4)体温变化及其相关感染灶的表现:皮质激素对机体免疫反应有多个环节的抑制作用,削弱机体的抵抗力。容易诱发各种感染的发生有关,尤其是上呼吸道、泌尿道、皮肤(含肛周)的感染。

(5)神经精神症状的评估:小剂量皮质激素可引起精神欣快感,而大剂量则出现兴奋、多语、烦躁不安、失眠、注意力不集中和易激动等精神症状,少数尚可出现幻觉、幻想谵妄、昏睡等症状,也有企图自杀者,这种精神失常可迅速恶化。

三、主要护理诊断/问题

(一)身体意象紊乱

与面神经麻痹所致口角㖞斜等有关。

(二)疼痛:下颌角或乳突部疼痛

与面神经病变累及膝状神经节有关。

四、护理措施

(一)心理护理

患者突然出现面部肌肉瘫痪,自身形象改变,害怕遇见熟人,不敢出现在公共场所。容易导致焦虑、急躁情绪。应观察有无心理异常的表现,鼓励患者表达对面部形象改变后的心理感受和对疾病预后担心的真实想法;告诉患者本病大多预后良好,并介绍治愈患者,指导克服焦躁情绪和害羞心理,正确对待疾病,积极配合治疗;同时护士在与患者谈话时应语言柔和、态度和蔼亲切,避免任何伤害患者自尊的言行。

(二)休息与修饰指导

急性期注意休息,防风、防寒,尤其患侧耳后茎乳孔周围应予保护,预防诱发。外出时可戴口罩,系围巾,或使用其他改善自身形象的恰当修饰。

(三)饮食护理

选择清淡饮食,避免粗糙、干硬、辛辣食物,有味觉障碍的患者应注意食物的冷热度,以防烫伤口腔黏膜;指导患者饭后及时漱口,清除口腔患侧滞留食物,保持口腔清洁,预防口腔感染。

(四)预防眼部并发症

眼睑不能闭合或闭合不全者予以眼罩、眼镜遮挡及点眼药等保护，防止角膜炎、溃疡。

(五)功能训练

指导患者尽早开始面肌的主动与被动运动。只要患侧面部能运动，就应进行面肌功能训练，可对着镜子做皱眉、抬额、闭眼、露齿、鼓腮和吹口哨等运动，每天数次，每次5～15分钟，并辅以面肌按摩，以促进早日康复。

(六)就诊指标

受凉、感染、中耳炎后出现一侧面部表情肌瘫痪，额纹消失，不能皱额蹙眉；眼裂闭合不能或闭合不完全；病侧鼻唇沟变浅，口角歪向健侧(露齿时更明显)；不能吹口哨及鼓腮以及侧耳后麻痹或下颌角后疼痛，及时就医。

五、护理效果评价

(1)患者能够正确对待疾病，积极配合治疗。

(2)患者能够掌握相关疾病知识，做好外出的自我防护。

(3)患者口腔清洁舒适，无口腔异物、异味及口臭，无烫伤。

(4)患者无角膜炎、溃疡的发生。

(5)患者积极参与康复锻炼，坚持自我面肌功能训练。

(6)患者对治疗效果满意。

(吕新丽)

第三节　三叉神经痛

一、疾病概述

(一)概念和特点

三叉神经痛是一种原因未明的三叉神经分布区内闪电样反复发作的剧痛，不伴三叉神经功能破坏的症状，又称为原发性三叉神经痛。

(二)相关病理生理

三叉神经感觉根切断术活检可见神经节细胞消失、炎症细胞浸润，神经鞘膜不规则增厚、髓鞘瓦解，轴索节段性蜕变、裸露、扭曲、变形等。

(三)病因与诱因

原发性三叉神经痛病因尚未完全明了，周围学说认为病变位于半月神经节到脑桥间部分，是由于多种原因引起的压迫所致；中枢学说认为三叉神经痛为一种感觉性癫痫样发作，异常放电部位可能在三叉神经脊束核或脑干。

发病机制迄今仍在探讨之中。较多学者认为是各种原因引起三叉神经局部脱髓鞘产生异位冲动，相邻轴索纤维假突触形成或产生短路，轻微痛觉刺激通过短路传入中枢，中枢传出冲动亦通过短路传入，如此叠加造成三叉神经痛发作。

(四)临床表现

(1)70%～80%的患者发生在40岁以上,女性稍多于男性,多为一侧发病。

(2)以面部三叉神经分布区内突发的剧痛为特点,似触电、刀割、火烫样疼痛,以面颊部、上下颌或舌疼痛最明显;口角、鼻翼、颊部和舌等处最敏感,轻触、轻叩即可诱发,故有“触发点”或“扳机点”之称。严重者洗牙、刷牙、谈话、咀嚼都可以诱发,以致不敢做这些动作。发作时患者常常双手紧握拳或握物、或用力按压痛部,或用手擦痛部,以减轻疼痛。因此,患者多出现面部皮肤粗糙,色素沉着、眉毛脱落等现象。

(3)每次发作从数秒至2分钟。其发作来去突然,间歇期完全正常。

(4)疼痛可固定累及三叉神经的某一分支,尤以第二、三支多见,也可以同时累及两支,同时三支受累者少见。

(5)病程可呈周期性,开始发作次数较少,间歇期长,随着病程进展使发作逐渐频繁,间歇期缩短,甚至整日疼痛不止。本病可以缓解,但极少自愈。

(6)原发性三叉神经痛者神经系统检查无阳性体征。继发性三叉神经疼痛,多伴有其他脑神经及脑干受损的症状及体征。

(五)辅助检查

1.螺旋CT检查

螺旋CT检查能更好地显示颅底三孔区正常和病理的颅脑组织结构和骨质结构。对于发现和鉴别继发性三叉神经痛的原因及病变范围尤为有效。

2.MRI综合成像

快速梯度回波加时间飞跃法即TOF法技术。它可以同时兼得三叉神经和其周围血管的影像,已作为MRI对于三叉神经痛诊断和鉴别诊断的首选检查。

(六)治疗原则

1.药物治疗

卡马西平首选,开始为0.1 g,2次/天,以后每天增加0.1 g,最大剂量不超过1.0 g/d。直到疼痛消失,然后再逐渐减量,最小有效维持剂量常为0.6～0.8 g/d。如卡马西平无效可考虑苯妥英钠0.1 g口服3次/天。如两药无效时可试用氯硝西泮6～8 mg/d口服。40%～50%患者可有效控制发作,25%疼痛明显缓解。可同时服用大剂量维生素B_{12},1 000～2 000 μg,肌内注射,2～3次/周,4～8周为1个疗程,部分患者可缓解疼痛。

2.经皮半月神经节射频电凝治疗法

采用射频电凝治疗对大多数患者有效,可缓解疼痛数月至数年。但可致面部感觉异常、角膜炎、复视、咀嚼无力等并发症。

3.封闭治疗

药物治疗无效者可行三叉神经纯乙醇或甘油封闭治疗。

4.手术治疗

以上治疗长达数年无效且又能耐受开颅手术者可考虑三叉神经终末支或半月神经节内感觉支切断术,或行微血管减压术。手术治疗虽然止痛疗效良好,但也有可能失败,或产生严重的并发症,术后复发,甚至有生命危险等。因此,只有经过上述几种治疗后仍无效且剧痛难忍者才考虑手术治疗。

二、护理评估

(一)一般评估

1.生命体征

一般无特殊。

2.患者的主诉

有无三叉神经痛的临床表现。

3.相关记录

患者神志、年龄、性别、体重、体位、饮食、睡眠、皮肤等记录结果。疼痛的评估包括对疼痛程度、疼痛控制及疼痛不良作用的评估。主要包括以下 3 个方面。

(1)疼痛强度的单维测量。

(2)疼痛分成感觉强度和不愉快两个维度来测量。

(3)对疼痛经历的感觉、情感及认知评估方面的多维评估。

(二)身体评估

1.头颈部

(1)角膜反射:患者向一侧注视,用捻成细束的棉絮由外向内轻触角膜,反射动作为双侧直接和间接的闭眼活动。角膜反射可以受多种病变的影响。如一侧三叉神经受损造成角膜麻木时,刺激患侧角膜则双侧均无反应,而在做健侧角膜反射时,仍可引起双侧反应。

(2)腭反射:用探针或棉签轻刺软腭弓、咽腭弓边缘,正常时可引起腭帆上提,伴恶心或呕吐反应。当一侧反射消失,表明检查侧三叉神经、舌咽神经和迷走神经损害。

(3)眉间反射:用叩诊锤轻轻叩击两眉之间的部位,可出现两眼轮匝肌收缩和两眼睑闭合。一侧三叉神经及面神经损害,均可使该侧眉间反射减弱或消失。

(4)运动功能的评估:检查时,首先应注意观察患者两侧颞部及颌部是否对称,有无肌萎缩,然后让患者用力反复咬住磨牙,检查时双手掌按触两侧咬肌和颞肌,如肌肉无收缩,或一侧有明显肌收缩减弱,即有判断价值。另外可嘱患者张大口,观察下颌骨是否有偏斜,如有偏斜证明三叉神经运动支受损。

(5)感觉功能的评估:检查时,可用探针轻划(测触感)与轻刺(测痛感)患侧的三叉神经各分布区的皮肤与黏膜,并与健侧相比较。如果痛觉丧失时,需再做温度觉检查,以试管盛冷热水试之。可用两支玻璃管分盛 0～10 ℃的冷水和 40～50 ℃温水交替地接触患者的皮肤,请其报出"冷"和"热"。

2.胸部

无特殊。

3.腹部

无特殊。

4.四肢

无特殊。

(三)心理-社会评估

1.疾病知识

患者对疾病的性质、过程、防治及预后知识的了解程度。

2.心理状况

了解疾病对其日常生活、学习和工作的影响，患者能否面对现实、适应角色转变，有无人格改变、反应迟钝、记忆力及计算力下降或丧失等精神症状。

3.社会支持系统

了解家庭的组成、经济状况、文化教育背景；家属对患者的关心、支持以及对患者所患疾病的认识程度；了解患者的工作单位或医疗保险机构所能承担的帮助和支持情况；患者出院后的继续就医条件，居住地的社区保健资源或继续康复治疗的可能性。

（四）辅助检查结果的评估

1.常规检查

一般无特殊，注意监测肝、肾功能有无异常。

2.头颅CT

颅底三孔区的颅脑组织结构和骨质结构有无异常。

3.MRI

三叉神经和其周围血管的影像有无异常。

（五）常用药物治疗效果的评估

1.卡马西平

(1)用药剂量、时间、方法的评估与记录。

(2)变态反应的评估：头晕、嗜睡、口干、恶心、消化不良等，多可消失。出现皮疹、共济失调、昏迷、肝功能受损、心绞痛、精神症状时需立即停药。

(3)血液系统毒性反应的评估：本药最严重的变态反应，但较少见，可产生持续性白细胞计数减少、单纯血小板计数减少及再生障碍性贫血。

2.苯妥英钠

(1)服用药物的具体情况：是否餐后服用，主要剂型、剂量与持续用药时间。

(2)变态反应的评估：本品变态反应小，长期服药后常见眩晕、嗜睡、头晕、恶心、呕吐、厌食、失眠、便秘、皮疹等反应，亦可有变态反应。有时有牙龈增生(儿童多见，并用钙盐可减轻)，偶有共济失调、白细胞计数减少、巨细胞贫血、神经性震颤；严重时有视力障碍及精神错乱、紫癜等。长期服用可引起骨质疏松，孕妇服用有可能致胎儿畸形。

3.氯硝西泮

(1)服用药物的具体情况：是否按时服用，主要剂型、剂量与持续用药时间。

(2)变态反应的评估：最常见的变态反应为嗜睡和步态不稳及行为紊乱，老年患者偶见短暂性精神错乱，停药后消失。偶有一过性头晕、全身瘙痒、复视等变态反应。对孕妇及闭角性青光眼患者禁用。对肝肾功能有一定的损害，故对肝肾功能不全者应慎用或禁用。

三、主要的护理诊断/问题

（一）疼痛

面颊、上下颌及舌疼痛 与三叉神经受损(发作性放电)有关。

（二）焦虑

与疼痛反复、频繁发作有关。

四、护理措施

(一)避免发作诱因

由于本病为突然、反复发作的阵发性剧痛，患者非常痛苦，加之咀嚼、哈欠和讲话均可能诱发，患者常不敢洗脸、刷牙、进食和大声说话等，故表现为面色憔悴、精神抑郁和情绪低落，应指导患者保持心情愉快，生活有规律、合理休息、适度娱乐；选择清淡、无刺激的饮食，严重者可进食流质；帮助患者尽可能减少刺激因素，如保持周围环境安静、室内光线柔和，避免因周围环境刺激而产生焦虑情绪，以致诱发或加重疼痛。

(二)疼痛护理

观察患者疼痛的部位、性质，了解疼痛的原因与诱因；与患者讨论减轻疼痛的方法与技巧，鼓励患者运用指导式想象、听轻音乐、阅读报纸杂志等分散注意力，以达到精神放松、减轻疼痛。

(三)用药护理

指导患者遵医嘱正确服用止痛药，并告知药物可能出现的变态反应，如服用卡马西平应先行血常规检查以了解患者的基本情况，用药 2 个月内应 2 周检查血常规 1 次。如无异常情况，以后每 3 个月检查血常规 1 次。

(四)就诊指标

出现头晕、嗜睡、口干、恶心、步态不稳、肝功能损害、皮疹和白细胞计数减少及时就医；患者不要随意更换药物或自行停药。

五、护理效果评价

(1)患者疼痛程度得到有效控制，达到预定疼痛控制目标。

(2)患者能正确认识疼痛并主动参与疼痛治疗护理。

(3)患者不舒适被及时发现，并予以相应处理。

(4)患者掌握相关疾病知识，遵医行为好。

(5)患者对治疗效果满意。

(吕新丽)

第四节 偏 头 痛

偏头痛是一类发作性且常为单侧的搏动性头痛。发病率各家报告不一，Solomon 描述约 6%的男性，18%的女性患有偏头痛，男女之比为 1∶3；Wilkinson 的报告为约 10%的英国人口患有偏头痛；Saper 报告在美国约有 2 300 万人患有偏头痛，其中男性占 6%，女性占 17%。偏头痛多开始于青春期或成年早期，约 25%的患者于 10 岁以前发病，55%的患者发生在 20 岁以前，90%以上的患者发生于 40 岁以前。在美国，偏头痛造成的社会经济负担为 10 亿～17 亿美元。在我国也有大量患者因偏头痛而影响工作、学习和生活。多数患者有家庭史。

一、病因与发病机制

偏头痛的确切病因及发病机制仍处于讨论之中。很多因素可诱发、加重或缓解偏头痛的发作。通过物理或化学的方法，学者们也提出了一些学说。

(一)激发或加重因素

对于某些个体而言，很多外部或内部环境的变化可激发或加重偏头痛发作。

(1)激素变化：口服避孕药可增加偏头痛发作的频度；月经是偏头痛常见的触发或加重因素（“周期性头痛”）；妊娠、性交可触发偏头痛发作（“性交性头痛”）。

(2)某些药物：某些易感个体服用硝苯地平、异山梨酯或硝酸甘油后可出现典型的偏头痛发作。

(3)天气变化：特别是天气转热、多云或天气潮湿。

(4)某些食物添加剂和饮料：最常见者是酒精性饮料，如某些红葡萄酒；奶制品，奶酪，特别是硬奶酪；咖啡；含亚硝酸盐的食物，如汤、热狗；某些水果，如柑橘类水果；巧克力（“巧克力性头痛”）；某些蔬菜；酵母；人工甜食；发酵的腌制品如泡菜；味精。

(5)运动：头部的微小运动可诱发偏头痛发作或使之加重，有些患者因惧怕乘车引起偏头痛发作而不敢乘车；踢足球的人以头顶球可诱发头痛（“足球运动员偏头痛”）；爬楼梯上楼可出现偏头痛。

(6)睡眠过多或过少。

(7)一顿饭漏吃或延后。

(8)抽烟或置身于烟中。

(9)闪光、灯光过强。

(10)紧张、生气、情绪低落、哭泣（“哭泣性头痛”）：很多女性逛商场或到人多的场合可致偏头痛发作；国外有人骑马时尽管拥挤不到一分钟，也可使偏头痛加重。

在激发因素中，剂量、联合作用及个体差异尚应考虑。如对于敏感个体，吃一枚橘子可能不致引起头痛，而吃数枚橘子则可引起头痛。有些情况下，吃数枚橘子也不引起头痛发作，但如同时有月经的影响，这种联合作用就可引起偏头痛发作。有的个体在商场中待一会儿即出现发作，而有的个体仅于商场中久待才出现偏头痛发作。

偏头痛尚有很多改善因素。有人在偏头痛发作时静躺片刻，即可使头痛缓解。有人在光线较暗淡的房间闭目而使头痛缓解。有人在头痛发作时喜以双手压迫双颞侧，以期使头痛缓解，有人通过冷水洗头使头痛得以缓解。妇女绝经后及妊娠 3 个月后偏头痛趋于缓解。

(二)有关发病机制的几个学说

1.血管活性物质

在所有血管活性物质中，5-HT 学说是学者们提及最多的一个。人们发现偏头痛发作期血小板中5-HT浓度下降，而尿中 5-HT 代谢物 5-HT 羟吲哚乙酸增加。脑干中 5-HT 能神经元及去甲肾上腺素能神经元可调节颅内血管舒缩。很多 5-HT 受体拮抗剂治疗偏头痛有效。以利血压耗竭 5-HT 可加速偏头痛发生。

2.三叉神经血管脑膜反应

曾通过刺激啮齿动物的三叉神经，可使其脑膜产生炎性反应，而治疗偏头痛药物麦角胺，双氢麦角碱、舒马普坦等可阻止这种神经源性炎症。在偏头痛患者体内可检测到由三叉神经所释放的降钙素基因相关肽，而降钙素基因相关肽为强烈的血管扩张剂。双氢麦角碱、舒马普坦既能缓解头痛，又能降低降钙素基因相关肽含量。因此，偏头痛的疼痛是由神经血管性炎症产生的无菌性脑膜炎。Wilkinson 认为三叉神经分布于涉痛区域，偏头痛可能就是一种神经源性炎症。

Solomon在复习儿童偏头痛的研究文献后指出，儿童眼肌瘫痪型偏头痛的复视源于海绵窦内颈内动脉的肿胀伴第Ⅲ对脑神经的损害。另一种解释是小脑上动脉和大脑后动脉肿胀造成的第Ⅲ对脑神经的损害，也可能为神经的炎症。

3.内源性疼痛控制系统障碍

中脑水管周围及第四脑室室底灰质含有大量与镇痛有关的内源性阿片肽类物质，如脑啡肽、β-内啡肽等。正常情况下，这些物质通过对疼痛传入的调节而起镇痛作用。虽然报告的结果不一，但多数报告显示偏头痛患者脑脊液或血浆中β-内啡肽或其类似物降低，提示偏头痛患者存在内源性疼痛控制系统障碍。这种障碍导致患者疼痛阈值降低，对疼痛感受性增强，易于发生疼痛。鲑钙紧张素治疗偏头痛的同时可引起患者血浆β-内啡肽水平升高。

4.自主功能障碍

自主功能障碍很早即引起了学者们的重视。瞬时心率变异及心血管反射研究显示，偏头痛患者存在交感功能低下。24小时动态心率变异研究提示，偏头痛患者存在交感、副交感功能平衡障碍。也有学者报道偏头痛患者存在瞳孔直径不均，提示这部分患者存在自主功能异常。有人认为在偏头痛患者中的猝死现象可能与自主功能障碍有关。

5.偏头痛的家族聚集性及基因研究

偏头痛患者具有肯定的家族聚集性倾向。遗传因素最明显，研究较多的是家族性偏瘫型偏头痛及基底型偏头痛。有先兆偏头痛比无先兆偏头痛具有更高的家族聚集性。有先兆偏头痛和偏瘫发作可在同一个体交替出现，并可同时出现于家族中，基于此，学者们认为家族性偏瘫型偏头痛和非复杂性偏头痛可能具有相同的病理生理和病因。Baloh等报告了数个家族，其家族中多个成员出现偏头痛性质的头痛，并有眩晕发作或原发性眼震，有的晚年继发进行性周围性前庭功能丧失，有的家族成员发病年龄趋于一致，如均于25岁前出现症状发作。

有报告，偏瘫型偏头痛家族基因缺陷与19号染色体标志点有关，但也有发现提示有的偏瘫型偏头痛家族与19号染色体无关，提示家族性偏瘫型偏头痛存在基因的变异。与19号染色体有关的家族性偏瘫型偏头痛患者出现发作性意识障碍的频度较高，这提示在各种与19号染色体有关的偏头痛发作的外部诱发阈值较低是由遗传决定的。Ophoff报告34例与19号染色体有关的家族性偏瘫型偏头痛家族，在电压闸门性钙通道α_1亚单位基因代码功能区域存在4种不同的错义突变。

有一种伴有发作间期眼震的家族性发作性共济失调，其特征是共济失调。眩晕伴以发作间期眼震，为显性遗传性神经功能障碍，这类患者约有50%出现无先兆偏头痛，临床症状与家族性偏瘫型偏头痛有重叠，二者也均与基底型偏头痛的典型状态有关，且均可有原发性眼震及进行性共济失调。Ophoff报告了2例伴有发作间期眼震的家族性共济失调家族，存在19号染色体电压依赖性钙通道基因的突变，这与在家族性偏瘫型偏头痛所探测到的一样。所不同的是其阅读框架被打断，并产生一种截断的α_1亚单位，这导致正常情况下可在小脑内大量表达的钙通道密度的减少，由此可能解释其发作性及进行性加重的共济失调。同样的错义突变如何导致家族性偏瘫型偏头痛中的偏瘫发作尚不明。

Baloh报告了三个伴有双侧前庭病变的家族性偏头痛家族。家族中多个成员经历偏头痛性头痛、眩晕发作(数分钟)，晚年继发前庭功能丧失，晚期，当眩晕发作停止，由于双侧前庭功能丧失导致平衡障碍及走路摆动。

6.血管痉挛学说

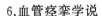

颅外血管扩张可伴有典型的偏头痛性头痛发作。偏头痛患者是否存在颅内血管的痉挛尚有争议。以往认为偏头痛的视觉先兆是由血管痉挛引起的，现在有确切的证据表明，这种先兆是由于皮层神经元活动由枕叶向额叶的扩布抑制(3 mm/min)造成的。血管痉挛更像是视网膜性偏头痛的始动原因，一些患者经历短暂的单眼失明，于发作期检查，可发现视网膜动脉的痉挛。另外，这些患者对抗血管痉挛剂有反应。与偏头痛相关的听力丧失和/或眩晕可基于内听动脉耳蜗和/或前庭分支的血管痉挛来解释。血管痉挛可导致内淋巴管或囊的缺血性损害，引起淋巴液循环损害，并最终发展成为水肿。经颅多普勒超声(TCD)脑血流速度测定发现，不论是在偏头痛发作期还是发作间期，均存在血流速度的加快，提示这部分患者颅内血管紧张度升高。

7.离子通道障碍

很多偏头痛综合征所共有的临床特征与遗传性离子通道障碍有关。偏头痛患者内耳存在局部细胞外钾的积聚。当钙进入神经元时钾退出。因为内耳的离子通道在维持富含钾的内淋巴和神经元兴奋功能方面是至关重要的，脑和内耳离子通道的缺陷可导致可逆性毛细胞除极及听觉和前庭症状。偏头痛中的头痛则是继发现象，这是细胞外钾浓度增加的结果。偏头痛综合征的很多诱发因素，包括紧张、月经，可能是激素对有缺陷的钙通道影响的结果。

8.其他学说

有人发现偏头痛于发作期存在血小板自发聚集和黏度增加。另有人发现偏头痛患者存在 TXA_2、PGI_2 平衡障碍、P 物质及神经激肽的改变。

二、临床表现

(一)偏头痛发作

Saper 在描述偏头痛发作时将其分为五期来叙述。需要指出的是，这五期并非每次发作所必备的，有的患者可能只表现其中的数期，大多数患者的发作表现为两期或两期以上，有的仅表现其中的一期。另外，每期特征可以存在很大不同，同一个体的发作也可不同。

1.前驱期

60%的偏头痛患者在头痛开始前数小时至数天出现前驱症状。前驱症状并非先兆，不论是有先兆偏头痛还是无先兆偏头痛均可出现前驱症状。可表现为精神、心理改变，如精神抑郁、疲乏无力、懒散、昏昏欲睡，也可情绪激动。易激惹、焦虑、心烦或欣快感等。尚可表现为自主神经症状，如面色苍白、发冷、厌食或明显的饥饿感、口渴、尿少、尿频、排尿费力、打哈欠、颈项发硬、恶心、肠蠕动增加、腹痛、腹泻、心慌、气短、心率加快，对气味过度敏感等，不同患者前驱症状具有很大的差异，但每例患者每次发作的前驱症状具有相对稳定性。这些前驱症状可在前驱期出现，也可于头痛发作中、甚至持续到头痛发作后成为后续症状。

2.先兆

约有 20%的偏头痛患者出现先兆症状。先兆多为局灶性神经症状，偶为全面性神经功能障碍。典型的先兆应符合下列 4 条特征中的 3 条，即：重复出现，逐渐发展、持续时间不多于 1 小时，并跟随出现头痛。大多数患者先兆持续 5～20 分钟。极少数情况下先兆可突然发作，也有的患者于头痛期间出现先兆性症状，尚有伴迁延性先兆的偏头痛，其先兆不仅始于头痛之前，尚可持续到头痛后数小时至 7 天。

先兆可为视觉性的、运动性的、感觉性的，也可表现为脑干或小脑性功能障碍。最常见的先兆为视觉性先兆，约占先兆的90%。如闪电、暗点、单眼黑蒙、双眼黑蒙、视物变形、视野外空白等。闪光可为锯齿样或闪电样闪光、城垛样闪光。视网膜动脉型偏头痛患者眼底可见视网膜水肿，偶可见樱红色黄斑。仅次于视觉现象的常见先兆为麻痹。典型的是影响一侧手和面部，也可出现偏瘫。如果优势半球受累，可出现失语。数十分钟后出现对侧或同侧头痛，多在儿童期发病。这称为偏瘫型偏头痛。偏瘫型偏头痛患者的局灶性体征可持续7天以上，甚至在影像学上发现脑梗死。偏头痛伴迁延性先兆和偏头痛性偏瘫以前曾被划入“复杂性偏头痛”。偏头痛反复发作后出现眼球运动障碍称为眼肌瘫痪型偏头痛。多为动眼神经麻痹所致，其次为滑车神经和展神经麻痹。多有无先兆偏头痛病史，反复发作者麻痹可经久不愈。如果先兆涉及脑干或小脑，则这种状况被称为基底型偏头痛，又称基底动脉型偏头痛。可出现头昏、眩晕、耳鸣、听力障碍、共济失调、复视，视觉症状包括闪光、暗点、黑蒙、视野缺损、视物变形。双侧损害可出现意识抑制，后者尤见于儿童。尚可出现感觉迟钝，偏侧感觉障碍等。

偏头痛先兆可不伴头痛出现，称为偏头痛等位症。多见于儿童偏头痛。有时见于中年以后，先兆可为偏头痛发作的主要临床表现而头痛很轻或无头痛。也可与头痛发作交替出现，可表现为闪光、暗点、腹痛、腹泻、恶心、呕吐、复发性眩晕、偏瘫、偏身麻木及精神心理改变。如儿童良性发作性眩晕、前庭性梅尼埃病、成人良性复发性眩晕。有跟踪研究显示，为数不少的以往诊断为梅尼埃病的患者，其症状大多数与偏头痛有关。有报告描述了一组成人良性复发性眩晕患者，年龄在7～55岁，晨起发病症状表现为反复发作的头晕、恶心、呕吐及大汗，持续数分钟至4天不等。发作开始及末期表现为位置性眩晕，发作期间无听觉症状。发作间期几乎所有患者均无症状，这些患者眩晕发作与偏头痛有着几个共同的特征，包括可因乙醇、睡眠不足、情绪紧张造成及加重，女性多发，常见于经期。

3.头痛

头痛可出现于围绕头或颈部的任何部位，可位于颞侧、额部、眶部。多为单侧痛，也可为双侧痛，甚至发展为全头痛，其中单侧痛者约占2/3。头痛性质往往为搏动性痛，但也有的患者描述为钻痛。疼痛程度往往为中、重度痛，甚至难以忍受。往往是晨起后发病，逐渐发展，达高峰后逐渐缓解。也有的患者于下午或晚上起病，成人头痛大多历时4小时至3天，而儿童头痛多历时2小时至2天。尚有持续时间更长者，可持续数周。有人将发作持续3天以上的偏头痛称为偏头痛持续状态。

头痛期间不少患者伴随出现恶心、呕吐、视物不清、畏光、畏声等，喜独居。恶心为最常见伴随症状，达一半以上，且常为中、重度恶心。恶心可先于头痛发作，也可于头痛发作中或发作后出现。近一半的患者出现呕吐，有些患者的经验是呕吐后发作即明显缓解。其他自主功能障碍也可出现，如尿频、排尿障碍、鼻塞、心慌、高血压、低血压、甚至可出现心律失常。发作累及脑干或小脑者可出现眩晕、共济失调、复视、听力下降、耳鸣、意识障碍。

4.头痛终末期

此期为头痛开始减轻至最终停止这一阶段。

5.后续症状期

为数不少的患者于头痛缓解后出现一系列后续症状。表现怠倦、昏昏欲睡。有的感到精疲力竭、饥饿感或厌食、多尿、头皮压痛、肌肉酸痛。也可出现精神心理改变，如烦躁、易怒、心境高涨或情绪低落、少语、少动等。

(二)儿童偏头痛

儿童偏头痛是儿童期头痛的常见类型。儿童偏头痛与成人偏头痛在一些方面有所不同。性别方面,发生于青春期以前的偏头痛,男女患者比例大致相等,而成人期偏头痛,女性比例大大增加,约为男性的3倍。

儿童偏头痛的诱发及加重因素有很多与成人偏头痛一致,如劳累和情绪紧张可诱发或加重头痛,为数不少的儿童可因运动而诱发头痛,儿童偏头痛患者可有睡眠障碍,而上呼吸道感染及其他发热性疾病在儿童比成人更易使头痛加重。

在症状方面,儿童偏头痛与成人偏头痛也有区别。儿童偏头痛持续时间常较成人短。偏瘫型偏头痛多在儿童期发病,成年期停止,偏瘫发作可从一侧到另一侧,这种类型的偏头痛常较难控制。反复的偏瘫发作可造成永久性神经功能缺损,并可出现病理征,也可造成认知障碍。基底动脉型偏头痛,在儿童也比成人常见,表现闪光、暗点、视物模糊、视野缺损,也可出现脑干、小脑及耳症状,如眩晕、耳鸣、耳聋、眼球震颤。在儿童出现意识恍惚者比成人多,尚可出现跌倒发作。有些偏头痛儿童尚可仅出现反复发作性眩晕,而无头痛发作。一个平时表现完全正常的儿童可突然恐惧、大叫、面色苍白、大汗、步态蹒跚、眩晕、旋转感,并出现眼球震颤,数分钟后可完全缓解,恢复如常,称之为儿童良性发作性眩晕,属于一种偏头痛等位症。这种眩晕发作始于4岁以前,可每天数次发作,其后发作次数逐渐减少,多数于7～8岁以后不再发作。与成人不同,儿童偏头痛的前驱症状常为腹痛,有时可无偏头痛发作而代之以腹痛、恶心、呕吐、腹泻,称为腹型偏头痛等位症。在偏头痛的伴随症状中,儿童偏头痛出现呕吐较成人更加常见。

儿童偏头痛的预后较成人偏头痛好。6年后约有一半儿童不再经历偏头痛,约1/3的偏头痛得到改善。而始于青春期以后的成人偏头痛常持续几十年。

三、诊断与鉴别诊断

(一)诊断

偏头痛的诊断应根据详细的病史做出,特别是头痛的性质及相关的症状非常重要。如头痛的部位、性质、持续时间、疼痛严重程度、伴随症状及体征、既往发作的病史、诱发或加重因素等。

对于偏头痛患者应进行细致的一般内科查体及神经科检查,以除外症状与偏头痛有重叠、类似或同时存在的情况。诊断偏头痛虽然没有特异性的实验室指标,但有时给予患者必要的实验室检查非常重要,如血、尿、脑脊液及影像学检查,以排除器质性病变。特别是中年或老年期出现的头痛,更应排除器质性病变。当出现严重的先兆或先兆时间延长时,有学者建议行颅脑CT或MRI检查。也有学者提议当偏头痛发作每月超过2次时,应警惕偏头痛的原因。

国际头痛协会头痛分类委员会于1962年制定了一套头痛分类和诊断标准,这个旧的分类与诊断标准在世界范围内应用了二十余年,至今我国尚有部分学术专著仍在沿用或参考这个分类。1988年国际头痛协会头痛分类委员会制定了新的关于头痛、脑神经痛及面部痛的分类和诊断标准。目前临床及科研多采用这个标准。本标准将头痛分为13个主要类型,包括了总数129个头痛亚型。其中常见的头痛类型为偏头痛、紧张型头痛、丛集性头痛和慢性发作性偏头痛,而偏头痛又被分为七个亚型(表8-1～表8-4)。这七个亚型中,最主要的两个亚型是无先兆偏头痛和有先兆偏头痛,其中最常见的是无先兆偏头痛。

国际头痛协会的诊断标准为偏头痛的诊断提供了一个可靠的、可量化的诊断标准,对于临床和科研的意义是显而易见的,有学者特别提到其对于临床试验及流行病学调查有重要意义。但临床上有时遇到患者并不能完全符合这个标准，对这种情况学者们建议随访及复查，以确定诊断。

表 8-1　偏头痛分类

无先兆偏头痛
有先兆偏头痛
偏头痛伴典型先兆
偏头痛伴迁延性先兆
家族性偏瘫型偏头痛
基底动脉型偏头痛
偏头痛伴急性先兆发作
眼肌瘫痪型偏头痛
视网膜型偏头痛
可能为偏头痛前驱或与偏头痛相关联的儿童期综合征
儿童良性发作性眩晕
儿童交替性偏瘫
偏头痛并发症
偏头痛持续状态
偏头痛性偏瘫
不符合上述标准的偏头痛性障碍

表 8-2　国际头痛协会(1988)关于无先兆偏头痛的定义

无先兆偏头痛
诊断标准：
1.至少 5 次发作符合第 2～4 项标准
2.头痛持续 4～72 小时(未治疗或没有成功治疗)
3.头痛至少具备下列特征中的 2 条
(1)位于单侧
(2)搏动性质
(3)中度或重度(妨碍或不敢从事每天活动)
(4)因上楼梯或类似的日常体力活动而加重
4.头痛期间至少具备下列 1 条
(1)恶心和/或呕吐
(2)畏光和畏声
5.至少具备下列 1 条
(1)病史、体格检查和神经科检查不提示器质性障碍
(2)病史和/或体格检查和/或神经检查确实提示这种障碍(器质性障碍)，但被适当的观察排除
(3)这种障碍存在，但偏头痛发作并非在与这种障碍有密切的时间关系上首次出现

表 8-3 国际头痛协会(1988)关于有先兆偏头痛的定义

有先兆偏头痛

先前用过的术语：经典型偏头痛，典型偏头痛；眼肌瘫痪型、偏身麻木型、偏瘫型、失语型偏头痛

诊断标准：

1.至少 2 次发作符合第 2 项标准

2.至少符合下列 4 条特征中的 3 条

(1)一个或一个以上提示局灶大脑皮质或脑干功能障碍的完全可逆性先兆症状

(2)至少一个先兆症状逐渐发展超过 4 分钟，或 2 个或 2 个以上的症状接着发生

(3)先兆症状持续时间不超过 60 分钟，如果出现 1 个以上先兆症状，持续时间可相应增加

(4)继先兆出现的头痛间隔期在 60 分钟之内(头痛尚可在先兆前或与先兆同时开始)

3.至少具备下列 1 条

(1)病史：体格检查及神经科检查不提示器质性障碍

(2)病史和/或体格检查和/或神经科检查确实提示这障碍，但通过适当的观察被排除

(3)这种障碍存在，但偏头痛发作并非在与这种障碍有密切的时间关系上首次出现

有典型先兆的偏头痛

诊断标准：

1.符合有先兆偏头痛诊断标准，包括第 2 项全部 4 条标准

2.有一条或一条以上下列类型的先兆症状

(1)视觉障碍

(2)单侧偏身感觉障碍和/或麻木

(3)单侧力弱

(4)失语或非典型言语困难

表 8-4 国际头痛协会(1988)关于儿童偏头痛的定义

1.至少 5 次发作符合第(1)、(2)项标准

(1)每次头痛发作持续 2～48 小时

(2)头痛至少具备下列特征中的 2 条

①位于单侧

②搏动性质

③中度或重度

④可因常规的体育活动而加重

2.头痛期间内至少具备下列 1 条

(1)恶心和/或呕吐

(2)畏光和畏声

由于国际头痛协会的诊断标准掌握起来比较复杂，为了便于临床应用，国际上一些知名的学者一直在探讨一种简单化的诊断标准。其中 Solomon 介绍了一套简单标准，符合这个标准的患者 99%符合国际头痛协会关于无先兆偏头痛的诊断标准。

(1)具备下列 4 条特征中的任何 2 条,即可诊断无先兆偏头痛:①疼痛位于单侧。②搏动性痛。③恶心。④畏光或畏声。

(2)另有 2 条附加说明:①首次发作者不应诊断。②应无器质性疾病的证据。

在临床工作中尚能遇到患者有时表现为紧张型头痛,有时表现为偏头痛性质的头痛,为此有学者查阅了国际上一些临床研究文献后得到的答案是,紧张型头痛和偏头痛并非是截然分开的,其临床上确实存在着重叠,故有学者提出二者可能是一个连续的统一体。有时遇到有先兆偏头痛患者可表现为无先兆偏头痛,同样,学者们认为二型之间既可能有不同的病理生理,又可能是一个连续的统一体。

(二)鉴别诊断

偏头痛应与下列疼痛相鉴别。

1.紧张型头痛

紧张型头痛又称肌收缩型头痛。其临床特点是头痛部位较弥散,可位于前额、双颞、顶、枕及颈部。头痛性质常呈钝痛,头部压迫感、紧箍感,患者常述犹如戴着一个帽子。头痛常呈持续性,可时轻时重。多有头皮、颈部压痛点,按摩头颈部可使头痛缓解,多有额、颈部肌肉紧张。多少伴有恶心、呕吐。

2.丛集性头痛

丛集性头痛又称组胺性头痛,Horton 综合征。表现为一系列密集的、短暂的、严重的单侧钻痛。与偏头痛不同,头痛部位多局限并固定于一侧眶部、球后和额颞部。发病时间常在夜间,并使患者痛醒。发病时间固定,起病突然而无先兆,开始可为一侧鼻部烧灼感或球后压迫感,继之出现特定部位的疼痛,常疼痛难忍,并出现面部潮红,结膜充血、流泪、流涕、鼻塞。为数不少的患者出现 Horner 征,可出现畏光,不伴恶心、呕吐。诱因可为发作群集期饮酒、兴奋或服用扩血管药引起。发病年龄常较偏头痛晚,平均 25 岁,男女之比约4∶1。罕见家族史。治疗包括:非类固醇类抗炎止痛剂;激素治疗;睾丸素治疗;吸氧疗法(国外介绍为100%氧,8～10 L/min,共 10～15 分钟,仅供参考);麦角胺咖啡因或双氢麦角碱睡前应用,对夜间头痛特别有效;碳酸锂疗效尚有争议,但多数介绍其有效,但中毒剂量有时与治疗剂量很接近,曾有老年患者(精神患者)服一片致昏迷者,建议有条件者监测血锂水平,变态反应有胃肠道症状、肾功能改变、内分泌改变、震颤、眼球震颤、抽搐等;其他药物尚有钙通道阻滞剂、舒马普坦等。

3.痛性眼肌麻痹

痛性眼肌麻痹又称 Tolosa-Hunt 综合征,是一种以头痛和眼肌麻痹为特征,涉及特发性眼眶和海绵窦的炎性疾病。病因可为颅内颈内动脉的非特异性炎症,也可能涉及海绵窦。常表现为球后及眶周的顽固性胀痛、刺痛,数天或数周后出现复视,并可有第Ⅲ、Ⅳ、Ⅵ对脑神经受累表现,间隔数月数年后复发,需行血管造影以排除颈内动脉瘤。皮质类固醇治疗有效。

4.颅内占位所致头痛

占位早期,头痛可为间断性或晨起为重,但随着病情的发展,多成为持续性头痛,进行性加重,可出现颅内高压的症状与体征,如头痛、恶心、呕吐、视盘水肿,并可出现局灶症状与体征,如精神改变。偏瘫、失语、偏身感觉障碍、抽搐、偏盲、共济失调、眼球震颤等,典型者鉴别不难。但需注意,也有表现为十几年的偏头痛,最后被确诊为巨大血管瘤者。

四、防治

(一)一般原则

偏头痛的治疗策略包括两个方面:对症治疗及预防性治疗。对症治疗的目的在于消除、抑制或减轻疼痛及伴随症状。预防性治疗用来减少头痛发作的频度及减轻头痛严重性。对偏头痛患者是单用对症治疗还是同时采取对症治疗及预防性治疗,要具体分析。一般说来,如果头痛发作频度较小,疼痛程度较轻,持续时间较短,可考虑单纯选用对症治疗。如果头痛发作频度较大,疼痛程度较重,持续时间较长,对工作、学习、生活影响较明显,则在给予对症治疗的同时,给予适当的预防性治疗。总之,既要考虑到疼痛对患者的影响,又要考虑到药物变态反应对患者的影响,有时还要参考患者个人的意见。Saper 的建议是每周发作 2 次以下者单独给予药物性对症治疗,而发作频繁者应给予预防性治疗。

不论是对症治疗还是预防性治疗均包括两个方面,即药物干预及非药物干预。

非药物干预方面,强调患者自助。嘱患者详细记录前驱症状、头痛发作与持续时间及伴随症状,找出头痛诱发及缓解的因素,并尽可能避免。如避免某些食物,保持规律的作息时间、规律饮食。不论是在工作日,还是周末抑或假期,坚持这些方案对于减轻头痛发作非常重要,接受这些建议对 30%患者有帮助。另有人倡导有规律的锻炼,如长跑等,可能有效地减少头痛发作。认知和行为治疗,如生物反馈治疗等,已被证明有效,另有患者于头痛时进行痛点压迫,于凉爽、安静、暗淡的环境中独处,或以冰块冷敷均有一定效果。

(二)药物对症治疗

偏头痛对症治疗可选用非特异性药物治疗,包括简单的止痛药,非甾体抗炎药及麻醉剂。对于轻、中度头痛,简单的镇痛药及非甾体抗炎药常可缓解头痛的发作。常用的药物有脑清片、对乙酰氨基酚、阿司匹林、萘普生、吲哚美辛、布洛芬、罗痛定等。麻醉药的应用是严格限制的,Saper 提议主要用于严重发作,其他治疗不能缓解,或对偏头痛特异性治疗有禁忌或不能忍受的情况下应用。偏头痛特异性 5-羟色胺(5-HT)受体拮抗剂主要用于中、重度偏头痛。偏头痛特异性 5-HT 受体拮抗剂结合简单的止痛剂,大多数头痛可得到有效的治疗。

5-HT 受体拮抗剂治疗偏头痛的疗效是肯定的。麦角胺咖啡因既能抑制去甲肾上腺素的再摄取,又能拮抗其与 β-肾上腺素受体的结合,于先兆期或头痛开始后服用 1 片,常可使头痛发作终止或减轻。如效不显,于数小时后加服 1 片,每天不超过 4 片,每周用量不超过 10 片。该药缺点是变态反应较多,并且有成瘾性,有时剂量会越来越大。常见变态反应为消化道症状、心血管症状,如恶心、呕吐、胸闷、气短等。孕妇、心肌缺血、高血压、肝肾疾病等忌用。

麦角碱衍生物酒石酸麦角胺,舒马普坦和双氢麦角碱为偏头痛特异性药物,均为 5-HT 受体拮抗剂。这些药物作用于中枢神经系统和三叉神经中受体介导的神经通路,通过阻断神经源性炎症而起到抗偏头痛作用。

酒石酸麦角胺主要用于中、重度偏头痛,特别是当简单的镇痛治疗效果不足或不能耐受时。其有多项作用:既是 5-HT_{1A}、5-HT_{1B}、5-HT_{1D} 和 5-HT_{1F} 受体拮抗剂,又是 α-肾上腺素受体拮抗剂,通过刺激动脉平滑肌细胞 5-HT 受体而产生血管收缩作用;它可收缩静脉容量性血管、抑制交感神经末端去甲肾上腺素再摄取。作为 5-HT_1 受体拮抗剂,它可抑制三叉神经血管系统神经源性炎症,其抗偏头痛活性中最基础的机制可能在此,而非其血管收缩作用。其对中枢神经递质的作用对缓解偏头痛发作也是重要的。给药途径有口服、舌下及直肠给药。生物利用度与给药途径关系密切。口服及舌下含化吸收不稳定，直肠给药起效快，吸收可靠。为了减少过多应用导致麦角胺依赖性或反跳性头痛，一般每周应用不超过2次，应避免大剂量连续用药。

Saper总结酒石酸麦角胺在下列情况下慎用或禁用：年龄55～60岁（相对禁忌）；妊娠或哺乳；心动过缓（中至重度）；心室疾病（中至重度）；胶原-肌肉病；心肌炎；冠心病，包括血管痉挛性心绞痛；高血压（中至重度）；肝、肾损害（中至重度）；感染或高热/败血症；消化性溃疡性疾病；周围血管病；严重瘙痒。另外，该药可加重偏头痛造成的恶心、呕吐。

舒马普坦也适用于中、重度偏头痛发作。作用于神经血管系统和中枢神经系统，通过抑制或减轻神经源性炎症而发挥作用。曾有人称舒马普坦为偏头痛治疗的里程碑。皮下用药2小时，约80%的急性偏头痛有效。尽管24～48小时40%的患者重新出现头痛，这时给予第2剂仍可达到同样的有效率。口服制剂的疗效稍低于皮下给药，起效也稍慢，通常在4小时内起效。皮下用药后4小时给予口制剂不能预防再出现头痛，但对皮下用药后24小时内出现的头痛有效。

舒马普坦具有良好的耐受性，其变态反应通常较轻和短暂，持续时间常在45分钟以内。包括注射部位的疼痛、耳鸣、面红、烧灼感、热感、头昏、体重增加、颈痛及发音困难。少数患者于首剂时出现非心源性胸部压迫感，仅有很少患者于后续用药时再出现这些症状。罕见引起与其相关的心肌缺血。

Saper总结应用舒马普坦注意事项及禁忌证为：年龄超过55岁（相对禁忌证）；妊娠或哺乳；缺血性心肌病（心绞痛、心肌梗死病史、记录到的无症状性缺血）；不稳定型心绞痛；高血压（未控制）；基底型或偏瘫型偏头痛；未识别的冠心病（绝经期妇女，男性＞40岁，心脏病危险因素如高血压、高脂血症、肥胖、糖尿病、严重吸烟及强阳性家族史）；肝肾功能损害（重度）；同时应用单胺氧化酶抑制剂或单胺氧化酶抑制剂治疗终止后2周内；同时应用含麦角胺或麦角类制剂（24小时内），首次剂量可能需要在医师监护下应用。

酒石酸双氢麦角碱的效果超过酒石酸麦角胺。大多数患者起效迅速，在中、重度发作特别有用，也可用于难治性偏头痛。与酒石酸麦角胺有共同的机制，但其动脉血管收缩作用较弱，有选择性收缩静脉血管的特性，可静脉注射、肌内注射及鼻腔吸入。静脉注射途径给药起效迅速。肌内注射生物利用度达100%。鼻腔吸入的绝对生物利用度40%，应用酒石酸双氢麦角碱后再出现头痛的频率较其他现有的抗偏头痛剂小，这可能与其半衰期长有关。

酒石酸双氢麦角碱较酒石酸麦角胺具有较好的耐受性、恶心和呕吐的发生率及程度非常低，静脉注射最高，肌内注射及鼻吸入给药低。极少成瘾和引起反跳性头痛。通常的变态反应包括胸痛、轻度肌痛、短暂的血压上升。不应给予有血管痉挛反应倾向的患者，包括已知的周围性动脉疾病，冠状动脉疾病（特别是不稳定性心绞痛或血管痉挛性心绞痛）或未控制的高血压。注意事项和禁忌证同酒石酸麦角胺。

（三）药物预防性治疗

偏头痛的预防性治疗应个体化，特别是剂量的个体化。可根据患者体重，一般身体情况、既往用药体验等选择初始剂量，逐渐加量，如无明显变态反应，可连续用药2～3天，无效时再使用其他药物。

1.抗组织胺药物

苯噻啶为一有效的偏头痛预防性药物。可每天2次，每次0.5 mg起，逐渐加量，一般可增加至每天3次，每次1.0 mg，最大量不超过6 mg/d。变态反应为嗜睡、头昏、体重增加等。

2.钙通道拮抗剂

氟桂利嗪，每晚 1 次，每次 5～10 mg，变态反应有嗜睡、锥体外系反应、体重增加、抑郁等。

3.β受体阻滞剂

普萘洛尔，开始剂量 3 次/天，每次 10 mg，逐渐增加至 60 mg/d，也有介绍 120 mg/d，心率<60 次/分者停用。哮喘、严重房室传导阻滞者禁用。

4.抗抑郁剂

阿米替林每天 3 次，每次 25 mg，逐渐加量。可有嗜睡等变态反应，加量后变态反应明显。氟西汀(我国商品名百优解)20 mg/片，每晨 1 片，饭后服，该药初始剂量及有效剂量相同，服用方便，变态反应有睡眠障碍、胃肠道症状等，常较轻。

5.其他

非甾体抗炎药，如萘普生；抗惊厥药，如卡马西平、丙戊酸钠等；舒必剂、硫必利；中医中药(辨证施治、辨经施治、成方加减、中成药)等皆可试用。

(四)关于特殊类型偏头痛

与偏头痛相关的先兆是否需要治疗及如何治疗，目前尚无定论。通常先兆为自限性的、短暂的，大多数患者于治疗尚未发挥作用时可自行缓解。如果患者经历复发性、严重的、明显的先兆，考虑舌下含化尼非地平，但头痛有可能加重，且疗效也不肯定。给予舒马普坦及酒石酸麦角胺的疗效也尚处观察之中。

(五)关于难治性、严重偏头痛性头痛

这类头痛主要涉及偏头痛持续状态，头痛常不能为一般的门诊治疗所缓解。患者除持续的进展性头痛外尚有一系列生理及情感症状，如恶心、呕吐、腹泻、脱水、抑郁、绝望，甚至自杀倾向。用药过度及反跳性依赖、戒断症状常促发这些障碍。这类患者常需收入急症室观察或住院，以纠正患者存在的生理障碍，如脱水等；排除伴随偏头痛出现的严重的神经内科或内科疾病；治疗纠正药物依赖；预防患者于家中自杀等。应注意患者的生命体征，可做心电图检查。药物可选用酒石酸双氢麦角碱、舒马普坦、鸦片类及止吐药，必要时也可谨慎给予氯丙嗪等。可选用非肠道途径给药，如静脉或肌内注射给药。一旦发作控制，可逐渐加入预防性药物治疗。

(六)关于妊娠妇女的治疗

Schulman 建议给予地美罗注射剂或片剂，并应限制剂量。还可应用泼尼松，其不易穿过胎盘，在妊娠早期不损害胎儿，但不宜应用太频。如欲怀孕，最好尽最大可能不用预防性药物并避免应用麦角类制剂。

(七)关于儿童偏头痛

儿童偏头痛用药的选择与成人有很多重叠，如止痛药物、钙通道阻滞剂、抗组织胺药物等，但也有人质疑酒石酸麦角胺药物的疗效。如能确诊，重要的是对儿童及其家长进行安慰，使其对本病有一个全面的认识，以缓解由此带来的焦虑，对治疗当属有益。

五、护理

(一)护理评估

1.健康史

(1)了解头痛的部位、性质和程度：询问是全头疼还是局部头疼；是搏动性头疼还是胀痛、钻痛；是轻微痛、剧烈痛还是无法忍受的疼痛。偏头疼常描述为双侧颞部的搏动性疼痛。

（2）头疼的规律：询问头疼发病的急缓，是持续性还是发作性，起始与持续时间，发作频率，激发或缓解的因素，与季节、气候、体位、饮食、情绪、睡眠、疲劳等的关系。

（3）有无先兆及伴发症状：如头晕、恶心、呕吐、面色苍白、潮红、视物不清、闪光、畏光、复视、耳鸣、失语、偏瘫、嗜睡、发热、晕厥等。典型偏头疼发作常有视觉先兆和伴有恶心、呕吐、畏光。

（4）既往史与心理社会状况：询问患者的情绪、睡眠、职业情况以及服药史，了解头疼对日常生活、工作和社交的影响，患者是否因长期反复头疼而出现恐惧、忧郁或焦虑心理。大部分偏头疼患者有家族史。

2.身体状况

检查意识是否清楚，瞳孔是否等大等圆、对光反射是否灵敏；体温、脉搏、呼吸、血压是否正常；面部表情是否痛苦，精神状态怎样；眼睑是否下垂、有无脑膜刺激征。

3.主要护理问题及相关因素

（1）偏头疼：与发作性神经血管功能障碍有关。

（2）焦虑：与偏头疼长期、反复发作有关。

（3）睡眠形态紊乱：与头疼长期反复发作和/或焦虑等情绪改变有关。

（二）护理措施

1.避免诱因

告知患者可能诱发或加重头疼的因素，如情绪紧张、进食某些食物、饮酒、月经来潮、用力性动作等；保持环境安静、舒适、光线柔和。

2.指导减轻头疼的方法

如指导患者缓慢深呼吸，听音乐、练气功、生物反馈治疗，引导式想象，冷、热敷以及理疗、按摩、指压止痛法等。

3.用药护理

告知止痛药物的作用与变态反应，让患者了解药物依赖性或成瘾性的特点，如大量使用止痛剂，滥用麦角胺咖啡因可致药物依赖。指导患者遵医嘱正确服药。

（吕新丽）

第五节　蛛网膜下腔出血

一、疾病概述

（一）概念和特点

蛛网膜下腔出血指各种原因致脑底部或脑表面的血管破裂，血液直接流入蛛网膜下腔引起的一种临床综合征，又称为原发性蛛网膜下腔出血。还可见因脑实质内，脑室出血，硬膜外或硬膜下血管破裂，血液穿破脑组织流入蛛网膜下腔，称为继发性蛛网膜下腔出血。约占急性脑卒中的10%，是一种非常严重的常见疾病。世界卫生组织调查显示中国发病率约为2.0/10万人年，也有报道为每年6～20/10万人。

(二)相关病理生理

血液进入蛛网膜下腔后、血性脑脊液刺激血管、脑膜和神经根等脑组织,引起无菌性脑膜炎反应。脑表面常有薄层凝块掩盖,其中有时可找到破裂的动脉瘤或血管。随时间推移,大量红细胞开始溶解,释放出含铁血黄素,使软脑膜有不同程度的粘连。如脑沟中的红细胞溶解,蛛网膜绒毛细胞间小沟再开道,则脑脊液的回吸收可以恢复。

(三)病因与诱因

凡能引起脑出血的病因都能引起本病,但以颅内动脉瘤、动静脉畸形、高血压动脉硬化症、脑底异常血管网和血液病等为最常见。本病多在情绪激动或过度用力时发病(如排便)。

(四)临床表现

(1)突然发生的剧烈头痛、恶心、呕吐和脑膜刺激征,以颈项强直最为典型,伴或不伴局灶体征。

(2)部分患者,尤其是老年患者头痛、脑膜刺激征等临床表现常不典型,而精神症状较明显。

(3)原发性中脑出血的患者症状较轻,CT 表现为中脑或脑桥周围脑池积血,血管造影未发现动脉瘤或其他异常,一般不发生再出血或迟发型血管痉挛等情况,临床预后良好。

(五)辅助检查

1.头颅影像学检查

(1)CT:是诊断蛛网膜下腔出血的首选方法,CT 显示蛛网膜下腔内高密度影可以确诊蛛网膜下腔出血。

(2)MRI:当病后数天 CT 的敏感性降低时,MRI 可发挥较大作用。4 天后 T_1 像能清楚地显示外渗的血液,血液高信号可持续至少 2 周,在 FLAIR 像则持续更长时间。因此,当病后 1～2 周,CT 不能提供蛛网膜下腔出血的证据时,MRI 可作为诊断蛛网膜下腔出血和了解破裂动脉瘤部位的一种重要方法。

2. 脑血管影像学检查

(1)数字减影血管造影:是诊断颅内动脉瘤最有价值的方法,阳性率达 95%,可以清楚显示动脉瘤的位置、大小、与载瘤动脉的关系、有无血管痉挛等,血管畸形和烟雾病也能清楚显示。但以出血 3 天内或 3～4 周后进行为宜。

(2)CT 血管成像(CTA)和 MR 血管成像(MRA):CTA 和 MRA 是无创性的脑血管显影方法,但敏感性、准确性不如数字减影血管造影。主要用于动脉瘤患者的随访以及急性期不能耐受数字减影血管造影检查的患者。

(3)其他:经颅超声多普勒(TCD)。

3.实验室检查

血常规、凝血功能、肝功能及免疫学检查有助于寻找出血的其他原因。

(六)治疗原则

制止继续出血,防止血管痉挛及复发,以降低病死率。

二、护理评估

(一)一般评估

1.生命体征

患者的血压、脉搏、呼吸、体温有无异常。

2.患者主诉

患者发病时间、方式,有无明显诱因,有无头晕、剧烈头痛、恶心、呕吐等症状出现。患者既往有无高血压,动脉粥样硬化,血液病和家族脑卒中病史。患者的平时生活方式和饮食情况,患者的性格特点。

3.相关记录

体重、身高、上臂围、皮肤、饮食等记录结果。

(二)身体评估

1.头颈部

患者意识是否清楚,睁眼运动是否正常。两侧瞳孔是否等大等圆、瞳孔对光反射是否灵敏,角膜反射是否正常。有无面色苍白、口唇发绀、皮肤湿冷、烦躁不安,是否存在吞咽困难和饮水呛咳,咽反射是否存在或消失,有无声音嘶哑或其他语言障碍。注意头颅有无局部肿块或压痛,头痛是否为爆炸样。有无头部活动受限、不自主活动及抬头无力。脑膜刺激征是否阳性,颈椎、脊柱、肌肉有无压痛。颈动脉听诊是否闻及血管杂音。

2.胸部

脊柱有无畸形,心脏及肺部听诊是否异常。

3.腹部

上腹部有无疼痛、饱胀,肠鸣音是否正常。有无大、小便失禁,并观察大小便的颜色、量和性质。

4.四肢

有无肢体活动障碍或感觉缺失,四肢肌力及肌张力等情况。

(三)心理-社会评估

了解患者及其家属对疾病的了解程度,经济状况,对患者的支持关心程度等。

(四)辅助检查结果评估

评估血液检查、影像学检查、脑血管影像学检查等结果。

(五)常用药物治疗效果的评估

对意识清醒者给予适量的止痛剂和镇静剂,如罗通定、苯巴比妥等,禁用吗啡以免抑制呼吸。患有高血压的蛛网膜下腔出血患者,可有一过性反应性血压升高,注意监测,必要时使用降压药,血压过低可导致脑组织灌注不足,过高则有再出血的危险,降血压控制在正常范围内。预防和缓解血管痉挛的药物,在静脉滴注过程中,应注意滴速,定时测血压及观察患者的意识状态。用20%甘露醇降低颅内压时,应按时给药,以保持颅内压的稳定性。

三、主要护理诊断/问题

(一)疼痛:头痛

与脑水肿、颅内高压、血液刺激脑膜或继发出血有关。

(二)潜在并发症

(1)再出血:与病情变化有关。

(2)肺部感染:与长期卧床有关。

(三)焦虑

与担心疾病预后有关。

(四)生活自理缺陷

与医源性限制有关。

四、护理措施

(一)一般护理

绝对卧床休息,卧床时间应在 4 周以上,尽量减少搬动,减少人员探视,避免精神刺激,亲属探望过多,会引起情绪激动,身体劳累诱发再出血。

(二)严密观察病情变化

注意脑血管痉挛发生:脑血管痉挛是蛛网膜下腔出血的主要并发症,继发于出血后 4~5 天,这是出血后患者死亡和致残的主要原因。因此除观察体温,脉搏,呼吸,血压外,应特别观察瞳孔,头痛,呕吐和抽搐等情况的变化。

(三)保持呼吸道通畅预防肺部感染

保持呼吸道通畅,预防肺部感染并发症,对昏迷患者尤为重要,因为昏迷患者咳嗽及吞咽反射减弱或消失。口腔呼吸道分泌物及呕吐物误吸或坠积于肺部而发生肺部感染,此外也可引起窒息,患者应取侧卧位,头部略抬高稍后仰,吸痰时,吸痰管从鼻腔或口腔内插入,轻轻地吸出,避免损伤黏膜。

(四)保持大便通畅

患者因长期卧床,肠蠕动减少,或不习惯于床上排便,常常引起便秘,用力排便可使血压突然升高,再次出血。因此,应培养患者良好的生活习惯,多吃高维生素,粗纤维饮食,锻炼床上大小便能力,防止便秘及尿潴留,对便秘者可用开塞露,液状石蜡或缓泻剂昏迷者可留置导尿管。切忌灌肠,以免腹压突然增加,患者烦躁不安,加重出血。

(五)再出血的护理

蛛网膜下腔再出血是病情变化的重要因素,一般在病后 2~3 周发生,发生率及病死率均较高。如患者经治疗后出现剧烈头痛,意识障碍进行性加重,频繁呕吐,瞳孔不等大应高度怀疑再出血的发生。预防再出血要做到:①绝对卧床休息 8 周以上,饮食,大小便均不能下床;②保持大便通畅,排便时不能用力过猛;③避免情绪激动以免引起再出血。

(六)心理护理

护士要细心观察患者的心理反应,及时做好心理疏导工作,耐心安慰患者,向其介绍疾病的特点和病程转归,使他对疾病有正确的认识,取得合作,同时指导患者学会自我调节,保持情绪稳定,避免情绪激动和突然用力,对于合并肢体瘫痪患者,帮助其进行功能锻炼。

(七)健康教育

1.饮食指导

指导患者了解肥胖,吸烟,酗酒及饮食因素与脑血管病的关系,改变不合理的饮食习惯和饮食结构。选择低盐,低脂,充足蛋白质和丰富维生素的饮食,如多食谷类和鱼类,新鲜蔬菜水果,少吃糖类和甜食。限制钠盐和动物油的摄入及辛辣、油炸食物和暴饮暴食;注意粗细搭配,荤素搭配,戒烟限酒,控制食物热量,保持理想体重。

2.避免诱因

指导患者尽量避免使血压骤然升高的各种因素。如保持情绪稳定和心态平衡,避免过分喜悦、愤怒、焦虑、恐惧和悲伤等不良心理和惊吓等刺激;建立健康的生活方式,保证充足睡眠,适当运动，避免体力和脑力的过度劳累和突然用力过猛；养成定时排便的习惯，保持大便通畅，避免用力排便，戒烟酒。

3.检查指导

蛛网膜下腔出血患者一般在首次出血 3 周后进行数字减影血管造影检查，应告知脑血管造影的相关知识，指导患者积极配合，已明确病因，尽早手术，解除隐患或危险。

4.照顾者指导

家属应关心体贴患者，为其创造良好的修养环境，督促尽早检查和手术，发现再出血征象及时就诊。

5.就诊指标

患者出现意识障碍、肢体麻木、无力、头痛、头晕、视物模糊等症状及时就诊；定期门诊复查。

五、护理效果评估

(1)患者头痛得到减轻。

(2)患者没有出现再次出血或能及时发现再次出血并得到很好控制。

(3)患者心理得到很好的疏导，能很好配合治疗。

(4)患者无其他并发症发生。

(吕新丽)

第六节 脑 梗 死

一、疾病概述

(一)概念和特点

脑梗死又称缺血性脑卒中，是由于脑组织局部供血动脉血流的突然减少或停止，造成该血管供血区的脑组织缺血、缺氧导致脑组织坏死、软化，并伴有相应部位的临床症状和体征，如偏瘫、失语等神经功能缺失的症候。

脑梗死发病率、患病率和病死率随年龄增加，45 岁后均呈明显增加，65 岁以上人群增加最明显，75 岁以上者发病率是 45～54 岁组的 5～8 倍。男性发病率高于女性，男∶女为(1.3～1.7)∶1。

(二)相关病理生理

动脉内膜损伤、破裂，随后胆固醇沉积于内膜下，形成粥样斑块，管壁变性增厚，使管腔狭窄，动脉变硬弯曲，最终动脉完全闭塞，导致供血区形成缺血性梗死。梗死区伴有脑水肿及毛细血管周围点状出血，后期病变组织萎缩，坏死组织被格子细胞清除，留下瘢痕组织及空腔，通常称为缺血性坏死。脑栓塞引起的梗死发生快，可产生红色充血性梗死或白色缺血性或混合性梗死。红色充血性梗死，常由较大栓子阻塞血管所引起，在梗死基础上导致梗死区血管破裂和脑内出血。大脑的神经细胞对缺血的耐受性最低，3～4 分钟的缺血即引起梗死。

(三)病因与诱因

脑血管病是神经科最常见的疾病,病因复杂,受多种因素的影响,一般根据常规把脑血管病按病因分类分为血管壁病变,血液成分改变和血流动力学改变。

流行病学研究证实,高血脂和高血压是动脉粥样硬化的两个主要危险因素,吸烟、饮酒、糖尿病、肥胖、高密度脂蛋白胆固醇降低、甘油三酯增高、血清脂蛋白增高均为脑血管病的危险因素,尤其是缺血性脑血管病的危险因素。

(四)临床表现

临床表现因梗死的部位和梗死面积而有所不同,常见的临床表现如下。

(1)起病突然,常于安静休息或睡眠时发病。起病在数小时或1~2天达到高峰。

(2)头痛、眩晕、耳鸣、半身不遂,可以是单个肢体或一侧肢体,也可以是上肢比下肢重或下肢比上肢重,并出现吞咽困难,说话不清,伴有恶心、呕吐等多种情况,严重者很快昏迷不醒。

(3)腔隙性脑梗死患者可以无症状或症状轻微,因其他病而行脑CT检查发现此病,有的已属于陈旧性病灶。这种情况以老年人多见,患者常伴有高血压病、动脉硬化、高脂血症、冠心病、糖尿病等慢性病。腔隙性脑梗死可以反复发作,有的患者最终发展为有症状的脑梗死,有的患者病情稳定,多年不变。故对老年人"无症状性脑卒中"应引起重视,在预防上持积极态度。

(五)治疗原则

1.急性期治疗

(1)溶栓治疗:发病后6小时之内,常用药物有尿激酶、链激酶、重组组织型纤溶酶原激活剂等。

(2)脱水剂:对较大面积的梗死应及时应用脱水治疗。

(3)抗血小板聚集药:右旋糖酐-40,有心、肾疾病者慎用。此外,可口服小剂量阿司匹林,有出血倾向或溃疡病患者禁用。

(4)钙通道阻滞剂:可选用桂利嗪、盐酸氟桂利嗪。

(5)血管扩张剂。

2.恢复期治疗

继续口服抗血小板聚集药、钙通道阻滞剂等,但主要应加强功能锻炼,进行康复治疗,经过3~6个月即可生活自理。

3.手术治疗

大面积梗死引起急性颅内压增高,除用脱水药以外,必要时可进行外科手术减压,以缓解症状。

4.其他治疗

中医、中药、针灸、按摩方法对本病防治和康复有较好疗效,一般应辨证施治,使用活血化瘀、通络等方药治疗,针灸、按摩对功能恢复十分有利。

二、护理评估

(一)一般评估

1.生命体征

监测患者的血压、脉搏、呼吸、体温有无异常。脑梗死的患者一般会出现血压升高。

2.患者主诉

询问患者发病时间及发病前有无头晕、头痛、恶心、呕吐等症状出现。

3.相关记录

体重、身高、上臂围、皮肤、饮食等记录结果。

(二)身体评估

1.头颈部

脑梗死的患者一般都会出现不同程度的意识障碍，要注意观察患者意识障碍的类型；注意有无眼球运动受限、结膜有无水肿及眼睑闭合不全；观察瞳孔的大小以及对光反射情况；观察有无口角㖞斜及鼻唇沟有无变浅，评估患者吞咽功能。

2.胸部

评估患者肺部呼吸音情况(肺部感染是脑梗死患者一个重要并发症)。

3.腹部

上腹部有无疼痛、饱胀，肠鸣音是否正常。有无大、小便失禁，并观察大小便的颜色、量和性质。

4.四肢

评估患者四肢肌力，腱反射情况，以及有无出现患者反射(如巴宾斯基征)、脑膜刺激征(如颈强直、凯尔尼格征和布鲁津斯基征)。

(三)心理-社会评估

评估患者及其照顾者对疾病的认知程度，心理反应与需求，家庭及社会支持情况，正确引导患者及家属配合治疗与护理。

(四)辅助检查评估

(1)血液检查：血脂、血糖、血流动力学和凝血功能有无异常。

(2)头部 CT 及 MRI 有无异常。

(3)数字减影血管造影、MRA 及 TCD 检查结果有无异常。

三、主要护理诊断/问题

(一)脑血流灌注不足

与脑血流不足、颅内压增高、组织缺血缺氧有关。

(二)躯体移动障碍

与意识障碍、肌力异常有关。

(三)言语沟通障碍

与意识障碍或相应言语功能区受损有关。

(四)焦虑

与担心疾病预后差有关。

(五)有发生压疮的可能

与长期卧床有关。

(六)有误吸的危险

与吞咽功能差有关。

(七)潜在并发症

肺部感染、泌尿系统感染。

四、护理措施

(一)一般护理

(1)严密观察病情,监测生命体征。备齐各种急救药品、仪器。

(2)保持呼吸道通畅,及时吸痰,防止窒息。

(3)多功能监护,氧气吸入。

(4)躁动的患者给予安全措施,必要时用约束带。

(5)保证呼吸机正常工作,观察血氧、血气结果,遵医嘱对症处理。

(6)保持各种管道通畅,并妥善固定,观察引流液的色、量、性状,做好记录。

(7)做好鼻饲喂养的护理。口腔护理 2 次/天。

(8)导尿管护理 2 次/天。

(9)保持肢体功能位,按时翻身,叩背,预防压疮发生。

(10)准确测量 24 小时出入量并记录。

(11)护理记录客观、及时、准确、真实、完整。严格按计划实施护理措施。

(12)患者病情变化时,及时报告医师。

(13)脑血管造影术后,穿刺侧肢体制动,观察足背动脉、血压,有病情变化及时报告医师。

(14)做好晨晚间护理,做到两短六洁。

(二)健康教育

1.疾病知识指导

脑梗死患者康复时间比较长,患者出院后要教会患者及家属必要的护理方法。教会患者药物的名称、用法、疗效及变态反应。介绍脑梗死的症状及体征。并与患者及其家属共同制定包括饮食、锻炼在内的康复计划,告知其危险因素。

2.就诊指标

出现肢体麻木、无力、头痛、头晕、视物模糊等症状及时就诊,定期门诊复查,积极治疗高血压、高血脂、糖尿病等疾病。

五、护理效果评估

(1)患者脑血流得到改善。

(2)患者呼吸顺畅,无误吸发生。

(3)患者躯体活动得到显著提高。

(4)患者言语功能恢复或部分恢复。

(5)患者无压疮发生。

(6)患者生活基本能够自理。

(7)患者无肺部及尿路感染或发生感染后得到及时处理。

(吕新丽)

第七节 阿尔茨海默病

一、疾病概述

阿尔茨海默病是发生于老年和老年前期，以进行性认知功能障碍和行为损害为特征的中枢神经系统退行性变，是老年期痴呆的最常见类型，临床上表现为记忆障碍、失语、失用、认知障碍、视空间能力损害、抽象思维和计算力损害、人格和行为的改变等。

（一）病因

阿尔茨海默病可分为家族性和散发性，家族性阿尔茨海默病呈常染色体显性遗传，多于65岁前起病。

（二）临床表现

阿尔茨海默病通常是隐匿起病，病程为持续进行性，无缓解，停止进展的平稳期即使有，也极罕见。阿尔茨海默病的临床症状可分为两方面，即认知功能减退及其伴随的生活能力减退症状和非认知性神经精神症状。其病程演变大致可以分为轻、中、重三个阶段。

1.轻度

主要表现是记忆障碍。

2.中度

除记忆障碍继续加重外，可出现思维和判断力障碍、性格改变和情感障碍。患者的工作、学习以及社会接触能力减退，特别是原已掌握的知识和技巧出现明显的衰退。

3.重度

除上述各项症状逐渐加重外，还有情感淡漠、哭笑无常、言语能力丧失，以致不能完成日常简单的生活事项，如穿衣、进食。终日无语而卧床，与外界（包括亲友）逐渐丧失接触能力。晚期并发全身系统疾病衰竭而死亡。

（三）治疗原则

查清原因、及时治疗、越早越好。做好生活护理可有效延长患者的生命，改善其生活质量。药物治疗以改善认知功能、控制精神症状为主，重度晚期患者应加强支持和对症治疗，可采取非药物治疗包括职业训练、音乐治疗和群体治疗等。

（四）护理要点

1.病情观察

评估患者认知能力、生活能力；观察有无并发症发生。

2.药物护理

按医嘱正确应用改善智能、营养脑神经药物，告知患者应用药物注意事项，观察药物变态反应。

3.安全护理

采取有效安全防措施，防止走失、跌倒、坠床、烫伤等意外。

二、健康教育

(一)住院期间健康教育

1.休息与运动

根据病情适当参加体力劳动或户外活动。生活不能自理者要专人看护,切勿让老人单独活动;对思维活跃的老年人,应改变话题,转移思维,使情绪平静。

2.饮食护理

多食鸡蛋、鱼、肉,可以增加血液中有助于记忆的神经递质;多食豆类、麦芽、牛奶、绿色蔬菜、坚果等有助于核糖核酸注入脑内提高记忆,保证足够热量。

3.用药指导

多奈哌齐可出现恶心、呕吐、腹泻、头晕、失眠、肌肉痉挛、疲乏等不良反应,要睡前服用。美金刚多数不良反应是短暂、轻微和一过性的幻觉瘙痒、皮疹、恶心、胃痛等,停药后可自行消退。氟西汀不良反应为恶心、意识混沌、头晕、头痛和疲倦。奥拉西坦不良反应较少,可有焦虑不安、皮肤。奥氮平变态反应为嗜睡和体重增加。

4.生活护理

生活护理包括:①不能自理的患者协助做好生活护理,包括饮食、穿衣、大小便、个人卫生等;②定时定量协助患者进食,保证营养供给;③餐后协助刷牙、漱口;④每周洗澡、洗头,及时更换衣服;⑤大小便失禁者,护理人员要掌握患者的排便规律,及时清理排泄物,并拭净肛周皮肤,保持局部干燥。

(二)出院健康教育

1.并发症的预防及护理

(1)压疮:每 2 小时翻身 1 次,保持床铺平整干燥;如已发生压疮,应根据分期及时清创、换药,避免感染,加强全身营养,促进愈合。

(2)泌尿系统感染:尿潴留者需留置导尿管,间断夹管,每 2~3 小时放尿一次,以训练膀胱功能;鼓励多饮水每天不少于 2 000 mL,经常坐起活动锻炼,利于膀胱功能恢复,预防膀胱结石;注意尿色、尿量及性质。大便失禁者,要保持会阴部及肛周清洁。

(3)呼吸系统感染:经常叩背,鼓励并帮助患者咳痰;进食时注意观察患者的吞咽功能,防止误吸。

(4)失用性萎缩:每天至少 2 次,每次至少 30 分钟肢体被动主动活动,延缓肢体功能衰退。

2.遵医嘱服药

根据医嘱按时按量正确服药;要专人给予服用药物,以防误服。

3.做好安全管理

有专人看护,避免走失。可随身携带有姓名、年龄、诊断、家庭住址、家属联系方式的卡片或手腕带,以便于协助。

4.康复指导

(1)要预防老年人卧床不起。对老年性痴呆患者,家人易产生过度保护倾向,这是造成患者卧床不起的最大原因。患者一旦卧床不起,可出现许多并发症,这将会加重痴呆症状,加快缩短其寿命。因此,对早期痴呆患者,应该在家人看护和指导下,做一些力所能及的事情。

(2)对安排的活动做好提示,例如在抽屉上标记好里面应装的东西,这样患者更有可能放对地方。

(3)要保持日常卫生习惯。对早期痴呆症患者要尽可能帮助其保持日常生活习惯和卫生习惯,如起居、穿衣、刷牙、洗脸等,即使做得不规范,也要尽可能让他自己去做,这也是防止疾病进一步发展所不可忽视的环节。

(4)提示患者远离危险,保持周围环境安全。

5.心理护理

调节老人情绪,寻求老人感兴趣的话题交谈,多给信息和语言刺激;对老人要关爱体贴,帮助患者树立战胜疾病信心,取得家属配合与支持。

6.复诊须知

出院3周后门诊复诊,不适随诊。

(吕新丽)

第九章　心内科护理

第一节　心脏瓣膜病

心脏瓣膜病是由于炎症、缺血性坏死、退行性变、黏液样变性、先天性畸形、创伤等原因引起单个或多个瓣膜的功能和/或结构异常，导致瓣膜口狭窄和/或关闭不全。瓣膜关闭不全和瓣膜口狭窄可单独发生，也可合并存在。风湿性心脏病患者中二尖瓣最常受累，其次是主动脉瓣。而老年退行性瓣膜病以主动脉瓣膜病变最为常见。患者多表现为呼吸困难、咳嗽、口唇发绀、气促、反复发作的肺部感染及心房纤颤等症状。目前治疗心脏瓣膜病多以内科方式初步治疗，当内科保守治疗无法纠正血流动力学时，应进一步采取介入或外科手术干预治疗。

一、一般护理

(1)执行一般内科护理常规。

(2)卧位与休息：①在心功能代偿期，可进行日常工作，避免劳累、剧烈活动。作息规律，保证充足的睡眠，保持良好的心态。②在心功能失代偿期、有风湿活动及并发症者以卧床休息为主，出现呼吸困难时，给予半坐位或坐位；长期卧床的患者，协助生活护理，加强皮肤护理，减少机体消耗，保持病室舒适、安静、空气清新。

二、饮食护理

给予患者营养丰富的高蛋白、高维生素、清淡易消化的食物，少食多餐，避免过饱，禁食辣椒、浓茶或咖啡等。伴有心功能不全者适量限制钠盐、水的摄入，发热时鼓励患者适量喝水，预防发热所致脱水。

三、用药护理

(1)使用抗生素及抗风湿药物治疗患者，应遵医嘱正确用药，严格执行给药时间，严密观察药物疗效及有无过敏等不良反应。

(2)长期服用抗凝药物者，需监测凝血指标。注意有无出血倾向，评估栓塞风险。华法林是目前使用最普遍、研究证据最充分的口服抗凝药物。华法林通过抑制维生素 K 依赖的凝血因子的活化而发挥凝血作用，因个体基因多态性的影响、与药物和食物的相互作用等原因，剂量的个体差异极大。严密监测凝血酶原时间国际标准化比值（INR），维持在2～3，能安全而有效地预防脑卒中的发生。

（3）服用抗心律失常药物时，注意心率、心律、脉搏的变化。

四、并发症的护理

（一）心力衰竭

检测生命体征的变化，评估患者有无呼吸困难、乏力、食欲减退、少尿、水肿等。

（二）栓塞

了解超声心动图报告，有左房内附壁血栓者应绝对卧床休息，防止血栓脱落。病情允许时协助患者翻身、床上活动，防止下肢深静脉血栓形成。

五、病情观察

（1）监测生命体征，观察有无心功能不全症状，如呼吸困难、咳嗽、发绀、水肿、腹水，观察皮肤颜色及外周动脉搏动情况等。

（2）评估患者有无栓塞的危险因素，如长期卧床、心房纤颤、意识改变、运动功能障碍、突发严重的呼吸困难和胸痛等，做到及早发现，及时处理。

（3）听诊心脏各瓣膜区杂音及变化。

（4）准确监测出入量，尤其是合并心力衰竭患者，为利尿治疗提供参考。

（5）服用洋地黄类药物，注意观察洋地黄中毒症状。

六、健康指导

（1）向患者及家属介绍该病发病的基本原因、诱发因素、病程特点、治疗要点等，使患者以乐观的态度投入到疾病的治疗当中，取得患者的积极配合。

（2）教会患者自测脉搏，每次测1分钟。

（3）患者居住环境要避免潮湿、阴暗等不良条件，保持室内空气流通，温度适宜，注意保暖。

（4）嘱患者进食高蛋白、高维生素、富含纤维素的清淡饮食，心力衰竭时应给予低盐饮食，保持大便通畅。

（5）心功能代偿期指导患者适当锻炼，提高机体抵抗力，避免诱发因素。

（6）坚持按医嘱服用药物，不可擅自停药或增减剂量。

（万璐璐）

第二节　感染性心内膜炎

感染性心内膜炎为心脏内膜表面的微生物感染，伴赘生物形成。赘生物为大小不等、形状不一的血小板和纤维素团块，内含大量微生物和少量炎性细胞。瓣膜为最常受累部位，但感染也可发生在间隔缺损部位、腱索或心壁内膜。根据病程分为急性和亚急性：①急性感染性心内膜炎的

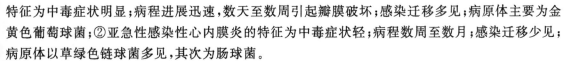

特征为中毒症状明显；病程进展迅速，数天至数周引起瓣膜破坏；感染迁移多见；病原体主要为金黄色葡萄球菌；②亚急性感染性心内膜炎的特征为中毒症状轻；病程数周至数月；感染迁移少见；病原体以草绿色链球菌多见，其次为肠球菌。

感染性心内膜炎又可分为自体瓣膜、人工瓣膜和静脉药瘾者的心内膜炎。

一、自体瓣膜心内膜炎

（一）病因及发病机制

1.病因

链球菌和葡萄球菌分别占自体心内膜炎病原微生物的65%和25%。急性自体瓣膜心内膜炎主要由金黄色葡萄球菌引起，少数由肺炎球菌、淋球菌、A族链球菌和流感杆菌等所致。亚急性自体瓣膜心内膜炎最常见的致病菌是草绿色链球菌，其次为D族链球菌，表皮葡萄球菌，其他细菌较少见。

2.发病机制

(1)亚急性患者至少占2/3，发病与下列因素有关。①血流动力学因素：亚急性者主要发生于器质性心脏病，首先为心脏瓣膜病，尤其是二尖瓣和主动脉瓣；其次为先天性心血管病，如室间隔缺损、动脉导管未闭、法洛四联症和主动脉瓣缩窄。赘生物常位于血流从高压腔经病变瓣口或先天缺损至低压腔产生高速射流和湍流的下游，可能与这些部位的压力下降和内膜灌注减少，有利于微生物沉积和生长有关。高速射流冲击心脏或大血管内膜处致局部损伤易于感染。②非细菌性血栓性心内膜炎病变：当心内膜的内皮受损暴露其下结缔组织的胶原纤维时，血小板在该处聚集，形成血小板微血栓和纤维蛋白沉着，成为结节样无菌性赘生物，称非细菌性血栓性心内膜病变，是细菌定居瓣膜表面的重要因素。③短暂性菌血症：各种感染或细菌寄居的皮肤黏膜的创伤常导致暂时性菌血症，循环中的细菌若定居在无菌性赘生物上，即可发生感染性心内膜炎。④细菌感染无菌赘生物：取决于发生菌血症之频度和循环中细菌的数量、细菌黏附于无菌性赘生物的能力。草绿色链球菌从口腔进入血流的机会频繁，黏附力强，因而成为亚急性感染性心内膜炎的最常见致病菌。

细菌定居后，迅速繁殖，促使血小板进一步聚集和纤维蛋白沉积，感染赘生物增大。当赘生物破裂时，细菌又被释放进入血流。

(2)急性自体瓣膜心内膜炎发病机制尚不清楚，主要累及正常心瓣膜，主动脉瓣常受累。病原菌来自皮肤、肌肉、骨骼或肺等部位的活动感染灶。循环中细菌量大，细菌毒力强，具有高度侵袭性和黏附于内膜的能力。

（二）临床表现

1.症状

从暂时的菌血症至出现症状的时间长短不一，多在2周以内。

(1)亚急性感染性心内膜炎起病隐匿，可有全身不适、乏力、食欲缺乏、面色苍白、体重减轻等非特异性症状，头痛、背痛和肌肉关节痛常见。发热是最常见的症状，多呈弛张热型，午后和夜间较高，伴寒战和盗汗。

(2)急性感染性心内膜炎以败血症为主要临床表现。起病急骤，进展迅速，患者出现高热、寒战、呼吸急促，伴有头痛、背痛、胸痛和四肢肌肉关节疼痛，突发心力衰竭者较为常见。

2.体征

(1)心脏杂音:80%～85%的患者可闻及心脏杂音,杂音性质的改变为本病特征性表现,急性者要比亚急性者更易出现杂音强度和性质的变化,可由基础心脏病和/或心内膜炎导致瓣膜损害所致,如赘生物的生长与破裂、脱落有关。腱索断裂或瓣叶穿孔是迅速出现新杂音的重要因素。

(2)周围体征:多为非特异性,近年来已不多见。①瘀点:可出现于任何部位,以锁骨以上皮肤、口腔黏膜和睑结膜常见;②指和趾甲下线状出血;③Osler 结节:为指和趾垫出现的豌豆大的红或紫色痛性结节,略高出皮肤,亚急性者较常见;④Roth 斑:为视网膜的卵圆性出血斑块,其中心呈白色,亚急性者多见;⑤Janeway 损害:是位于手掌或足底直径 1～4 mm 无压痛出血红斑,急性者常见。

(3)动脉栓塞:多见于病程后期,但约 1/3 的患者是首发症状。赘生物引起动脉栓塞占20%～40%,栓塞可发生在机体的任何部位。脑、心脏、脾、肾、肠系膜、四肢和肺为临床常见的动脉栓塞部位。脑栓塞可出现神志和精神改变、视野缺损、失语、吞咽困难、瞳孔大小不对称、偏瘫、抽搐或昏迷等表现。肾栓塞常出现腰痛、血尿等,严重者可有肾功能不全。脾栓塞时,患者出现左上腹剧痛,呼吸或体位改变时加重。肺栓塞常发生突然胸痛、气急、发绀、咯血。

(4)其他:贫血,较常见,主要由于感染导致骨髓抑制而引起,多为轻、中度,晚期患者可重度贫血。15%～50%病程超过 6 周的患者可有脾大;部分患者可见杵状指(趾)。

(三)并发症

(1)心脏并发症:心力衰竭为最常见并发症,其次为心肌炎。

(2)动脉栓塞和血管损害多见于病程后期,急性较亚急性者多见,部分患者中也可为首发症状。①脑:约 1/3 患者有神经系统受累,表现为脑栓塞、脑细菌性动脉瘤、脑出血(细菌性动脉瘤破裂引起)和弥漫性脑膜炎。患者出现神志和精神改变、失语、视野缺损、轻偏瘫、抽搐或昏迷等表现。②肾:大多数患者有肾脏损害,包括肾动脉栓塞和肾梗死、肾小球肾炎和肾脓肿。迁移性脓肿多见于急性患者。肾栓塞常出现血尿、腰痛等,严重者可有肾功能不全。③脾:发生脾栓塞,患者出现左上腹剧痛,呼吸或体位改变时加重。④肺:肺栓塞常出现突然胸闷、气急、胸痛、发绀、咯血等。⑤动脉:肠系膜动脉损害可出现急腹症症状;肢体动脉损害出现受累肢体变白或发绀、发冷、疼痛、跛行,甚至动脉搏动消失。⑥其他:可有细菌性动脉瘤,引起细菌性动脉瘤占 3%～5%。迁移性脓肿多见于急性期患者。

二、人工瓣膜心内膜炎

发生于人工瓣膜置换术后 60 天以内者为早期人工瓣膜心内膜炎,60 天以后发生者为晚期人工瓣膜心内膜炎。早期者常为急性暴发性起病,约 1/2 的致病菌为葡萄球菌,表皮葡萄球菌多于金黄色葡萄球菌;其次为革兰阴性杆菌和真菌。晚期者以亚急性表现常见,致病菌以链球菌最常见,其次为葡萄球菌。除赘生物形成外,常致人工瓣膜部分破裂、瓣周漏、瓣环周围组织和心肌脓肿,最常累及主动脉瓣。术后发热、出现心杂音、脾大或周围栓塞,血培养同一种细菌阳性结果至少 2 次,可诊断本病。预后不良,难以治愈。

三、静脉药瘾者心内膜炎

静脉药瘾者心内膜炎多见于年轻男性。致病菌最常来源于皮肤,药物污染所致者较少见,金黄色葡萄球菌为主要致病菌,其次为链球菌、革兰阴性杆菌和真菌。大多累及正常心瓣膜,三尖瓣受累占50%以上，其次为主动脉瓣和二尖瓣。急性发病者多见，常伴有迁移性感染灶。亚急性表现多见于有感染性心内膜炎史者。年轻伴右心金黄色葡萄球菌感染者病死率在5%以下，而左心革兰阴性杆菌和真菌感染者预后不良。

四、护理

（一）护理目标

患者体温恢复正常，心功能改善，活动耐力增加；营养改善，抵抗力增强；焦虑减轻，未发生并发症或发生后被及时控制。

（二）护理措施

1.一般护理

（1）休息与活动：急性感染性心内膜炎患者应卧床休息，限制活动，保持环境安静，空气新鲜，减少探视。亚急性者，可适当活动，但应避免剧烈运动及情绪激动。

（2）饮食：给予清淡、高热量、高蛋白、高维生素、低胆固醇、易消化的半流质或软食，补充营养和水分。有心力衰竭者，适当限制钠盐的摄入。注意变换饮食口味，鼓励患者多饮水，做好口腔护理，以增进食欲。

2.病情观察

（1）观察体温及皮肤黏膜变化：每4～6小时测量体温1次，准确绘制体温曲线，以反映体温动态变化，判断病情进展及治疗效果。评估患者有无皮肤瘀点、指（趾）甲下线状出血、Osler结节等皮肤黏膜病损。

（2）栓塞的观察：注意观察脑、肾、肺、脾和肢体动脉等栓塞的表现，脑栓塞出现神志和精神改变、失语、偏瘫或抽搐等；肾栓塞出现腰痛、血尿等；肺栓塞发生突然胸痛、呼吸困难、发绀和咯血等；脾栓塞出现左上腹剧痛；肢体动脉栓塞表现为肢体变白或发绀、皮肤温度降低、动脉搏动减弱或消失等。有变化及时报告医师并协助处理。

3.发热护理

高热患者应卧床休息，注意病室的温度和湿度适宜。给予冰袋物理降温或温水擦浴等，准确记录体温变化。出汗较多时可在衣服和皮肤之间垫上柔软毛巾，便于潮湿后及时更换，增强舒适感，并防止因频繁更衣而导致患者受凉。保证被服干燥清洁，以增加舒适感。

4.用药护理

抗微生物药物治疗是最重要的治疗措施。遵医嘱给予抗生素治疗，观察用药效果。坚持大剂量全疗程长时间的抗生素治疗，严格按照时间点用药，以确保维持有效的血药浓度。注意保护静脉，可使用静脉留置针，避免多次穿刺而增加患者的痛苦。注意观察药物的不良反应。

5.正确采集血培养标本

告诉患者暂时停用抗生素和反复多次采血培养的必要性，以取得患者的理解与配合。本病的菌血症为持续性，无须在体温升高时采血。每次采血量10～20 mL作需氧和厌氧菌培养，至少应培养3周。

（1）未经治疗的亚急性患者，应在第一天每间隔1小时采血1次，共3次。如次日未见细菌生长，重复采血3次后，开始抗生素治疗。

（2）用过抗生素者，停药2～7天后采血。

（3）急性患者应在入院后立即安排采血，在3小时内每隔1小时采血1次，共取3次血标本后，按医嘱开始治疗。

6.心理护理

由于发热、感染不易控制，疗程长，甚至出现并发症，患者常出现情绪低落、恐惧心理，应加强与患者的沟通，耐心解释治疗目的与意义，安慰、鼓励患者，给予心理支持，使其积极配合治疗。

7.健康指导

告诉患者及家属有关本病的知识，坚持足够疗程的抗生素治疗的重要意义。患者在施行口腔手术、泌尿、生殖和消化道的侵入性检查或外科手术治疗前应预防性使用抗生素。嘱患者注意防寒保暖，保持口腔和皮肤清洁，少去公共场所，减少病原体入侵的机会。教会患者自我监测体温变化、有无栓塞表现，定期门诊随访。教育家属应给予患者以生活照顾，精神支持，鼓励患者积极治疗。

（三）护理评价

通过治疗和护理患者体温基本恢复正常，心功能得到改善，提高了活动耐力；营养状况改善，抵抗力增强；焦虑减轻，未发生并发症或发生后得到及时控制。

（万璐璐）

第三节　心源性休克

心源性休克是指由于严重的心脏泵功能衰竭或心功能不全导致心排血量减少，各重要器官和周围组织灌注不足而发生的一系列代谢和功能障碍综合征。

一、临床表现

多数心源性休克患者，在出现休克之前有相应心脏病史和原发病的各种表现，如急性肌梗死患者可表现严重心肌缺血症状，心电图可能提示急性冠状动脉供血不足，尤其是广泛前壁心肌梗死；急性心肌炎者则可有相应感染史，并有发热、心悸、气短及全身症状，心电图可有严重心律失常；心脏手术后所致的心源性休克，多发生于手术 1 周内。心源性休克目前国内外比较一致的诊断标准如下。

（1）收缩压低于 12.0 kPa(90 mmHg)或原有基础血压降低 4.0 kPa(30 mmHg)，非原发性高血压患者一般收缩压小于 10.7 kPa(80 mmHg)。

（2）循环血量减少的征象：①尿量减少，常少于 20 mL/h；②神志障碍、意识模糊、嗜睡、昏迷等；③周围血管收缩，伴四肢厥冷、冷汗，皮肤湿凉、脉搏细弱快速、颜面苍白或发绀等末梢循环衰竭征象。

（3）纠正引起低血压和低心排血量的心外因素（低血容量、心律失常、低氧血症、酸中毒等）后，休克依然存在。

二、诊断

（1）有急性心肌梗死、急性心肌炎、原发或继发性心肌病、严重的恶性心律失常、具有心肌毒性的药物中毒、急性心脏压塞及心脏手术等病史。

(2)早期患者烦躁不安、面色苍白,诉口干、出汗,但神志尚清;后逐渐表情淡漠、意识模糊、神志不清直至昏迷。

(3)体检心率逐渐增快,常>120 次。收缩压<10.7 kPa(80 mmHg),脉压<2.7 kPa(20 mmHg),后逐渐降低,严重时血压测不出。脉搏细弱,四肢厥冷,肢端发绀,皮肤出现花斑样改变。心音低纯,严重者呈单音律。尿量<17 mL/h,甚至无尿。休克晚期出现广泛性皮肤、黏膜及内脏出血,即弥漫性血管内凝血的表现,以及多器官衰竭。

(4)血流动力学监测提示心脏指数降低、左心室舒张末压升高等相应的血流动力学异常。

三、检查

(1)血气分析。

(2)弥漫性血管内凝血的有关检查。血小板计数及功能检测,出凝血时间,凝血酶原时间,凝血因子Ⅰ,各种凝血因子和纤维蛋白降解产物(FDP)。

(3)必要时做微循环灌注情况检查。

(4)血流动力学监测。

(5)胸部 X 线片,心电图,必要时做动态心电图检查,条件允许时行床旁超声心动图检查。

四、治疗

(一)一般治疗

(1)绝对卧床休息,有效止痛,由急性心肌梗死所致者吗啡 3~5 mg 或哌替啶 50 mg,静脉注射或皮下注射,同时予安定、苯巴比妥(鲁米那)。

(2)建立有效的静脉通道,必要时行深静脉插管。留置导尿管监测尿量。持续心电、血压、血氧饱和度监测。

(3)氧疗:持续吸氧,氧流量一般为 4~6 L/min,必要时气管插管或气管切开,人工呼吸机辅助呼吸。

(二)补充血容量

首选右旋糖酐-40 250~500 mL 静脉滴注或 0.9%氯化钠液、平衡液 500 mL 静脉滴注,最好在血流动力学监护下补液,前 20 分钟内快速补液 100 mL,如中心静脉压上升不超过0.2 kPa(1.5 mmHg),可继续补液直至休克改善,或输液总量达 500~750 mL。无血流动力学监护条件者可参照以下指标进行判断:诉口渴,外周静脉充盈不良,尿量<30 mL/h,尿比重>1.02,中心静脉压<0.8 kPa(6 mmHg),则表明血容量不足。

(三)血管活性药物的应用

首选多巴胺或与间羟胺(阿拉明)联用,从 2~5 μg/(kg·min)开始渐增剂量,在此基础上根据血流动力学资料选择血管扩张剂。①肺充血而心排血量正常,肺毛细血管嵌顿压>2.4 kPa(18 mmHg)。而心脏指数>2.2 L/(min·m^2)时,宜选用静脉扩张剂,如硝酸甘油 15~30 μg/min静脉滴注或泵入,并可适当利尿;②心排血量低且周围灌注不足,但无肺充血,即心脏指数<2.2 L/(min·m^2),肺毛细血管嵌顿压<2.4 kPa(18 mmHg)而肢端湿冷时,宜选用动脉扩张剂,如酚妥拉明 100~300 μg/min 静脉滴注或泵入,必要时增至1 000~2 000 μg/min;③心排血量低且有肺充血及外周血管痉挛,即心脏指数<2.2 L/(min·m^2),肺毛细血管嵌顿压<2.4 kPa(18 mmHg)而肢端湿冷时,宜选用硝普钠,10 μg/min 开始,每5 分钟增加 5~

10 μg/min，常用量为 40～160 μg/min，也有高达 430 μg/min 才有效。

(四)正性肌力药物的应用

1.洋地黄制剂

一般在急性心肌梗死的 24 小时内，尤其是 6 小时内应尽量避免使用洋地黄制剂，在经上述处理休克无改善时可酌情使用毛花苷 C 0.2～0.4 mg，静脉注射。

2.拟交感胺类药物

对心排血量低，肺毛细血管嵌顿压不高，体循环阻力正常或低下，合并低血压时选用多巴胺，用量同前；而心排血量低，肺毛细血管嵌顿压高，体循环血管阻力和动脉压在正常范围者，宜选用多巴酚丁胺5～10 μg/(kg·min)，也可选用多培沙明 0.25～1.0 μg/(kg·min)。

3.双异吡啶类药物

常用氨力农 0.5～2 mg/kg，稀释后静脉注射或静脉滴注，或米力农 2～8 mg，静脉滴注。

(五)其他治疗

1.纠正酸中毒

常用 5%碳酸氢钠或摩尔乳酸钠，根据血气分析结果计算补碱量。

2.激素应用

早期(休克 4～6 小时)可尽早使用糖皮质激素，如地塞米松 10～20 mg 或氢化可的松 100～200 mg，必要时每 4～6 小时重复 1 次，共用 1～3 天，病情改善后迅速停药。

3.纳洛酮

首剂 0.4～0.8 mg，静脉注射，必要时在 2～4 小时后重复 0.4 mg，继以 1.2 mg 置于 500 mL 液体内静脉滴注。

4.机械性辅助循环

经上述处理后休克无法纠正者，可考虑主动脉内气囊反搏(IABP)、体外反搏、左心室辅助泵等机械性辅助循环。

5.原发病治疗

如急性心肌梗死患者应尽早进行再灌注治疗，溶栓失败或有禁忌证者应在 IABP 支持下进行急诊冠状动脉成形术；急性心包压塞者应立即心包穿刺减压；乳头肌断裂或室间隔穿孔者应尽早进行外科修补等。

6.心肌保护

1,6-二磷酸果糖 5～10 g/d，或磷酸肌酸 2～4 g/d，酌情使用血管紧张素转换酶抑制剂等。

(六)防治并发症

1.呼吸衰竭

呼吸衰竭包括持续氧疗，必要时呼气末正压给氧，适当应用呼吸兴奋剂，如尼可刹米 0.375 g 或洛贝林(山梗菜碱)3～6 mg 静脉注射；保持呼吸道通畅，定期吸痰，加强抗感染等。

2.急性肾衰竭

注意纠正水、电解质紊乱及酸碱失衡，及时补充血容量，酌情使用利尿剂如呋塞米 20～40 mg静脉注射。必要时可进行血液透析、血液滤过或腹膜透析。

3.保护脑功能

酌情使用脱水剂及糖皮质激素，合理使用兴奋剂及镇静剂，适当补充促进脑细胞代谢药，如脑活素、胞磷胆碱、三磷酸腺苷等。

4.防治弥散性血管内凝血

休克早期应积极应用右旋糖酐-40、阿司匹林、双嘧达莫等抗血小板及改善微循环药物，有弥散性血管内凝血早期指征时应尽早使用肝素抗凝，首剂 $(3\sim6)\times10^3$ U 静脉注射，后续以 $(0.5\sim1)\times10^3$ U/h 静脉滴注，监测凝血时间调整用量，后期适当补充消耗的凝血因子，对有栓塞表现者可酌情使用溶栓药如小剂量尿激酶[$(25\sim30)\times10^4$ U]或链激酶。

五、护理

(一)急救护理

(1)护理人员熟练掌握常用仪器、抢救器材及药品。

(2)各种抢救用物定点放置，定人保管，定量供应，定时核对，定期消毒，使其保持完好备用状态。

(3)患者一旦发生晕厥，应立即就地抢救并通知医师。

(4)应及时给予吸氧，建立静脉通道。

(5)按医嘱准、稳、快地使用各类药物。

(6)若患者出现心脏骤停，立即进行心、肺、脑复苏。

(二)护理要点

1.给氧用面罩或鼻导管给氧

面罩要严密，鼻导管吸氧时，导管插入要适宜，调节氧流量 4～6 L/min，每天更换鼻导管一次，以保持导管通畅。如发生急性肺水肿时，立即给患者端坐位，两腿下垂，以减少静脉回流，同时加用 30%乙醇吸氧，降低肺泡表面张力，特别是患者咯大量粉红色泡沫样痰时，应及时用吸引器吸引，保持呼吸道通畅，以免发生窒息。

2.建立静脉输液通道

迅速建立静脉通道。护士应建立静脉通道一至两条。在输液时，输液速度应控制，应当根据心率、血压等情况，随时调整输液速度，特别是当液体内有血管活性药物时，更应注意输液通畅，避免管道滑脱、输液外渗。

3.尿量观察

单位时间内尿量的观察，对休克病情变化及治疗是十分敏感和有意义的指标。如果患者 6 小时无尿或每小时为 20～30 mL，说明肾小球滤过量不足，如无肾实质变说明血容量不足。相反，每小时尿量大于 30 mL，表示微循环功能良好，肾血灌注好，是休克缓解的可靠指标。如果血压回升，而尿量仍很少，考虑发生急性肾衰竭，应及时处理。

4.血压、脉搏、末梢循环的观察

血压变化直接标志着休克的病情变化及预后，因此，在发病几小时内应严密观察血压，15～30 分钟一次，待病情稳定后 1～2 小时观察一次。若收缩压下降到 10.7 kPa(80 mmHg)以下，脉压小于 2.7 kPa(20 mmHg)或患者原有高血压，血压的数值较原血压下降 2.7～4.0 kPa(20～30 mmHg)，要立即通知医师迅速给予处理。

脉搏的快慢取决于心率，其节律是否整齐，也与心搏节律有关，脉搏强弱与心肌收缩力及排血量有关。所以休克时脉搏在某种程度上反映心功能，同时，临床上脉搏的变化，往往早于血压变化。

心源性休克由于心排血量减少，末梢循环灌注量减少，血流留滞，末梢发生发绀，尤其以口唇、黏膜及甲床最明显，四肢也因血运障碍而冰冷，皮肤潮湿。这时，即使血压不低，也应按休克处理。当休克逐步好转时，末梢循环得到改善，发绀减轻，四肢转温。所以末梢的变化也是休克病情变化的一个标志。

5.心电监护的护理

患者入院后立即建立心电监护，通过心电监护可及时发现致命的室速或室颤。当患者入院后一般监测24～48小时，有条件可直到休克缓解或心律失常纠正。常用标准Ⅱ导进行监测，必要时描记心电记录。在监测过程中，要严密观察心律、心率的变化，对于频发室早(每分钟5个以上)、多源性室早，室早呈二联律、三联律，室性心动过速，R-on-T、R-on-P(室早落在前一个P波或T波上)立即报告医师，积极配合抢救，准备各种抗心律失常药，随时做好除颤和起搏的准备，分秒必争，以挽救患者的生命。

此外，还必须做好患者的保温工作，防止呼吸道并发症和预防压疮等方面的基础护理工作。

(万璐璐)

第十章　呼吸内科护理

第一节　慢性支气管炎

慢性支气管炎是由于感染或非感染因素引起气管、支气管黏膜及其周围组织的慢性非特异性炎症。临床以咳嗽、咳痰或伴有喘息反复发作为特征，每年持续3个月以上，且连续2年以上。

一、病因和发病机制

慢性支气管炎的病因极为复杂，迄今尚有许多因素还不够明确，往往是多种因素长期相互作用的综合结果。

（一）感染

病毒、支原体和细菌感染是本病急性发作的主要原因。病毒感染以流感病毒、鼻病毒、腺病毒和呼吸道合胞病毒常见；细菌感染以肺炎链球菌、流感嗜血杆菌和卡他莫拉菌及葡萄球菌常见。

（二）大气污染

化学气体如氯气、二氧化氮、二氧化硫等刺激性烟雾，空气中的粉尘等均可刺激支气管黏膜，使呼吸道清除功能受损，为细菌入侵创造条件。

（三）吸烟

吸烟为本病发病的主要因素。吸烟时间的长短与吸烟量决定发病率的高低，吸烟者的患病率较不吸烟者高2～8倍。

（四）过敏因素

喘息型支气管患者，多有过敏史。患者痰中嗜酸性粒细胞和组胺的含量及血中免疫球蛋白E(IgE)明显高于正常。此类患者实际上应属慢性支气管炎合并哮喘。

（五）其他因素

气候变化，特别是寒冷空气对慢支的病情加重有密切关系。自主神经功能失调，副交感神经功能亢进，老年人肾上腺皮质功能减退，慢性支气管炎的发病率增加。维生素C缺乏，维生素A缺乏，易患慢性支气管炎。

二、临床表现

(一)症状

患者常在寒冷季节发病,出现咳嗽、咳痰,尤以晨起显著,白天多于夜间。病毒感染痰液为白色黏液泡沫状,继发细菌感染,痰液转为黄色或黄绿色黏液脓性,偶可带血。慢性支气管炎反复发作后,支气管黏膜的迷走神经感受器反应性增高,副交感神经功能亢进,可出现变态反应而发生喘息。

(二)体征

早期多无体征。急性发作期可有肺底部闻及干、湿啰音。喘息型支气管炎在咳嗽或深吸气后可闻及哮鸣音,发作时有广泛哮鸣音。

(三)并发症

(1)阻塞性肺气肿:为慢性支气管炎最常见的并发症。

(2)支气管肺炎:慢性支气管炎蔓延至支气管周围肺组织中,患者表现寒战、发热、咳嗽加剧、痰量增多且呈脓性;白细胞总数及中性粒细胞增多;X 线胸片显示双下肺野有斑点状或小片阴影。

(3)支气管扩张症。

三、诊断

(一)辅助检查

1.血常规

白细胞总数及中性粒细胞数可升高。

2.胸部 X 线

单纯型慢性支气管炎,X 线片检查阴性或仅见双下肺纹理增多、增粗、模糊、呈条索状或网状。继发感染时为支气管周围炎症改变,表现为不规则斑点状阴影,重叠于肺纹理之上。

3.肺功能检查

早期病变多在小气道,常规肺功能检查多无异常。

(二)诊断要点

凡咳嗽、咳痰或伴有喘息,每年发作持续 3 个月,连续 2 年或 2 年以上者,并排除其他心、肺疾病(如肺结核、肺尘埃沉着病、支气管哮喘、支气管扩张症、肺癌、肺脓肿、心脏病、心功能不全等)、慢性鼻咽疾病后,即可诊断。如每年发病不足 3 个月,但有明确的客观检查依据(如 X 线胸片、肺功能等)亦可诊断。

(三)鉴别诊断

1.支气管扩张

多于儿童或青年期发病,常继发于麻疹、肺炎或百日咳后,并有咳嗽、咳痰反复发作的病史,合并感染时痰量增多,并呈脓性或伴有发热,病程中常反复咯血。在肺下部周围可闻及不易消散的湿啰音。晚期重症患者可出现杵状指(趾)。X 线胸片上可见双肺下野纹理粗乱或呈卷发状。薄层高分辨 CT(HRCT)检查有助于确诊。

2.肺结核

活动性肺结核患者多有午后低热、消瘦、乏力、盗汗等中毒症状。咳嗽痰量不多,常有咯血。

老年肺结核的中毒症状多不明显，常被慢性支气管炎的症状所掩盖而误诊。胸部X线上可发现结核病灶，部分患者痰结核菌检查可获阳性。

3.支气管哮喘

支气管哮喘常为特质性患者或有过敏性疾病家族史，多于幼年发病。一般无慢性咳嗽、咳痰史。哮喘多突然发作，且有季节性，血和痰中嗜酸性粒细胞常增多，治疗后可迅速缓解。发作时双肺布满哮鸣音，呼气延长，缓解后可消失，且无症状，但气道反应性仍增高。慢性支气管炎合并哮喘的患者，病史中咳嗽、咳痰多发生在喘息之前，迁延不愈较长时间后伴有喘息，且咳嗽、咳痰的症状多较喘息更为突出，平喘药物疗效不如哮喘等可资鉴别。

4.肺癌

肺癌多发生于40岁以上男性，并有多年吸烟史的患者，刺激性咳嗽常伴痰中带血和胸痛。X线胸片检查肺部常有块状影或反复发作的阻塞性肺炎。痰脱落细胞及支气管镜等检查，可明确诊断。

5.慢性肺间质纤维化

慢性咳嗽，咳少量黏液性非脓性痰，进行性呼吸困难，双肺底可闻及爆裂音，严重者发绀并有杵状指。X线胸片见中下肺野及肺周边部纹理增多紊乱呈网状结构，其间见弥漫性细小斑点阴影。肺功能检查呈限制性通气功能障碍，弥散功能减低，动脉血氧分压（PaO_2）下降。肺活检是确诊的手段。

四、治疗

（一）急性发作期及慢性迁延期的治疗

以控制感染、祛痰、镇咳为主，同时解痉平喘。

1.抗感染药物

及时、有效、足量，感染控制后及时停用，以免产生细菌耐药或二重感染。一般患者可按常见致病菌用药。可选用青霉素G 80万U肌内注射；复方磺胺甲噁唑（SMZ），每次2片，2次/天；阿莫西林2～4 g/d，3～4次口服；氨苄西林2～4 g/d，分4次口服；头孢氨苄2～4 g/d或头孢拉定1～2 g/d，分4次口服；头孢呋辛2 g/d或头孢克洛0.5～1 g/d，分2～3次口服。亦可选择新一代大环内酯类抗生素，如罗红霉素，0.3 g/d，2次口服。抗菌治疗疗程一般7～10天，反复感染病例可适当延长。严重感染时，可选用氨苄西林、环丙沙星、氧氟沙星、阿米卡星、奈替米星或头孢菌素类联合静脉滴注给药。

2.祛痰镇咳药

刺激性干咳者不宜单用镇咳药物，否则痰液不易咳出。可给盐酸溴环己胺醇30 mg或羧甲基半胱氨酸500 mg，3次/天口服。乙酰半胱氨酸（富露施）及氯化铵甘草合剂均有一定的疗效。α-糜蛋白酶雾化吸入亦有消炎祛痰的作用。

3.解痉平喘

解痉平喘主要为解除支气管痉挛，利于痰液排出。常用药物为氨茶碱0.1～0.2 g，每小时8次口服；丙卡特罗50 mg，2次/天；特布他林2.5 mg，2～3次/天。慢性支气管炎有可逆性气道阻塞者应常规应用支气管舒张剂，如异丙托溴铵（异丙阿托品）气雾剂、特布他林等吸入治疗。阵发性咳嗽常伴不同程度的支气管痉挛，应用支气管扩张药后可改善症状，并有利于痰液的排出。

(二)缓解期的治疗

应以增强体质,提高机体抗病能力和预防发作为主。

(三)中药治疗

采取扶正固本原则,按肺、脾、肾的虚实辨证施治。

五、护理措施

(一)常规护理

1.环境

保持室内空气新鲜,流通,安静,舒适,温湿度适宜。

2.休息

急性发作期应卧床休息,取半卧位。

3.给氧

持续低流量吸氧。

4.饮食

给予高热量、高蛋白、高维生素易消化饮食。

(二)专科护理

(1)解除气道阻塞,改善肺泡通气:及时清除痰液,神志清醒患者应鼓励咳嗽,痰稠不易咯出时,给予雾化吸入或雾化泵药物喷入,减少局部淤血水肿,以利痰液排出。危重体弱患者,定时更换体位,叩击背部,使痰易于咯出,餐前应给予胸部叩击或胸壁震荡。患者取侧卧位,护士两手手指并拢,手背隆起,指关节微屈,自肺底由下向上,由外向内叩拍胸壁,震动气管,边拍边鼓励患者咳嗽,以促进痰液的排出,每侧肺叶叩击 3～5 分钟。对神志不清者,可进行机械吸痰,需注意无菌操作,抽吸压力要适当,动作轻柔,每次抽吸时间不超过 15 秒,以免加重缺氧。

(2)合理用氧,减轻呼吸困难:根据缺氧和二氧化碳潴留的程度不同,合理用氧,一般给予低流量、低浓度、持续吸氧,如病情需要提高氧浓度,应辅以呼吸兴奋剂刺激通气或使用呼吸机改善通气,吸氧后如呼吸困难缓解、呼吸频率减慢、节律正常、血压上升、心率减慢、心律正常、发绀减轻、皮肤转暖、神志转清、尿量增加等,表示氧疗有效。若呼吸过缓,意识障碍加深,需考虑二氧化碳潴留加重,必要时采取增加通气量措施。

(赵丽丽)

第二节　慢性阻塞性肺疾病

慢性阻塞性肺疾病(chronic obstructive pulmonary disease,COPD)是一种以不完全可逆性气流受限为特征,呈进行性发展的肺部疾病。COPD 是呼吸系统疾病中的常见病和多发病,由于其患病人数多,死亡率高,社会经济负担重,已成为一个重要的公共卫生问题。在世界范围内,COPD 的死亡率居所有死因的第四位。根据世界银行/世界卫生组织发表的研究,至 2020 年 COPD 将成为世界疾病经济负担的第五位。在我国,COPD 同样是严重危害人民群体健康的重要慢性呼吸系统疾病,1992 年对我国北部及中部地区农村 102 230 名成人调查显示,COPD 约占

15 岁以上人群的 3%，近年来对我国 7 个地区 20 245 名成年人进行调查，COPD 的患病率占 40 岁以上人群的 8.2%，患病率之高是十分惊人的。

COPD 与慢性支气管炎及肺气肿密切相关。慢性支气管炎（简称慢支）是指气管、支气管黏膜及其周围组织的慢性、非特异性炎症。如患者每年咳嗽、咳痰达 3 个月，连续两年或以上，并排除其他已知原因的慢性咳嗽，即可诊断为慢性支气管炎。阻塞性肺气肿（简称肺气肿）是指肺部终末细支气管远端气腔出现异常持久的扩张，并伴有肺泡壁和细支气管的破坏而无明显肺纤维化。当慢性支气管炎和/或肺气肿患者肺功能检查出现气流受限并且不能完全可逆时，可视为 COPD。如患者只有慢性支气管炎和/或肺气肿，而无气流受限，则不能视为 COPD，而视为 COPD 的高危期。支气管哮喘也具有气流受限。但支气管哮喘是一种特殊的气道炎症性疾病，其气流受限具有可逆性，它不属于 COPD。

一、护理评估

(一)病因及发病机制

确切的病因不清，可能与下列因素有关。

1.吸烟

吸烟是最危险的因素。国内外的研究均证明吸烟与慢支的发生有密切关系，吸烟者慢性支气管炎的患病率比不吸烟者高 2～8 倍，吸烟时间愈长，量愈大，COPD 患病率愈高。烟草中的多种有害化学成分，可损伤气道上皮细胞使巨噬细胞吞噬功能降低和纤毛运动减退；黏液分泌增加，使气道净化能力减弱；支气管黏膜充血水肿、黏液积聚，而易引起感染。慢性炎症及吸烟刺激黏膜下感受器，引起支气管平滑肌收缩，气流受限。烟草、烟雾还可使氧自由基增多，诱导中性粒细胞释放蛋白酶，抑制抗蛋白酶系统，使肺弹力纤维受到破坏，诱发肺气肿形成。

2.职业性粉尘和化学物质

职业性粉尘及化学物质，如烟雾、变应原、工业废气及室内污染空气等，浓度过大或接触时间过长，均可导致与吸烟无关的 COPD。

3.空气污染

大气污染中的有害气体（如二氧化硫、二氧化氮、氯气等）可损伤气道黏膜，并有细胞毒作用，使纤毛清除功能下降，黏液分泌增多，为细菌感染创造条件。

4.感染

感染是 COPD 发生发展的重要因素之一。长期、反复感染可破坏气道正常的防御功能，损伤细支气管和肺泡。主要病毒为流感病毒、鼻病毒和呼吸道合胞病毒等；细菌感染以肺炎链球菌、流感嗜血杆菌、卡他莫拉菌及葡萄球菌为多见，支原体感染也是重要因素之一。

5.蛋白酶-抗蛋白酶失衡

蛋白酶对组织有损伤和破坏作用；抗蛋白酶对弹性蛋白酶等多种蛋白酶有抑制功能。在正常情况下，弹性蛋白酶与其抑制因子处于平衡状态。其中 α_1-抗胰蛋白酶（α_1-AT）是活性最强的一种。蛋白酶增多和抗蛋白酶不足均可导致组织结构破坏产生肺气肿。

6.其他

机体内在因素如呼吸道防御功能及免疫功能降低、自主神经功能失调、营养、气温的突变等都可能参与 COPD 的发生、发展。

（二）病理生理

COPD的病理改变主要为慢性支气管炎和肺气肿的病理改变。COPD对呼吸功能的影响，早期病变仅局限于细小气道，表现为闭合容积增大。病变侵入大气道时，肺通气功能明显障碍；随肺气肿的日益加重，大量肺泡周围的毛细血管受膨胀的肺泡挤压而退化，使毛细血管大量减少，肺泡间的血流量减少，导致通气与血流比例失调，使换气功能障碍。由通气和换气功能障碍引起缺氧和二氧化碳潴留，进而发展为呼吸衰竭。

（三）健康史

询问患者是否存在引起慢支的各种因素如感染、吸烟、大气污染、职业性粉尘和有害气体的长期吸入、过敏等；是否有呼吸道防御功能及免疫功能降低、自主神经功能失调等。

（四）身体状况

1.主要症状

（1）慢性咳嗽：晨间起床时咳嗽明显，白天较轻，睡眠时有阵咳或排痰。随病程发展可终身不愈。

（2）咳痰：一般为白色黏液或浆液性泡沫痰，偶可带血丝，清晨排痰较多。急性发作伴有细菌感染时，痰量增多，可有脓性痰。

（3）气短或呼吸困难：早期仅在体力劳动或上楼等活动时出现，随着病情发展逐渐加重，日常活动甚至休息时也感到气短。是COPD的标志性症状。

（4）喘息和胸闷：重度患者或急性加重时出现喘息，甚至静息状态下也感气促。

（5）其他：晚期患者有体重下降，食欲减退等全身症状。

2.护理体检

早期可无异常，随疾病进展慢性支气管炎病例可闻及干啰音或少量湿啰音。有喘息症状者可在小范围内出现轻度哮鸣音。肺气肿早期体征不明显，随疾病进展出现桶状胸，呼吸活动减弱，触觉语颤减弱或消失；叩诊呈过清音，心浊音界缩小或不易叩出，肺下界和肝浊音界下移，听诊心音遥远，两肺呼吸音普遍减弱，呼气延长，并发感染时，可闻及湿啰音。

3.COPD严重程度分级

根据第一秒用力呼气容积占用力肺活量的百分比（$FEV_1/FVC\%$）、第一秒用力呼气容积占预计值百分比（$FEV_1\%$预计值）和症状对COPD的严重程度做出分级。

（1）Ⅰ级：轻度，$FEV_1/FVC<70\%$、$FEV_1\geqslant80\%$预计值，有或无慢性咳嗽、咳痰症状。

（2）Ⅱ级：中度，$FEV_1/FVC<70\%$、50%预计值$\leqslant FEV_1<80\%$预计值，有或无慢性咳嗽、咳痰症状。

（3）Ⅲ级：重度，$FEV_1/FVC<70\%$、30%预计值$\leqslant FEV_1<50\%$预计值，有或无慢性咳嗽、咳痰症状。

（4）Ⅳ级：极重度，$FEV_1/FVC<70\%$、$FEV_1<30\%$预计值或$FEV_1<50\%$预计值，伴慢性呼吸衰竭。

4.COPD病程分期

COPD按病程可分为急性加重期和稳定期，前者指在短期内咳嗽、咳痰、气短和/或喘息加重、脓痰量增多，可伴发热等症状；稳定期指咳嗽、咳痰、气短症状稳定或轻微。

5.并发症

COPD可并发慢性呼吸衰竭、自发性气胸、慢性肺源性心脏病。

(五)实验室及其他检查

1.肺功能检查

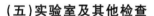

肺功能检查是判断气流受限的主要客观指标，对 COPD 诊断、严重程度评价、疾病进展、预后及治疗反应等有重要意义。第一秒用力呼气容积（FEV_1）占用力肺活量（FVC）的百分比（FEV_1/FVC%）是评价气流受限的敏感指标。第一秒用力呼气容积（FEV_1）占预计值百分比（FEV_1%预计值），是评估 COPD 严重程度的良好指标。当 FEV_1/FVC<70%及 FEV_1<80%预计值者，可确定为不能完全可逆的气流受限。FEV_1 的逐渐减少，大致提示肺部疾病的严重程度和疾病进展的阶段。

肺气肿呼吸功能检查示残气量增加，残气量占肺总量的百分比增大，最大通气量低于预计值的 80%；第一秒时间肺活量常低于 60%；残气量占肺总量的百分比增大，往往超过 40%；对阻塞性肺气肿的诊断有重要意义。

2.胸部 X 线检查

早期胸片可无变化，可逐渐出现肺纹理增粗、紊乱等非特异性改变，肺气肿的典型 X 线表现为胸廓前后径增大，肋间隙增宽，肋骨平行，膈低平。两肺透亮度增加，肺血管纹理减少或有肺大疱征象。X 线检查对 COPD 诊断特异性不高。

3.动脉血气分析

早期无异常，随病情进展可出现低氧血症、高碳酸血症、酸碱平衡失调等，用于判断呼吸衰竭的类型。

4.其他

COPD 合并细菌感染时，血白细胞增高，核左移。痰培养可能检出病原菌。

(六)心理、社会评估

COPD 由于病程长、反复发作，每况愈下，给患者带来较重的精神和经济负担，病现焦虑、悲观、沮丧等心理反应，甚至对治疗丧失信心。病情一旦发展到影响工作和会导致患者心理压力增加，生活方式发生改变，也会影响到工作，甚至因无法工作孤独。

二、主要护理诊断及医护合作性问题

(一)气体交换受损

与气道阻塞、通气不足、呼吸肌疲劳、分泌物过多和呼吸面积减少有关。

(二)清理呼吸道无效

与分泌物增多而黏稠、气道湿度减低和无效咳嗽有关。

(三)低效性呼吸形态

与气道阻塞、膈肌变平以及能量不足有关。

(四)活动无耐力

与疲劳、呼吸困难、氧供与氧耗失衡有关。

(五)营养失调，低于机体需要量

与食欲降低、摄入减少、腹胀、呼吸困难、痰液增多关。

(六)焦虑

与健康状况的改变、病情危重、经济状况有关。

三、护理目标

患者痰能咳出，喘息缓解；活动耐力增强；营养得到改善；焦虑减轻。

四、护理措施

（一）一般护理

1.休息和活动

患者采取舒适的体位，晚期患者宜采取身体前倾位，使辅助呼吸肌参与呼吸。发热、咳喘时应卧床休息，视病情安排适当的活动量，活动以不感到疲劳、不加重症状为宜。室内保持合适的温湿度，冬季注意保暖，避免直接吸入冷空气。

2.饮食护理

呼吸功的增加可使热量和蛋白质消耗增多，导致营养不良。应制订出高热量、高蛋白、高维生素的饮食计划。正餐进食量不足时，应安排少量多餐，避免餐前和进餐时过多饮水。餐后避免平卧，有利于消化。为减少呼吸困难，保存能量，患者饭前至少休息 30 分钟。每天正餐应安排在患者最饥饿、休息最好的时间。指导患者采用缩唇呼吸和腹式呼吸减轻呼吸困难。为促进食欲，提供给患者舒适的就餐环境和喜爱的食物，餐前及咳痰后漱口，保持口腔清洁；腹胀的患者应进软食，细嚼慢咽。避免进食产气的食物，如汽水、啤酒、豆类、马铃薯和胡萝卜等；避免易引起便秘的食物，如油煎食物、干果、坚果等。如果患者通过进食不能吸收足够的营养，可应用管喂饮食或全胃肠外营养。

（二）病情观察

观察咳嗽、咳痰的情况，痰液的颜色、量及性状，咳痰是否顺畅；呼吸困难的程度，能否平卧，与活动的关系，有无进行性加重；患者的营养状况、肺部体征及有无慢性呼吸衰竭、自发性气胸、慢性肺源性心脏病等并发症产生。监测动脉血气分析和水、电解质、酸碱平衡情况。

（三）氧疗的护理

呼吸困难伴低氧血症者，遵医嘱给予氧疗。一般采用鼻导管持续低流量吸氧，氧流量 1～2 L/min。对 COPD 慢性呼吸衰竭者提倡进行长期家庭氧疗（LTOT）。LTOT 为持续低流量吸氧它能改变疾病的自然病程，改善生活质量。LTOT 是指一昼夜吸入低浓度氧 15 小时以上，并持续较长时间，使 $PaO_2 \geqslant 8.0$ kPa（60 mmHg），或 SaO_2 升至 90%的一种氧疗方法。LTOT 指征如下。①$PaO_2 \leqslant 7.3$ kPa（55 mmHg）或 $SaO_2 \leqslant 88\%$，有或没有高碳酸血症；②PaO_2 8.0～7.3 kPa（55～60 mmHg）或 $SaO_2 < 88\%$，并有肺动脉高压、心力衰竭所致的水肿或红细胞增多症（血细胞比容 >0.55）。LTOT 对血流动力学、运动耐力、肺生理和精神状态均会产生有益的影响，从而提高 COPD 患者的生活质量和生存率。

COPD 患者因长期二氧化碳潴留，主要靠缺氧刺激呼吸中枢，如果吸入高浓度的氧，反而会导致呼吸频率和幅度降低，引起二氧化碳潴留。而持续低流量吸氧维持 $PaO_2 \geqslant 8.0$ kPa（60 mmHg），既能改善组织缺氧，也可防止因缺氧状态解除而抑制呼吸中枢。护理人员应密切注意患者吸氧后的变化，如观察患者的意识状态、呼吸的频率及幅度、有无窒息或呼吸停止和动脉血气复查结果。氧疗有效指标：患者呼吸困难减轻、呼吸频率减慢、发绀减轻、心率减慢、活动耐力增加。

(四)用药护理

1.稳定期治疗用药

(1)支气管舒张药:短期应用以缓解症状,长期规律应用预防和减轻症状。常选用 β_2 肾上腺素受体激动剂、抗胆碱药、氨茶碱或其缓(控)释片。

(2)祛痰药:对痰不易咳出者可选用盐酸氨溴索或羧甲司坦。

2.急性加重期的治疗用药

使用支气管舒张药及对低氧血症者进行吸氧外,应根据病原菌类型及药物敏感情况合理选用抗生素治疗。如给予β内酰胺类/β内酰胺酶抑制剂;第二代头孢菌素、大环内酯类或喹诺酮类。如出现持续气道阻塞,可使用糖皮质激素。

3.遵医嘱用药

遵医嘱应用抗生素,支气管舒张药,祛痰药物,注意观察疗效及不良反应。

(五)呼吸功能锻炼

COPD 患者需要增加呼吸频率来代偿呼吸困难,这种代偿多数是依赖于辅助呼吸肌参与呼吸,即胸式呼吸,而非腹式呼吸。然而胸式呼吸的有效性要低于腹式呼吸,患者容易疲劳。因此,护理人员应指导患者进行缩唇呼气、腹式呼吸、膈肌起搏(体外膈神经电刺激)、吸气阻力器等呼吸锻炼,以加强胸、膈呼吸肌肌力和耐力,改善呼吸功能。

1.缩唇呼吸

缩唇呼吸的技巧是通过缩唇形成的微弱阻力来延长呼气时间,增加气道压力,延缓气道塌陷。患者闭嘴经鼻吸气,然后通过缩唇(吹口哨样)缓慢呼气,同时收缩腹部。吸气与呼气时间比为 1∶2 或 1∶3。缩唇大小程度与呼气流量,以能使距口唇 15～20 cm 处,与口唇等高点水平的蜡烛火焰随气流倾斜又不至于熄灭为宜。

2.膈式或腹式呼吸

患者可取立位、平卧位或半卧位,两手分别放于前胸部和上腹部。用鼻缓慢吸气时,膈肌最大程度下降,腹肌松弛,腹部凸出,手感到腹部向上抬起。呼气时用口呼出,腹肌收缩,膈肌松弛,膈肌随腹腔内压增加而上抬,推动肺部气体排出,手感到腹部下降。

另外,可以在腹部放置小枕头、杂志或书锻炼腹式呼吸。如果吸气时,物体上升,证明是腹式呼吸。缩唇呼吸和腹式呼吸每天训练 3～4 次,每次重复 8～10 次。腹式呼吸需要增加能量消耗,因此指导患者只能在疾病恢复期如出院前进行训练。

(六)心理护理

COPD 患者因长期患病,社会活动减少、经济收入降低等方面发生的变化,容易形成焦虑和压抑的心理状态,失去自信,躲避生活。也可由于经济原因,患者可能无法按医嘱常规使用某些药物,只能在病情加重时应用。医护人员应详细了解患者及其家庭对疾病的态度,关心体贴患者,了解患者心理、性格、生活方式等方面发生的变化,与患者和家属共同制订和实施康复计划,定期进行呼吸肌功能锻炼、合理用药等,减轻症状,增强患者战胜疾病的信心;对表现焦虑的患者,教会患者缓解焦虑的方法,如听轻音乐、下棋、做游戏等娱乐活动,以分散注意力,减轻焦虑。

(七)健康指导

1.疾病知识指导

使患者了解 COPD 的相关知识,识别和消除使疾病恶化的因素,戒烟是预防 COPD 的重要且简单易行的措施,应劝导患者戒烟;避免粉尘和刺激性气体的吸入;避免和呼吸道感染患者接触，在呼吸道传染病流行期间，尽量避免去人群密集的公共场所。指导患者要根据气候变化，及时增减衣物，避免受凉感冒。学会识别感染或病情加重的早期症状，尽早就医。

2.康复锻炼

使患者理解康复锻炼的意义，充分发挥患者进行康复的主观能动性，制订个体化的锻炼计划，选择空气新鲜、安静的环境，进行步行、慢跑、练气功等体育锻炼。在潮湿、大风、严寒气候时，避免室外活动。教会患者和家属依据呼吸困难与活动之间的关系，判断呼吸困难的严重程度，以便合理的安排工作和生活。

3.家庭氧疗

对实施家庭氧疗的患者，护理人员应指导患者和家属做到以下几点。

(1)了解氧疗的目的、必要性及注意事项；注意安全，供氧装置周围严禁烟火，防止氧气燃烧爆炸；吸氧鼻导管需每天更换，以防堵塞，防止感染；氧疗装置定期更换、清洁、消毒。

(2)告诉患者和家属宜采取低流量(氧流量 1～2 L/min 或氧浓度 25%～29%)吸氧，且每天吸氧的时间不宜少于 10 小时，因夜间睡眠时，部分患者低氧血症更为明显，故夜间吸氧不宜间断；监测氧流量，防止随意调高氧流量。

4.心理指导

引导患者适应慢性病并以积极的心态对待疾病，培养生活乐趣，如听音乐、培养养花种草等爱好，以分散注意力，减少孤独感，缓解焦虑、紧张的精神状态。

五、护理评价

氧分压和二氧化碳分压维持在正常范围内；能坚持药物治疗；能演示缩唇呼吸和腹式呼吸技术；呼吸困难发作时能采取正确体位，使用节能法；清除过多痰液，保持呼吸道通畅；使用控制咳嗽方法；增加体液摄入；减少症状恶化；根据身高和年龄维持正常体重；减少急诊就诊和入院的次数。

(朱枣兰)

第三节　肺　　炎

一、概述

肺炎是指终末气道、肺泡和肺间质的炎症，可由病原微生物、理化因素、免疫损伤、过敏及药物所致。细菌性肺炎是最常见的肺炎。也是最常见的感染性疾病之一。尽管新的强效抗生素不断投入应用，但其发病率和病死率仍很高，其原因可能有社会人口老龄化、吸烟人群的低龄化、伴有基础疾病、免疫功能低下，加之病原体变迁、医院获得性肺炎发病率增加、病原学诊断困难、抗生素的不合理使用导致细菌耐药性增加和部分人群贫困化加剧等因素有关。

(一)分类

肺炎可按解剖、病因或患病环境加以分类。

1.解剖分类

(1)大叶性(肺泡性)肺炎:为肺实质炎症,通常并不累及支气管。病原体先在肺泡引起炎症,经肺泡间孔(Cohn)向其他肺泡扩散,导致部分或整个肺段、肺叶发生炎症改变。致病菌多为肺炎链球菌。

(2)小叶性(支气管)肺炎:指病原体经支气管入侵,引起细支气管、终末细支气管和肺泡的炎症。病原体有肺炎链球菌、葡萄球菌、病毒、肺炎支原体以及军团菌等。常继发于其他疾病,如支气管炎、支气管扩张、上呼吸道病毒感染以及长期卧床的危重患者。

(3)间质性肺炎:以肺间质炎症为主,病变累及支气管壁及其周围组织,有肺泡壁增生及间质水肿。可由细菌、支原体、衣原体、病毒或肺孢子菌等引起。

2.病因分类

(1)细菌性肺炎:如肺炎链球菌、金黄色葡萄球菌、甲型溶血性链球菌、肺炎克雷伯杆菌、流感嗜血杆菌、铜绿假单胞菌、棒状杆菌、梭形杆菌等引起的肺炎。

(2)非典型病原体所致肺炎:如支原体、军团菌和衣原体等。

(3)病毒性肺炎:如冠状病毒、腺病毒、呼吸道合胞病毒、流感病毒、麻疹病毒、巨细胞病毒、单纯疱疹病毒等。

(4)真菌性肺炎:如白念珠菌、曲霉、放射菌等。

(5)其他病原体所致的肺炎:如立克次体(如Q热立克次体)、弓形虫(如鼠弓形虫)、寄生虫(如肺包虫、肺吸虫、肺血吸虫)等。

(6)理化因素所致的肺炎:如放射性损伤引起的放射性肺炎、胃酸吸入、药物等引起的化学性肺炎等。

3.患病环境分类

由于病原学检查阳性率低,培养结果滞后,病因分类在临床上应用较为困难,目前多按肺炎的获得环境分成两类,有利于指导经验治疗。

(1)社区获得性肺炎(community acquired pneumonia,CAP)是指在医院外罹患的感染性肺实质炎症,也称院外肺炎,包括具有明确潜伏期的病原体感染而在入院后平均潜伏期内发病的肺炎。常见致病菌为肺炎链球菌、流感嗜血杆菌、卡他莫拉菌和非典型病原体。

(2)医院获得性肺炎(hospital acquired pneumonia,HAP)简称医院内肺炎,是指患者入院时既不存在、也不处于潜伏期,而于入院48小时后在医院(包括老年护理院、康复院等)内发生的肺炎,也包括出院后48小时内发生的肺炎。无感染高危因素患者的常见病原体依次为肺炎链球菌、流感嗜血杆菌、金黄色葡萄球菌、铜绿假单胞菌、大肠埃希菌、肺炎克雷伯杆菌等;有感染高危因素患者的常见病原体依次为金黄色葡萄球菌、铜绿假单胞菌、肠埃希菌属、肺炎克雷伯杆菌等。

(二)病因及发病机制

正常的呼吸道免疫防御机制(支气管内黏液-纤毛运载系统、肺泡巨噬细胞防御的完整性等)使气管隆凸以下的呼吸道保持无菌。肺炎的发生主要由病原体和宿主两个因素决定。如果病原体数量多、毒力强和/或宿主呼吸道局部和全身免疫防御系统损害,即可发生肺炎。病原体可通过空气吸入、血行播散、邻近感染部位蔓延、上呼吸道定植菌的误吸引起社区获得性肺炎。医院获得性肺炎还可通过误吸胃肠道的定植菌(胃食管反流)和通过人工气道吸入环境中的致病菌引起。

二、肺炎链球菌肺炎

肺炎链球菌肺炎或称肺炎球菌肺炎，是由肺炎链球菌或称肺炎球菌所引起的肺炎，约占社区获得性肺炎的半数以上。通常急骤起病，以高热、寒战、咳嗽、血痰及胸痛为特征。X线胸片呈肺段或肺叶急性炎性实变，近年来因抗菌药物的广泛使用，致使本病的起病方式、症状及X线改变均不典型。

肺炎链球菌为革兰染色阳性球菌，多成双排列或短链排列。有荚膜，其毒力大小与荚膜中的多糖结构及含量有关。根据荚膜多糖的抗原特性，肺炎链球菌可分为86个血清型。成人致病菌多属1～9及12型，以第三型毒力最强，儿童则多为6、14、19及23型。肺炎链球菌在干燥痰中能存活数月，但在阳光直射1小时，或加热至52 ℃ 10分钟即可杀灭，对石炭酸等消毒剂亦甚敏感。机体免疫功能正常时，肺炎链球菌是寄居在口腔及鼻咽部的一种正常菌群，其带菌率常随年龄、季节及免疫状态的变化而有差异。机体免疫功能受损时，有毒力的肺炎链球菌入侵人体而致病。肺炎链球菌除引起肺炎外，少数可发生菌血症或感染性休克，老年人及婴幼儿的病情尤为严重。

本病以冬季与初春多见，常与呼吸道病毒感染相伴行。患者常为原先健康的青壮年或老年与婴幼儿，男性较多见。吸烟者、痴呆者、慢性支气管炎、支气管扩张、充血性心力衰竭、慢性病患者以及免疫抑制宿主易受肺炎链球菌侵袭。肺炎链球菌不产生毒素，不引起原发性组织坏死或形成空洞。其致病力是由于有高分子多糖体的荚膜对组织的侵袭作用，首先引起肺泡壁水肿，出现白细胞与红细胞渗出，含菌的渗出液经肺泡间孔向肺的中央部分扩展，甚至累及几个肺段或整个肺叶，因病变开始于肺的外周，故叶间分界清楚，易累及胸膜，引起渗出性胸膜炎。

病理改变有充血期、红肝变期、灰肝变期及消散期。表现为肺组织充血水肿，肺泡内浆液渗出及红、白细胞浸润，白细胞吞噬细菌，继而纤维蛋白渗出物溶解、吸收、肺泡重新充气。在肝变期病理阶段实际上并无确切分界，经早期应用抗菌药物治疗，此种典型的病理分期已很少见。病变消散后肺组织结构多无损坏，不留纤维瘢痕。极个别患者肺泡内纤维蛋白吸收不完全，甚至有成纤维细胞形成，形成机化性肺炎。老年人及婴幼儿感染可沿支气管分布(支气管肺炎)。若未及时使用抗菌药物，5%～10%的患者可并发脓胸，10%～20%的患者因细菌经淋巴管、胸导管进入血循环，可引起脑膜炎、心包炎、心内膜炎、关节炎和中耳炎等肺外感染。

(一)护理评估

1.健康史

肺炎的发生与细菌的侵入和机体防御能力的下降有关。吸入口咽部的分泌物或空气中的细菌、周围组织感染的直接蔓延、菌血症等均可成为细菌入侵的途径；吸烟、酗酒、年老体弱、长期卧床、意识不清、吞咽和咳嗽反射障碍、慢性或重症患者、长期使用糖皮质激素或免疫抑制剂、接受机械通气及大手术者均可因机体防御机制降低而继发肺炎。注意询问患者起病前是否存在机体抵抗力下降、呼吸道防御功能受损的因素，了解患者既往的健康状况。

2.身体状况

发病前常有受凉、淋雨、疲劳、醉酒、病毒感染史，多有上呼吸道感染的前驱症状。

(1)主要症状：起病多急骤，高热、寒战，全身肌肉酸痛，体温通常在数小时内升至39～40 ℃，高峰在下午或傍晚，或呈稽留热，脉率随之增速。可有患侧胸部疼痛，放射到肩部或腹部，咳嗽或深呼吸时加剧。痰少，可带血或呈铁锈色，食欲锐减，偶有恶心、呕吐、腹痛或腹泻，易被误诊为急腹症。

(2)护理体检:患者呈急性病容,面颊绯红,鼻翼翕动,皮肤灼热、干燥,口角及鼻周有单纯疱疹;病变广泛时可出现发绀。有败血症者,可出现皮肤、黏膜出血点,巩膜黄染。早期肺部体征无明显异常,仅有胸廓呼吸运动幅度减小,叩诊稍浊,听诊可有呼吸音减低及胸膜摩擦音。肺实变时叩诊浊音、触觉语颤增强并可闻及支气管呼吸音。消散期可闻及湿啰音。心率增快,有时心律不齐。重症患者有肠胀气,上腹部压痛多与炎症累及膈胸膜有关。重症感染时可伴休克、急性呼吸窘迫综合征及神经精神症状,表现为神志模糊、烦躁、呼吸困难、嗜睡、谵妄、昏迷等。累及脑膜时有颈抵抗及出现病理性反射。

本病自然病程大致1～2周。发病5～10天,体温可自行骤降或逐渐消退;使用有效的抗菌药物后可使体温在1～3天恢复正常。患者的其他症状与体征亦随之逐渐消失。

(3)并发症:肺炎链球菌肺炎的并发症近年来已很少见。严重败血症或毒血症患者易发生感染性休克,尤其是老年人。表现为血压降低、四肢厥冷、多汗、发绀、心动过速、心律失常等,而高热、胸痛、咳嗽等症状并不突出。其他并发症有胸膜炎、脓胸、心包炎、脑膜炎和关节炎等。

3.实验室及其他检查

(1)血常规检查:血白细胞计数为(10～20)×10^9/L,中性粒细胞多在80%以上,并有核左移,细胞内可见中毒颗粒。年老体弱、酗酒、免疫功能低下者的白细胞计数可不增高,但中性粒细胞的百分比仍增高。

(2)痰直接涂片做革兰染色及荚膜染色镜检:发现典型的革兰染色阳性、带荚膜的双球菌或链球菌,即可初步做出病原诊断。

(3)痰培养:24～48小时可以确定病原体。痰标本送检应注意器皿洁净无菌,在抗菌药物应用之前漱口后采集,取深部咳出的脓性或铁锈色痰。

(4)聚合酶链反应(PCR)检测及荧光标记抗体检测:可提高病原学诊断率。

(5)血培养:10%～20%的患者合并菌血症,故重症肺炎应做血培养。

(6)细菌培养:如合并胸腔积液,应积极抽取积液进行细菌培养。

(7)X线检查:早期仅见肺纹理增粗,或受累的肺段、肺叶稍模糊。随着病情进展,肺泡内充满炎性渗出物,表现为大片炎症浸润阴影或实变影,在实变阴影中可见支气管充气征,肋膈角可有少量胸腔积液。在消散期,X线显示炎性浸润逐渐吸收,可有片状区域吸收较快,呈现“假空洞”征,多数病例在起病3～4周才完全消散。老年患者肺炎病灶消散较慢,容易出现吸收不完全而成为机化性肺炎。

4.心理-社会评估

肺炎起病多急骤,短期内病情严重,加之高热和全身中毒症状明显,患者及家属常深感不安。当出现严重并发症时,患者会表现出忧虑和恐惧。

(二)主要护理诊断及医护合作性问题

1.体温过高

与肺部感染有关。

2.气体交换受损

与肺部炎症、痰液黏稠等引起呼吸面积减少有关。

3.清理呼吸道无效

与胸痛、气管、支气管分泌物增多、黏稠及疲乏有关。

4.疼痛

胸痛与肺部炎症累及胸膜有关。

5.潜在并发症

感染性休克。

(三)护理目标

体温恢复正常范围;患者呼吸平稳,发绀消失;症状减轻呼吸道通畅;疼痛减轻,感染控制未发生休克。

(四)护理措施

1.一般护理

(1)休息与环境:保持室内空气清新,病室保持适宜的温、湿度,环境安静、清洁、舒适。限制患者活动,限制探视,避免因谈话过多影响体力。要集中安排治疗和护理活动,保证足够的休息,减少氧耗量,缓解头痛、肌肉酸痛、胸痛等症状。

(2)体位:协助或指导患者采取合适的体位。对有意识障碍患者,如病情允许可取半卧位,增加肺通气量;或侧卧位,以预防或减少分泌物吸入肺内。为促进肺扩张,每 2 小时变换体位 1 次,减少分泌物淤积在肺部而引起并发症。

(3)饮食与补充水分:给予高热量、高蛋白质、高维生素、易消化的流质或半流质饮食,以补充高热引起的营养物质消耗。宜少食多餐,避免压迫膈肌。若有明显麻痹性肠梗阻或胃扩张,应暂时禁食,遵医嘱给予胃肠减压,直至肠蠕动恢复。鼓励患者多饮水(1～2 L/d),来补充发热、出汗和呼吸急促所丢失的水分,并利于痰液排出。轻症者无须静脉补液,脱水严重者可遵医嘱补液,补液有利于加快毒素排泄和热量散发,尤其是食欲差或不能进食者。心脏病或老年人应注意补液速度,过快过多易导致急性肺水肿。

2.病情观察

监测患者神志、体温、呼吸、脉搏、血压和尿量,并做好记录。尤其应注意密切观察体温的变化。观察有无呼吸困难及发绀,及时适宜给氧。重点观察儿童、老年人、久病体弱者的病情变化,注意是否伴有感染性休克的表现。观察痰液颜色、性状和量,如肺炎球菌肺炎呈铁锈色,葡萄球菌肺炎呈粉红色乳状,厌氧菌感染者痰液多有恶臭等。

3.对症护理

(1)高热的护理。

(2)咳嗽、咳痰的护理:协助和鼓励患者有效咳嗽、排痰,及时清除口腔和呼吸道内痰液、呕吐物。痰液黏稠不易咳出时,在病情允许情况下可扶患者坐起,给予拍背,协助咳痰,遵医嘱应用祛痰药以及超声雾化吸入,稀释痰液,促进痰的排出。必要时吸痰,预防窒息。吸痰前,注意告知病情。

(3)气急发绀的护理:监测动脉血气分析值,给予吸氧,提高血氧饱和度,改善发绀,增加患者的舒适度。氧流量一般为每分钟 4～6 L,若为 COPD 患者,应给予低流量低浓度持续吸氧。注意观察患者呼吸频率、节律、深度等变化,皮肤色泽和意识状态有无改变,如果病情恶化,准备气管插管和呼吸机辅助通气。

(4)胸痛的护理:维持患者舒适的体位。患者胸痛时,常随呼吸、咳嗽加重,可采取患侧卧位,在咳嗽时可用枕头等物夹紧胸部,必要时用宽胶布固定胸廓,以降低胸廓活动度,减轻疼痛。疼痛剧烈者,遵医嘱应用镇痛、止咳药,缓解疼痛和改善肺通气,如口服可待因。此外可用物理止痛和中药止痛擦剂。物理止痛，如按摩、针灸、经皮肤电刺激止痛穴位或局部冷敷等，可降低疼痛的敏感性。中药经皮肤吸收，无创伤，且发挥药效快，对轻度疼痛效果好。中药止痛擦剂具有操作简便、安全，毒副作用小，无药物依赖现象等优点。

(5)其他：鼓励患者经常漱口，做好口腔护理。口唇疱疹者局部涂液体石蜡或抗病毒软膏，防止继发感染。烦躁不安、谵妄、失眠者酌情使用地西泮或水合氯醛，禁用抑制呼吸的镇静药。

4.感染性休克的护理

(1)观察休克的征象：密切观察生命体征、实验室检查和病情的变化。发现患者神志模糊、烦躁、发绀、四肢湿冷、脉搏细数、脉压变小、呼吸浅快、面色苍白、尿量减少(每小时少于 30 mL)等休克早期症状时，及时报告医师，采取救治措施。

(2)环境与体位：应将感染性休克的患者安置在重症监护室，注意保暖和安全。取仰卧中凹位，抬高头胸部 20°，抬高下肢约 30°，有利于呼吸和静脉回流，增加心排血量。尽量减少搬动。

(3)吸氧：应给高流量吸氧，维持动脉氧分压在 8.0 kPa(60 mmHg)以上，改善缺氧状况。

(4)补充血容量：快速建立两条静脉通路，遵医嘱给予右旋糖酐或平衡液以维持有效血容量，降低血液的黏稠度，防止弥散性血管内凝血。随时监测患者一般情况、血压、尿量、尿比重、血细胞比容等；监测中心静脉压，作为调整补液速度的指标，中心静脉压<0.5 kPa(5 cmH_2O)可放心输液，达到1.0 kPa(10 cmH_2O)应慎重。以中心静脉压不超过 1.0 kPa(10 cmH_2O)、尿量每小时在 30 mL 以上为宜。补液不宜过多过快，以免引起心力衰竭和肺水肿。若血容量已补足而 24 小时尿量仍<400 mL、尿比重<1.018 时，应及时报告医师，注意是否合并急性肾衰竭。

(5)纠正酸中毒：有明显酸中毒可静脉滴注 5%的碳酸氢钠，因其配伍禁忌较多，宜单独输入。随时监测和纠正电解质和酸碱失衡等。

(6)应用血管活性药物的护理：遵医嘱在应用血管活性药物，如多巴胺、间羟胺(阿拉明)时，滴注过程中应注意防止液体溢出血管外，引起局部组织坏死和影响疗效。可应用输液泵单独静脉输入血管活性药物，根据血压随时调整滴速，维持收缩压在 12.0～13.3 kPa(90～100 mmHg)，保证重要器官的血液供应，改善微循环。

(7)对因治疗：应联合、足量应用强有力的广谱抗生素控制感染。

(8)病情转归观察：随时监测和评估患者意识、血压、脉搏、呼吸、体温、皮肤、黏膜、尿量的变化，判断病情转归。如患者神志逐渐清醒、皮肤及肢体变暖、脉搏有力、呼吸平稳规则、血压回升、尿量增多，预示病情已好转。

5.用药护理

遵医嘱及时使用有效抗感染药物，注意观察药物疗效及不良反应。

(1)抗菌药物治疗：一经诊断即应给予抗菌药物治疗，不必等待细菌培养结果。首选青霉素 G，用药途径及剂量视病情轻重及有无并发症而定：对于成年轻症患者，可用 240 万单位/天，分 3 次肌内注射，或用普鲁卡因青霉素每 12 小时肌内注射 60 万单位。病情稍重者，宜用青霉素 G 240 万～480 万单位/天，分次静脉滴注，每 6～8 小时 1 次；重症及并发脑膜炎者，可增至 1 000 万～3 000 万单位/天，分 4 次静脉滴注。对青霉素过敏者或耐青霉素或多重耐药菌株感染者，可用呼吸氟喹诺酮类、头孢噻肟或头孢曲松等药物，多重耐药菌株感染者可用万古霉素、替考拉宁等。药物治疗 48～72 小时后应对病情进行评价，治疗有效表现为体温下降、症状改善、白细胞逐渐降低或恢复正常等。如用药 72 小时后病情仍无改善，需及时报告医师并作相应处理。

(2)支持疗法：患者应卧床休息，注意补充足够蛋白质、热量及维生素。密切监测病情变化，注意防止休克。剧烈胸痛者,可酌情用少量镇痛药,如可卡因 15 mg。不用阿司匹林或其他解热药,以免过度出汗、脱水及干扰真实热型,导致临床判断错误。鼓励饮水每天 1～2 L,轻症患者不需常规静脉输液,确有失水者可输液,保持尿比重在 1.020 以下,血清钠保持在 145 mmol/L 以下。中等或重症患者[PaO_2＜8.0 kPa(60 mmHg)或有发绀]应给氧。若有明显麻痹性肠梗阻或胃扩张,应暂时禁食、禁饮和胃肠减压,直至肠蠕动恢复。烦躁不安、谵妄、失眠者酌情使用地西泮 5 mg 或水合氯醛 1～1.5 g,禁用抑制呼吸的镇静药。

(3)并发症的处理:经抗菌药物治疗后,高热常在 24 小时内消退,或数天内逐渐下降。若体温降而复升或 3 天后仍不降者,应考虑肺炎链球菌的肺外感染,如脓胸、心包炎或关节炎等。持续发热的其他原因尚有耐青霉素的肺炎链球菌(PRSP)或混合细菌感染、药物热或并存其他疾病。肿瘤或异物阻塞支气管时,经治疗后肺炎虽可消散,但阻塞因素未除,肺炎可再次出现。10%～20%肺炎链球菌肺炎伴发胸腔积液者,应酌情取胸液检查及培养以确定其性质。若治疗不当,约 5%并发脓胸,应积极排脓引流。

6.心理护理

患病前健康状态良好的患者会因突然患病而焦虑不安;病情严重或患有慢性基础疾病的患者则可能出现消极、悲观和恐慌的心理反应。要耐心给患者讲解疾病的有关知识,解释各种症状和不适的原因,讲解各项诊疗、护理操作目的、操作程序和配合要点,使患者清楚大部分肺炎治疗、预后良好。询问和关心患者的需要,鼓励患者说出内心感受,与患者进行有效的沟通。帮助患者祛除不良心理反应,树立治愈疾病的信心。

7.健康指导

(1)疾病知识指导:让患者及家属了解肺炎的病因和诱因,有皮肤疖、痈、伤口感染、毛囊炎、蜂窝织炎时应及时治疗。避免受凉、淋雨、酗酒和过度疲劳,特别是年老体弱和免疫功能低下者,如糖尿病、慢性肺病、慢性肝病、血液病、营养不良、艾滋病等。天气变化时随时增减衣服,预防上呼吸道感染。可注射流感或肺炎免疫疫苗,使之产生免疫力。

(2)生活指导:劝导患者要注意休息,劳逸结合,生活有规律。保证摄取足够的营养物质,适当参加体育锻炼,增强机体抗病能力。对有意识障碍、慢性病、长期卧床者,应教会家属注意帮助患者经常改变体位、翻身、拍背,协助并鼓励患者咳出痰液,有感染征象时及时就诊。

(3)出院指导:出院后需继续用药者,应指导患者遵医嘱按时服药,向患者介绍所服药物的疗效、用法、疗程、不良反应,不能自行停药或减量。教会患者观察疾病复发症状,如出现发热、咳嗽、呼吸困难等不适表现时,应及时就诊。告知患者随诊的时间及需要准备的有关资料,如 X 线胸片等。

(五)护理评价

患者体温恢复正常;能进行有效咳嗽,痰容易咳出,显示咳嗽次数减少或消失,痰量减少;休克发生时及时发现并给予及时的处理。

三、其他类型肺炎

(一)葡萄球菌肺炎评估

葡萄球菌肺炎是由葡萄球菌引起的急性肺部化脓性炎症。葡萄球菌的致病物质主要是毒素与酶,具有溶血、坏死、杀白细胞和致血管痉挛等作用。其致病力可用血浆凝固酶来测定,阳性者致病力较强,是化脓性感染的主要原因。但其他凝固酶阴性的葡萄球菌亦可引起感染。随着医院内感染的增多，由凝固酶阴性葡萄球菌引起的肺炎也不断增多。

医院获得性肺炎中，葡萄球菌感染占 11％～25％。常发生于有糖尿病、血液病、艾滋病、肝病或慢性阻塞性肺疾病等原有基础疾病者。若治疗不及时或不当，病死率甚高。

1.临床表现

起病多急骤，寒战、高热，体温为 39～40 ℃，胸痛，咳大量脓性痰，带血丝或呈脓血状。全身肌肉和关节酸痛，精神萎靡，病情严重者可出现周围循环衰竭。院内感染者常起病隐袭，体温逐渐上升，咳少量脓痰。老年人症状可不明显。

早期可无体征，晚期可有双肺散在湿啰音。病变较大或融合时可出现肺实变体征。但体征与严重的中毒症状和呼吸道症状不平行。

2.实验室及其他检查

(1)血常规：白细胞计数及中性粒细胞显著增加，核左移，有中毒颗粒。

(2)细菌学检查：痰涂片可见大量葡萄球菌和脓细胞，血、痰培养多为阳性。

(3)X 线检查：胸部 X 线显示短期内迅速多变的特征，肺段或肺叶实变，可形成空洞，或呈小叶状浸润，可有单个或多个液气囊腔，2～4周后完全消失，偶可遗留少许条索状阴影或肺纹理增多等。

3.治疗要点

为早期清除原发病灶，强有力的抗感染治疗，加强支持疗法，预防并发症。通常首选耐青霉素酶的半合成青霉素或头孢菌素，如苯唑西林、头孢呋辛等。对甲氧西林耐药株(MRSA)可用万古霉素、替考拉宁等治疗。疗程 2～3 周，有并发症者需 4～6 周。

(二)肺炎支原体肺炎评估

肺炎支原体肺炎是由肺炎支原体引起的呼吸道和肺部的急性炎症。常同时有咽炎、支气管炎和肺炎。肺炎支原体是介于细菌和病毒之间，兼性厌氧、能独立生活的最小微生物。健康人吸入患者咳嗽、打喷嚏时喷出的口鼻分泌物可感染，即通过呼吸道传播。病原体通常吸附宿主呼吸道纤毛上皮细胞表面，不侵入肺实质，抑制纤毛活动和破坏上皮细胞。其致病性可能与患者对病原体及其代谢产物的变态反应有关。

支原体肺炎约占非细菌性肺炎的 1/3 以上，或各种原因引起的肺炎的 10％。以秋冬季发病较多，可散发或小流行，患者以儿童和青年人居多，婴儿间质性肺炎亦应考虑本病的可能。

1.临床表现

通常起病缓慢，潜伏期 2～3 周，症状主要为乏力、咽痛、头痛、咳嗽、发热、食欲缺乏、肌肉酸痛等。多为刺激性咳嗽，咳少量黏液痰，发热可持续 2～3 周，体温恢复正常后可仍有咳嗽。偶伴有胸骨后疼痛。

可见咽部充血、颈部淋巴结肿大等体征。肺部可无明显体征，与肺部病变的严重程度不相称。

2.实验室及其他检查

(2)血常规：血白细胞计数正常或略增高，以中性粒细胞为主。

(2)免疫学检查：起病 2 周后，约 2/3 的患者冷凝集试验阳性，滴度效价大于 1∶32，尤以滴度逐渐升高更有价值。约半数患者对链球菌 MG 凝集试验阳性。还可评估肺炎支原体直接检测、支原体 IgM 抗体、免疫印迹法和聚合酶链反应(PCR)等检查结果。

(3)X 线检查：肺部可呈多种形态的浸润影，呈节段性分布，以肺下野为多见，有的从肺门附近向外伸展。3～4周后病变可自行消失。

3.治疗要点

肺炎支原体肺炎首选大环内酯类抗生素，如红霉素。疗程一般为2～3周。

（三）病毒性肺炎评估

病毒性肺炎评估是由上呼吸道病毒感染，向下蔓延所致的肺部炎症。常见病毒为甲、乙型流感病毒、腺病毒、副流感病毒、呼吸道合胞病毒和冠状病毒等。患者可同时受一种以上病毒感染，气道防御功能降低，常继发细菌感染。病毒性肺炎为吸入性感染，常有气管-支气管炎。呼吸道病毒通过飞沫与直接接触而迅速传播，可暴发或散发流行。

病毒性肺炎约占需住院的社区获得性肺炎的8%，大多发生于冬春季节。密切接触的人群或有心肺疾病者、老年人等易受感染。

1.临床表现

一般临床症状较轻，与支原体肺炎症状相似。起病较急，发热、头痛、全身酸痛、乏力等较突出。有咳嗽、少痰或白色黏液痰、咽痛等症状。老年人或免疫功能受损的重症患者，可表现为呼吸困难、发绀、嗜睡、精神萎靡，甚至并发休克、心力衰竭和呼吸衰竭，严重者可发生急性呼吸窘迫综合征。

本病常无显著的胸部体征，病情严重者有呼吸浅速、心率增快、发绀、肺部干湿啰音。

2.实验室及其他检查

（1）血常规：白细胞计数正常、略增高或偏低。

（2）病原体检查：呼吸道分泌物中细胞核内的包涵体可提示病毒感染，但并非一定来自肺部。需进一步评估下呼吸道分泌物或肺活检标本培养是否分离出病毒。

（3）X线检查：可见肺纹理增多，小片状或广泛浸润。病情严重者，显示双肺呈弥漫性结节浸润，而大叶实变及胸腔积液者不多见。

3.治疗要点

病毒性肺炎以对症治疗为主，板蓝根、黄芪、金银花、连翘等中药有一定的抗病毒作用。对某些重症病毒性肺炎应采用抗病毒药物，如选用利巴韦林（病毒唑）、阿昔洛韦（无环鸟苷）等

（四）真菌性肺炎评估

肺部真菌感染是最常见的深部真菌病。真菌感染的发生是机体与真菌相互作用的结果，最终取决于真菌的致病性、机体的免疫状态及环境条件对机体与真菌之间关系的影响。广谱抗生素、糖皮质激素、细胞毒性药物及免疫抑制剂的广泛使用，人类免疫缺陷病毒（HIV）感染和艾滋病增多使肺部真菌感染的机会增加。

真菌多在土壤中生长，孢子飞扬于空气中，极易被人体吸入而引起肺真菌感染（外源性）：或使机体致敏。引起表现为支气管哮喘的过敏性肺泡炎。有些真菌为寄生菌，如念珠菌和放线菌，当机体免疫力降低时可引起感染。静脉营养疗法的中心静脉插管如留置时间过长。白念珠菌能在高浓度葡萄糖中生长，引起念珠菌感染中毒症。空气中到处有曲霉属孢子，在秋冬及阴雨季节。储藏的谷草发热霉变时更多。若大量吸入可能引起急性气管-支气管炎或肺炎。

1.临床表现

真菌性肺炎多继发于长期应用抗生素、糖皮质激素、免疫抑制剂、细胞毒性药物或因长期留置导管、插管等诱发，其症状和体征无特征性变化。

2.实验室及其他检查

(1)真菌培养:其形态学辨认有助于早期诊断。

(2)X线检查:可表现为支气管肺炎、大叶性肺炎、弥漫性小结节及肿块状阴影和空洞。

3.治疗要点

真菌性肺炎目前尚无理想的药物,两性霉素B对多数肺部真菌仍为有效药物,但由于其不良反应较多,使其应用受到限制。其他药物尚有氟胞嘧啶、米康唑、酮康唑、制霉菌素等也可选用。

(五)重症肺炎评估

目前重症肺炎还没有普遍认同的标准,各国诊断标准不一,但都注重肺部病变的范围、器官灌注和氧合状态。我国制定的重症肺炎标准为:①意识障碍;②呼吸频率>30次/分;③PaO_2<8.0 kPa(60 mmHg),PO_2/FiO_2<300,需行机械通气治疗;④血压<12.0/8.0 kPa(90/60 mmHg);⑤胸片显示双侧或多肺叶受累,或入院48小时内病变扩大≥50%;⑥少尿:尿量每小时<20 mL,或每4小时<80 mL,或急性肾衰竭需要透析治疗。

(赵丽丽)

第四节 支气管哮喘

支气管哮喘是一种慢性气管炎症性疾病,其支气管壁存在以肥大细胞、嗜酸性粒细胞和T淋巴细胞为主的炎性细胞浸润,可经治疗缓解或自然缓解。本病多发于青少年,儿童多于成人,城市多于农村。近年的流行病学显示,哮喘的发病率或病死率均有所增加,我国哮喘发病率为1%~2%。支气管哮喘的病因较为复杂,大多在遗传因素的基础上,受到体内外多种因素激发而发病,并反复发作。

一、临床表现

(一)症状和体征

典型的支气管哮喘,发作前多有鼻痒、打喷嚏、流涕、咳嗽、胸闷等先兆症状,进而出现呼气性的呼吸困难伴喘鸣,患者被迫呈端坐呼吸,咳嗽、咳痰。发作持续几十分钟至数小时后自行或经治疗缓解。此为速发性哮喘反应。迟发性哮喘反应时,患者气管呈持续高反应性状态,上述表现更为明显,较难控制。

少数患者可出现哮喘重度或危重度发作,表现为重度呼气性呼吸困难、焦虑,烦躁、端坐呼吸、大汗淋漓、嗜睡或意识模糊,经应用一般支气管扩张药物不能缓解。此类患者不及时救治,可危及生命。

(二)辅助检查

1.血液检查

嗜酸性粒细胞、血清总免疫球蛋白E(IgE)及特异性免疫球蛋白E均可增高。

2.胸部X线检查

哮喘发作期由于肺脏充气过度,肺部透亮度增高,合并感染时可见肺纹理增多及炎症阴影。

3.肺功能检查

哮喘发作期有关呼气流速的各项指标，如第一秒用力呼气容积(FEV)、最大呼气流速峰值(PEF)等均降低。

二、治疗原则

本病的防治原则是去除病因，控制发作和预防发作。控制发作应根据患者发作的轻重程度，抓住解痉、抗炎两个主要环节，迅速控制症状。

(一)解痉

哮喘轻、中度发作时，常用氨茶碱稀释后静脉注射或加入液体中静脉滴注。根据病情吸入或口服β_2受体激动剂。常用的β_2受体激动剂气雾吸入剂有特布他林、喘乐宁、沙丁胺醇等。

哮喘重度发作时，应及早静脉给予足量氨茶碱及琥珀酸氢化可的松或甲基泼尼松龙琥珀酸钠，待病情得到控制后再逐渐减量，改为口服泼尼松龙，或根据病情吸入糖皮质激素，应注意不宜骤然停药，以免复发。

(二)抗感染

肺部感染的患者，应根据细菌培养及药敏结果选择应用有效抗生素。

(三)稳定内环境

及时纠正水、电解质及酸碱失衡。

(四)保证气管通畅

痰多而黏稠不易咳出或有严重缺氧及二氧化碳潴留者，应及时行气管插管吸出痰液，必要时行机械通气。

三、护理

(一)一般护理

(1)将患者安置在清洁、安静、空气新鲜、阳光充足的房间，避免接触变应原，如花粉、皮毛、油烟等。护理操作时防止灰尘飞扬。喷洒灭蚊蝇剂或某些消毒剂时要转移患者。

(2)患者哮喘发作呼吸困难时应给予适宜的靠背架或过床桌，让患者伏桌而坐，以帮助呼吸，减少疲劳。

(3)给予营养丰富的易消化的饮食，多食蔬菜、水果，多饮水。同时注意保持大便通畅，减少因用力排便所致的疲劳。严禁食用与患者发病有关的食物，如鱼、虾、蟹等，并协助患者寻找变应原。

(4)危重期患者应保持皮肤清洁干燥，定时翻身，防止压疮发生。因大剂量使用糖皮质激素，应做好口腔护理，防止发生口腔炎。

(5)哮喘重度发作时，由于大汗淋漓，呼吸困难甚至有窒息感，所以患者极度紧张、烦躁、疲倦。要耐心安慰患者，及时满足患者需求，缓解紧张情绪。

(二)观察要点

1.观察哮喘发作先兆

如患者主诉有鼻、咽、眼部发痒及咳嗽、流鼻涕等黏膜过敏症状时，应及时报告医师采取措施，减轻发作症状，尽快控制病情。

2.观察药物毒副作用

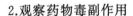

氨茶碱0.25 g加入25%～50%葡萄糖注射液20 mL中静脉推注，时间至少要在5分钟，因浓度过高或推注过快可使心肌过度兴奋而产生心悸、惊厥、血压骤降等严重反应。使用时要现配现用，静脉滴注时，不宜和维生素C、促皮质激素、去甲肾上腺素、四环素类等配伍。糖皮质激素类药物久用可引起钠潴留、血钾降低、消化道溃疡病、高血压、糖尿病、骨质疏松、停药反跳等，须加强观察。

3.根据患者缺氧情况调整氧流量

一般为3 ～5 L/min。保持气体充分湿化，氧气湿化瓶每天更换、消毒，防止医源性感染。

4.观察痰液黏稠度

哮喘发作患者由于过度通气，出汗过多，因而身体丢失水分增多，致使痰液黏稠形成痰栓，阻塞小支气管，导致呼吸不畅，感染难以控制。应通过静脉补液和饮水补足水分和电解质。

5.严密观察有无并发症

如自发性气胸、肺不张、脱水、酸碱失衡、电解质紊乱、呼吸衰竭、肺性脑病等并发症。监测动脉血气、生化指标，如发现异常需及时对症处理。

6.注意呼吸频率、深浅幅度和节律

重度发作患者喘鸣音减弱乃至消失，呼吸变浅，神志改变，常提示病情危急，应及时处理。

(三)家庭护理

1.增强体质，积极防治感染

平时注意增加营养，根据病情做适量体力活动，如散步、做简易操、打太极拳等，以提高机体免疫力。当感染发生时应及时就诊。

2.注意防寒避暑

寒冷可引起支气管痉挛，分泌物增加，同时感冒易致支气管及肺部感染。因此，冬季应适当提高居室温度，秋季进行耐寒锻炼防治感冒，夏季避免大汗，防止痰液过稠不易咳出。

3.尽量避免接触变应原

患者应戒烟，尽量避免到人员众多、空气污浊的公共场所。保持居室空气清新，室内可安装空气净化器。

4.防止呼吸肌疲劳

坚持进行呼吸锻炼。

5.稳定情绪

一旦哮喘发作，应控制情绪，保持镇静，及时吸入支气管扩张气雾剂。

6.家庭氧疗

又称缓解期氧疗，对于患者的病情控制，存活期的延长和生活质量的提高有着重要意义。家庭氧疗时应注意氧流量的调节，严禁烟火，防止火灾。

7.缓解期处理

哮喘缓解期的防治非常重要，对于防止哮喘发作及恶化，维持正常肺功能，提高生活质量，保持正常活动量等均具有重要意义。哮喘缓解期患者，应坚持吸入糖皮质激素，可有效控制哮喘发作，吸入色甘酸钠和口服酮替酚亦有一定的预防哮喘发作的作用。

(赵丽丽)

第五节　支气管扩张症

支气管扩张症是指直径大于 2 mm 的支气管由于管壁的肌肉和弹性组织破坏引起的慢性异常扩张。临床特点为慢性咳嗽、咳大量脓性痰和/或反复咯血。患者常有童年麻疹、百日咳或支气管肺炎等病史。随着人民生活条件的改善，麻疹、百日咳疫苗的预防接种，以及抗生素的应用，本病发病率已明显降低。

一、病因及发病机制

(一)支气管-肺组织感染和支气管阻塞

它是支气管扩张的主要病因。感染和阻塞症状相互影响，促使支气管扩张的发生和发展。其中婴幼儿期支气管—肺组织感染是最常见的病因，如婴幼儿麻疹、百日咳、支气管肺炎等。

由于儿童支气管较细，易阻塞，且管壁薄弱，反复感染破坏支气管壁各层结构，尤其是平滑肌和弹性纤维的破坏削弱了对管壁的支撑作用。支气管炎使支气管黏膜充血、水肿、分泌物阻塞管腔，导致引流不畅而加重感染。支气管内膜结核、肿瘤、异物引起管腔狭窄、阻塞，也是导致支气管扩张的原因之一。由于左下叶支气管细长，且受心脏血管压迫引流不畅，容易发生感染，故支气管扩张左下叶比右下叶多见。肺结核引起的支气管扩张多发生在上叶。

(二)支气管先天性发育缺陷和遗传因素

此类支气管扩张较少见，如巨大气管-支气管症、支气管扩张-鼻窦炎-内脏转位综合征（Kartagener 综合征）、肺囊性纤维化、先天性丙种球蛋白缺乏症等。

(三)全身性疾病

目前已发现类风湿关节炎、克罗恩病、溃疡性结肠炎、系统性红斑狼疮、支气管哮喘等疾病可同时伴有支气管扩张；有些不明原因的支气管扩张患者，其体液免疫和/或细胞免疫功能有不同程度的异常，提示支气管扩张可能与机体免疫功能失调有关。

二、临床表现

(一)症状

1.慢性咳嗽、大量脓痰

痰量与体位变化有关。晨起或夜间卧床改变体位时，咳嗽加剧、痰量增多。痰量多少可估计病情严重程度。感染急性发作时，痰量明显增多，每天可达数百毫升，外观呈黄绿色脓性痰，痰液静置后出现分层的特征：上层为泡沫；中层为脓性黏液；下层为坏死组织沉淀物。合并厌氧菌感染时痰有臭味。

2.反复咯血

50%～70%的患者有程度不等的反复咯血，咯血量与病情严重程度和病变范围不完全一致。大量咯血最主要的危险是窒息，应紧急处理。部分发生于上叶的支气管扩张，引流较好，痰量不多或无痰，以反复咯血为唯一症状，称为“干性支气管扩张”。

3.反复肺部感染

其特点是同一肺段反复发生肺炎并迁延不愈。

4.慢性感染中毒症状

反复感染者可出现发热、乏力、食欲减退、消瘦、贫血等，儿童可影响发育。

（二）体征

早期或干性支气管扩张多无明显体征，病变重或继发感染时在下胸部、背部常可闻及局限性、固定性湿啰音，有时可闻及哮鸣音；部分慢性患者伴有杵状指（趾）。

三、辅助检查

（一）胸部 X 线检查

早期无异常或仅见患侧肺纹理增多、增粗现象。典型表现是轨道征和卷发样阴影，感染时阴影内出现液平面。

（二）胸部 CT 检查

管壁增厚的柱状扩张或成串成簇的囊状改变。

（三）纤维支气管镜检查

有助于发现患者出血的部位，鉴别腔内异物、肿瘤或其他支气管阻塞原因。

四、诊断要点

根据患者有慢性咳嗽、大量脓痰、反复咯血的典型临床特征，以及肺部闻及固定而局限性的湿啰音，结合儿童时期有诱发支气管扩张的呼吸道病史，一般可作出初步临床诊断。胸部影像学检查和纤维支气管镜检查可进一步明确诊断。

五、治疗要点

治疗原则是保持呼吸道引流通畅，控制感染，处理咯血，必要时手术治疗。

（一）保持呼吸道通畅

1.药物治疗

祛痰药及支气管舒张药具有稀释痰液、促进排痰作用。

2.体位引流

对痰多且黏稠者作用尤其重要。

3.经纤维支气管镜吸痰

若体位引流排痰效果不理想，可经纤维支气管镜吸痰及生理盐水冲洗痰液，也可局部注入抗生素。

（二）控制感染

它是支气管扩张急性感染期的主要治疗措施。应根据症状、体征、痰液性状，必要时参考细菌培养及药物敏感试验结果选用抗菌药物。

（三）手术治疗

对反复呼吸道急性感染或大咯血，病变局限在一叶或一侧肺组织，经药物治疗无效，全身状况良好的患者，可考虑手术切除病变肺段或肺叶。

六、常用护理诊断

(一)清理呼吸道无效

咳嗽、大量脓痰、肺部湿啰音与痰液黏稠和无效咳嗽有关。

(二)有窒息的危险

与痰多、痰液黏稠或大咯血造成气道阻塞有关。

(三)营养失调

乏力、消瘦、贫血、发育迟缓与反复感染导致机体消耗增加以及患者食欲缺乏、营养物质摄入不足有关。

(四)恐惧

精神紧张、面色苍白、出冷汗与突然或反复大咯血有关。

七、护理措施

(一)一般护理

1.休息与环境

急性感染或咯血时应卧床休息,大咯血患者需绝对卧床,取患侧卧位。病室内保持空气流通,维持适宜的温、湿度,注意保暖。

2.饮食护理

提供高热量、高蛋白、高维生素饮食,发热患者给予高热量流质或半流质饮食,避免冰冷、油腻、辛辣食物诱发咳嗽。鼓励患者多饮水,每天 1 500 mL 以上,以稀释痰液。指导患者在咳痰后及进食前后用清水或漱口液漱口,保持口腔清洁,促进食欲。

(二)病情观察

观察痰液量、颜色、性质、气味和与体位的关系,记录 24 小时痰液排出量;定期测量生命体征,记录咯血量,观察咯血的颜色、性质及量;病情严重者需观察有无窒息前症状,发现窒息先兆,立即向医师汇报并配合处理。

(三)对症护理

1.促进排痰

(1)指导有效咳嗽和正确的排痰方法。

(2)采取体位引流者需依据病变部位选择引流体位,使病肺居上,引流支气管开口向下,利于痰液流出。一般于饭前 1 小时进行。引流时可配合胸部叩击,提高引流效果。

(3)必要时遵医嘱选用祛痰剂或 β_2 受体激动剂喷雾吸入,扩张支气管、促进排痰。

2.预防窒息

(1)痰液排出困难者,鼓励多饮水或雾化吸入,协助患者翻身、拍背或体位引流,以促进痰液排出,减少窒息发生的危险。

(2)密切观察患者的表情、神志、生命体征,观察并记录痰液的颜色、量与性质,及时发现和判断患者有无发生窒息的可能。如患者突然出现烦躁不安、神志不清,面色苍白或发绀、出冷汗、呼吸急促、咽喉部明显的痰鸣音,应警惕窒息的发生,并及时通知医师。

(3)对意识障碍、年老体弱、咳嗽咳痰无力、咽喉部明显的痰鸣音、神志不清者、突然大量呕吐物涌出等高危患者,立即做好抢救准备,如迅速备好吸引器、气管插管或气管切开等用物,积极配合抢救工作。

(四)心理护理

病程较长,咳嗽、咳痰、咯血反复发作或逐渐加重时,患者易产生焦虑、沮丧情绪。护士应多与其交谈,讲明支气管扩张反复发作的原因及治疗进展,帮助患者树立战胜疾病的信心,缓解焦虑不安情绪。咯血时医护人员应陪伴、安慰患者,帮助情绪稳定,避免因情绪波动加重出血。

(五)健康教育

1.疾病知识指导

帮助患者及家属了解疾病发生、发展与治疗、护理过程。与其共同制订长期防治计划。宣传防治百日咳、麻疹、支气管肺炎、肺结核等呼吸道感染的重要性;及时治疗上呼吸道慢性病灶;避免受凉,预防感冒;戒烟、减少刺激性气体吸入,防止病情恶化。

2.生活指导

讲明加强营养对机体康复的作用,使患者能主动摄取必需的营养素,以增强机体抗病能力。鼓励患者参加体育锻炼,建立良好的生活习惯,劳逸结合,以维护心、肺功能状态。

3.用药指导

向患者介绍常用药物的用法和注意事项,观察疗效及不良反应。指导患者及家属学习和掌握有效咳嗽、胸部叩击、雾化吸入和体位引流的方法,以利于长期坚持,控制病情的发展;了解抗生素的作用、用法和不良反应。

4.自我监测指导

定期复查。嘱患者按医嘱服药,教患者学会观察药物的不良反应。教会患者识别病情变化的征象,观察痰液量、颜色、性质、气味和与体位的关系,并记录 24 小时痰液排出量。如有咯血,窒息先兆,立即前往医院就诊。

(赵丽丽)

第六节 肺 脓 肿

肺脓肿是由多种病原菌引起肺实质坏死的肺部化脓性感染。早期为肺组织的化脓性炎症,继而坏死、液化,由肉芽组织包绕形成脓肿。高热、咳嗽和咳大量脓臭痰为其临床特征。本病可见于任何年龄,青壮年男性及年老体弱有基础疾病者多见。自抗生素广泛应用以来,发病率有明显降低。

一、护理评估

(一)病因及发病机制

急性肺脓肿的主要病原体是细菌,常为上呼吸道、口腔的定植菌,包括需氧、厌氧和兼性厌氧菌。厌氧菌感染占主要地位,较重要的厌氧菌有核粒梭形杆菌、消化球菌等。常见的需氧和兼性厌氧菌为金黄色葡萄球菌、化脓链球菌(A 组溶血性链球菌)、肺炎克雷伯杆菌和铜绿假单胞菌等。免疫力低下者,如接受化学治疗(简称化疗)、白血病或艾滋病患者其病原菌也可为真菌。根据不同病因和感染途径,肺脓肿可分为以下三种类型。

1.吸入性肺脓肿

吸入性肺脓肿是临床上最多见的类型，病原体经口、鼻、咽吸入致病，误吸为最主要的发病原因。正常情况下，吸入物可由呼吸道迅速清除，但当由于受凉、劳累等诱因导致全身或局部免疫力下降时，在有意识障碍，如全身麻醉或气管插管、醉酒、脑血管意外时，吸入的病原菌即可致病。此外，也可由上呼吸道的慢性化脓性病灶，如扁桃体炎、鼻窦炎、牙槽脓肿等脓性分泌物经气管被吸入肺内致病。吸入性肺脓肿发病部位与解剖结构有关，常为单发性，由于右主支气管较陡直，且管径较粗大，因而右侧多发。病原体多为厌氧菌。

2.继发性肺脓肿

继发性肺脓肿可继发于：①某些肺部疾病如细菌性肺炎、支气管扩张、空洞型肺结核、支气管肺癌、支气管囊肿等感染；②支气管异物堵塞也是肺脓肿尤其是小儿肺脓肿发生的重要因素；③邻近器官的化脓性病变蔓延至肺，如食管穿孔感染、膈下脓肿、肾周围脓肿及脊柱脓肿等波及肺组织引起肺脓肿。阿米巴肝脓肿可穿破膈肌至右肺下叶，形成阿米巴肺脓肿。

3.血源性肺脓肿

因皮肤外伤感染、痈、疖、骨髓炎、静脉吸毒、感染性心内膜炎等肺外感染病灶的细菌或脓毒性栓子经血行播散至肺部引起小血管栓塞，产生化脓性炎症、组织坏死导致肺脓肿。金黄色葡萄球菌、表皮葡萄球菌及链球菌为常见致病菌。

(二)病理

肺脓肿早期为含致病菌的污染物阻塞细支气管，继而形成小血管炎性栓塞，进而致病菌繁殖引起肺组织化脓性炎症、坏死，形成肺脓肿，继而肺坏死组织液化破溃经支气管部分排出，形成有气液平的脓腔。另因病变累及部位不同，可并发支气管扩张、局限性纤维蛋白性胸膜炎、脓胸、脓气胸、支气管胸膜瘘等。急性肺脓肿经积极治疗或充分引流，脓腔缩小甚至消失，或仅剩少量纤维瘢痕。如治疗不彻底或支气管引流不畅，炎症持续存在，超过 3 个月称为慢性肺脓肿。

(三)健康史

多数吸入性肺脓肿患者有齿、口咽部的感染灶，故要了解患者是否有口腔、上呼吸道慢性感染病灶如龋齿、化脓性扁桃体炎、鼻窦炎、牙周溢脓等；或手术、劳累、受凉等；是否应用了大量抗生素。

(四)身体状况

1.症状

急性肺脓肿患者，起病急，寒战、高热，体温为 39～40 ℃，伴有咳嗽、咳少量黏液痰或黏液脓性痰，典型痰液呈黄绿色、脓性，有时带血。炎症累及胸膜可引起胸痛。伴精神不振、全身乏力、食欲减退等全身毒性症状。如感染未能及时控制，于发病后 10～14 天可突然咳出大量脓臭痰及坏死组织，痰量为 300～500 mL/d，痰静置后分三层。厌氧菌感染时痰带腥臭味。一般在咳出大量脓痰后，体温明显下降，全身毒性症状随之减轻。约 1/3 患者有不同程度的咯血，偶有中、大量咯血而突然窒息死亡者。部分患者发病缓慢，仅有一般的呼吸道感染症状。血源性肺脓肿多先有原发病灶引起的畏寒、高热等全身脓毒血症的表现。经数天或数周后出现咳嗽、咳痰，痰量不多，极少咯血。慢性肺脓肿患者除咳嗽、咳脓痰、不规则发热、咯血外，还有贫血、消瘦等慢性消耗症状。

2.体征

肺部体征与肺脓肿的大小、部位有关。早期病变较小或位于肺深部，多无阳性体征；病变发展较大时可出现肺实变体征，有时可闻及异常支气管呼吸音；病变累及胸膜时，可闻及胸膜摩擦音或胸腔积液体征。慢性肺脓肿常有杵状指(趾)、消瘦、贫血等。血源性肺脓肿多无阳性体征。

(五)实验室及其他检查

1.实验室检查

急性肺脓肿患者血常规示白细胞计数明显增高，中性粒细胞在90%以上，多有核左移和中毒颗粒。慢性肺脓肿血白细胞可稍升高或正常，红细胞和血红蛋白减少。血源性肺脓肿患者的血培养可发现致病菌。并发脓胸时，可做胸腔脓液培养及药物敏感试验。

2.痰细菌学检查

气道深部痰标本细菌培养可有厌氧菌和/或需氧菌存在。血培养有助于确定病原体和选择有效的抗菌药物。

3.影像学检查

X线胸片早期可见肺部炎性阴影，肺脓肿形成后，脓液排出，脓腔出现圆形透亮区和气液平面，四周有浓密炎症浸润。炎症吸收后遗留有纤维条索状阴影。慢性肺脓肿呈厚壁空洞，周围有纤维组织增生及邻近胸膜增厚。CT能更准确定位及发现体积较小的脓肿。

4.纤维支气管镜检查

纤维支气管镜检查有助于明确病因、病原学诊断及治疗。

(六)心理、社会评估

部分肺脓肿患者起病多急骤，畏寒、高热伴全身中毒症状明显，厌氧菌感染时痰有腥臭味等，使患者及家属常深感不安。患者会表现出忧虑、悲观、抑郁和恐惧。

二、主要护理诊断及医护合作性问题

(一)体温过高

与肺组织炎症性坏死有关。

(二)清理呼吸道无效

与脓痰聚积有关。

(三)营养失调，低于机体需要量

与肺部感染导致机体消耗增加有关。

(四)气体交换受损

与气道内痰液积聚、肺部感染有关。

(五)潜在并发症

咯血、窒息、脓气胸、支气管胸膜瘘。

三、护理目标

体温降至正常，营养改善，呼吸系统症状减轻或消失，未发生并发症。

四、护理措施

(一)一般护理

保持室内空气流通、适宜温湿度、阳光充足。晨起、饭后、体位引流后及睡前协助患者漱口，做好口腔护理。鼓励患者多饮水，进食高热量、高蛋白、高维生素等营养丰富的食物。

(二)病情观察

观察痰的颜色、性状、气味和静置后是否分层。准确记录 24 小时排痰量。当大量痰液排出时,要注意观察患者咳痰是否顺畅,咳嗽是否有力,避免脓痰引起窒息;当痰液减少时,要观察患者中毒症状是否好转,若中毒症状严重,提示痰液引流不畅,做好脓液引流的护理,以保持呼吸道通畅。若发现血痰,应及时报告医师,咯血量较多时,应严密观察体温、脉搏、呼吸、血压以及神志的变化,准备好抢救药品和用品,嘱患者患侧卧位,头偏向一侧,警惕大咯血或窒息的突然发生。

(三)用药及体位引流护理

肺脓肿治疗原则是抗生素治疗和痰液引流。

1.抗生素治疗

吸入性肺脓肿一般选用青霉素,对青霉素过敏或不敏感者可用林可霉素、克林霉素或甲硝唑等药物。开始给药采用静脉滴注,体温通常在治疗后 3～10 天降至正常,然后改为肌内注射或口服。如抗生素有效,宜持续 8～12 周,直至胸片上空洞和炎症完全消失,或仅有少量稳定的残留纤维化。若疗效不佳,要注意根据细菌培养和药物敏感试验结果选用有效抗菌药物。遵医嘱使用抗生素、祛痰药、支气管扩张剂等药物,注意观察疗效及不良反应。

2.痰液引流

痰液引流可缩短病程,提高疗效。无大咯血、中毒症状轻者可进行体位引流排痰,每天 2～3 次,每次 10～15 分钟。痰黏稠者可用祛痰药、支气管舒张药或生理盐水雾化吸入以利脓液引流。有条件应尽早应用纤维支气管镜冲洗及吸引治疗,脓腔内还可注入抗生素,加强局部治疗。

3.手术治疗

内科积极治疗 3 个月以上效果不好,或有并发症可考虑手术治疗。

(四)心理护理

向患者及家属及时介绍病情,解释各种症状和不适的原因,说明各项诊疗、护理操作目的、操作程序和配合要点。由于疾病带来口腔脓臭气味使患者害怕与人接近,在帮助患者口腔护理的同时消除患者的紧张心理。主动关心并询问患者的需要,使患者增加治疗的依从性和信心,指导患者正确对待本病,使其勇于说出内心感受,并积极进行疏导。教育患者家属配合医护人员做好患者的心理指导,使患者树立治愈疾病的信心,以促进疾病早日康复。

(五)健康指导

1.疾病知识指导

指导患者及家属了解肺脓肿发生、发展、治疗和有效预防方面的知识。积极治疗肺炎、皮肤疖、痈或肺外化脓性疾病等原发病灶。教会患者练习深呼吸,鼓励患者咳嗽并采取有效的咳嗽方式进行排痰,保持呼吸道的通畅,促进病变的愈合。对重症患者做好监护,教育家属及时发现病情变化,并及时向医师报告。

2.生活指导

指导患者生活要有规律,注意休息,劳逸结合,应增加营养物质的摄入。提倡健康的生活方式,重视口腔护理,在晨起、饭后、体位引流后、晚睡前要漱口、刷牙,防止污染分泌物误吸入下呼吸道。鼓励平日多饮水,戒烟、酒。保持环境整洁、舒适,维持适宜的室温与湿度,注意保暖,避免受凉。

3.用药指导

抗生素治疗非常重要,但需要时间较长,为防止病情反复,应遵从治疗计划。指导患者及家属根据医嘱服药，向患者讲解抗生素等药物的用药疗程、方法、不良反应，发现异常及时向医师报告。

4.加强易感人群护理

对意识障碍、慢性病、长期卧床者，应注意指导家属协助患者经常变换体位、翻身、拍背促进痰液排出，疑有异物吸入时要及时清除。有感染征象时应及时就诊。

五、护理评价

患者体温平稳，呼吸系统症状消失，营养改善，无并发症发生或发生后及时得到处理。

（赵丽丽）

第七节 肺 结 核

肺结核是由结核分枝杆菌感染引起的肺部慢性传染性疾病。排菌患者为重要传染源，病原菌通过呼吸道传播感染，当机体抵抗力降低时发病。可累及全身多个脏器，以肺部感染最为常见。发病以青壮年居多，男性多于女性。结核病为全球流行的传染病之一，为传染疾病的主要死因，在我国仍属于需要高度重视的公共卫生问题。

一、病因及发病机制

（一）结核菌

肺炎致病菌为结核分枝杆菌，又称抗酸杆菌。可分为人型、牛型、非洲型和鼠型 4 类，引起人类感染的为人型结核分枝杆菌，少数为牛型菌感染。结核菌抵抗力强，在阴湿处能生存 5 个月以上，但在烈日暴晒下 2 小时，5%～12%甲酚（来苏水）接触 2～12 小时，70%乙醇接触 2 分钟，或煮沸1 分钟，即被杀死。该病原菌有较强的耐药性，最简单灭菌方法是将痰吐在纸上直接焚烧。

（二）感染途径

肺结核通过呼吸道传染，患者随地吐痰，痰液干燥后随尘埃飞扬；病原菌也可通过飞沫传播，免疫力低下者吸入传染源喷出的带菌飞沫可发病。少数患者可经饮用未消毒的带菌牛奶引起消化道传染。其他感染途径少见。

（三）人体反应性

机体对入侵结核菌的反应有两种。

1.免疫力

机体对结核菌的免疫力分非特异性和特异性免疫力两种。后者通过接种卡介苗或感染结核菌后获得免疫力。机体免疫力强可不发病或病情较轻，免疫力低下者易感染发病，或引发原病灶重新发病。

2.变态反应

结核菌入侵 4～8 周后，机体针对致病菌及其代谢产物所发生的变态反应，属Ⅳ型（迟发型）变态反应。

（四）结核感染及肺结核的发生发展

1.原发性结核

初次感染结核，病菌毒力强、机体抵抗力弱，病原菌在体内存活并大量繁殖引起局部炎性病变，称为原发病灶。可经淋巴引起血行播散。

2.继发性结核

原发病灶遗留的结核分枝杆菌重新活动引起结核病，属内源性感染；由结核分枝杆菌再次感染而发病，由于机体具备特异性免疫力，一般不引起局部淋巴结肿大和全身播散，但可导致空洞形成和干酪性坏死。

（五）临床类型

1.Ⅰ型肺结核（原发性肺结核）

Ⅰ型肺结核多发生于儿童或边远山区、农村初次进入城市的成人。初次感染肺结核即发病，以上叶底部、中叶或下叶上部多见，X线典型征象为哑铃型阴影。通常病灶逐渐自行吸收或钙化。

2.Ⅱ型肺结核（血行播散型肺结核）

Ⅱ型肺结核分急性、慢性或亚急性血行播散型肺结核。成人多见，结核病灶破溃，致病菌短时间内大量进入血液循环可引起肺内广泛播散引起急性病征，X线显示肺内病灶细如粟米、均匀散布于两肺。若机体免疫力强，少量致病菌经血分批侵入肺部，形成亚急性或慢性血行性播散型肺结核。

3.Ⅲ型肺结核（浸润型肺结核）

Ⅲ型肺结核包括干酪性肺炎和结核球两种特殊类型。以成人多见，抵抗力降低时，原发病灶重新活动，引起渗出和细胞浸润，是最常见的继发性肺结核。病灶多位于上肺野，X线显示渗出和浸润征象，可有不同程度的干酪样病变和空洞形成。

4.Ⅳ型肺结核（慢性纤维空洞型肺结核）

Ⅳ型肺结核为各种原因使肺结核迁延不愈，症状起伏所致，属于肺结核晚期，痰中常有结核菌，为结核病的重要传染源。X线显示单或双侧肺有厚壁空洞，伴明显胸膜肥厚。由于肺组织纤维收缩，肺门向上牵拉，肺纹理呈垂柳状阴影，纵隔向患侧移位，健侧呈代偿性肺气肿。

5.Ⅴ型肺结核（结核性胸膜炎）

Ⅴ型肺结核多见于青少年，结核菌累及胸膜引起渗出性胸膜炎。X线显示病变部位均匀致密阴影，可随体位变换而改变。

二、临床表现

（一）症状与体征

1.全身症状

起病缓慢，病程长。常有午后低热、面颊潮红、乏力、食欲缺乏、体重减轻、盗汗等结核毒性症状。当肺部病灶急剧进展播散时，可出现持续高热。妇女可有月经失调、结节性红斑。

2.呼吸系统症状

干咳或有少量黏液痰。继发感染时，痰呈黏液性或脓性。痰中偶有干酪样物，约1/3患者有痰血或不同程度咯血。少数患者可出现大量咯血。胸痛、干酪样肺炎或大量胸腔积液者，可有发绀和渐进性呼吸困难。病灶范围大而表浅者可有实变体征，叩诊呈浊音。大量胸腔积液局部叩诊浊音或实音。锁骨上下及肩胛间区可闻及湿啰音。慢性纤维空洞型肺结核及胸膜增厚者可有胸廓内陷，肋间变窄，气管偏移等。

（二）并发症

可并发自发性气胸、脓气胸、支气管扩张、慢性肺源性心脏病等。

三、辅助检查

（一）血常规检查

活动性肺结核有轻度白细胞计数升高，红细胞沉降率增快，急性粟粒型肺结核时白细胞计数可减少，有时出现类白血病反应的血常规。

（二）结核菌检查

痰中查到结核菌是确诊肺结核的主要依据。涂片抗酸染色镜检快捷方便，痰菌量较少可用集菌法。痰培养、聚合酶链反应（PCR）检查更为敏感。痰菌检查阳性，提示病灶为开放性有传染性。

（三）影像学检查

胸部 X 线检查可早期发现肺结核。常见肺结核 X 线检查表现有：有纤维钙化的硬结病灶者呈高密度、边缘清晰的斑点、条索或结节；浸润性病灶则呈现出低密度、边缘模糊的云雾状阴影；X 线征象呈现出较高密度、浓淡不一，有环形边界的透光空洞者，提示干酪样病灶。胸部 CT 检查可发现微小、隐蔽性病变。

（四）结核菌素（简称结素）试验

用于测定人体是否感染过结核菌。常用 PPD 试验，方法为：取 0.1 mL 纯结核菌素（5 单位）稀释液，常规消毒后于左前臂屈侧中、上 1/3 交界处行皮内注射，48～72 小时后观察皮肤硬结的直径，<5 mm为阴性，5～9 mm为弱阳性，10～19 mm 为阳性反应，超过 20 mm。以上或局部发生水疱与坏死者为强阳性反应。

我国城镇居民的结核感染率高，5 单位阳性表示已有结核感染，若 1 单位皮试强阳性提示体内有活动性结核病灶。成人结素试验阳性表示曾感染过结核菌或接种过卡介苗，并不一定患病；反之，则提示未感染过结核菌，或感染初期机体变态反应尚未建立。机体免疫功能低下或受抑制，可显示结素试验阴性。

（五）其他检查

纤维支气管镜检查对诊断有重要价值。

（六）诊治结果的描述和记录

描述内容包括肺结核类型、病变范围、痰菌检查、治疗史等。

1.肺结核类型的记录

血行播散型肺结核应注明“急性”或“慢性”；继发性肺结核应注明“浸润型”或“纤维空洞”。

2.病变范围的描述

按左、右侧，以第 2 肋和第 4 肋下缘内侧端为分界线又分为上、中、下肺野。

3.痰菌检查结果的描记

分别用“（－）”或“（＋）”描述；痰涂片、痰集菌和痰培养检查分别用“涂”“集”“培”表示，患者无痰或未查痰，应注明“无痰”或“未查”。

4.治疗史的描记

可分为“初治”“复治”。初治指未开始抗结核治疗；正进行标准化疗疗程未满；不规则化疗未满 1 个月者。复治则指初治失败;规则满疗程用药后痰菌复阳性;不规范化疗超过 1 个月;慢性排菌者。

以上条件符合其中任何 1 条即为初治或复治。

5.并发症或手术情况描述

并发症如“自发性气胸、肺不张”等;并存病如“糖尿病”等以及手术情况。

描述举例:右侧浸润型肺结核涂(+),初治,支气管扩张、糖尿病。

四、诊断要点

根据患者症状体征和病史,结合体格检查、痰结核菌检查及胸部 X 线检查结果可做出诊断。确诊后应进一步明确肺结核是否处于活动期,有无排菌等,以确定是否属于传染源。

(1)经确定为活动性病变必须给予治疗:活动性病变胸片可显示有中心溶解和空洞或播散病灶。无活动性肺结核胸片显示钙化、硬结或纤维化,痰检查不排菌,无肺结核症状。

(2)肺结核的转归的综合判断:①进展期,新发现的活动性病变;病变较前增多、恶化;新出现空洞或空洞增大;痰菌转阳性。凡有其中任何 1 条,即属进展期;②好转期,病变较前吸收好转;空洞缩小或闭合;痰菌减少或转阴。凡具备其中 1 条,即为好转期;③稳定期,病变无活动性,空洞关闭,痰菌连续 6 个月均为阴性者(每月至少查 1 次),若有空洞存在者,则痰菌连续阴性1 年以上。

五、治疗要点

治疗原则为监督患者全程化疗,加强支持疗法,根治病灶,达痊愈目的。

(一)抗结核化学药物治疗

化疗对疾病控制起关键作用,凡为活动性肺结核患者均需化疗。

(1)化疗原则:治疗强调早期、规律、全程、联合和适量用药,即肺结核一经确诊立即给予化疗,根据病情及药物特点,联合使用两种以上的药物,以增强疗效,减少耐药性的产生。严格遵医嘱按时按量用药,指导患者执行治疗方案,途中无遗漏或间断,坚持完成规定疗程,以达彻底杀菌和减少疾病复发的目的。

(2)常规用药见表 10-1。

表 10-1 常用抗结核药物剂量、不良反应和注意事项

药名	每天剂量(g)	间歇疗法(g/d)	主要不良反应	注意事项
异烟肼 (H,INH)	0.3 空腹顿服	0.6~0.8 2~3 次/周	周围神经炎、偶有肝功能损害、精神异常、皮疹、发热	避免与抗酸药同服,注意消化道反应,肢体远端感觉及精神状态,定期查肝功能
利福平 (R,REP)	0.45~0.6 空腹顿服	0.6~0.9 2~3 次/周	肝、肾功能损害、胃肠不适,腹泻	体液及分泌物呈橘黄色,监测肝脏毒性及变态反应,会加速口服避孕药、茶碱等药物的排泄,降低药效
链霉素 (S,SM)	0.75~1.0 一次肌内注射	0.75~1.0 2 次/周	听神经损害,眩晕、听力减退,口唇麻木、发热、肝功能损害、痛风	进行听力检查,了解有无平衡失调及听力改变,了解尿常规及肾功能变化

续表

药名	每天剂量(g)	间歇疗法(g/d)	主要不良反应	注意事项
吡嗪酰胺 (Z,PZA)	1.5～2.0 顿服	2～3 2～3 次/周	可引起发热、黄疸、肝功能损害、痛风	警惕肝脏毒性,注意关节疼痛、皮疹反应,定期监测 ALT 及血清尿酸,避免日光过度照射
乙胺丁醇 (E,EMB)	0.75～1.0 顿服	1.5～2.0 3 次/周	视神经炎	检查视觉灵敏度和颜色的鉴别力
对氨基水杨酸钠 (P,PAS)	8～12 分 3 次饭后服	10～12 3 次/周	胃肠道反应,变态反应,肝功能损害	定期查肝功能,监测不良反应的症状和体征

(3)化疗方法:两阶段化疗法。开始 1～3 个月为强化阶段,联合应用 2 种或 2 种以上的抗生素,迅速控制病情,至痰菌检查阴性或病灶吸收好转后,维持治疗或称巩固期治疗,疗程为 9～15 个月。①间歇疗法:有规律用药,每周 2～3 次,由于用药后结核菌生长受抑制,当致病菌重新生长繁殖时再度高剂量用药,使病菌最终被消灭。此法与每天给药效果相同,其优点在于可减少用药的次数,节约经费,减少药物毒性作用。一般主张在巩固期采用。②顿服:即一次性将全天药物剂量全部服用,使血药浓度维持相对高峰,效果优于分次口服。

(4)化疗方案:应根据病情轻重、痰菌检查和细菌耐药情况,结合药源供应和个人经济条件等,选择化疗方案。分长程和短程化疗。①长程化疗为联合应用异烟肼、链霉素及对氨基水杨酸钠,疗程为 12～18 个月。常用方案为2HSP/10HP、2HSE/16H_3E_3,即前 2 个月为强化阶段,后 10 个月为巩固阶段,H_3E_3 表示间歇用药,每周 3 次。其中英文字母为各种药物外文缩写,数字为用药疗程"月",下标数字代表每周用药的次数。②短程化疗总疗程为 6～9 个月,联合应用 2 个或 2 个以上的杀菌剂。常用方案有 2SHR/4HR、2HRZ/4HR、2HRZ/4H_3R_3 等,短程化疗与标准化疗相比,患者容易接受和执行,因而已在全球推广。

(二)对症治疗

(1)毒性症状:轻度结核毒性症状会在有效治疗 1～3 周消退,重症者可酌情加用肾上腺糖皮质激素对症治疗。

(2)胸腔积液:胸腔积液过多引起呼吸困难者,可行胸腔穿刺抽液,每次抽液量不超过 1 L,抽液速度不宜过快,操作中患者出现头晕、心悸、四肢发凉等胸膜反应时,应立即停止操作,让患者平卧,密切观察血压变化,必要时皮下注射肾上腺素,防止休克。

(三)手术治疗

肺结核以内科治疗为主,手术适用于合理化疗无效,多重耐药的厚壁空洞、大块干酪灶、支气管胸膜瘘和大咯血非手术治疗无效者。

六、护理评估

(一)健康史

患者既往健康状况,有无结核病史,了解患病及治疗经过,有无接受正规治疗,有无传染源接触史,有无接受卡介苗注射,有无长期使用激素或免疫抑制药,居住环境如何,日常活动与休息、饮食情况等。

(二)身体状况

测量生命体征,了解全身有无盗汗、乏力、午后低热及消瘦等中毒症状,有无咳嗽、咳痰、呼吸困难及咯血,咯血量的大小等。

(三)心理及社会因素

了解患者及家属对疾病的认知及态度,有无心理障碍,经济状况如何,家庭支持程度如何,需要何种干预。

(四)实验室及其他检查

痰培养结果,X线胸片及血常规检查是否异常。

七、护理诊断及合作性问题

(一)知识缺乏

与缺乏疾病预防及化疗方面的知识。

(二)营养失调

与长期低热消耗增多及摄入不足有关。

(三)活动无耐力

与长期低热、咳嗽,体重逐渐下降有关。

(四)社交孤立

与呼吸道隔离沟通受限及健康状况改变有关。

八、护理目标

(1)加强相关知识宣教,提高患者及家属对疾病的认知、治疗依从性增加。

(2)患者体重增加,恢复基础水平,清蛋白、血红蛋白值在正常范围内。

(3)进行适当的户外活动,无气促疲乏感。

(4)能描述新的应对行为所带来的积极效果,能尽快恢复健康与人沟通和交流。

九、护理措施

(一)一般护理

室内保持良好的空气流通。肺结核活动期,有咯血、高热等重症者,应卧床休息,症状轻者适当增加户外活动,保证充足的睡眠,做到劳逸结合。盗汗者及时擦汗和更衣,避免受凉。

(二)饮食护理

供给高热量、高蛋白、高维生素、富含钙质饮食,促进机体康复。成人每天蛋白质为1.5～2.0 g/kg,以优质蛋白为主。适量补充矿物质和水分,如铁、钾、钠和水分。注意饮食调配,患者不需忌口,食物应多样化,荤素搭配,色、香、味俱全,刺激患者食欲。患者在化疗期间尤其注意营养的补充。每周测量体重1次。

(三)用药护理

本病疗程长,短期化疗为6～10个月。应提供药物治疗知识,强调早期、联合、适量、规律、全程化疗的重要性,告知耐药产生与加重经济负担等不合理用药的后果,使患者理解规范治疗的重要意义,提高用药的依从性。督促患者按时按量用药,告知并密切观察药物疗效及药物不良反应,如有胃肠不适、眩晕、耳鸣、巩膜黄染等症状时,应及时与医师沟通,不可擅自停药。

(四)咯血的护理

患者大咯血出现窒息征象时，立即协助其取头低足高位，头偏一侧，快速清除气道和口咽部血块，及时解除呼吸道阻塞。必要时气管插管、气管切开或气管镜直视下吸出血凝块。

(五)消毒隔离

痰涂片阳性的肺结核患者住院治疗期间须进行呼吸道隔离，要求病室光线充足，通风良好，定时进行空气消毒。患者衣被要经常清洗，被褥、书籍在烈日下暴晒6小时以上。餐具要专用，经煮沸或消毒液浸泡消毒，剩下饭菜应煮沸后弃掉。注意个人卫生，打喷嚏时应用纸巾遮掩口鼻，纸巾焚烧处理；不要随地吐痰，痰液吐在有盖容器中，患者的排泄物、分泌物应消毒后排放。减少探视，避免患者与健康人频繁接触，探视者应戴口罩。患者外出应戴口罩，口罩要每天煮沸清洗。医护人员与患者接触可戴呼吸面罩、接触患者应穿隔离衣、戴手套。处置前、后应洗手。传染性消失应及时解除隔离措施。

(六)心理护理

结核病是慢性传染病，病程长，恢复慢，在工作、生活等方面对患者乃至整个家庭产生不良影响，患者情绪变化呈多样性，护士及家属应主动了解患者的心理状态，应给予良好的心理支持，督促患者按要求用药，告知不规则用药的后果，使患者树立战胜疾病的信心，安心休息，积极配合治疗。一般情况下，痰涂片阴性和经有效抗结核治疗4周以上，无传染性或仅有极低传染性者，鼓励患者回归家庭和社会，以消除隔离感。

十、护理评价

(1)患者治疗的依从性是否提高，能否自觉按时按量服药。

(2)营养状况如何，饮食摄入量是否充足，体重有无改变。

(3)日常活动耐受水平是否有改变。

(4)是否有孤独感，与周围环境的关系如何。

十一、健康教育

(1)加强疾病传播知识的宣教，普及新生儿接种卡介苗制度，疾病的高危人群应定期到医院体检或进行相应预防性处理。

(2)培养良好的卫生习惯，不随地吐痰和凌空打喷嚏，同桌共餐应使用公筷。

(3)注意营养，忌烟酒，避免疲劳，增强体质，预防呼吸道感染。

(4)处于传染活动期的患者，应进行隔离治疗。

(5)全程督导结核患者坚持化疗，避免复发，定期复查肝功能和胸片。

(朱枣兰)

第八节 呼吸衰竭

呼吸衰竭是指各种原因引起的肺通气和/或换气功能严重障碍，在静息状态下也不能维持足够的气体交换，导致缺氧和/或二氧化碳潴留，引起一系列病理生理改变和相应临床表现的综合征，主要表现为呼吸困难和发绀。动脉血气分析可作为诊断的重要依据，即在海平面、静息状态、呼吸空气的条件下，动脉血氧分压（PaO_2）低于 8.0 kPa（60 mmHg），伴或不伴二氧化碳分压（$PaCO_2$）超过 6.7 kPa（50 mmHg），并除外心内解剖分流和原发于心排血量降低等因素所致的低氧，即为呼吸衰竭。

按起病急缓，将呼吸衰竭分为急性呼吸衰竭和慢性呼吸衰竭，本节主要介绍慢性呼吸衰竭。根据血气的变化将呼吸衰竭分为Ⅰ型呼吸衰竭（低氧血症型，即 PaO_2 下降而 $PaCO_2$ 正常）和Ⅱ型呼吸衰竭（高碳酸血症型，即 PaO_2 下降伴有 $PaCO_2$ 升高）。

一、护理评估

（一）致病因素

引起呼吸衰竭的病因很多，凡参与肺通气和换气的任何一个环节的严重病变都可导致呼吸衰竭。

1.呼吸系统疾病

常见于慢性阻塞性肺疾病（COPD）、重症哮喘、肺炎、严重肺结核、弥散性肺纤维化、肺水肿、严重气胸、大量胸腔积液、肺沉着症、胸廓畸形等。

2.神经肌肉病变

如脑血管疾病、颅脑损伤、脑炎、镇静催眠药中毒、多发性神经炎、脊髓颈段或高位胸段损伤、重症肌无力等。

上述病因可引起肺泡通气量不足、氧弥散障碍、通气/血流比例失调，导致缺氧或合并二氧化碳潴留而发生呼吸衰竭。

（二）身体状况

呼吸衰竭除原发病症状、体征外，主要为缺氧、二氧化碳潴留所致的呼吸困难和多脏器功能障碍。

1.呼吸困难

呼吸困难是最早、最突出的表现。主要为呼吸频率增快，病情严重时辅助呼吸肌活动增加，出现“三凹征”。若并发二氧化碳潴留，$PaCO_2$ 升高过快或显著升高时，患者可由呼吸过快转为浅慢呼吸或潮式呼吸。

2.发绀

发绀是缺氧的典型表现，可见口唇、指甲和舌发绀。严重贫血患者由于红细胞和血红蛋白减少，还原型血红蛋白的含量减低可不出现发绀。

3.精神神经症状

精神神经症状主要是缺氧和二氧化碳潴留的表现。早期轻度缺氧可表现为注意力分散，定向力减退；缺氧程度加重，出现烦躁不安、神志恍惚、嗜睡、昏迷。轻度二氧化碳潴留，表现为兴奋症状，即失眠、躁动、夜间失眠而白天嗜睡；重度二氧化碳潴留可抑制中枢神经系统导致肺性脑病，表现为神志淡漠、间歇抽搐、肌肉震颤、昏睡，甚至昏迷等二氧化碳麻醉现象。

4.循环系统表现

二氧化碳潴留使外周体表静脉充盈、皮肤充血、温暖多汗、血压升高、心排血量增多而致脉搏洪大；多数患者有心率加快；因脑血管扩张产生搏动性头痛。

5.其他

可表现为上消化道出血、谷丙转氨酶升高、蛋白尿、血尿、氮质血症等。

(三)心理社会状况

患者常因躯体不适、气管插管或气管切开、各种监测及治疗仪器的使用等感到焦虑或恐惧。

(四)实验室及其他检查

1.动脉血气分析

PaO_2<8.0 kPa(60 mmHg),伴或不伴 $PaCO_2$>6.7 kPa(50 mmHg),为最重要的指标,可作为呼吸衰竭的诊断依据。

2.血 pH 及电解质测定

呼吸性酸中毒合并代谢性酸中毒时,血 pH 明显降低常伴有高钾血症。呼吸性酸中毒合并代谢性碱中毒时,常有低钾和低氯血症。

3.影像学检查

胸部 X 线片、肺 CT 和放射性核素肺通气/灌注扫描等,可协助分析呼吸衰竭的原因。

二、护理诊断及医护合作性问题

(1)气体交换受损:与通气不足、通气/血流失调和弥散障碍有关。

(2)清理呼吸道无效:与分泌物增加、意识障碍、人工气道、呼吸肌功能障碍有关。

(3)焦虑:与呼吸困难、气管插管、病情严重、失去个人控制及对预后的不确定有关。

(4)营养失调,低于机体需要量:与食欲缺乏、呼吸困难、人工气道及机体消耗增加有关。

(5)有受伤的危险:与意识障碍、气管插管及机械呼吸有关。

(6)潜在并发症:如感染、窒息等。

(7)知识缺乏:缺乏呼吸衰竭的防治知识。

三、治疗及护理措施

(一)治疗要点

慢性呼吸衰竭治疗的基本原则是治疗原发病,保持气道通畅,纠正缺氧和改善通气,维持心、脑、肾等重要脏器的功能,预防和治疗并发症。

1.保持呼吸道通畅

保持呼吸道通畅是呼吸衰竭最基本、最重要的治疗措施。主要措施:清除呼吸道的分泌物及异物;积极使用支气管扩张药物缓解支气管痉挛;对昏迷患者采取仰卧位,头后仰,托起下颌,并将口打开;必要时采用气管切开或气管插管等方法建立人工气道。

2.合理氧疗

吸氧是治疗呼吸衰竭必须的措施。

3.机械通气

根据患者病情选用无创机械通气或有创机械通气。临床上常用的呼吸机分压力控制型及容量控制型两大类,是一种用机械装置产生通气,以代替、控制或辅助自主呼吸,达到增加通气量,改善通气功能的目的。

4.控制感染

慢性呼吸衰竭急性加重的常见诱因是呼吸道感染,因此应选用敏感有效的抗生素控制感染。

5.呼吸兴奋药的应用

必要时给予呼吸兴奋药如阿米三嗪/萝巴新(都可喜)等兴奋呼吸中枢,增加通气量。

6.纠正酸碱平衡失调

以机械通气的方法能较为迅速地纠正呼吸性酸中毒,补充盐酸精氨酸和氯化钾可同时纠正潜在的碱中毒。

(二)护理措施

1.病情观察

重症患者需持续心电监护,密切观察患者的意识状态、呼吸频率、呼吸节律和深度、血压、心率和心律。观察排痰是否通畅、有无发绀、球结膜水肿、肺部异常呼吸音及啰音;监测动脉血气分析、电解质检查结果、机械通气情况等;若患者出现神志淡漠、烦躁、抽搐时,提示有肺性脑病的发生,应及时通知医师进行处理。

2.生活护理

(1)休息与体位:急性发作时,安排患者在重症监护病室,绝对卧床休息;协助和指导患者取半卧位或坐位,指导、教会病情稳定的患者缩唇呼吸。

(2)合理饮食:给予高热量、高蛋白、富含维生素、低糖类、易消化、少刺激性的食物;昏迷患者常规给予鼻饲或肠外营养。

3.氧疗的护理

(1)氧疗的意义和原则:氧疗能提高动脉血氧分压,纠正缺氧,减轻组织损伤,恢复脏器功能。临床上根据患者病情和血气分析结果采取不同的给氧方法和给氧浓度。原则是在畅通气道的前提下,Ⅰ型呼吸衰竭的患者可短时间内间歇给予高浓度(>35%)或高流量(4~6 L/min)吸氧;Ⅱ型呼吸衰竭的患者应给予低浓度(<35%)、低流量(1~2 L/min)鼻导管持续吸氧,使 PaO_2 控制在 8.0 kPa(60 mmHg)或 SaO_2 在 90%以上,以防因缺氧完全纠正,使外周化学感受器失去低氧血症的刺激而导致呼吸抑制,加重缺氧和 CO_2 潴留。

(2)吸氧方法:有鼻导管、鼻塞、面罩、气管内和呼吸机给氧。临床常用、简便的方法是鼻导管、鼻塞法吸氧,其优点为简单、方便,不影响患者进食、咳嗽;缺点为氧浓度不恒定,易受患者呼吸影响,高流量对局部黏膜有刺激,氧流量不能大于 7 L/min。吸氧过程中应注意保持吸入氧气的湿化,输送氧气的面罩、导管、气管应定期更换消毒,防止交叉感染。

(3)氧疗疗效的观察:若吸氧后呼吸困难缓解、发绀减轻、心率减慢、尿量增多、皮肤转暖、神志清醒,提示氧疗有效;若呼吸过缓或意识障碍加深,提示二氧化碳潴留加重。应根据动脉血气分析结果和患者的临床表现,及时调整吸氧流量或浓度。若发绀消失、神志清楚、精神好转、PaO_2>8.0 kPa(60 mmHg)、$PaCO_2$<6.7 kPa(50 mmHg),可间断吸氧几天后,停止氧疗。

4.药物治疗的护理

用药过程中密切观察药物的疗效和不良反应。使用呼吸兴奋药必须保持呼吸道通畅,脑缺氧、脑水肿未纠正而出现频繁抽搐者慎用;静脉滴注时速度不宜过快,如出现恶心、呕吐、烦躁、面色潮红、皮肤瘙痒等现象,需要减慢滴速。对烦躁不安、夜间失眠患者,禁用对呼吸有抑制作用的药物,如吗啡等,慎用镇静药,以防止引起呼吸抑制。

5.心理护理

呼吸衰竭的患者常对病情和预后有顾虑、心情忧郁、对治疗丧失信心,应多了解和关心患者的心理状况,特别是对建立人工气道和使用机械通气的患者,应经常巡视,让患者说出或写出引

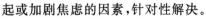

起或加剧焦虑的因素，针对性解决。

6.健康指导

(1)疾病知识指导：向患者及家属讲解疾病的发病机制、发展和转归。告诉患者及家属慢性呼吸衰竭患者度过危重期后，关键是预防和及时处理呼吸道感染等诱因，以减少急性发作，尽可能延缓肺功能恶化的进程。

(2)生活指导：从饮食、呼吸功能锻炼、运动、避免呼吸道感染、家庭氧疗等方面进行指导。

(3)病情监测指导：指导患者及家属学会识别病情变化，如出现咳嗽加剧、痰液增多、色变黄、呼吸困难、神志改变等，应及早就医。

(朱枣兰)

第十一章　消化内科护理

第一节　反流性食管炎

反流性食管炎(RE)是指胃、十二指肠内容物反流入食管所引起的食管黏膜炎症、糜烂、溃疡和纤维化等病变，甚至引起咽喉、气道等食管以外的组织损害。其发病男性多于女性，男女比例为(2～3)∶1，发病率为1.92%。随着年龄的增长，食管下段括约肌收缩力的下降，胃、十二指肠内容物自发性反流，而使老年人反流性食管炎的发病率有所增加。

一、病因与发病机制

(一)抗反流屏障削弱

食管下括约肌是指食管末端3～4 cm长的环形肌束。正常人静息时压力为1.3～4.0 kPa(10～30 mmHg)，为一高压带，防止胃内容物反流入食管。由于年龄的增长，机体老化导致食管下括约肌的收缩力下降引起食物反流。一过性食管下括约肌松弛也是反流性食管炎的主要发病机制。

(二)食管清除作用减弱

正常情况下，一旦发生食物的反流，大部分反流物通过1～2次食管自发和继发性的蠕动性收缩将食管内容物排入胃内，即容量清除，剩余的部分则由唾液缓慢地中和。老年人食管蠕动缓慢和唾液产生减少，影响了食管的清除作用。

(三)食管黏膜屏障作用下降

反流物进入食管后，可以凭借食管上皮表面黏液、不移动水层和表面 HCO_3^-、复层鳞状上皮等构成上皮屏障，以及黏膜下丰富的血液供应构成的后上皮屏障，发挥其抗反流物对食管黏膜损伤的作用。随着机体老化，食管黏膜逐渐萎缩，黏膜屏障作用下降。

二、护理评估

(一)健康史

询问患者的饮食结构及习惯、有无长期服用药物史。

(二)身体评估

1.反流症状

反酸、反食、反胃(指胃内容物在无恶心和不用力的情况下涌入口腔)、嗳气等,多在餐后明显或加重,平卧或躯体前屈时易出现。

2.反流物引起的刺激症状

胸骨后或剑突下烧灼感、胸痛、吞咽困难等。常由胸骨下段向上伸延,常在餐后1小时出现,平卧、弯腰或腹压增高时可加重。反流物刺激食管痉挛导致胸痛,常发生在胸骨后或剑突下。严重时可为剧烈刺痛,可放射到后背、胸部、肩部、颈部和耳后,有的酷似心绞痛的特点。

3.其他症状

咽部不适,有异物感、棉团感或堵塞感,可能与酸反流引起食管上段括约肌压力升高有关。

4.并发症

(1)上消化道出血:因食管黏膜炎症、糜烂及溃疡可以导致上消化道出血。

(2)食管狭窄:食管炎反复发作致使纤维组织增生,最终导致瘢痕性狭窄。

(3)Barrett食管:在食管黏膜的修复过程中,食管-贲门交界处2 cm以上的食管鳞状上皮被特殊的柱状上皮取代,称之为Barrett食管。Barrett食管发生溃疡时,又称Barrett溃疡。Barrett食管是食管癌的主要癌前病变,其腺癌的发生率较正常人高30～50倍。

(三)辅助检查

1.内镜检查

内镜检查是反流性食管炎最准确、最可靠的诊断方法,能判断其严重程度和有无并发症,结合活检可与其他疾病相鉴别。

2. 24小时食管pH监测

应用便携式pH记录仪在生理状态下对患者进行24小时食管pH连续监测,可提供食管是否存在过度酸反流的客观依据。在进行该项检查前3天,应停用抑酸药与促胃肠动力的药物。

3.食管吞钡X线检查

对不愿意接受或不能耐受内镜检查者行该检查。严重患者可发现阳性X线征。

(四)心理-社会状况

反流性食管炎长期持续存在,病情反复、病程迁延,因此,患者会出现食欲减退,体重下降,导致患者心情烦躁、焦虑;合并消化道出血时会使患者紧张、恐惧。应注意评估患者的情绪状态及对本病的认知程度。

三、常见护理诊断及问题

(一)疼痛:胸痛

胸痛与胃食管黏膜炎性病变有关。

(二)营养失调:低于机体需要量

低于机体需要量与害怕进食、消化吸收不良等有关。

(三)有体液不足的危险

体液不足的危险与合并消化道出血引起活动性体液丢失、呕吐及液体摄入量不足有关。

(四)焦虑

焦虑与病情反复、病程迁延有关。

（五）知识缺乏

缺乏对反流性食管炎病因和预防知识的了解。

四、诊断要点与治疗原则

（一）诊断要点

临床上有明显的反流症状；内镜下有反流性食管炎的表现，食管过度酸反流的客观依据即可作出诊断。

（二）治疗原则

以药物治疗为主，对药物治疗无效或发生并发症者可手术治疗。

1.药物治疗

目前多主张采用递减法，即开始使用质子泵抑制剂加促胃肠动力药，迅速控制症状，待症状控制后再减量维持。

（1）促胃肠动力药：目前主要常用的药物是西沙必利。常用量为每次 5～15 mg，每天 3～4 次，疗程8～12周。

（2）抑酸药：①H_2 受体拮抗剂（H_2RA），西咪替丁 400 mg、雷尼替丁 150 mg、法莫替丁 20 mg，每天2 次，疗程 8～12 周；②质子泵抑制剂（PPI），奥美拉唑 20 mg、兰索拉唑 30 mg、泮托拉唑 40 mg、雷贝拉唑 10 mg 和埃索美拉唑 20 mg，每天 1 次，疗程 4～8 周；③抗酸药，仅用于症状轻、间歇发作的患者作为临时缓解症状用。反流性食管炎有并发症或停药后很快复发者，需要长期维持治疗。H_2RA、西沙必利、PPI 均可用于维持治疗，其中以 PPI 效果最好。维持治疗的剂量因患者而异，以调整至患者无症状的最低剂量为合适剂量。

2.手术治疗

手术为不同术式的胃底折叠术。手术指征为：①严格内科治疗无效；②虽经内科治疗有效，但患者不能忍受长期服药；③经反复扩张治疗后仍反复发作的食管狭窄；④确证由反流性食管炎引起的严重呼吸道疾病。

3.并发症的治疗

（1）食管狭窄：大部分狭窄可行内镜下食管扩张术治疗。扩张后予以长程 PPI 维持治疗可防止狭窄复发。少数严重瘢痕性狭窄需行手术切除。

（2）Barrett 食管：药物治疗是预防 Barrett 食管发生和发展的重要措施，必须使用 PPI 治疗及长期维持。

五、护理措施

（一）一般护理

为减少平卧时及夜间反流可将床头抬高 15～20 cm。避免睡前 2 小时内进食，白天进餐后亦不宜立即卧床。应避免食用使食管下括约肌压力降低的食物和药物，如高脂肪、巧克力、咖啡、浓茶及硝酸甘油、钙通道阻滞剂等。应戒烟及禁酒。减少一切影响腹压增高的因素，如肥胖、便秘、紧束腰带等。

（二）用药护理

遵医嘱给予药物治疗，注意观察药物的疗效及不良反应。

1.H_2受体拮抗剂

药物应在餐中或餐后即刻服用，若需同时服用抗酸药，则两药应间隔1小时以上。若静脉给药应注意控制速度，过快可引起低血压和心律失常。西咪替丁对雄性激素受体有亲和力，可导致男性乳腺发育、阳痿以及性功能紊乱，应做好解释工作。该药物主要通过肾排泄，用药期间应监测肾功能。

2.质子泵抑制剂

奥美拉唑可引起头晕，应嘱患者用药期间避免开车或做其他必须高度集中注意力的工作。兰索拉唑的不良反应包括荨麻疹、皮疹、瘙痒、头痛、口苦、肝功能异常等，轻度不良反应不影响继续用药，较严重时应及时停药。泮托拉唑的不良反应较少，偶可引起头痛和腹泻。

3.抗酸药

该药在饭后1小时和睡前服用。服用片剂时应嚼服，乳剂给药前应充分摇匀。

抗酸剂应避免与奶制品、酸性饮料及食物同时服用。

(三)饮食护理

(1)指导患者有规律地定时进餐，饮食不宜过饱，选择营养丰富、易消化的食物。避免摄入过咸、过甜、过辣的刺激性食物。

(2)制订饮食计划：与患者共同制订饮食计划，指导患者及家属改进烹饪技巧，增加食物的色、香、味，刺激患者食欲。

(3)观察并记录患者每天进餐次数、量、种类，以了解其摄入营养素的情况。

六、健康指导

(一)疾病知识的指导

向患者及家属介绍本病的有关病因，避免诱发因素。保持良好的心理状态，平时生活要有规律，合理安排工作和休息时间，注意劳逸结合，积极配合治疗。

(二)饮食指导

指导患者加强饮食卫生和饮食营养，养成有规律的饮食习惯；避免过冷、过热、辛辣等刺激性食物及浓茶、咖啡等饮料；嗜酒者应戒酒。

(三)用药指导

根据病因及病情进行指导，嘱患者长期维持治疗，介绍药物的不良反应，如有异常及时复诊。

(杨文英)

第二节 慢性胃炎

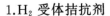

慢性胃炎是指由多种原因引起的胃黏膜慢性炎症。其发病率在各种胃病中居首位，男性多于女性，各个年龄段均可发病，且随年龄增长发病率逐渐增高。慢性胃炎的分类方法很多，2000年，全国慢性胃炎研讨会共识意见中采纳了国际上新悉尼系统的分类方法，将慢性胃炎分为浅表性(又称非萎缩性)、萎缩性和特殊类型三大类。慢性浅表性胃炎是指不伴有胃黏膜萎缩性改变的慢性炎症，幽门螺杆菌感染是其主要病因；慢性萎缩性胃炎是指胃黏膜已经发生了萎缩性改变，常伴有肠上皮化生，又分为多灶萎缩性胃炎和自身免疫性胃炎两大类；特殊类型胃炎种类很多，临床上较少见。

一、病因及诊断检查

（一）致病因素

1.幽门螺杆菌感染

幽门螺杆菌感染是慢性浅表性胃炎最主要的病因。幽门螺杆菌具有鞭毛，其分泌的黏液素可直接侵袭胃黏膜，释放的尿素酶可分解尿素产生 NH_3 中和胃酸，使幽门螺杆菌在胃黏膜定居和繁殖，同时可损伤上皮细胞膜；幽门螺杆菌产生的细胞毒素还可引起炎症反应和菌体壁诱导自身免疫反应的发生，导致胃黏膜慢性炎症。

2.饮食因素

高盐饮食，长期饮烈酒、浓茶、咖啡，摄取过热、过冷、过于粗糙的食物等，均易引起慢性胃炎。

3.自身免疫

患者血液中存在自身抗体，如抗壁细胞抗体和抗内因子抗体，可使壁细胞数目减少，胃酸分泌减少或缺失，还可使维生素 B_{12} 吸收障碍导致恶性贫血。

4.其他因素

各种原因引起的十二指肠液反流入胃，削弱或破坏胃黏膜的屏障功能；老年胃黏膜退行性变；胃黏膜营养因子缺乏，如胃泌素缺乏；服用非甾体消炎药等，均可引起慢性胃炎。

（二）身体状况

慢性胃炎起病缓慢，病程迁延，常反复发作，缺乏特异性症状。由幽门螺杆菌感染引起的慢性胃炎患者多数无症状；部分患者有上腹不适、腹部隐痛、腹胀、食欲减退、恶心和呕吐等消化不良的表现；少数患者可有少量上消化道出血；自身免疫性胃炎患者可出现明显厌食、体重减轻和贫血。体格检查可有上腹部轻压痛。

（三）心理-社会状况

病情反复、病程迁延不愈可使患者出现烦躁、焦虑等不良情绪。

（四）实验室及其他检查

1.胃镜及活组织检查

胃镜及活组织检查是诊断慢性胃炎最可靠的方法。慢性浅表性胃炎可见红斑（点、片状或条状）、黏膜粗糙不平、出血点或出血斑；慢性萎缩性胃炎可见黏膜呈颗粒状、黏膜血管显露、色泽灰暗、皱襞细小。

2.幽门螺杆菌检测

可通过侵入性（如快速尿素酶试验、组织学检查和幽门螺杆菌培养等）和非侵入性（如 ^{13}C 或 ^{14}C 尿素呼气试验、粪便幽门螺杆菌抗原检测和血清学检查等）方法检测幽门螺杆菌。

3.胃液分析

自身免疫性胃炎时，胃酸缺乏；多灶萎缩性胃炎时，胃酸分泌正常或偏低。

4.血清学检查

自身免疫性胃炎时，血清抗壁细胞抗体和抗内因子抗体可呈阳性，血清胃泌素水平明显升高；多灶萎缩性胃炎时，血清胃泌素水平正常或偏低。

二、护理诊断及医护合作性问题

(一)疼痛

腹痛与胃黏膜炎性病变有关。

(二)营养失调,低于机体需要量

营养失调与厌食、消化吸收不良等有关。

(三)焦虑

焦虑与病情反复、病程迁延有关。

(四)潜在并发症

有癌变的可能。

(五)知识缺乏

缺乏对慢性胃炎病因和预防知识的了解。

三、治疗及护理措施

(一)治疗要点

治疗原则是积极去除病因,根除幽门螺杆菌感染,对症处理,防治癌前病变。

1.病因治疗

(1)根除幽门螺杆菌感染:目前,多采用的治疗方案是以胶体铋剂或质子泵抑制药为基础加上两种抗生素的三联治疗方案。如常用奥美拉唑或枸橼酸铋钾,与阿莫西林及甲硝唑或克拉霉素3 种药物联用,两周为 1 个疗程。治疗失败后再治疗比较困难,可换用两种抗生素,或采用胶体铋剂和质子泵抑制药合用的四联疗法。

(2)其他病因治疗:因非甾体消炎药引起者,应立即停药并给予制酸药或硫糖铝;因十二指肠液反流引起者,应用硫糖铝或氢氧化铝凝胶吸附胆汁;因胃动力学改变引起者,应给予多潘立酮或莫沙必利等。

2.对症处理

有胃酸缺乏和贫血者,可用胃蛋白酶合剂等以助消化;对于上腹胀满者,可选用胃动力药、理气类中药;有恶性贫血时可肌内注射维生素 B_{12}。

3.胃黏膜异型增生的治疗

异型增生是癌前病变,应定期随访,给予高度重视。对不典型增生者可给予维生素 C、维生素 E,β-胡萝卜素、叶酸和微量元素硒预防胃癌的发生;对已经明确的重度异型增生可手术治疗,目前多采用内镜下胃黏膜切除术。

(二)护理措施

1.病情观察

主要观察有无上腹不适、腹胀、食欲减退等消化不良的表现;观察腹痛的部位、性质,呕吐物与大便的颜色、量及性状;评估实验室及胃镜检查结果。

2.饮食护理

(1)营养状况评估:观察并记录患者每天进餐次数、量和品种,以了解机体的营养摄入状况。定期监测体重,监测血红蛋白浓度、血清蛋白等有关营养指标的变化。

(2)制订饮食计划:①与患者及其家属共同制订饮食计划,以营养丰富、易消化、少刺激为原则。②胃酸低者可适当食用刺激胃酸分泌或酸性的食物，如浓肉汤、鸡汤、山楂、食醋等；胃酸高者应指导患者避免食用酸性和多脂肪食物，可进食牛奶、菜泥、面包等。③鼓励患者养成良好的饮食习惯，进食应规律，少食多餐，细嚼慢咽。④避免摄入过冷、过热、过咸、过甜、辛辣和粗糙的食物，戒除烟酒。⑤提供舒适的进餐环境，改进烹饪技巧，保持口腔清洁卫生，以促进患者的食欲。

3.药物治疗的护理

(1)严格遵医嘱用药，注意观察药物的疗效及不良反应。

(2)枸橼酸铋钾：宜在餐前半小时服用，因其在酸性环境中方起作用；服药时要用吸管直接吸入，防止将牙齿、舌染黑；部分患者服药后出现便秘或黑粪，少数患者有恶心、一过性血清转氨酶升高，停药后可自行消失，极少数患者可能出现急性肾衰竭。

(3)抗菌药物：服用阿莫西林前应详细询问患者有无青霉素过敏史，用药过程中要注意观察有无变态反应的发生；服用甲硝唑可引起恶心、呕吐等胃肠道反应及口腔金属味、舌炎、排尿困难等不良反应，宜在餐后半小时服用。

(4)多潘立酮及西沙必利：应在餐前服用，不宜与阿托品等解痉药合用。

4.心理护理

护理人员应主动安慰、关心患者，向患者说明不良情绪会诱发和加重病情，经过正规的治疗和护理慢性胃炎可以康复。

5.健康指导

向患者及家属介绍本病的有关知识、预防措施等；指导患者避免诱发因素，保持愉快的心情，生活规律，养成良好的饮食习惯，戒除烟酒；向患者介绍服用药物后可能出现的不良反应，指导患者按医嘱坚持用药，定期复查，如有异常及时复诊。

(杨文英)

第三节　食管-胃底静脉曲张

食管-胃底静脉曲张是由于门静脉高压引起食管和/或胃底静脉血液循环障碍，血流压力增加，导致食管和胃底的静脉扩张、迂回、形成静脉曲张。门静脉既是肝脏血供的重要来源，其本身又是具有相对独立的静脉系统。门静脉两端起始部均是毛细血管：一端是小肠、大肠、胰、脾和胃等脏器的毛细血管网，而另一端为肝小叶内的肝窦(血窦、窦状腺)，除胃肠端毛细血管有括约肌以控制逆流外，其余血管和交通支都缺乏瓣膜，因此，当门静脉压力超过正常时，门静脉血便可逆流而产生门体分流。当门静脉压力超过 1.96 kPa 时，即可形成食管-胃底静脉曲张。曲张的静脉一旦破裂大出血，来势迅猛，病情凶险，病死率为 40%～70%。认识食管-胃底静脉曲张的病因和病理生理，及时作出确切诊断，并积极采取有效的治疗措施，以缓解门静脉高压，消除曲张静脉，防止反复出血，改善肝功能和患者预后已成为消化科医师的重要任务。

一、病因及分类

食管-胃底静脉曲张是由各种原因引起门静脉高压所导致。门静脉高压现有多种分类方法，

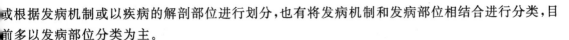

或根据发病机制或以疾病的解剖部位进行划分，也有将发病机制和发病部位相结合进行分类，目前多以发病部位分类为主。

(一)发病机制为主要依据的分类

门静脉高压症的发病机制包括两个方面：门静脉血流阻力增加和门静脉血流量增加，从而分为两大类：引起门静脉血流阻力增加的疾病或病因，以及引起门静脉血流量增加的疾病或病因，见表 11-1。

表 11-1 门静脉高压症的发病机制分类

分型		病因
血液流动阻力增加	窦前性 窦性 窦后性	门脾静脉闭塞(血栓或肿瘤)、血吸虫病、类肉瘤病所有病因的肝硬化、酒精性肝炎肝小静脉闭塞病、Budd-Chiari 综合征、缩窄性心包炎
门脉血流量增加		非肝脏疾病所致脾大、动脉-门静脉瘘

采用这一分类方法的优点是：分类完全，界限清楚。与按解剖部位分类法(如窦前性、窦性、窦后性)相结合，血流动力学测定方法所测得的血流动力学改变在各类门静脉高压症具有明显差异，与临床实际联系紧密，有助于临床诊断和鉴别诊断。

(二)以发病部位为主要依据的分类

按发病部位进行病因划分是目前所普遍采用的分类方法(表 11-2)。

表 11-2 门静脉高压症的发病部位分类

部位		病因
肝前性		门脉血栓形成、脾动静脉瘘、热带特发性脾大、脾毛细血管瘤
肝内性	窦前性	结节病、骨髓增殖性疾病、转移性肿瘤、肝内动静脉瘘、先天性肝纤维化、特发性门静脉高压症(早期)
	窦前混合性	特发性门静脉高压症、原发性胆汁性肝硬化(早期)、先天性肝纤维化、血吸虫病(晚期)、慢性活动性肝炎、氯化乙烯中毒等
	窦混合性	酒精性肝硬化、原发性胆汁性肝硬化(晚期)、隐源性肝硬化(晚期)、肝紫斑病、急性重型肝炎、甲胺嘌呤中毒、特发性门静脉高压
	窦性	特发性门静脉高压症
	窦后混合性	酒精肝肝炎、维生素 A 中毒
	窦后性	肝静脉血栓形成、肝小静脉闭塞病、部分结节性转化
肝后性		下腔静脉膜性阻塞、缩窄性心包炎、三尖瓣功能不全、严重心功能不全

二、病理生理

(一)食管-胃底静脉曲张的解剖学基础

正常情况下，食管-胃底静脉引流较为复杂，而食管本身的黏膜静脉丛交汇就构成门-腔静脉汇合途径之一。当门静脉回流障碍而导致门静脉高压时，胃左、短静脉发生逆流，使门静脉血经胸、腹段食管交通支回流入半奇、奇静脉及上腔静脉，食管静脉由于血流压力增加而扩张、迂曲、形成食管静脉曲张。

门静脉系统无静脉瓣，其血流方向主要依其压力梯度决定。食管静脉及胃底静脉离门静脉梗阻部位最近，因而也最易受其影响。由于食管-胃连接部血管压力最高，故静脉曲张最显著，向上则压力逐渐下降，故曲张静脉呈阶梯状变细。

下列因素对食管-胃底静脉曲张的形成及其破裂出血有重要作用：①食管-胃底黏膜下层结构不甚坚固，支持作用较差；②吸气时胸腔内呈负压，使胃左、短静脉不断被吸入食管静脉，使过度充盈的静脉进一步扩张；③反胃、恶心时胃酸易侵蚀食管下段的曲张静脉，损伤黏膜，发生糜烂，溃疡和破裂。

(二)门静脉高压的发生机制

门静脉压力(PVP)与门静脉的血流量(Q)和门静脉阻力 R 成正比，即 PVP＝QR，正常情况下，门静脉的血流由肠道静脉血流来决定。

1.门静脉血流增加和高动力循环

当肝脏正常时，门静脉血流的增加并不能引起门静脉高压。但当门脉阻力增加后，门脉血流的少量增加就会引起门脉压力的明显增高。肝硬化患者的门脉血流是增加的，因为肝硬化门静脉高压症存在着明显的高动力循环。体液因素在高动力循环中起重要作用，与之相关的体液因子包括一氧化氮、胰高糖素、前列腺素、腺苷等。全身血容量的增加是维持门静脉高压高动力循环的重要因素。此外，动物实验显示血容量的增加可以导致侧支循环的形成。

2.门静脉阻力的增高

血管阻力增加是引起门静脉高压最常见的原因。肝硬化时主要通过以下机制引起门脉血管阻力增加：①肝窦毛细血管化；②肝细胞肿胀；③肝纤维化和再生结节破坏肝脏结构，压迫肝静脉和门静脉。除肝内阻力增加外，门脉侧支循环阻力增加也是引起门静脉高压的原因之一。肝硬化患者的门脉压力主要由门脉、肝脏和门脉侧支循环的阻力以及内脏血流量之间的相互作用、影响来调节。

总之，门静脉高压的起始因素是门脉血流阻力的升高，而内脏高动力循环造成的门脉血流增加是维持和加剧门静脉高压的重要因素。

三、临床表现

食管-胃底静脉曲张以门静脉高压为前提，而肝硬化是门静脉高压的主要病因。因此，食管-胃底静脉曲张临床上多以肝硬化的症状和体征为突出表现，部分以食管-胃底静脉曲张出血或其他并发症为主要表现。血吸虫性肝硬化有疫水接触史；肝炎肝硬化多数有肝炎病史；酒精性肝硬化患者有长期饮酒史。主要症状为虚弱乏力、食欲减退、贫血、腹胀、腹泻、肝区疼痛、体重减轻、出血倾向及内分泌系统失调等。也可出现少尿，神经精神症状。体检时可以发现脾脏肿大，肝脏肿大或萎缩，质地变硬。部分患者有腹水，腹壁静脉曲张，黄疸和蜘蛛痣。一般化验有红细胞、白细胞、血小板单系或多系减少，凝血机制障碍及清蛋白降低等肝脏功能受损和脾功能亢进等表现。

食管-胃底静脉曲张患者由于门静脉压力突然升高，剧烈呕吐，饮食不当，酗酒或胃液反流等原因可诱发曲张静脉破裂出血。以呕血和黑便为突出主诉，短时间内可出现急性周围循环衰竭和重度贫血。由于缺血缺氧，加重肝功能损害，可导致肝功能衰竭，黄疸加深，腹水增多，全身出血倾向明显，甚至出现肝肾综合征或肝性脑病等严重并发症。

四、诊断方法

食管-胃底静脉曲张患者多数有慢性肝病、肝硬化的病史和临床表现，或有引起门静脉高压的肝前因素或肝后因素，这是诊断的重要依据。应用于诊断食管-胃底静脉曲张的辅助检查方法包括X线检查、内镜检查、超声检查、放射性核素造影检查、门静脉造影、食管静脉压力测定和超声内镜检查等，其中以内镜检查最有价值。

(一)钡餐检查

食管静脉曲张的部分均在主动脉弓以下，钡剂在黏膜上分布不均，呈虫蚀样或串珠样充盈缺损，当食管蠕动时常可以消失。轻度曲张静脉局限于食管下段，表现为黏膜皱襞稍增宽，管腔边缘稍不平整，可呈浅锯齿样表现；中度曲张静脉范围超过下段累及中段，正常平行的皱襞消失，代之以纵行粗大的结节样条状影，进一步表现为串珠状或蚯蚓状充盈缺损；重度静脉曲张扩展到中上段，甚至食管全长，腔内见形态不一的圆形、环状或囊状充盈缺损，缺损相互衔接如虫蚀状。胃底静脉曲张典型表现为皂泡样至葡萄串样充盈缺损，严重时可呈分叶状软组织影。钡剂检查时一般不会出现假阳性，但漏诊及误诊可高达50%，因此必要时须多次拍片或重复检查。部分食管静脉曲张者可同时存在胃底静脉曲张，对无食管静脉曲张者应仔细检查胃底，有时可以根据胃底的静脉曲张作出诊断。

(二)内镜检查

内镜检查常可见到食管黏膜下有3～4条粗大、迂曲与食管长轴平行的蓝色血管或可见到有活动性出血点。内镜下可直接观察食管和胃底有无曲张静脉存在，判断静脉曲张的程度和范围，并可同时在内镜直视下进行局部止血、注射硬化剂或套扎术等治疗。文献报道肝硬化患者80%以上有门静脉高压，50%确诊时内镜检查有食管静脉曲张，而病史10年以上者，食管静脉曲张发生率高达90%。食管-胃底静脉曲张破裂出血(EGVB)的平均死亡率为30%，2年内再出血率高达70%，再出血平均死亡率也高达30%。EGVB是引起肝硬化死亡的主要并发症，因此，对食管-胃底静脉曲张行分级并预测出血率对防治EGVB具有重要意义。

门静脉高压时食管-胃底静脉曲张的内镜描述尚无统一规定。1991年，日本内镜学会加入经硬化剂治疗后曲张静脉的内镜表现。

1.根据曲张静脉部位(Location，L)

Ls-上段，食管起始至25 cm；Lm-中段，气管分叉至食管胃交界(25～32 cm)；Li-下段，食管胃交界即齿状线处(32～40 cm)；Lg-胃底静脉曲张，根据曲张静脉的部位又可进一步分为①Lg-c：曲张静脉位于贲门口附近；②Lg-f：胃底穹隆部孤立的静脉瘤；③Lg-cf：贲门口附近及穹隆部均有曲张静脉。

2.根据曲张静脉形态(form，F)

F_1-曲张静脉呈直线形或蛇行状；F_2-静脉呈串珠状；F_3-静脉呈结节状。新近有人将经治疗后消失的曲张静脉或内镜下不甚明显的血管称为F_0。

3.根据曲张静脉基本色调(fundamental color，C)

白色(Cw)-曲张静脉与周围食管黏膜颜色相同；蓝色(Cb)-呈青蓝色或浅蓝色。经注射治疗后血栓化(thrombosis)的曲张静脉可以Cw-Th或Cb-Th记录。

4.根据曲张静脉红色征(red color sign，RC)

红色征是指曲张静脉表面黏膜的红色征象，有红色条纹(red wale marking，RWM)；樱桃红斑(chery-redspot,CRS);血泡样斑(hematocystic spot,HCS)。RC 可分级记录,如 RC(-):无红色征;RC(+):局限性红色征;RC(+++):弥散性红色征;RC(++):介于(+)和(+++)之间。

5.根据曲张静脉出血征(bleeding sign)

可根据活动性出血的形式分为喷射性出血(spurting bleeding)及渗血(oozing bleeding);出血已停止者可记录为红色血栓(red plug)或白色血栓(white plug)。

6.根据曲张静脉周围黏膜所见

E:充血、糜烂;Ul:溃疡形成;S:瘢痕形成,存在或不存在以(+)或(-)记录。

从临床实际出发,国内按 Palmer 分级法,依据食管曲张静脉的范围、形态、粗细分成三级:曲张静脉横径<3 mm,在贲门附近部分呈囊状(Ⅰ级);曲张静脉横径 3~6 mm,曲张静脉长度超过气管分叉,呈葡萄状,食管管腔呈部分狭窄(Ⅱ级);曲张静脉横径>6 mm 则定为Ⅲ级。目前临床上多以曲张静脉的粗细为简易分级方法:轻度横径<3 mm,中度横径 3~6 mm,重度横径>6 mm。

胃底静脉曲张参考 Sarin 法分为四型:①胃食管曲张静脉Ⅰ型(GOV-Ⅰ),食管曲张静脉延续至胃底小弯侧,多在近贲门 2~5 cm 范围内,呈轻度曲张;②胃食管曲张静脉Ⅱ型(GOV-Ⅱ),食管曲张静脉延续至胃大弯侧,曲张明显呈结节样,范围较广;③单纯胃静脉曲张Ⅰ型(IGV-Ⅰ),无食管曲张静脉,位于胃底贲门下数厘米,呈迂曲结节样;④单纯胃静脉曲张Ⅱ型(IGV-Ⅱ),无食管曲张静脉,位于胃内任何部位的静脉曲张。胃底静脉曲张伴出血的内镜诊断标准:胃底静脉曲张表面见活动性出血或出血点或凝血块或表面局部红肿糜烂而无食管及胃肠其他病变出血征象。

内镜下曲张静脉征象可协助判断破裂出血的危险性:①曲张静脉的宽度与出血的危险性相关,食管静脉直径>5 mm 者出血的危险性较直径<5 mm 者显著增加,中、重度曲张者出血发生率为 50%~80%;②静脉曲张范围越广泛,出血机会越多;③曲张静脉出现红色征,往往预示即将出血。

(三)超声诊断

对门静脉高压的诊断有重要价值。通过 B 超可以发现肝脏形态和大小的异常,肝实质回声不均匀,脾大和腹水等肝硬化表现,并可进行病因诊断。门静脉和脾静脉增宽有诊断意义。彩色多普勒血流显像(CDFI)可以显示门静脉及其主要侧支循环,对其形态及门静脉血流流速、流量和方向进行评价和测定。应用 CDFI 还可以方便地初步判断门静脉高压的类型,根据其阻塞部位可以分为肝前型、肝内型和肝后型3 种类型。日本学者提出,用 CDFI 测定冠状静脉的直径和血流量可预测食管静脉曲张破裂出血的可能程度和时间。

(四)放射性核素造影诊断

核素扫描的方法很多,用于食管-胃底静脉曲张的主要有门-体侧支分流测定。包括:①^{99m}Tc-过锝酸盐直肠-门静脉显像;②^{201}Tl 直肠-门静脉显像等。其能定量评价门静脉侧支分流,有助于判断肝硬化门静脉高压的病理生理状态和临床严重程度,并预测肝性脑病、曲张静脉破裂出血等并发症的发生。术前为选择分流手术者提供参考,术后提供手术及药物疗效。

(五)门静脉造影

门静脉造影分为直接及间接门静脉造影术。直接法包括:经皮经肝穿刺门静脉造影术、经脾穿刺门静脉造影术、经颈静脉肝内门静脉造影术、术中直接测定等。间接法包括经肠系膜上动脉的间接门静脉造影术及经脾动脉的间接门静脉造影术。

门静脉造影可直接显示出食管静脉、胃冠状静脉、胃静脉，肠系膜下静脉等侧支循环的开放，及静脉扩张、迂曲的范围和程度。同时可行门静脉、肝静脉压力测定，门静脉及侧支循环血流测定等。对研究门静脉高压的病理生理变化，诊断门静脉高压，鉴别门静脉高压的类型，估计肝脏血流及门体侧支循环。预测食管静脉曲张出血的危险性及评估药物疗效均有很大帮助。近几年来，随着非创伤性技术的应用，使得创伤性血管造影技术的应用日益减少，现主要用于门脉减压手术患者术前术后的评价，以及需要行门脉压测定的研究中。

(六)经内镜食管静脉压力测定(EVP)

EVP 包括直接穿刺测压及内镜压力计测压两种。内镜下穿刺食管曲张静脉可直接测定静脉压，EVP 的高低一般与 PVP 成正比。EVP 测定主要用于预测食管静脉曲张出血的危险性(EVP <1.96 kPa时常不发生出血)以及评价药物治疗和硬化治疗的反应。但操作时食管蠕动会影响结果，且穿刺易引起出血，一般仅限于硬化症时。

使用内镜下压力计直接测定 EVP，不必穿刺曲张静脉，能准确测定静脉内压，具有非创伤性，不受门静脉高压类型影响等优点，且无诱发食管静脉曲张出血的危险。但由于技术本身存在一系列问题，阻碍了 EVP 测定的广泛临床应用，使得其目前还仅被作为一项研究工具。

(七)超声内镜检查

正常食管的超声内镜图像为 5 层结构：界面反射、黏膜层、黏膜下层、肌层及外膜层。食管静脉曲张时超声内镜探查可见第 3 层增厚，其中可见到低回声的静脉管腔是呈椭圆形或圆形。有时在第 1、2 层亦可见到低回声的小圆形影像，多为曲张静脉表面的扩张小血管(可形成红色征)。硬化剂治疗后静脉形态固定、血栓形成，内部回声增强(中低水平)。随时间的推移，硬化后的食管黏膜和黏膜下层纤维化，增厚，可为正常食管厚度的 3 倍。增厚的食管黏膜可持续较长时间，可防止再出血的发生。

(八)其他

磁共振血管显像(MRA)作为无创和精确的血流动力学监测方法，已越来越多地应用于临床，主要用于经颈静脉肝内门体分流术(TIPS)术后疗效监测，以及监测门静脉、肝静脉、腔静脉等的血流状态和血管形态。

五、治疗

内镜治疗食管、胃底静脉曲张包括硬化剂注射治疗、套扎治疗、组织黏合剂注射治疗及多种方法联合治疗。

(一)内镜下食管-胃底静脉曲张注射疗法

1.硬化剂注射疗法(endoscopic injection sclerotherapy，EIS)

(1)适应证：①急性食管静脉曲张出血；②既往有食管静脉曲张破裂出血史(次级预防)；③外科手术后食管静脉曲张再发者；④不适合手术治疗的食管静脉曲张患者。

(2)禁忌证：①肝性脑病≥2 期；②伴有严重的肝肾功能障碍、大量腹水、重度黄疸，出血抢救时根据医师经验及所在医院的情况掌握。

(3)疗程：第 1 次硬化治疗后，再行第 2、3 次硬化治疗，直至静脉曲张消失或基本消失。每次硬化治疗间隔时间为 1 周左右。第一个疗程一般需 3～5 次硬化治疗。建议疗程结束后1 个月复查胃镜，每隔 3 个月复查第 2、3 次胃镜，6～12 个月后再次复查胃镜。发现静脉再生必要时行追加治疗。

(4)术后处理:①术后禁食6～8小时,以后可进流质饮食,并注意休息;②适量应用抗生素预防感染;③酌情应用降门脉压力的药物;④术后严密观察出血、穿孔、发热、败血症及异位栓塞等并发症。

(5)常用硬化剂:1%乙氧硬化醇、聚桂醇注射液等。EIS治疗食管和胃底静脉曲张及其出血疗效确切,应用也最普遍,是食管-胃底静脉曲张急诊止血的首选方法之一,止血成功率可达81%～98%。硬化剂注入后造成局部血管内皮无菌性损伤,血栓形成、机化、纤维瘢痕形成,阻塞血流,反复治疗可使静脉曲张逐渐减轻或血管闭塞消失。注射方法有血管内、血管旁、血管内及血管旁混合注射3种。

(6)注意事项:硬化剂注射部位的选择应于食管下端开始,各静脉注射点尽量避免在同一平面,以免术后瘢痕造成食管狭窄;注射时应避开食管蠕动波,并嘱患者平静呼吸,避免咳嗽,以免注射针划破血管造成破裂出血。

2.组织胶注射治疗

(1)适应证:①急性胃静脉曲张出血;②胃静脉曲张有红色征或表面有糜烂,有出血史(次级预防)。

(2)方法:组织胶有效地使曲张静脉闭塞,早期再出血率明显降低,死亡率下降。医用组织黏合剂包括氰基丙烯酸盐、氰基丙烯酸酯、纤维蛋白胶等。治疗方法:目前推荐使用"三明治"夹心注射法,即将注射针内预留无阴离子的油性物质(常用碘油,也可用聚桂醇),中间推注组织胶,随后推注稍多于针腔容量的油性物质,其中组织胶可用原液或不同浓度的稀释液。组织黏合剂注射量根据静脉的大小经验性用量。经内镜注射组织胶,通过胶合液与血液接触后快速聚合和硬化,可有效闭塞曲张静脉,从而控制曲张静脉出血,早期再出血率由30%降至10%,明显降低住院病死率。常用的组织胶是N丁基-2-氰丙烯酸盐。尤其适用于食管胃底静脉曲张及预示再出血的食管粗大静脉曲张,主要并发症是脑栓塞以及门静脉、肺静脉栓塞,但发生率很低。

(3)术后处理:同硬化治疗,给予抗生素治疗5～7天,注意酌情应用抑酸药。

(二)内镜下食管静脉曲张套扎术(endoscopic esophageal varix ligation,EVL)

1.适应证

(1)急性食管静脉曲张出血。

(2)既往有食管静脉曲张破裂出血史(次级预防)。

(3)外科手术后食管静脉曲张再发者。

(4)中重度食管静脉曲张无出血史,存在出血危险倾向的患者(初级预防)。

2.禁忌证

(1)有上消化道内镜检查禁忌。

(2)出血性休克。

(3)肝性脑病。

3.疗程

套扎间隔10～14天可行第2次套扎,直至静脉曲张消失或基本消失。建议疗程结束后1个月复查胃镜,每隔3个月复查第2、3次胃镜,以后每6～12个月进行胃镜检查,发现复发的情况必要时行追加治疗。

4.术后处理

术后一般禁食 24 小时，观察有无并发症：如术中出血（曲张静脉套勒割裂出血），皮圈脱落（早期再发出血），发热，局部哽噎感等。

EVL 其原理类似内痔橡皮圈结扎法，是一种安全、有效、简单的食管静脉曲张的治疗方法。插入内镜后观察食管静脉曲张情况，一般从食管下端近贲门开始，螺旋向上结扎曲张静脉。注意避免在同一水平做多个结扎，以免引起食管腔狭窄；结扎前必须将需要结扎的静脉完全吸入结扎器内，再释放橡皮圈，否则未将曲张静脉套扎完全，结扎组织脱落后易导致出血；即使结扎完全，术后也应注意结扎橡皮圈脱落时所致的继发性出血。EVL 治疗食管胃底静脉曲张的目的是使结扎的曲张静脉纤维化，闭塞曲张静脉腔，预防和减少再出血，在紧急止血治疗方面因内镜安装了皮圈结扎器后视野较小，寻找合适结扎处较为困难，因此目前主要用于出血后择期治疗。EVL 食管静脉曲张完全根除率为 77.6%，再出血率及病死率分别为 24.1%和 22.4%。EVL 术后常规给予抗酸药物及抗生素，以防止胃酸反流或继发感染。

(1)单环套扎法：每次仅能做一次结扎，故需留置内镜外套管于食管近段，以避免内镜反复进出对咽部的刺激和损伤。

(2)多环套扎法：常用 6～8 环，一次进镜可完成多次结扎，较为方便。

(3)密集套扎法：用一次用 2～3 套多环套扎器对食管曲张静脉在不同层面纵向密集套扎将曲张静脉完全阻断，可提高 EVL 的根除率。

(三)联合应用 EVL 与 EVS 治疗

单纯应用 EVL 治疗时由于只能结扎黏膜及黏膜下层的曲张静脉而留有深层静脉及交通静脉，因此，静脉曲张复发早，复发率也高；而单纯应用 EIS 时则由于每次硬化剂剂量较大，治疗次数相对较多，易引起食管深大溃疡，并可能导致治疗近期溃疡出血及远期食管狭窄，甚至食管穿孔或硬化剂远端脏器浸润栓塞等严重并发症的发生。

EIS 与 EVL 是内镜治疗食管静脉曲张的主要方法，两者可互补使用，一般是 EVL 后，用 EIS 残余的曲张静脉进行治疗，或用 EIS 治疗胃底静脉曲张，EVL 治疗食管静脉曲张。联合应用 EVL 与 EVS 可使两者产生互补协同效应，提高疗效，减少并发症发生。EVL 联合 EIS 治疗食管胃底静脉曲张，避免了两者的缺点，又产生了优势互补，使疗效更确切、治疗更安全。

(四)联合应用组织胶与 EIS 治疗

组织胶不引起局部炎症和继发的食管纤维化，因此不能阻止产生新的曲张静脉，注射治疗破裂出血的静脉，而其他曲张静脉依然存在，且有并发出血的可能。因此，在应用组织胶治疗曲张静脉及破裂出血的同时，对其余曲张静脉采用硬化剂注射治疗，可有效增加组织黏合剂疗效，减少术后再出血发生率。

六、护理问题

(1)有受伤的危险：与癫痫发作有关。

(2)有窒息的危险：与癫痫发作有关时意识丧失、喉头痉挛，口腔支气管分泌物增多有关。

(3)体液不足的危险：与食管胃底静脉曲张造成的出血有关。

(4)潜在并发症：肝性脑病。

(5)恐惧。

七、护理措施

(一)有受伤的危险

(1)防摔伤:嘱患者有先兆时立即平卧,无先兆者床旁陪伴或医护人员应扶助者顺势卧倒,摘下段眼镜。

(2)防擦伤或碰伤:顺势保护患者抽动的关节和肢体,在关节处垫软物。

(3)防止肌肉关节的损伤、骨折或脱臼:切勿强行按压试图制止患者的抽搐动作或抽动的肢体。

(4)防颈椎压缩性骨折或下颌关节脱臼:应一手用力托住患者后枕,另一手扶托下颌。

(5)防舌咬伤:将折叠成条状的毛巾或纱布的压舌板迅速于抽搐前或强直期张口时置于上下臼齿间,或放牙垫,切忌在阵挛时强行放入。

(6)防突然发作时坠床:保持床挡一直竖起。

(7)防自伤或伤人:对情绪激动、精神症状明显,有潜在自伤或伤人危险的患者,要严格控制其行为,必要时保护性约束,移开可能造成伤害的物品。

(8)遵医嘱用药,从速控制发作。

(二)有窒息的危险

(1)松解衣领及腰带等束带。

(2)有义齿及时取出防抽动时脱落掉入气道。

(3)舌后坠者用压舌板及舌钳将舌拉出。

(4)让患者侧卧或头偏向一侧,以利口鼻分泌物流出。

(5)置口咽通气道,必要时气管插管或气管切开,使用呼吸机。

(6)及时清理呼吸道的分泌物。

(三)体液不足的危险

(1)密切观察患者生命体征,有无牙龈、皮下及黏膜出血,呕血与黑便。

(2)避免粗糙、坚硬、带刺的食物,饮食规律。

(3)卧床休息,避免过度劳累。

(4)发现病情变化及时通知医师,遵医嘱予用药及时静脉补液,改善循环,必要时输血,做好抢救准备。

(四)潜在并发症:肝性脑病

(1)禁食动物蛋白以碳水化合物为主食。

(2)禁用镇静安眠药。

(3)保持大便通畅。

(4)防止应用大剂量的脱水利尿剂。

(5)防止感染。

(6)积极预防控制消化道出血。

(五)恐惧

(1)帮助患者和家属端正对待疾病的态度,建立健康的心理,达到心理平衡,从而稳定患者的情绪和行为。

(2)告知疾病的相关知识,使其正确认识疾病发作的原因、诱因,耐心解释病情、治疗与预后的关系。

(3)多关心询问患者的自觉症状，告知其坚持药物治疗原则能减少发作的次数。

(4)鼓励患者表达感受，多与家属及医护人员沟通，给予情感支持，消除患者及家属的孤独、焦虑、恐惧心理，减轻或消除自卑、羞耻、悲观、抑郁、急躁情绪，树立战胜疾病信心，正确对待疾病，防精神刺激，保持平静乐观心境，积极配合治疗。

(六)饮食护理

(1)原则上主张多样化，以高热量、丰富维生素、适当蛋白质和脂肪、易消化、软质，宜少吃多餐。血氨高、病情重者，限制蛋白质量，因为蛋白质可在肠道分解，其分解产物从肠道吸收到肝脏，增加胃肠道和肝脏的负担。引起腹胀而致血氨升高，加重病情。有胃底-静脉曲张的患者，注意避免进食粗糙、坚硬、带刺或辛辣刺激性食物，以防曲张的食管、胃底静脉破裂出血。禁用损肝药物。

(2)合理饮食，注意蛋白质、钠盐、钾剂的合理补充。忌油炸食品、忌食粗糙、坚硬、带刺或辛辣刺激性食物。

(七)健康教育

(1)服药应从小剂量开始，用药时间、停药、换药严格遵医嘱，牢记随访观察。告知坚持药物治疗原则的重要性。

(2)告知患者和家属癫痫发作时防止受伤、窒息及其他的措施。

(3)告知及时找医师诊治、定期癫痫门诊随诊的重要性。

(4)保持良好的饮食习惯。饮食宜清淡，防过饥过饱和饮水过多，忌带骨、带刺辛辣刺激性强的食物。

(5)睡眠充足、规律作息，适当运动。

(6)不从事带危险性的工作和活动，如电工、矿工等。

(杨文英)

第四节　消化性溃疡

消化性溃疡主要指发生于胃和十二指肠的慢性溃疡，即胃溃疡(GU)和十二指肠溃疡(DU)，因溃疡的形成与胃酸/胃蛋白酶的消化作用有关而得名。临床以慢性病程、周期性发作和节律性上腹部疼痛为主要特点。消化性溃疡是消化系统的常见病，我国总发病率为10%～12%，秋冬和冬春之交好发。临床上十二指肠溃疡较胃溃疡多见，二者之比约为 3∶1。男性患病较女性多见，男女之比为(3～4)∶1。十二指肠溃疡好发于青壮年，胃溃疡的发病年龄高峰比十二指肠溃疡约晚 10 年。

一、病因及诊断检查

(一)致病因素

1.幽门螺杆菌感染

大量研究表明幽门螺杆菌感染是消化性溃疡的主要病因，尤其是十二指肠溃疡。其机制尚未完全阐明，可能是幽门螺杆菌感染通过直接或间接作用于胃、十二指肠黏膜，使黏膜屏障作用削弱，胃酸分泌增加，引起局部炎症和免疫反应，导致胃、十二指肠黏膜损害和溃疡形成。

2.胃酸和胃蛋白酶

消化性溃疡的最终形成是由于胃酸/胃蛋白酶对黏膜的自身消化所致。胃酸分泌增多不仅破坏胃黏膜屏障，还能激活胃蛋白酶，从而降解蛋白质分子，损伤黏膜，故胃酸在溃疡的形成过程中起关键作用，是溃疡形成的直接原因。

3.非甾体消炎药

如阿司匹林、吲哚美辛、糖皮质激素等可直接作用于胃、十二指肠黏膜，损害黏膜屏障，还可抑制前列腺素合成，削弱其对黏膜的保护作用。

4.其他因素

(1)遗传：O型血人群的十二指肠溃疡发病率高于其他血型。

(2)吸烟：烟草中的尼古丁成分可引起胃酸分泌增加、幽门括约肌张力降低、胆汁及胰液反流增多，从而削弱胃肠黏膜屏障。

(3)胃十二指肠运动异常：胃排空增快，可使十二指肠壶腹部酸负荷增大；胃排空延缓，可引起十二指肠液反流入胃，增加胃黏膜侵袭因素。

总之，胃酸/胃蛋白酶的损害作用增强和/或胃、十二指肠黏膜防御/修复机制减弱是本病发生的根本环节。但胃和十二指肠溃疡发病机制也有所不同，胃溃疡的发病主要是防御/修复机制减弱，十二指肠溃疡的发病主要是损害作用增强。

(二)身体状况

临床表现轻重不一，部分患者可无症状或症状较轻，或以出血、穿孔等并发症为首发表现。典型的消化性溃疡有如下临床特点。①慢性病程：病史可达数年至数十年。②周期性发作：发作与缓解交替出现，发作常有季节性，多在秋冬和冬春之交好发。③节律性上腹部疼痛：腹痛与进食之间有明显的相关性和节律性。

1.症状

(1)上腹部疼痛：为本病的主要症状，疼痛部位多位于中上腹，可偏右或偏左。疼痛性质可为钝痛、胀痛、灼痛、剧痛或饥饿不适感。多数患者疼痛有典型的节律性，胃溃疡疼痛常在餐后1小时内发生，至下次餐前消失，即进食-疼痛-缓解，故又称饱食痛；十二指肠溃疡疼痛常在两餐之间发生，至下次进餐后缓解，即疼痛-进食-缓解，故又称空腹痛或饥饿痛，部分患者也可出现午夜痛。

(2)其他：可有反酸、嗳气、恶心、呕吐、腹胀、食欲减退等消化不良的症状，或有失眠、多汗等自主神经功能失调的表现，病程长者可出现消瘦、体重下降和贫血。

2.体征

溃疡发作期上腹部可有局限性轻压痛，胃溃疡压痛点常位于剑突下稍偏左，十二指肠溃疡压痛点多在剑突下稍偏右。缓解期无明显体征。

3.并发症

(1)出血：是最常见的并发症。出血引起的临床表现取决于出血的量和速度，轻者仅表现为呕血与黑粪，重者可出现休克征象。

(2)穿孔：急性穿孔是最严重的并发症，常见诱因有饮食过饱、饮酒、劳累、服用非甾体消炎药等。表现为突发的剧烈腹痛，迅速蔓延至全腹，并出现腹肌紧张、弥漫性腹部压痛、反跳痛，肝浊音界缩小或消失，肠鸣音减弱或消失等体征，部分患者出现休克。慢性穿孔的症状不如急性穿孔剧烈，往往表现为腹痛节律的改变，常放射至背部。

(3)幽门梗阻：多由十二指肠溃疡或幽门管溃疡引起。溃疡急性发作时炎症水肿可引起暂时性梗阻，慢性溃疡愈合后形成瘢痕可致永久性梗阻。主要表现为上腹胀痛，餐后明显，频繁大量呕吐，呕吐物含酸性发酵宿食。严重呕吐可致脱水和低氯低钾性碱中毒，常继发营养不良和体重减轻。上腹部空腹振水音、胃蠕动波及插胃管抽液量超过 200 mL 是幽门梗阻的特征性表现。

(4)癌变：少数胃溃疡可发生癌变。对有长期胃溃疡病史、年龄在 45 岁以上、胃溃疡上腹痛的节律性消失、症状顽固且经严格内科治疗无效、粪便隐血试验持续阳性者，应考虑癌变，需进一步检查和定期随访。

(三)心理-社会状况

由于本病病程长、周期性发作和节律性腹痛，会使患者产生紧张、焦虑或抑郁等情绪，当并发出血、穿孔或癌变时，易产生恐惧心理。

(四)实验室及其他检查

1.胃镜及胃黏膜活组织检查

胃镜及胃黏膜活组织检查是确诊消化性溃疡首选的检查方法。胃镜检查可直接观察溃疡部位、病变大小和性质，还可在直视下取活组织做病理学检查及幽门螺杆菌检测。

2.X 线钡剂检查

龛影是溃疡的 X 线检查直接征象，对溃疡有确诊价值；激惹和变形等间接征象，提示可能有溃疡的发生。

3.幽门螺杆菌检测

幽门螺杆菌检测是消化性溃疡诊断的常规检查项目，因为有无幽门螺杆菌感染决定治疗方案的选择。

4.粪便隐血试验

隐血试验阳性提示溃疡活动期，胃溃疡患者如隐血试验持续阳性，提示癌变的可能。

二、护理诊断及医护合作性问题

(1)疼痛：腹痛与胃酸刺激溃疡面、引起化学性炎症或并发穿孔等有关。

(2)营养失调(低于机体需要量)：与疼痛所致摄食减少或频繁呕吐有关。

(3)焦虑：与溃疡反复发作、迁延不愈或出现并发症使病情加重有关。

(4)潜在并发症：出血、穿孔、幽门梗阻、癌变。

(5)缺乏溃疡病防治知识。

三、治疗及护理措施

(一)治疗要点

本病的治疗目的是消除病因、控制症状、促进溃疡愈合、防止复发和防治并发症。

1.一般治疗

注意休息，劳逸结合，饮食规律，戒烟、酒，消除紧张、焦虑情绪，停用或慎用非甾体消炎药等。

2.药物治疗

(1)降低胃酸药物：有碱性抗酸药和抑制胃酸分泌药两大类。

碱性抗酸药：如氢氧化铝、铝碳酸镁及其复方制剂等，能中和胃酸，缓解疼痛，因其疗效差，不良反应较多，现很少应用。

抑制胃酸分泌的药物：①H_2 受体拮抗剂是目前临床使用最为广泛的抑制胃酸分泌、治疗消化性溃疡的药物。常用药物有西咪替丁、雷尼替丁和法莫替丁等，4～6 周为 1 个疗程。②质子泵抑制药是目前最强的抑制胃酸分泌药物，其解除溃疡疼痛，促进溃疡愈合的效果优于 H_2 受体拮抗剂，且能抑制幽门螺杆菌的生长。常用药物有奥美拉唑、兰索拉唑和泮托拉唑等，疗程一般为 6～8 周。

(2)保护胃黏膜药物：常用硫糖铝、枸橼酸铋钾和米索前列醇。

(3)根除幽门螺杆菌药物：对于有幽门螺杆菌感染的消化性溃疡，无论初发或复发、活动或静止、有无并发症，均应予以根除幽门螺杆菌治疗。

3.手术治疗

对于大量出血经内科治疗无效、急性穿孔、瘢痕性幽门梗阻、胃溃疡疑有癌变、正规内科治疗无效的顽固性溃疡者可选择手术治疗。

(二)护理措施

1.病情观察

密切观察患者腹痛的规律和特点，与进食、服药的关系，呕吐物及粪便的颜色和性状；监测生命体征及腹部体征的变化。观察患者有无出血、穿孔、幽门梗阻和癌变征象，一旦发现及时通知医师，并配合做好各项护理工作。

2.生活护理

(1)适当休息：溃疡活动期且症状较重或有并发症者，应适当休息。

(2)饮食护理：基本要求同慢性胃炎。指导患者进餐定时定量、少食多餐、细嚼慢咽。选择营养丰富、易消化，低脂、适量蛋白质的食物，如脱脂牛奶、鸡蛋和鱼等；主食以面食为主，因其柔软、含碱且易消化，不习惯于面食则以软米饭或米粥代替；避免辛辣、油炸、过酸、过咸食物及浓茶、咖啡等刺激食物和饮料，以减少胃酸分泌。

3.药物治疗的护理

严格遵医嘱用药，注意观察药物的疗效及不良反应，并告知患者用药的注意事项。

(1)碱性抗酸药：应在饭后 1 小时和睡前服用，避免与奶制品、酸性食物及饮料同服。氢氧化铝凝胶能阻碍磷的吸收，引起磷缺乏症，长期大量服用还可引起严重便秘；服用镁制剂可引起腹泻。

(2)H_2 受体拮抗剂：应在餐中或餐后即刻服用，也可将一天的剂量在睡前顿服，若与抗酸药联用时，两药间隔 1 小时以上。静脉给药时要注意控制速度，避免低血压和心律失常的发生。长期大量应用西咪替丁可出现男性乳房肿胀、性欲减退、腹泻、眩晕、头痛、肌肉痉挛或肌痛、皮疹、脱发，偶见粒细胞减少、精神错乱等。

(3)质子泵抑制药：奥美拉唑可引起头晕，告知患者服药期间避免从事注意力高度集中的工作；兰索拉唑的主要不良反应有荨麻疹、皮疹、瘙痒、头痛、口干、肝功能异常等，不良反应严重时应及时停药；泮托拉唑的不良反应较少，偶有头痛和腹泻。

(4)保护胃黏膜药物：硫糖铝片应在餐前 1 小时服用，可有便秘、口干、皮疹、眩晕、嗜睡等不良反应；米索前列醇可引起子宫收缩，孕妇禁用。

(5)根除幽门螺杆菌药物：应在餐后服用抗生素，尽量减少对胃黏膜的刺激，服药要定时定量，以达到根除幽门螺杆菌的目的。

4.并发症的护理

(1)穿孔:急性穿孔时,禁食并胃肠减压,做好术前准备工作;慢性穿孔时,密切观察疼痛的性质,指导患者遵医嘱用药。

(2)幽门梗阻:观察患者呕吐物的性状,准确记录出入液量,重者禁食禁水、胃肠减压,及时纠正水、电解质、酸碱平衡紊乱。

(3)出血:出血患者按出血护理常规护理。

5.心理护理

正确评估患者及家属的心理反应,告知患者及家属,经过正规治疗和积极预防,溃疡是可以痊愈的,并说明不良情绪会诱发和加重病情,使患者树立信心,消除紧张、恐惧心理。指导患者心理放松,转移注意力,保持乐观的情绪。

6.健康指导

(1)疾病知识指导:向患者及家属介绍导致溃疡发生及加重的相关因素;指导患者生活规律,保持乐观的心态,保证充足的睡眠和休息,适当锻炼,提高机体抵抗力;建立合理的饮食习惯和结构,戒除烟酒,避免摄入刺激性食物。

(2)用药指导:指导患者严格遵医嘱正确服药,学会观察药物疗效和不良反应,不可自行停药和减量,以避免溃疡复发;忌用或慎用对胃黏膜有损害的药物,如阿司匹林、咖啡因、糖皮质激素等;若用药后腹痛节律改变或出现并发症应及时就医。

(杨文英)

第五节 脂肪性肝病

一、非酒精性脂肪性肝病

非酒精性脂肪性肝病(nonalcoholic fatty liver disease,NAFLD)是指除外酒精和其他明确的损肝因素所致的肝细胞内脂肪过度沉积为主要特征的临床病理综合征,与胰岛素抵抗和遗传易感性密切相关的获得性代谢应激性肝损伤。包括单纯性脂肪肝(SFL)、非酒精性脂肪性肝炎(NASH)及其相关肝硬化。随着肥胖及其相关代谢综合征全球化的流行趋势,非酒精性脂肪性肝病现已成为欧美等发达国家和我国富裕地区慢性肝病的重要病因,普通成人 NAFLD 患病率10%～30%,其中 10%～20%为 NASH,后者 10 年内肝硬化发生率高达 25%。

非酒精性脂肪性肝病除可直接导致失代偿期肝硬化、肝细胞癌和移植肝复发外,还可影响其他慢性肝病的进展,并参与 2 型糖尿病和动脉粥样硬化的发病。代谢综合征相关恶性肿瘤、动脉硬化性心脑血管疾病以及肝硬化是影响非酒精性脂肪性肝病患者生活质量和预期寿命的重要因素。

(一)临床表现

(1)脂肪肝的患者多无自觉症状,部分患者可有乏力、消化不良、肝区隐痛、肝脾大等非特异性症状及体征。

(2)可有体重超重和/或内脏性肥胖、空腹血糖增高、血脂紊乱、高血压等代谢综合征相关症状。

(二)并发症

肝纤维化、肝硬化、肝癌。

(三)治疗

(1)基础治疗:制订合理的能量摄入以及饮食结构、中等量有氧运动、纠正不良生活方式和行为。

(2)避免加重肝脏损害、体重急剧下降、滥用药物及其他可能诱发肝病恶化的因素。

(3)减肥:所有体重超重、内脏性肥胖以及短期内体重增长迅速的非酒精性脂肪性肝病患者,都需通过改变生活方式、控制体重、减小腰围。

(4)胰岛素增敏剂:合并2型糖尿病、糖耐量损害、空腹血糖增高以及内脏性肥胖者,可考虑应用二甲双胍和噻唑烷二酮类药物,以期改善胰岛素抵抗和控制血糖。

(5)降血脂药:血脂紊乱经基础治疗、减肥和应用降糖药物3～6个月,仍呈混合性高脂血症或高脂血症合并2个以上危险因素者,需考虑加用贝特类、他汀类或普罗布考等降血脂药物。

(6)针对肝病的药物:非酒精性脂肪性肝病伴肝功能异常、代谢综合征、经基础治疗3～6个月仍无效,以及肝活体组织检查证实为NASH和病程呈慢性进展性者,可采用针对肝病的药物辅助治疗,但不宜同时应用多种药物。

(四)健康教育与管理

(1)树立信心,相信通过长期合理用药、控制生活习惯,可以有效地治疗脂肪性肝病。

(2)了解脂肪性肝病的发病因素及危险因素。

(3)掌握脂肪性肝病的治疗要点。

(4)矫正不良饮食习惯,少食高脂饮食,戒烟酒。

(5)建立合理的运动计划,控制体重,监测体重的变化。

(6)定期随访,与医师一起制订合理的健康计划。

(五)预后

绝大多数非酒精性脂肪性肝病预后良好,肝组织学进展缓慢甚至呈静止状态,预后相对良好。部分患者即使已并发脂肪性肝炎和肝纤维化,如能得到及时诊治,肝组织学改变仍可逆转,罕见脂肪囊肿破裂并发脂肪栓塞而死亡。少数脂肪性肝炎患者进展至肝硬化,一旦发生肝硬化则其预后不佳。对于大多数脂肪肝患者,有时通过节制饮食、坚持中等量的有氧运动等非药物治疗措施就可达到控制体重、血糖、降低血脂和促进肝组织学逆转的目的。

(六)护理

具体护理操作,见表11-3。

表11-3 非酒精性脂肪性肝病的护理

日期	项目	护理内容
入院当天	评估	1.一般评估:生命体征、体重、皮肤等
		2.专科评估:脂肪厚度、有无胃肠道反应、出血点等
	治疗	根据病情避免诱因,调整饮食,根据情况使用保肝药
	检查	按医嘱行相关检查,如血常规、肝功能、B超、CT检查及肝穿刺等

续表

日期	项目	护理内容
	药物	按医嘱正确使用保肝药物,注意用药后的观察
	活动	嘱患者卧床休息为主,避免过度劳累
	饮食	1.低脂、高纤维、高维生素、少盐饮食
		2.禁止进食高脂肪、高胆固醇、高热量食物,如动物内脏、油炸食物
		3.戒烟酒,嘱多饮水
	护理	1.做好入院介绍,主管护士自我介绍
		2.制定相关的护理措施,如饮食护理、药物护理、皮肤护理、心理护理
		3.视病情做好各项监测记录
		4.密切观察病情,防止并发症的发生
		5.做好健康宣教
		6.根据病情留陪护人员,上床挡,确保安全
	健康宣教	向患者讲解疾病相关知识、安全知识、服药知识等,教会患者观察用药效果,指导各种检查的注意事项
第2天	评估	神志、生命体征及患者的心理状态,对疾病相关知识的了解等情况
	治疗	按医嘱执行治疗
	检查	继续完善检查
	药物	密切观察各种药物作用和不良反应
	活动	卧床休息,进行适当的有氧运动
	饮食	同前
	护理	1.进一步做好基础护理,如导管护理、饮食护理、药物护理、皮肤护理等
		2.视病情做好各项监测记录
		3.密切观察病情,防止并发症的发生
		4.做好健康宣教
	健康宣教	讲解药物的使用方法及注意事项,各项检查前后注意事项
第3～9天	活动	进行有氧运动,如打太极拳、散步、慢跑等
	健康宣教	讲解有氧运动的作用、运动的时间及如何根据自身情况调整运动量,派发健康教育宣传单
	其他	同前
出院前1天	健康宣教	出院宣教:
		1.服药指导
		2.疾病相关知识指导
		3.调节饮食,控制体重
		4.保持良好的生活习惯和心理状态
		5.定时专科门诊复诊
出院后	出院随访	出院1周内电话随访第1次,3个月内随访第2次,6个月内随访第3次,以后1年随访1次

二、酒精性肝病

酒精性肝病是由于长期大量饮酒导致的肝脏疾病。初期通常表现为脂肪肝，进而可发展成酒精性肝炎、肝纤维化和肝硬化。其主要临床特征是恶心、呕吐、黄疸，可有肝脏肿大和压痛，并可并发肝功能衰竭和上消化道出血等。严重酗酒时可诱发广泛肝细胞坏死，甚至肝功能衰竭。酒精性肝病是我国常见的肝脏疾病之一，严重危害人民健康。

（一）临床表现

临床症状为非特异性，可无症状，或有右上腹胀痛、食欲缺乏、乏力、体质减轻、黄疸等；随着病情加重，可有神经精神症状和蜘蛛痣、肝掌等表现。

（二）并发症

肝性脑病、肝衰竭、上消化道出血。

（三）治疗

治疗酒精性肝病的原则是：戒酒和营养支持，减轻酒精性肝病的严重程度，改善已存在的继发性营养不良和对症治疗酒精性肝硬化及其并发症。

1.戒酒

戒酒是治疗酒精性肝病的最重要的措施，戒酒过程中应注意防治戒断综合征。

2.营养支持

酒精性肝病患者需良好的营养支持，应在戒酒的基础上提供高蛋白、低脂饮食，并注意补充B族维生素、维生素C、维生素K及叶酸。

3.药物治疗

糖皮质激素、保肝药等。

4.手术治疗

肝移植。

（四）健康教育与管理

(1)树立信心，坚持长期合理用药并严格控制生活习惯。

(2)了解酒精性肝病的发病因素及危险因素。

(3)掌握酒精性肝病的治疗要点。

(4)矫正不良饮食习惯，戒烟酒，合理饮食。

(5)遵医嘱服药，学会观察用药效果及注意事项。

(6)定期随访，与医师一起制订合理的健康计划。

（五）预后

一般预后良好，戒酒后可完全恢复。酒精性肝炎如能及时戒酒和治疗，大多可以恢复，主要死亡原因为肝衰竭。若不戒酒，酒精性脂肪肝可直接或经酒精性肝炎阶段发展为酒精性肝硬化。

（六）护理

具体护理操作见表11-4。

表 11-4 酒精性脂肪性肝病的护理

日期	项目	护理内容
入院当天	评估	1.一般评估:神志、生命体征等
		2.专科评估:饮酒的量、有无胃肠道反应、出血点等
	治疗	根据医嘱使用保肝药
	检查	按医嘱行相关检查,如血常规、肝功能、B超、CT、肝穿刺等
	药物	按医嘱正确使用保肝药物,注意用药后的观察
	活动	嘱患者卧床休息为主,避免过度劳累
	饮食	1.低脂、高纤维、高维生素、少盐饮食
		2.禁食高脂肪、高胆固醇、高热量食物,如动物内脏、油炸食物
		3.戒烟酒,嘱多饮水
	护理	1.做好入院介绍,主管护士自我介绍
		2.制定相关的护理措施,如饮食护理、药物护理、皮肤护理、心理护理
		3.视病情做好各项监测记录
		4.密切观察病情,防止并发症的发生
		5.做好健康宣教
		6.根据病情留陪护人员,上床挡,确保安全
	健康宣教	向患者讲解疾病相关知识、安全知识、服药知识等,教会患者观察用药效果,指导各种检查的注意事项
第2天	评估	神志、生命体征及患者的心理状态,对疾病相关知识的了解等情况
	治疗	按医嘱执行治疗
	检查	继续完善检查
	药物	密切观察各种药物作用和不良反应
	活动	卧床休息,可进行散步等活动
	饮食	同前
	护理	1.做好基础护理,如皮肤护理、导管护理等
		2.按照医嘱正确给药,并观察药物疗效及不良反应
		3.视病情做好各项监测记录
		4.密切观察病情,防止并发症的发生
		5.做好健康宣教
	健康宣教	讲解药物的使用方法及注意事项、各项检查前后注意事项
第3～10天	活动	同前
	健康宣教	讲解有氧运动的作用、运动的时间及如何根据自身情况调整运动量,派发健康教育宣传单
	其他	同前
出院前1天	健康宣教	出院宣教:
		1.服药指导
		2.疾病相关知识指导
		3.戒酒,调整饮食

续表

日期	项目	护理内容
		4.保持良好的生活习惯和心理状态
		5.定时专科门诊复诊
出院随访		出院1周内电话随访第1次,3个月内随访第2次,6个月内随访第3次,以后1年随访1次。

(杨文英)

第六节 肝 硬 化

肝硬化是长期肝细胞坏死继发广泛纤维化伴结节形成的结果。一种或多种致病因子长期或反复损伤肝实质,致使肝细胞弥散性变性、坏死和再生,进而引起肝脏结缔组织弥散性增生和肝细胞再生,最后导致肝小叶结构破坏和重建,肝内血液循环发生障碍。肝功能损害和门静脉高压为本病的主要临床表现,晚期常出现严重的并发症。

肝硬化是世界性疾病,所有种族、不论国籍、年龄或性别均可罹患。男性和中年人易罹患。在我国主要为肝炎后肝硬化。血吸虫病性、单纯酒精性、心源性、胆汁性肝硬化均少见。

一、病因

引起肝硬化的病因很多,以病毒性肝炎最为常见。同一病例可由一种、两种或两种以上病因同时或先后作用引起,有些病例则原因不明。

(一)病毒性肝炎

病毒性肝炎经慢性活动性肝炎阶段逐步演变为肝硬化,称为肝炎后肝硬化。乙型肝炎和丙型肝炎常见,甲型肝炎一般不发展为肝硬化。由急性或亚急性肝坏死演变的肝硬化称为坏死后肝硬化。

(二)寄生虫感染

感染血吸虫病时,大量血吸虫卵进入肝窦前的门脉小血管内,刺激结缔组织增生引起门静脉高压。肝细胞的坏死和增生一般不明显,没有肝细胞的结节再生。但如伴发慢性乙型肝炎,其结果多为混合结节型肝硬化。

(三)酒精中毒

酒精中毒主要由酒精的中间代谢产物(乙醛)对肝脏的直接损害引起。酗酒引起长期营养失调,使肝脏对某些毒性物质的抵抗力降低,在发病机制上也起一定作用。

(四)胆汁淤积

肝外胆管阻塞或肝内胆汁淤积持续存在时,高浓度的胆酸和胆红素对肝细胞有损害作用,久之可发展为肝硬化。由于肝外胆管阻塞引起的肝硬化称为继发性胆汁性肝硬化。由原因未明的肝内胆汁淤积引起的肝硬化称为原发性胆汁性肝硬化。

(五)循环障碍

慢性充血性心力衰竭、缩窄性心包炎和各种病因引起肝小静脉阻塞综合征等,导致肝脏充

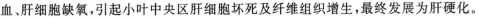

血、肝细胞缺氧，引起小叶中央区肝细胞坏死及纤维组织增生，最终发展为肝硬化。

(六)药物和化学毒物

长期服用某些药物如双醋酚汀、辛可芬、异烟肼、甲基多巴、PAS和利福平等或反复接触化学毒物如四氯化碳、磷、砷、氯仿等均可损伤肝脏，引起中毒性肝炎，最后演变为肝硬化。

(七)遗传和代谢性疾病

血友病、肝豆状核变性、半乳糖血症、糖原贮积等遗传代谢性疾病，亦可发展为肝硬化，称之代谢性肝硬化。

(八)慢性肠道感染和营养不良

慢性菌痢、溃疡性结肠炎等常引起消化和吸收障碍，发生营养不良，同时肠内的细菌毒素及蛋白质腐败的分解产物等经门静脉到达肝内，引起肝细胞损害，演变为肝硬化。

(九)隐匿性肝硬化

病因难以肯定的称为隐匿性肝硬化，其中很大部分病例可能与隐匿性无黄疸型肝炎有关。

二、临床表现

肝硬化的病程一般比较缓慢，可能隐伏数年至数十年之久。由于肝脏具有很强的代偿功能，因此，早期临床表现常不明显或缺乏特征性。肝硬化的临床分期为肝功能代偿期和肝功能失代偿期。

(一)肝功能代偿期

一般症状较轻，缺乏特征性。常有乏力、食欲减退、消化不良、恶心、厌油、腹胀、中上腹隐痛或不适及腹泻，部分有踝部水肿、鼻出血、齿龈出血等。上述症状多呈间歇性，常因过度疲劳而发病，经适当休息及治疗可缓解。体征一般不明显，肝脏可轻度肿大，无或有轻度压痛，部分患者可有脾脏肿大。肝功能检查结果多在正常范围内或有轻度异常。

(二)肝功能失代偿期

随着疾病的进展，症状逐渐明显，肝脏常逐渐缩小，质变硬。临床表现主要是肝功能减退和门静脉高压。

1.肝功能减退

(1)营养障碍：表现为消瘦、贫血、乏力、水肿、皮肤干燥而松弛、面色灰暗、黝黑、口角炎、毛发稀疏无光泽等。

(2)消化道症状：早期出现的食欲缺乏、腹胀、恶心、腹泻等消化道症状逐渐明显，稍进油腻肉食，即引起腹泻。部分患者还可出现轻度黄疸。

(3)出血倾向：轻者有鼻出血、齿龈出血，重者有胃肠道黏膜弥散性出血及皮肤紫癜。这与肝脏合成凝血因子减少，脾大及脾功能亢进引起血小板减少有关。毛细血管脆性增加是出血倾向的附加因素。

(4)发热：部分患者可有低热，多为病变活动及肝细胞坏死时释出的物质影响体温调节中枢所致。此类发热用抗生素治疗无效，只有肝病好转时才能消失。如持续发热或高热，则提示合并有感染、血栓性门静脉炎、原发性肝癌等。

(5)黄疸：表现为巩膜浅黄、尿色黄。如巩膜甚至全身皮肤黏膜呈深度金黄色，应考虑有肝硬化伴肝内胆汁瘀积的可能。

(6)内分泌功能失调的表现：肝对雌激素灭活作用减退导致脸、颈、肩、手背及上胸处的蜘蛛痣和/或毛细血管扩张。肝掌表现为大、小鱼际和指尖斑点状发红，加压后褪色。可出现男性乳房发育、睾丸萎缩、性功能减退，女性月经不调、闭经、不孕等。皮肤色素沉着，面色污黑、晦暗，可能由继发性肾上腺皮质功能减退所致，也可能与肝脏不能代谢黑色素有关。继发性醛固酮、抗利尿激素增加导致水、钠潴留，尿量减少，对浮肿与腹水的形成亦起重要促进作用。

2.门静脉高压症

在肝硬化发展过程中，肝细胞的坏死、再生结节的形成、结缔组织增生和肝细胞结构的改建，使门静脉小分支闭塞、扭曲，门静脉血流障碍，导致门脉压力增高。

（1）脾大及脾功能亢进：门脉压力增高时，脾脏淤血、纤维结缔组织及网状内皮细胞增生，使脾脏肿大（多为正常的 2～3 倍，部分可平脐或达脐下）。脾大时常伴有脾功能亢进，表现为末梢血中白细胞和血小板减少，红细胞也可减少。胃底静脉破裂出血时脾缩小，输血、补液后渐增大。关于脾功能亢进的原因，可能由于增生的网状内皮细胞对血细胞的吞噬、破坏作用加强；或由于脾脏产生某些体液因素抑制骨髓造血功能或加速血细胞的破坏。

（2）侧支循环的形成：因门静脉回流受阻，门静脉与腔静脉间的吻合支渐次扩张开放，形成侧支循环。胃冠状静脉与食管静脉丛吻合，形成食管下段和胃底静脉曲张。这些静脉位于黏膜下疏松组织中，常由于腹压突然增高或消化液反流侵蚀及食物的摩擦而破裂出血。脐旁静脉与脐周腹壁静脉沟通，形成脐周腹壁静脉曲张，有时该处可听到连续的静脉杂音。直肠上静脉与直肠中、下静脉吻合扩张形成内痔。门静脉回流受阻时，侧支循环血流方向（图 11-1）。

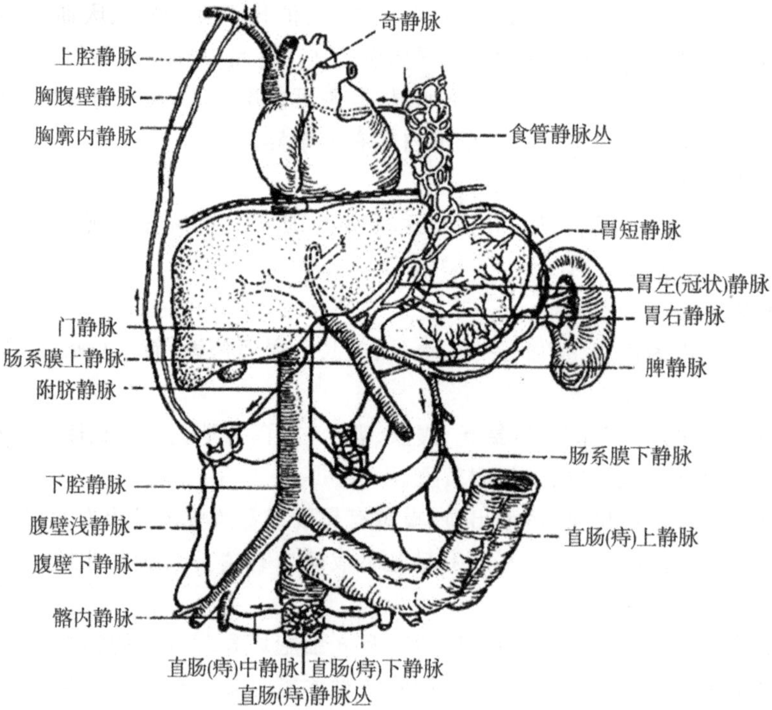

图 11-1　门静脉回流受阻时，侧支循环血流方向

（3）腹水：腹水的产生表明肝硬化病情较重。初起时有腹胀感，体检可发现移动性浊音（腹水量＞500 mL）。大量腹水可使横膈抬高而致呼吸困难和心悸，腹部膨隆，腹壁皮肤紧张发亮，有移动性浊音和水波感。腹压力明显增高时，脐可突出而形成脐疝。在腹水出现的同时，常可发生肠胀气。部分腹水患者伴有胸腔积液，其中以右侧多见，两侧者较少。胸腔积液系腹水通过横膈淋巴管进入胸腔所致。腹水为草黄色漏出液。腹水形成的主要因素有：清蛋白合成减少、蛋白质摄入和吸收障碍，当血浆清蛋白＜23 g/L 时，血浆胶体渗透压降低，促使血浆外渗；门脉压力增高至 2.94～5.88 kPa（正常为 0.785～1.18 kPa），腹腔毛细血管的滤过压增高，组织液回吸收减少而漏入腹腔；进入肝静脉血流受阻使肝淋巴液增加与回流障碍，淋巴管内压增高，造成大量淋巴液从肝包膜及肝门淋巴管溢出；肝脏对醛固酮、抗利尿激素灭活作用减退；腹水形成后循环血容量减少，通过肾小球旁器使肾素分泌增加，产生肾素-血管紧张素-醛固酮系统反应，醛固酮分泌增多，导致肾远曲小管水钠潴留作用加强，腹水进一步加重。

(4)食管和胃底曲张静脉破裂出血：是门静脉高压症的主要并发症，死亡率为 30%～60%。当门静脉压力超过下腔静脉压力达 1.47～1.60 kPa 时，曲张静脉就可发生出血。曲张静脉大者比曲张静脉小者更易破裂出血。最常见的表现是呕血。出血可以是大量的，并迅速发生休克；也可自行停止，以后再发。偶尔仅表现为便血或黑便。

3.肝肾综合征

肝肾综合征（功能性肾衰）指严重肝病患者出现肾功能不良，并排除其他引起肾功不良的原因。肝肾综合征的发病机制尚未明确。肝肾综合征通常见于严重的肝脏疾病患者。主要表现为少尿、蛋白尿、尿钠低（＜10 mmol/L），尿与血浆肌酐比值≥30∶1，尿与血浆渗透压比值＞1。这些尿的改变与急性肾小管坏死不同。肾功能损害的发展不一，一些患者于数天内肾功能完全丧失，另一些患者血清肌酐随肝脏功能逐渐恶化而缓慢上升达数周之久。

4.肝性脑病

肝性脑病指肝脏功能衰竭而导致代谢紊乱、中枢神经系统功能失调的综合征，是晚期肝硬化的最严重表现，也是常见致死原因。临床上以意识障碍和昏迷为主要表现。

肝硬化是肝性脑病的最主要原发病因。常见的诱发因素有上消化道出血，感染，摄入高蛋白饮食、含氮药物、大量利尿或放腹水、大手术、麻醉、安眠药和饮酒等。肝性脑病的发病机制尚未明了。主要有氨和硫醇中毒学说，假性神经介质学说、γ-氨基丁酸能神经传导功能亢进等学说。

临床上按意识障碍、神经系统表现和脑电图改变分为四期（表 11-5）。

表 11-5 肝性脑病分期

分期	精神状况	运动改变
亚临床期	常规检查无变化；完成工作或驾驶能力受损	完成常规精神运动试验或床边实验，如画图或数字连接的能力受损
Ⅰ期（前驱期）	思维紊乱、淡漠、激动、欣快、不安、睡眠紊乱	细震颤，协调动作缓慢，扑翼样震颤
Ⅱ期（昏迷前期）	嗜睡、昏睡、定向障碍、行为失常	扑翼样震颤，发音困难，初级反射出现
Ⅲ期（昏睡期）	思维显著紊乱，言语费解	反射亢进，巴宾斯基征，尿便失禁，肌阵挛，过度换气
Ⅳ期（昏迷期）	昏迷	去大脑体位，短促的眼头反射，疼痛刺激反应早期存在，进展为反应减弱和刺激反应消失

肝性脑病患者呼气中常具有一种类似烂苹果样臭味，这与肝脏不能分解甲硫氨酸中间产物二甲基硫和甲基硫醇有关，肝臭可在昏迷前出现，是一种预后不良的征象。

5.其他

肝硬化患者常因抵抗力降低，并发各种感染，如支气管炎、肺炎、自发性腹膜炎、结核性腹膜炎、尿路感染等。腹膜炎发生的机制可能是细菌通过血液或淋巴液弥散入腹腔，并可穿过肠壁而入腹腔。腹水患者易于发生，死亡率高，早期诊断非常重要。自发性腹膜炎起病较急者常为腹痛和腹胀。起病缓者则多为低热或不规则的发热，伴有腹部隐痛、恶心、呕吐及腹泻。体检可发现腹膜刺激征，腹水性质由漏出液转为渗出液。

长期低钠盐饮食，利尿及大量放腹水易发生低钠血症和低钾血症。长期使用高渗葡萄糖溶液与肾上腺糖皮质激素、呕吐及腹泻亦可使钾、氯减少，而产生低钾、低氯血症，并致代谢性碱中毒和肝性脑病。

(三)肝脏体征

肝脏大小不一，早期肝脏肿大，质地中等或中等偏硬，晚期缩小、坚硬、表面呈颗粒状或结节状。一般无压痛，但在肝细胞进行性坏死或并发肝炎或肝周围炎时，则可有触痛与叩击痛。肝边缘锐利提示无炎症活动，边缘圆钝表明有炎症、水肿、脂肪浸润或纤维化。肝硬化时右叶下缘不易触及而左叶增大。

三、检查

(一)血常规检查

白细胞和血小板明显减少。失血、营养障碍、叶酸及维生素 B_{12} 缺乏导致缺铁性或巨幼红细胞性贫血。

(二)肝功能检查

早期蛋白电泳即显示球蛋白增高，而清蛋白到晚期才降低。絮状及浊度试验在肝功能代偿期可正常或轻度异常，而在失代偿期多为异常。失代偿期转氨酶活力可呈轻、中度升高，一般以SGPT 活力升高较显著，肝细胞有严重坏死时，则 SGOT 活力常高于 SGPT。

静脉注射磺溴酞 5 mg/kg 体重 45 分钟后，正常人血内滞留量应低于 5%，肝硬化时多有不同程度的增加。磺溴酞可有变态反应，检查前应做皮内过敏试验。吲哚靛青绿亦是一种染料，一般静脉注射 0.5 mg/kg 体重 15 分钟后，正常人血中滞留量<10%，肝硬化尤其是结节性肝硬化患者的潴留值明显增高，在 30%以上。本试验为诊断肝硬化的最好的方法，比溴磺酞试验更敏感，更安全可靠。

肝功能代偿期，血中胆固醇多正常或偏低；失代偿期，血中胆固醇下降，特别是胆固醇酯部分常低于正常水平。凝血酶原时间测定在代偿期可正常，失代偿期则呈不同程度延长，虽注射维生素 K 亦不能纠正。

(三)影像学检查

B 型超声波检查可探查肝、脾大小及有无腹水。可显示脾静脉和门静脉增宽，有助于诊断。食管静脉曲张时，吞钡 X 线检查可见蚯蚓或串珠状充盈缺损，纵行黏膜皱襞增宽。胃底静脉曲张时，可见菊花样充盈缺损。放射性核素肝脾扫描可见肝摄取减少、分布不规则，脾摄取增加，脾脏增大可明显显影。

(四)纤维食管镜

纤维食管镜检查可见食管钡餐检查阴性的食管静脉曲张。

(五)肝穿刺活组织检查

肝活组织检查常可明确诊断,但此为创伤性检查,仅在临床诊断确有困难时才选用。

(六)腹腔镜检查

腹腔镜检查可直接观察肝脏表面、色泽、边缘及脾脏等改变,并可在直视下进行有目的穿刺活组织检查,对鉴别肝硬化、慢性肝炎和原发性肝癌以及明确肝硬化的病因很有帮助。

四、基本护理

(一)观察要点

观察患者全身情况,有无消瘦、贫血、乏力、面色灰暗黝黑、口角炎、毛发稀疏无光泽等营养障碍表现。观察皮肤黏膜、巩膜有无黄染,尿色有无变化。注意蜘蛛痣、杵状指、色素沉着、肝臭、水肿、男性乳房发育等体征。了解有无肝区疼痛、食欲缺乏、厌油、恶心、呕吐、排便不规则、腹胀等消化道症状。

(二)并发症的观察

1.门静脉高压症

观察腹水、腹胀和其他压迫症状,腹壁静脉曲张、痔出血、贫血以及鼻出血、齿龈出血、瘀点、瘀斑、呕血、黑便。

2.腹水

观察尿量、腹围、体重变化和有无水肿。

3.肝性脑病

注意意识和精神活动,有无嗜睡、昏睡、昏迷、定向障碍、胡言乱语,有无睡眠节律紊乱和扑翼样震颤。

(三)一般护理

1.合理的休息

研究证明卧位与站立时肝脏血流量有明显差异,前者比后者多40%以上。因此合理的休息既可减少体能消耗,又能降低肝脏负荷,增加肝脏血流量,防止肝功能进一步受损和促进肝细胞恢复。肝功能代偿期患者应适当减少活动和工作强度,注意休息,避免劳累。若病情不稳定、肝功能试验异常,则应减少活动,充分休息。有发热、黄疸、腹水等表现的失代偿患者,应以卧床休息为主,并保证充足的睡眠。

2.正确的饮食

饮食营养是改善肝功能的基本措施之一。正确的进食和合理的营养,能促进肝细胞再生,反之则会加重病情,诱发上消化道出血、肝昏迷、腹泻等。肝硬化患者应以高热量、高蛋白、高维生素且易消化的食物为宜。适当限制动物脂肪的摄入。不食增加肝脏解毒负荷的食物和药物。一般要求每天总热量在10.46～12.55 kJ(2.5～3.0 kcal)。蛋白质每天100～150 g,蛋白食物宜多样化、易消化、含有丰富的必需氨基酸。脂肪每天40～50 g。要有足量的B族维生素、维生素C等。为防便秘,可给含纤维素多的食物。肝功能显著减退的晚期患者或有肝昏迷先兆者给予低蛋白饮食,限制蛋白每天在30 g左右。伴有腹水者按病情给予低盐(每天3～5 g)和无盐饮食。腹水严重时应限制每天的入水量。黄疸患者补充胆盐。禁忌饮酒、咖啡、烟草和高盐食物。避免有刺激性及粗糙坚硬的食物,进食时应细嚼慢咽,以防引起食管或胃底静脉破裂出血。教育患者和家属认识到正确饮食和合理营养的意义,并且理解饮食疗法必须长期持续,要有耐心和毅力，使患者能正确的掌握、家属能予以监督。

(四)心理护理

肝硬化患者病程漫长，久治不愈，尤其进入失代偿期后，患者心身遭受很大痛苦，承受的心理压力大，心理变化也大，因此在常规治疗护理中更应强调心理护理，须做好以下几方面：①保持病房的整洁、安静、舒适，从视、听、嗅、触等方面消除不良刺激，使患者在生活起居感到满意。②对病情稳定者，要主动指导患者和家属掌握治疗性自我护理方法，包括通过多种形式宣教有关医疗知识，消除他们恐惧悲观感，树立信心；帮助分析并发症发生的诱因，增强患者预防能力；对心理状态稳定型患者可客观地介绍病情及检查化验结果，以取得其配合。③对病情反复发作者，要热情帮助其恢复生活自理能力，增加战胜疾病的信心。对忧郁悲观型患者应予极大的同情心，充分理解他们，帮助他们解决困难。对怀疑类型的患者应明确告知诊断无误，客观介绍病情，并使其冷静面对现实。④根据病情需要适当安排娱乐活动。

(五)药物治疗的护理

严重患者特别是老年患者进食少时。可静脉供给能量，以补充机体所需。研究表明，80%～100%的肝硬化患者存在程度不同的蛋白质能量营养不足。因此老年人按每天每千克体重摄入1.0 g蛋白质作为基础要量，附加由疾病相关因素造成的额外丢失。补充蛋白质(氨基酸)时，应提供以必需氨基酸为主的氨基酸溶液。若肝功损害严重，则以含丰富支链氨基酸(45%)的溶液作为氨源为佳。目前冰冻血浆的使用越来越广泛，使用过程中应注意掌握正确的融化方法和输注不良反应的观察。一般融化后不再复冻。

使用利尿剂时，应教会患者正确服用利尿药物。通常需向患者讲述常用利尿药的作用及不良反应。指导患者掌握利尿药观察方法，如体重每天减少0.5 kg，尿量每天达2 000～2 500 mL，腹围逐渐缩小。

(杨文英)

第七节　肝性脑病

肝性脑病又称肝昏迷，是严重肝病引起的、以代谢紊乱为基础的中枢神经系统功能失调的综合征，其主要表现是意识障碍、行为异常和昏迷。无明显临床表现和生化异常、仅能用精细的智力试验和/或电生理检测才可做出诊断的肝性脑病，称为亚临床或隐性肝性脑病。

一、病因和诱因

大部分肝性脑病是由各型肝硬化引起的，其中肝炎后肝硬化最多见；还可因其他严重肝损害引起，如原发性肝癌、急性重症肝炎、妊娠急性脂肪肝、严重中毒性肝炎等；也可见于门体分流手术后。

由肝硬化引起的肝性脑病的发生多有明显诱因，常见的有：上消化道出血、摄入过高的蛋白质饮食、大量排钾利尿和放腹水、感染、镇静催眠和麻醉药、便秘、低血糖。

二、发病机制

肝性脑病的发病机制尚未完全明了，目前关于其发病机制的学说主要如下。

（一）氨中毒学说

这是目前公认的并有较确实的依据的学说。

1.氨的形成和代谢

氨主要在肠道内产生。大部分是由血循环弥散至肠道的尿素经肠菌的尿素酶分解产生，小部分是食物中的蛋白质被肠菌的氨基酸氧化酶分解产生。游离的 NH_3 有毒性，且能透过血-脑屏障；NH_4^+ 呈盐类形式存在，相对无毒，不能透过血-脑屏障。

机体清除血氨的主要途径为：肝脏合成尿素；脑、肝、肾等组织利用和消耗氨，以合成谷氨酸和谷氨酰胺（α-酮戊二酸＋NH_3→谷氨酸，谷氨酸＋NH_3→谷氨酰胺）；肾脏排出大量尿素和 NH_4^+；从肺部呼出少量。

2.血氨增高的原因

血氨的增高主要是由于生成过多和/或代谢清除减少。①产生多：肠道产氨增多，如摄入过多的含氮食物（高蛋白饮食）或药物、上消化道出血、便秘；低钾性碱中毒时，游离的 NH_3 增多，通过血-脑屏障进入脑细胞产生毒性。②清除少：肝功能衰竭时，合成为尿素的能力减退；低血容量如上消化道出血、大量利尿和放腹水、休克等，可致肾前性氮质血症，使排出减少。

3.氨干扰脑的能量代谢

氨使大脑细胞的能量供应不足，消耗大脑兴奋性神经递质谷氨酸，使大脑兴奋性下降。

（二）氨、硫醇及短链脂肪酸的协同毒性作用学说

甲基硫醇是蛋氨酸在胃肠道内被细菌代谢的产物、甲基硫醇及其衍变的二甲基亚砜和氨这3种物质对中枢神经系统产生协同毒性作用。

（三）GABA/BZ 复合受体学说

γ-氨基丁酸（GABA）是哺乳动物大脑的主要抑制性神经递质，由肠道细菌产生。肝衰竭时，GABA 血浓度增高，大脑突触后神经元的 GABA 受体显著增多，这种受体不仅能与 GABA 结合，也能与巴比妥类和弱安定类（benzodiazepines，BZs）药物结合，故称为 GABA/BZ 复合受体，产生抑制作用。

（四）假性神经介质学说

肝功能衰竭时，食物中的芳香族氨基酸分解减少，经肠道内细菌作用可转变为与正常神经递质去甲肾上腺素相似的神经递质，但却不具有神经递质的生理功能，因此被称为假性神经介质。当假性神经介质被脑细胞摄取并取代了突触中的正常递质时，则出现神经冲动传导障碍，兴奋冲动不能正常地传入大脑而产生抑制，出现意识障碍及昏迷。

（五）氨基酸代谢失衡学说

肝功能衰竭时，芳香族氨基酸分解减少，血浆中芳香族氨基酸（如苯丙氨酸、酪氨酸、色氨酸）增多，而支链氨基酸（如亮氨酸、异亮氨酸）减少。当进入脑中的芳香族氨基酸增多时，它们或可进一步形成假性神经介质，导致意识障碍和昏迷。

三、临床表现

急性而严重的肝性脑病的发病常可无明显诱因，患者在起病数周内即在无任何前驱症状的

情况下进入昏迷状态直至死亡。慢性肝脏疾病如肝硬化患者发生的肝性脑病常有明显的诱因，起病时多有前驱症状，其发作可根据患者的神经系统表现、意识障碍和脑电图改变分为四期。

（一）Ⅰ期（前驱期）

有轻度的性格改变和行为异常。表现为欣快激动或淡漠寡言、衣冠不整、随地便溺；对答尚准确，但吐词不清且较缓慢；患者可有扑翼（击）样震颤。此期病理反射多阴性，脑电图多正常。

（二）Ⅱ期（昏迷前期）

原有Ⅰ期症状加重，睡眠障碍、意识错乱、行为失常是突出表现。定向力和理解力减退，对人、地、时的概念混乱，不能完成简单的计算和构图。言语不清，书写障碍，举止反常。多有睡眠时间倒错，昼睡夜醒。部分患者可能出现幻觉、狂躁等较严重的精神症状。患者有扑翼样震颤，同时伴有明显的肌张力增高，腱反射亢进，巴宾斯基征阳性。脑电图有特异性改变。

（三）Ⅲ期（昏睡期）

以昏睡和精神错乱为主，患者大部分时间呈昏睡状，但可被唤醒，醒时尚能对答，神志不清，常有幻觉。扑翼样震颤仍可引出，肌张力增加，腱反射亢进，锥体束征呈阳性。脑电图有异常波形。

（四）Ⅳ期（昏迷期）

神志完全丧失，不能唤醒。浅昏迷时对疼痛刺激尚有反应，患者扑翼样震颤无法引出；深昏迷时，各种反射消失，肌张力降低，瞳孔常散大，可有抽搐和换气过度。部分患者有肝臭。脑电图明显异常。

四、实验室和其他检查

（一）血氨检测

慢性肝性脑病尤其是门体分流性脑病血氨多增高，急性肝性脑病血氨多正常。

（二）脑电图检查

脑电图检查典型改变为脑电波节律变慢，出现每秒 4～7 次的 θ 波和每秒 1～3 次的 δ 波，昏迷期双侧同时出现对称的高波幅的 δ 波。

（三）心理智能测验

心理智能测验对诊断早期肝性脑病包括亚临床脑病最简便而有效。最常用的有数字连接试验，其他如搭积木、构词、书写、画图等。

五、诊断要点

肝性脑病的主要诊断依据为：严重肝病和/或广泛门体侧支循环，精神错乱、昏睡或昏迷，有肝性脑病的诱因，明显肝功能损害或血氨增高。扑翼样震颤和典型脑电图改变有重要参考价值。对肝硬化患者进行常规的简易智力测试（如数字连接试验），可发现轻微肝性脑病。

六、治疗要点

目前尚无特效治疗，多采取综合措施。

（1）消除诱因，避免诱发和加重肝性脑病。

（2）饮食：开始数天内禁食蛋白质，以碳水化合物为主和补充足量维生素，热量 5.0～6.7 kJ/d。神志清楚后，可逐渐增加蛋白质。

(3)灌肠和导泻:清除肠内积食、积血或其他含氮物。①灌肠:使用生理盐水或弱酸性溶液(如稀醋酸液),弱酸溶液可使肠内 pH 保持在 5.0~6.0,有利于 NH_3 在肠内与 H^+ 合成 NH_4^+ 随粪便排出,禁用肥皂水灌肠。对急性门体分流性脑病昏迷患者,应首选 66.7%乳果糖 500 mL 灌肠。②导泻:口服或鼻饲 25%硫酸镁 30~60 mL 导泻。也可口服乳果糖 30~60 g/d,分 3 次服,从小剂量开始,以调整到每天排便 2~3 次,粪便 pH 5~6 为宜。乳梨醇疗效与乳果糖相同,30~45 g/d,分 3 次服用。

(4)促进体内有毒物质的代谢清除,纠正氨基酸失衡。①应用降氨药物:常用的有谷氨酸钠、谷氨酸钾、精氨酸,可促进尿素合成,降低血氨。②纠正氨基酸代谢紊乱:口服或静脉输注以支链氨基酸为主的氨基酸混合液。③服用 GABA/BZ 复合受体拮抗药,如氟马西尼。④人工肝:用活性炭、树脂等进行血液灌注可清除血氨。

(5)对症治疗:纠正水、电解质和酸碱平衡失调,对肝硬化腹水患者的入液量应加以控制,一般为尿量加 1 000 mL,防止稀释性低钠,及时纠正缺钾和碱中毒;保护脑细胞功能;保持呼吸道通畅;防治脑水肿、出血与休克;进行腹膜透析或血液透析等。

(6)肝移植:这是各种终末期肝病的有效治疗手段。

七、常用护理诊断/问题

(一)急性意识障碍

急性意识障碍与未经肝脏解毒的有毒代谢产物引起大脑功能紊乱有关。

(二)营养失调:低于机体需要量

营养失调:低于机体需要量与代谢紊乱、进食少等有关。

(三)潜在并发症

脑水肿。

八、护理措施

(一)一般护理

1.合理饮食

以碳水化合物为主要食物,每天保证充足的热量和维生素。对昏迷患者,可采用经鼻导管鼻饲或静脉滴注葡萄糖供给热量,以减少蛋白质的分解;对需长期静脉内补充者,可做锁骨下静脉和颈静脉穿刺插管供给营养。食物配制中应含有丰富的维生素,尤其是维生素 C、维生素 K、维生素 E 等,但不宜用维生素 B_6,因其可使多巴在周围神经处转为多巴胺,影响多巴进入脑组织,减少中枢神经的正常传导递质。昏迷患者应暂禁蛋白质,以减少氨的生成。保证足够热量,以碳水化合物为主,对不能进食者鼻饲或静脉补充葡萄糖,以减少蛋白质的分解。清醒后可逐渐恢复,从小量开始,每天 20 g,每隔2 天增加 10 g,逐渐达到 50 g 左右,但需密切观察患者对蛋白质的耐受力,反复尝试,掌握较适当的蛋白质量。如有复发现象,则再度禁用蛋白质。患者恢复蛋白质饮食,主要以植物蛋白为好,因为植物蛋白含蛋氨酸、芳香氨基酸较少,含非吸收性纤维素较多,有利于氨的排除,也可少量选用酸牛奶等含必需氨基酸的蛋白质。

注意事项:脂肪可延缓胃的排空,尽量少用。显著腹水者钠量应限制在 250 mg/d,入水量一般为前天尿量加 1 000 mL/L。

2.加强护理，提供感情支持

(1)训练患者定向力：安排专人护理，利用媒体提供环境刺激。

(2)注意患者安全：对烦躁患者注意保护，可加床栏，必要时使用约束带，以免患者坠床。

(3)尊重患者：切忌嘲笑患者的异常行为，安慰患者，尊重患者的人格。

(二)病情观察

注意早期征象，如欣快或冷漠、行为异常、有无扑翼样震颤等。加强对患者血压、脉搏、呼吸、体温、瞳孔等生命体征的监测并作记录。定期抽血复查肝、肾功能和电解质的变化。对出现意识障碍者应加强巡视，注意其安全；对昏迷患者按昏迷患者护理。

(三)消除和避免诱因

1.保持大便通畅

发生便秘时，应给予灌肠或导泻，对导泻患者应注意观察血压、脉搏，记录尿量、排便量和粪便颜色，加强肛周皮肤护理。对血容量不足、血压不稳定者不能导泻，以免因大量脱水而影响循环血量。

2.慎用药物

避免使用含氮药物及对肝脏有毒的药物，如有烦躁不安或抽搐，可注射地西泮5～10 mg。忌用水合氯醛、吗啡、硫苯妥钠等药物。

3.注意保持水和电解质的平衡

对有肝性脑病倾向的患者，应避免使用快速、大量排钾利尿剂和大量放腹水。

4.预防感染

机体感染一方面加重肝脏吞噬、免疫和解毒的负荷，另一方面使组织的分解代谢加速而增加产氨和机体的耗氧量。所以，感染时应按医嘱及时应用有效的抗生素。

5.积极控制上消化道出血

及时清除肠道内积存血液、食物或其他含氮物质。因肝性脑病易并发于上消化道出血后，故应及时灌肠和导泻。

6.避免发生低血糖

禁食和限食者应避免发生低血糖。因葡萄糖是大脑的重要供能物质，低血糖时，脑内去氨活动停滞，氨的毒性增加。

(四)维持体液平衡

正确记录出入液量，肝性脑病多有水、钠潴留倾向，水不宜摄入过多，一般为尿量加 1 000 mL/d，对疑有脑水肿的患者尤应限制；显著腹水者钠盐应限制在 250 mg/d。除肾功能有障碍者，钾应补足。按需要测定血钠、钾、氯化物、血氨、尿素等。有肝性脑病倾向的患者应避免快速和大量利尿及放腹水。

(五)用药护理

(1)降氨药物，常用的有谷氨酸钠、谷氨酸钾、精氨酸。①谷氨酸钠：严重水肿、腹水、心力衰竭、脑水肿时慎用谷氨酸钠。使用这些药物时，滴速不宜过快，否则可出现流涎、呕吐、面色潮红等反应。②谷氨酸钾：一般根据患者血钠、血钾情况混合使用。患者有肝肾综合征、尿少、尿闭时慎用谷氨酸钾，以防血钾过高。③精氨酸：常用于血 pH 偏高患者的降氨治疗，精氨酸系酸性溶液，含氯离子，不宜与碱性溶液配伍。

(2)乳果糖可降低肠腔 pH，减少氨的形成和吸收。①适应证：对有肾功能损害或耳聋、忌用新霉素的患者,或需长期治疗者,乳果糖常为首选药物。②不良反应:乳果糖有轻泻作用,多从小剂量开始服用,需观察服药后的排便次数,以每天排便2～3次、粪pH 5.0～6.0为宜。该药在肠内产气较多,易出现腹胀、腹痛、恶心、呕吐,也可引起电解质紊乱。

(3)必需氨基酸:静脉注射支链氨基酸可以补充能量,降低血氨。静脉注射精氨酸时速度不宜过快,以免引起流涎、面色潮红与呕吐等。

(4)新霉素:少数可出现听力和肾脏损害,故服用新霉素不宜超过6个月,做好听力和肾功能监测。

(5)大量输注葡萄糖的过程中,必须警惕低血钾、心力衰竭和脑水肿。

九、健康指导

本病的发生有明显诱因且易去除,肝功能恢复较好,门体分流性肝性脑病者预后较好;腹水、黄疸明显,有出血倾向者预后较差。

(1)告诫患者及家属保持合理的饮食,保持大便通畅,不滥用损伤肝脏的药物,积极防治各种感染,戒烟戒酒等,是减少和防止肝性脑病发生的重要措施。

(2)既要使患者认识本病的严重性,以引起患者重视,又要让患者对通过自我保健可使疾病不致恶化树立起信心,自觉地进行自我保健。

(3)要求患者必须严格遵医嘱用药,不可擅自停用和改换其他药物,也不能随意增减药物用量;患者应定期门诊复查。

(杨文英)

第十二章　肾内科护理

第一节　急性肾小球肾炎

急性肾小球肾炎(acute glomerulonephritis，AGN)简称急性肾炎，是以急性肾炎综合征为主要表现的一组疾病。其特点为起病急，患者出现血尿、蛋白尿、水肿和高血压，可伴有一过性氮质血症。本病好发于儿童，男性居多。常有前驱感染，多见于链球菌感染后，其他细菌、病毒和寄生虫感染后也可引起。本部分主要介绍链球菌感染后的急性肾炎。

一、病因及发病机制

急性肾小球肾炎常发生于β-溶血性链球菌“致肾炎菌株”引起的上呼吸道感染(多为扁桃体炎)或皮肤感染(多为脓疱疮)后，感染导致机体产生免疫反应而引起双侧肾脏弥漫性的炎症反应。目前多认为，链球菌的主要致病抗原是胞质或分泌蛋白的某些成分，抗原刺激机体产生相应抗体，形成免疫复合物沉积于肾小球而致病。同时，肾小球内的免疫复合物可激活补体，引起肾小球内皮细胞及系膜细胞增生，并吸引中性粒细胞及单核细胞浸润，导致肾脏病变。

二、临床表现

(一)症状与体征

1.尿异常

几乎所有患者均有肾小球源性血尿，约30%出现肉眼血尿，且常为首发症状或患者就诊的原因。可伴有轻、中度蛋白尿，少数(<20%)患者可呈大量蛋白尿。

2.水肿

80%以上患者可出现水肿，常为起病的初发表现，表现为晨起眼睑水肿，呈“肾炎面容”，可伴有下肢轻度凹陷性水肿，少数严重者可波及全身。

3.高血压

约80%患者患病初期水钠潴留时，出现一过性轻、中度高血压，经利尿后血压恢复正常。少数患者可出现高血压脑病、急性左心衰竭等。

4.肾功能异常

大部分患者起病时尿量减少(40～700 mL/d),少数为少尿(<400 mL/d)。可出现一过性轻度氮质血症。一般于1～2周后尿量增加,肾功能于利尿后数天恢复正常,极少数出现急性肾衰竭。

(二)并发症

前驱感染后常有1～3周(平均10天左右)的潜伏期。呼吸道感染的潜伏期较皮肤感染短。本病起病较急,病情轻重不一,轻者仅尿常规及血清补体C_3异常,重者可出现急性肾衰竭。大多预后良好,常在数月内临床自愈。

三、辅助检查

(一)尿液检查

尿液检查均有镜下血尿,呈多形性红细胞。尿蛋白多为(+)～(++)。尿沉渣中可有红细胞管型、颗粒管型等。早期尿中白细胞、上皮细胞稍增多。

(二)血清C_3及总补体

血清C_3及总补体发病初期下降,于8周内恢复正常,对本病诊断意义很大。血清抗链球菌溶血素"O"滴度可增高,部分患者循环免疫复合物(circulating immune complex,CIC)阳性。

(三)肾功能检查

内生肌酐清除率(endogenous creatinie clearance rate,CC)降低,血尿素氮(blood urea nitrogen,BUN)、血肌酐(creaitinine,Cr)升高。

四、诊断要点

(1)链球菌感染后1～3周出现血尿、蛋白尿、水肿、高血压,甚至少尿及氮质血症。

(2)血清补体C_3降低(8周内恢复正常),即可临床诊断为急性肾小球肾炎。

(3)若肾小球滤过率进行性下降或病情1～2个月尚未完全好转的应及时做肾活检,以明确诊断。

五、治疗要点

以休息、对症处理为主,缩短病程,促进痊愈。本病为自限性疾病,不宜用肾上腺糖皮质激素及细胞毒性药物。急性肾衰竭患者应予透析。

(一)对症治疗

利尿治疗可消除水肿,降低血压。利尿后高血压控制不满意时,可加用其他降压药物。

(二)控制感染灶

以往主张使用青霉素或其他抗生素10～14天,现其必要性存在争议。对于反复发作的慢性扁桃体炎,待肾炎病情稳定后,可作扁桃体摘除术,手术前后2周应注射青霉素。

(三)透析治疗

对于少数发生急性肾衰竭者,应予血液透析或腹膜透析治疗,帮助患者度过急性期,一般不需长期维持透析。

六、护理评估

(一)健康史

询问发病前 2 个月有无上呼吸道和皮肤感染史,起病急缓,就诊原因等。既往呼吸道感染史。

(二)身体状况

评估水肿的部位、程度、特点,有无局部感染灶存在。

(三)心理及社会因素

因患者多为儿童,对疾病的后果常不能理解,因而不重视疾病,不按医嘱注意休息,家属则往往较急,过分约束患者,年龄较大的患者因休学、长期休息而产生焦虑、悲观情绪。评估患者及家属对疾病的认识,目前的心理状态等。

(四)辅助检查

血常规有无异常,淋巴细胞是否升高。

七、护理目标

(1)能自觉控制水、盐的摄入,水肿明显消退。

(2)患者能逐步达到正常活动量。

(3)无并发症发生,或能早期发现并发症并积极配合抢救。

八、护理措施

(一)一般护理

急性期患者应绝对卧床休息,以增加肾血流量和减少肾脏负担。应卧床休息 6 周～2 个月,尿液检查只有蛋白尿和镜下血尿时,方可离床活动。病情稳定后逐渐增加运动量,避免劳累和剧烈活动,坚持 1～2 年,待完全康复后才能恢复正常的体力劳动。存在水肿、高血压或心力衰竭时,应严格限制盐的摄入,一般进盐量＜3 g/d,特别严重的病例应完全禁盐。在急性期,为减少蛋白质的分解代谢,限制蛋白质的摄取量为 0.5～0.8 g/(kg・d)。当血压下降,水肿消退,尿蛋白减少后,即可逐渐增加食盐和蛋白质的量。除限制钠盐外,也应限制液体摄入量,进水量的控制本着宁少勿多的原则。每天进水量应为不显性失水量(约 500 mL)加上 24 小时尿量,此进水量包括饮食、饮水、服药、输液等所含水分的总量。另外,饮食应注意热量充足、易于消化和吸收。

(二)病情观察

注意观察水肿的范围、程度,有无胸腔积液、腹水,有无呼吸困难、肺部湿啰音等急性左心衰竭的征象;监测高血压动态变化,监测有无头痛、呕吐、颈项强直等高血压脑病的表现;观察尿的变化及肾功能的变化,及早发现有无肾衰竭的可能。

(三)用药护理

在使用降压药的过程中,要注意一定要定时、定量服用,随时监测血压的变化,还要嘱患者服药后在床边坐几分钟,然后缓慢站起,防止眩晕及直立性低血压。

(四)心理护理

患者尤其是儿童对长期的卧床会产生忧郁、烦躁等心理反应,加上担心血尿、蛋白尿是否会恶化,会进一步会加重精神负担。故应尽量多关心、巡视患者,随时注意患者的情绪变化和精神

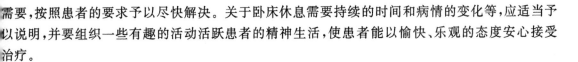

需要，按照患者的要求予以尽快解决。关于卧床休息需要持续的时间和病情的变化等，应适当予以说明，并要组织一些有趣的活动活跃患者的精神生活，使患者能以愉快、乐观的态度安心接受治疗。

九、护理评价

(1)能否接受限制钠、水的治疗和护理，尿量已恢复正常，水肿有减轻甚至消失。

(2)能正确面对患病现实，说出心理感受，保持乐观情绪。

(3)无并发症发生。

十、健康指导

(一)预防指导

平时注意加强锻炼，增强体质。注意个人卫生，防止化脓性皮肤感染。有上呼吸道或皮肤感染时，应及时治疗。注意休息和保暖，限制活动量。

(二)生活指导

急性期严格卧床休息，按照病情进展调整作息制度。掌握饮食护理的意义及原则，切实遵循饮食计划。指导患者及其家属掌握本病的基本知识和观察护理方法，消除各种不利因素，防止疾病进一步加重。

(三)用药指导

遵医嘱正确使用抗生素、利尿药及降压药等，掌握不同药物的名称、剂量、给药方法，观察各种药物的疗效和不良反应。

(四)心理指导

增强战胜疾病的信心，保持良好的心境，积极配合诊疗计划。

(李佳洁)

第二节　急进性肾小球肾炎

急进性肾小球肾炎(rapidly progressive glomerulo nephritis，RPGN)又名新月体肾炎，是指以少尿或无尿、蛋白尿、血尿，伴或不伴水肿以及高血压等为基础临床表现，肾功能骤然恶化而致肾衰竭的一组临床综合征。病理改变特征为肾小囊内细胞增生、纤维蛋白沉积，我国目前对该病的诊断标准是肾穿刺标本中 50%以上的肾小球有大新月体形成。

一、病因

本病有多种病因。一般将有肾外表现者或明确原发病者称为继发性急进性肾炎，病因不明者则称为原发性急进性肾炎。前者继发于过敏性紫癜、系统性红斑狼疮、弥漫性血管炎等，偶有继发于某些原发性肾小球疾病，如系膜毛细血管性肾炎及膜性肾病患者。后者约半数以上患者有上呼吸道前驱感染史，其中少数呈典型链球菌感染，其他一些患者呈病毒性呼吸道感染，本病患者有柯萨奇病毒 B_5感染的血清学证据，但流感及其他常见呼吸道病毒的血清滴度无明显上升，故本病与病毒感染的关系，尚待进一步观察。此外，少数急进性肾炎患者有结核杆菌抗原致敏史(结核感染史)，在应用利福平治疗过程中发生本病。个别肠道炎症性疾病也可伴随本病存在。

二、临床表现

急进性肾小球肾炎患者可见于任何年龄，但有青年和中、老年两个发病高峰，男：女比例为2：1。该病可呈急性起病，多数患者在发热或上呼吸道感染后出现急性肾炎综合征，即水肿、尿少、血尿、蛋白尿、高血压等。发病时患者全身症状较重，如疲乏、无力、精神萎靡，体重下降，可伴发热、腹痛。病情发展很快，起病数天内即出现少尿及进行性肾功能衰。部分患者起病相对隐袭缓慢，病情逐步加重。

三、辅助检查

(一)尿液实验室检查

尿液实验室检查常见血尿、异形红细胞尿和红细胞管型，常伴蛋白尿；尿蛋白量不等，可像肾病综合征那样排出大量的蛋白尿，但明显的肾病综合征表现不多见。

(二)其他

可溶性人肾小球基底膜抗原的酶联免疫吸附法检查抗肾小球基底膜抗体，最常见的类型是IgG型。

四、治疗

(一)强化疗法

急进性肾小球肾炎患者病情危重时必须采用强化治疗，包括如下措施。

(1)强化血浆置换该法是用膜血浆滤器或离心式血浆细胞分离器分离患者的血浆和血细胞，然后用正常人的血浆或血浆成分(如清蛋白)对其进行置换，每天或隔天置换1次，每次置换2～4 L。此法清除致病抗体及循环免疫复合物的疗效肯定，已被临床广泛应用。

(2)甲泼尼龙冲击治疗主要应用于Ⅱ型及Ⅲ型急进性肾小球肾炎的治疗。甲泼尼龙，静脉滴注，每天或隔天1次，3次为1个疗程，据病情需要应用1～3个疗程(2个疗程间需间隔3～7天)。

(3)大剂量丙种球蛋白静脉滴注当急进性肾小球肾炎合并感染等因素不能进行上述强化治疗时，可应用此治疗：丙种球蛋白，静脉滴注，5次为1个疗程，必要时可应用数个疗程。

(二)基础治疗

应用各种强化治疗时，一般都要同时服用常规剂量的激素及细胞毒性药物作为基础治疗，抑制免疫及炎症反应。

(1)肾上腺皮质激素常用泼尼松或泼尼松龙口服，用药应遵循如下原则：起始量要足，不过最大剂量常不超过60 mg/d；减、撤药要慢(足量服用12周后开始减药，每2～3周减去原用量的10%)；维持用药要久(以10 mg/d做维持量，服6个月至1年或更久)。

(2)细胞毒性药物常用环磷酰胺，每天口服100 mg或隔天静脉注射200 mg，累积量达6～8 g停药。而后可以再用硫唑嘌呤100 mg/d继续治疗6～12个月巩固疗效。

(3)其他免疫抑制药，如吗替麦考酚酯抑制免疫疗效肯定，而不良反应较细胞毒性药物轻，已

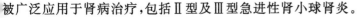

被广泛应用于肾病治疗，包括Ⅱ型及Ⅲ型急进性肾小球肾炎。

(三)替代治疗

如果患者肾功能急剧恶化达到透析指征时，应尽早进行透析治疗(包括血液透析或腹膜透析)。如疾病已进入不可逆性终末期肾衰竭，则应予长期维持透析治疗或肾移植。

五、主要护理问题

(一)潜在并发症

急性肾衰竭。

(二)体液过多

其与肾小球滤过功能下降、大剂量激素治疗导致水钠潴留有关。

(三)有感染的危险

其与激素及细胞毒性药物的应用、血浆置换、大量蛋白尿致机体抵抗力下降有关。

(四)焦虑/恐惧

其与疾病进展快、预后差有关。

(五)有皮肤完整性受损的危险

其与皮肤水肿有关。

(六)知识缺乏

缺乏急进性肾小球肾炎相关知识。

(七)自理缺陷

其与疾病所致贫血、水肿和心力衰竭等有关。

(八)电解质紊乱

其与使用利尿剂有关。

六、护理目标

(1)保护残余肾功能，纠正肾血流量减少的各种因素(如低蛋白血症、脱水、低血压等)，防治急性肾衰竭。

(2)维持体液平衡，水肿消失，血压恢复正常。

(3)预防感染。

(4)患者焦虑/恐惧减轻，配合治疗护理，树立战胜疾病的信心。

(5)保持皮肤完整性，无破溃、受损。

(6)患者了解急进性肾小球肾炎相关知识，了解相关预防和康复知识，自我照顾和管理能力提高。

(7)生活自理能力恢复。

七、护理措施

(一)病情观察

(1)密切观察病情，及时识别急性肾衰竭的发生。监测内生肌酐清除率(Ccr)、血尿素氮(BUN)、血肌酐(Scr)水平。若Ccr快下降，BUN，Ser进行性升高，提示有急性肾衰竭发生，应协助医师及时处理。

(2)监测尿量的变化,注意尿量迅速减少或出现无尿的现象,此现象往往提示了急性肾衰竭。

(3)监测血电解质及 pH 的变化,特别是血钾情况,避免高血钾可能导致的心律失常,甚至心搏骤停。

(4)观察有无食欲明显减退、恶心、呕吐、呼吸困难及端坐呼吸等症状的发生,及时进行护理干预。

(5)定期测量患者体重,观察体重变化和水肿的部位、分布、程度和消长情况,注意有无腹水及胸腔、心包积液的表现;观察皮肤有无红肿、破损、化脓等情况发生。

(二)用药护理

(1)按医嘱严格用药,密切观察药物(激素、免疫抑制剂、利尿剂)在使用过程中的疗效与不良反应。

(2)治疗后都需认真评估有无甲泼尼龙冲击治疗常见的不良反应发生,如继发感染和水钠潴留,精神兴奋及可逆性记忆障碍、面红、血糖升高、骨质疏松、伤口不愈合、消化道出血或穿孔、严重高血压、充血性心力衰竭等。

(3)大剂量激素冲击治疗可有效抑制机体的防御能力,必要时实施保护性隔离,预防继发感染。

(4)观察利尿剂、环磷酰胺冲击治疗的相关不良反应,如血清电解质变化情况及相应的临床症状。

(三)避免不利因素

避免血容量下降的不利因素(低蛋白血症、脱水、低血压等)。

(四)预防感染

避免使用损害肾脏的药物同时积极预防感染。

(五)皮肤护理

(1)水肿较严重的患者应着宽松、柔软的棉质衣裤、鞋袜。协助患者做好全身皮肤黏膜的清洁,指导患者注意保护好水肿的皮肤,如清洗时注意水温适当、勿过分用力;平时避免擦伤、撞伤、跌伤、烫伤。阴囊水肿等严重的皮肤水肿部位可用中药芒硝粉袋干敷或硫酸镁溶液敷于局部。水肿部位皮肤破溃应用无菌辅料覆盖,必要时可使用稀释成 1∶5 的碘伏溶液局部湿敷,以预防或治疗破溃处感染,促进创面愈合。

(2)注射时严格无菌操作,采用 5～6 号针头,保证药物准确及时的输入,注射完拔针后,应延长用无菌干棉球按压穿刺部位的时间,减少药液渗出。严重水肿者尽量避免肌内和皮下注射,尽力保证患者皮肤的完整性。

(六)心理护理

由于病情重,疾病进展快,患者出现恐惧、焦虑、烦躁、抑郁等心理。护士应加强沟通、充分理解患者的感受和心理压力,并鼓励家属,共同努力疏导患者的心理压力。护士尽量多关心、巡视,及时解决患者的合理需要,让其体会到关心和温暖。护士应鼓励患者说出对患病的担忧,给其讲解疾病过程、合理饮食和治疗方案,以消除疑虑,提高治疗信心。

(七)健康指导

(1)休息:患者应注意休息、避免劳累。急性期绝对卧床休息。卧床休息时间应较急性肾小球肾炎更长。

(2)积极预防和控制感染:从病因与治疗方法上对患者进行健康教育,提高患者预防感染的意识。

（3）提高治疗的依从性；告知患者与家属严格依从治疗的重要性、药物（激素及免疫抑制剂）治疗可能出现的不良反应与转归，避免患者擅自停药或改变剂量，鼓励患者配合治疗。

（4）避免加重肾损害的因素，建立随访计划，鼓励患者进行自我病情监测，以防止疾病复发及恶化。

（5）定期复查电解质（低钠、低钾等），有异常及时协助医师处理。

（李佳洁）

第三节 慢性肾小球肾炎

慢性肾小球肾炎简称慢性肾炎，是最常见的一组原发于肾小球的疾病，以蛋白尿、血尿、高血压及水肿为基本表现，可有不同程度的肾功能减退，大多数患者会发展成慢性肾衰竭。本病起病方式各不相同，病情迁延，进展缓慢；可发生于任何年龄，以中青年居多，男性多于女性。

一、病因及诊断检查

（一）致病因素

慢性肾炎的病因尚不完全清楚，大多数由各种原发性肾小球疾病迁延不愈发展而成。目前认为其发病与感染有明确关系，细菌、原虫、病毒等感染后可引起免疫复合物介导性炎症而导致肾小球肾炎，故认为发病起始因素为免疫介导性炎症。另外，在发病过程中也有非免疫非炎症性因素参与，如高血压、超负荷的蛋白饮食等。仅少数慢性肾炎由急性肾炎演变而来。在发病过程中可因感染、劳累、妊娠和使用肾毒性药物等使病情加重。

（二）身体状况

1.症状体征

慢性肾炎多数起病隐匿，大多无急性肾炎病史，病前也无感染史，发病已为慢性肾炎；少数为急性肾炎迁延不愈超过 1 年以上而成为慢性。临床表现差异大，症状轻重不一。主要表现如下。

（1）水肿：多为眼睑水肿和/或轻度至中度下肢水肿，一般无体腔积液，缓解期可完全消失。

（2）高血压：部分患者可以高血压为首发或突出表现，多为持续性中等程度以上高血压。持续血压升高可加速肾小球硬化，使肾功能迅速恶化，预后较差。

（3）全身症状：表现为头晕、乏力、食欲缺乏、腰膝酸痛等，其中贫血较为常见。随着病情进展可出现肾功能减退，最终发展成为慢性肾衰竭。

（4）尿异常：可有尿量减少，偶有肉眼血尿。

2.并发症

（1）感染：易合并呼吸道及泌尿道感染。

（2）心脏损害：心脏扩大、心律失常和心力衰竭。

（3）高血压脑病：因血压骤升所致。

（4）慢性肾衰竭：是慢性肾炎最严重的并发症。

(三)心理-社会状况

患者常因病程长、反复发作、疗效不佳、药物不良反应大、预后较差等而出现焦虑、恐惧、悲观的情绪。

(四)实验室及其他检查

1.尿液检查

尿比重多在1.020以下;最具有特征的是蛋白尿,尿蛋白(+～+++),尿蛋白定量1～3 g/24 h;尿沉渣镜检可见红细胞和颗粒管型。

2.血液检查

早期多正常或有轻度贫血,晚期红细胞计数和血红蛋白多明显降低。

3.肾功能检查

慢性肾炎可导致肾功能逐渐减退,表现为肾小球滤过率下降,内生肌酐清除率下降、血肌酐和尿素氮增高。

二、护理诊断及医护合作性问题

(1)体液过多:与肾小球滤过率下降及血浆胶体渗透压下降有关。

(2)营养失调(低于机体需要量):与蛋白丢失、摄入不足及代谢紊乱有关。

(3)焦虑:与担心疾病复发和预后有关。

(4)潜在并发症:感染、心脏损害、高血压脑病、慢性肾衰竭。

三、治疗及护理措施

(一)治疗要点

慢性肾小球肾炎的主要治疗目的是防止或延缓肾功能恶化,改善症状,防止严重并发症。

1.一般治疗

适当休息、合理饮食、防治感染等。

2.对症治疗

(1)利尿:水肿明显的患者可使用利尿药,常用氢氯噻嗪、螺内酯、呋塞米,既可利尿消肿,也可降低血压。

(2)控制血压:高血压可加快肾小球硬化,因此及时有效地维持适宜的血压是防止病情恶化的重要环节。容量依赖性高血压首选利尿药,肾素依赖性高血压首选血管紧张素转化酶抑制药(卡托普利等)和β受体阻滞剂(普萘洛尔等)。

3.抗血小板药物

长期使用抗血小板药物可改善微循环,延缓肾衰竭。常用双嘧达莫和阿司匹林。

4.糖皮质激素和细胞毒性药物

糖皮质激素和细胞毒性药物一般不主张应用。可试用于血压不高、肾功能正常、尿蛋白较多者,常选用泼尼松、环磷酰胺等。

(二)护理措施

1.病情观察

因高血压易加剧肾功能的损害,故应密切观察患者的血压变化。准确记录24小时出入液量,监测尿量、体重和腹围,观察水肿的消长情况。监测肾功能变化,及时发现肾衰竭。

2.生活护理

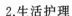

(1)适当休息:因卧床休息能增加肾血流量,减轻水肿、蛋白尿及改善肾功能,故慢性肾炎患者宜多卧床休息,避免重体力劳动。特别是有明显水肿、大量蛋白尿、血尿及高血压或合并感染、心力衰竭、肾衰竭及急性发作期的患者,应限制活动,绝对卧床休息。

(2)饮食护理:水肿少尿者应限制钠、水的摄入,食盐摄入量为1～3 g/d,每天进水量不超过1 500 mL,记录24小时出入液量;每天测量腹围、体重,监测水肿消长情况。低蛋白、低磷饮食可减轻肾小球内高压、高灌注及高滤过状态,延缓肾功能减退,宜尽早采用富含必需氨基酸的优质低蛋白饮食(如鸡肉、牛奶、瘦肉等),蛋白质的摄入量为0.5～0.8 g/(kg·d),低蛋白饮食亦可达到低磷饮食的目的。补充多种维生素及锌。适当增加糖类和脂肪的摄入比例,保证足够热量,减少自体蛋白的分解。

3.药物治疗的护理

使用利尿药时应注意有无电解质、酸碱平衡紊乱;服用降压药起床时动作宜缓慢,以防直立性低血压;应用血管紧张素转化酶抑制药时,注意观察患者有无持续性干咳;应用抗血小板药物时,注意观察有无出血倾向等。

4.对症护理

对症护理包括对水肿、高血压、少尿等症状的护理。

5.心理护理

注意观察患者的心理活动,及时发现患者的不良情绪,主动与患者沟通,鼓励患者说出其内心感受,做好疏导工作,帮助患者调整心态,积极配合治疗及护理。

6.健康指导

(1)指导患者严格按照饮食计划进餐。注意休息,保持精神愉快,避免劳累、受凉和使用肾毒性药物,以延缓肾功能减退。

(2)进行适当锻炼,提高机体抵抗力,预防呼吸道感染。

(3)遵医嘱服药,定期复查尿常规和肾功能。

(4)育龄妇女注意避孕,以免因妊娠导致肾炎复发和病情恶化。

(李佳洁)

第四节 间质性肾炎

间质性肾炎又称肾小管间质性肾炎,是由各种原因引起的肾小管间质性急慢性损害的临床病理综合征。临床常分为急性间质性肾炎、慢性间质性肾炎。急性间质性肾炎以多种原因导致短时间内发生肾间质炎性细胞浸润、间质水肿、肾小管不同程度受损伴肾功能不全为特点,临床表现可轻可重,大多数病例均有明确的病因,去除病因、及时治疗,疾病可痊愈或使病情得到不同程度的逆转。慢性间质性肾炎病理表现以肾间质纤维化、间质单个核细胞浸润和肾小管萎缩为主要特征。

一、病因

(一)感染

致病感染可有细菌、真菌及病毒等致病微生物感染,包括金黄色葡萄球菌败血症、重症链球菌感染、白喉、猩红热、支原体肺炎、梅毒、布鲁氏菌病、军团菌病、乙肝病毒抗原血症、巨细胞病毒感染、伤寒、麻疹、肾盂肾炎等。

(二)系统性疾病

如系统性红斑狼疮、干燥综合征、结节病、原发性冷球蛋白血症。血液系统疾病,如多发性骨髓瘤、阵发性血红蛋白尿、淋巴增生性疾病、镰状细胞病等。

(三)药物致病

药物致病可能与环孢素、氨基糖苷类抗生素、两性霉素 B、止痛剂、非甾体抗炎药,顺铂等长期应用相关。

(四)重金属盐

重金属盐可能与如镉、锂、铝、金、铍等长期接触有关。

(五)化学毒物或生物毒素

如四氯化碳、四氯乙烯、甲醇、乙二醇、煤酚、亚硝基脲或蛇毒、鱼胆毒、蜂毒、蕈毒等中毒史。

(六)代谢疾病

如胱氨酸病、低钾肾病、尿酸性肾病、糖尿病肾病及淀粉样肾病史。

二、临床表现

一般有多尿、烦渴、恶心、夜尿、肉眼血尿、肌无力、软瘫、关节痛等表现。

(一)急性间质性肾炎

急性间质性肾炎因其病因不同,临床表现各异,无特异性。主要突出表现为少尿性或非少尿性急性肾功能不全,可伴有疲乏无力、发热及关节痛等非特异性表现。肾小管功能损失可出现低比重及低渗透压尿、肾小管性蛋白尿及水、电解质和酸碱平衡紊乱,部分患者表现为 Fanconi 综合征。

(二)慢性间质性肾炎

慢性间质性肾炎常为隐匿、慢性或急性起病,因肾间质慢性炎症改变,主要为纤维化组织增生,肾小管萎缩,故常有其共同临床表现。

三、辅助检查

(一)尿液检查

一般为少量小分子蛋白尿,尿蛋白定量多在 0.5～1.5 g/24 h,极少＞2.0 g/24 h;尿沉渣检查可有镜下血尿、白细胞及管型尿,偶可见嗜酸性粒细胞。肾小管功能异常根据累及小管的部位及程度不同而表现不同,可有肾性糖尿、肾小管酸中毒、低渗尿、范可尼综合征等。

(二)血液检查

部分患者可有低钾血症、低钠血症、低磷血症和高氯性代谢性酸中毒等表现。血尿酸常正常或轻度升高。慢性间质性肾炎贫血发生率高且程度较重,常为正细胞正色素性贫血。急性间质性肾炎患者外周血嗜酸性粒细胞比例升高,可伴 IgE 升高,特发性间质性肾炎可有贫血、嗜酸性粒细胞增多、血沉快、CRP及球蛋白升高。

(三)影像学检查

急性间质性肾炎B超可显示肾脏呈正常大小或体积增大,皮质回声增强。慢性间质性肾炎B超、放射性核素、CT等影像学检查通常显示双肾缩小、肾脏轮廓不光整。影像学检查还有助于判断某些特殊病因,如尿路梗阻、膀胱输尿管反流、肾脏囊性疾病等。静脉尿路造影(IVU)可显示止痛剂肾病特征性的肾乳头坏死征象。由于造影剂具有肾小管毒性,因此,在肾小管损伤时应慎用。

(四)肾活检病理

病理检查对确诊有重要意义。除感染相关性急性间质性肾炎外,其他类型均应积极行肾穿刺,以区别肾间质浸润细胞的类型及纤维化程度,从而有助于治疗方案的制定后预后的判断。

四、诊断

感染或药物应用史、临床表现、一些实验室及影像学检查有助于诊断,但肾脏病理仍然是诊断间质性肾炎的金标准。

临床出现不明原因的急性肾功能不全时要考虑急性间质性肾炎可能。具有下列临床特征者应考虑慢性间质性肾炎:①存在导致慢性间质性肾炎的诱因,如长期服用止痛剂、慢性尿路梗阻等,或有慢性间质性肾炎家族史;②临床表现有小管功能障碍,如烦渴、多尿、夜尿增多、肾小管性酸中毒等,或肾功能不全但无高血压、无高尿酸血症等;③尿液检查表现为严重小管功能受损。少量小分子蛋白尿(<2.0 g/24 h)、尿RBP、溶菌酶、尿β_2微球蛋白、NAG升高,可有糖尿、氨基酸尿。慢性间质性肾炎还须根据病史和临床病理特征进一步明确病因。

五、治疗

(一)一般治疗

去除病因,控制感染、及时停用致敏药物、处理原发病是间质性肾炎治疗的第一步。

(二)对症支持治疗

纠正肾性贫血、电解质、酸碱及容量失衡,血肌酐明显升高或合并高血钾、心力衰竭、肺水肿等有血液净化指征者,临床应及时行血液净化治疗,急性间质性肾炎可选用连续性血液净化治疗。进入尿毒症期者,如条件允许,可行肾移植治疗。

(1)促进肾小管再生:冬虫夏草有促进肾小管上皮细胞的生长、提高细胞膜的稳定性、增强肾小管上皮细胞耐受缺氧等作用,对小管间质性肾炎有一定治疗。

(2)免疫抑制剂:自身免疫病、药物变态反应等免疫因素介导的间质性肾炎,可给予激素及免疫抑制剂治疗。

六、护理措施

(一)一般护理措施

(1)卧床休息,限制活动量。

(2)鼓励患者多饮水或饮料。

(3)给予清淡易化的高热量、高蛋白流质或半流质。

(4)出汗后要及时更换衣被,注意保暖。

(5)协助口腔护理,鼓励多漱口。口唇干燥者可涂护唇油。

(6)体温超过 38.5 ℃时给予物理降温,慎用药物降温,因为退热制剂易致敏而加重病情,物理降温后 0.5 小时测量体温,并记录于体温单上。

(7)指导患者识别并及时报告体温异常的早期表现和体征。

(二)自理方面的护理

患者自理方面的缺陷一般与发热和水、电解质紊乱有关。要使患者生活自理能力提高,需要做的护理措施如下。

(1)落实晨、晚间护理,协助患者洗脸、梳头、洗脚、就餐、大小便及个人卫生。

(2)鼓励患者生活自理,将传呼器置于患者伸手可及的位置。

(3)呼吸困难者,取半坐卧位,给氧。

(4)吞咽能力下降者应防呛咳。

(5)患者外出时有专人护送防止发生意外。

(6)监测血电解质变化,做好间质性肾炎护理工作,可提高患者生活质量。

(三)饮食调理

饮食有禁有补,对于间质性肾炎患者而言,是非常重要的,尤其是对间质性肾炎治疗的辅助使其成为患者必须引起重视的一个方面。

(1)间质性肾炎应该多漱口,口唇干燥者可涂护唇油。

(2)指导间质性肾炎患者识别并及时报告体温异常的早期体征和表现。

(3)中老年人如果患有间质性肾炎常常会感到双腿酸软、小便频繁腰酸背胀、精神不振等,一般是因为肾脏发生了病变。应选用红豆、玉米食用,对肾病有好处,但胡椒、花椒、浓茶、浓咖啡等刺激性食物应该禁用。

(4)肾病患者必须忌盐。尿量少或水肿时,除服药外,可选用一些具有利水适用的食物。如冬瓜止渴、利小便、主治小腹水涨。冬瓜皮煎汤代茶利水消肿作用。丝瓜有利尿消肿、凉血解毒的作用。

(5)间质性肾炎患者应该多喝水,并且在饮食方面要给予易消化的高热量、高蛋白、清淡的半流质食物。出汗后要更注意保暖,及时的更换衣被。口唇干燥者可涂护唇油。体温超过 38.5 ℃时应该给予物理降温,慎用药物降温,因为退热制剂易致敏而加重病情物理降温后半个小时后应该测量体温,并记录。

(李佳洁)

第十三章　普外科护理

第一节　肝　囊　肿

肝囊肿总体可分非寄生虫性和寄生虫性囊肿，非寄生虫性肝囊肿是常见的良性肿瘤，又可分为先天性、创伤性、炎症性和肿瘤性囊肿，临床以潴留性囊肿和先天肿瘤性多囊肝为多见(图 13-1)。单发性肝囊肿可发生于任何年龄，女性多见，常位于肝右叶。多发性肝囊肿比单发性多见，可侵犯左、右肝叶。多发性肝囊肿约 50%可合并多囊肾。此病一般没有明显的症状，体检时发现。肝囊肿一般是良性单发或多发，与胆管相通或不通。肝实质单发的大囊肿非常少见。大部分囊肿以胆管上皮，有的是实质细胞，或其他细胞内衬。右叶多发，囊肿因基膜的改变，逐步形成憩室，或小上皮细胞代谢失常、脱落、异常增殖，或局部缺血、炎症反应、间质纤维化，最终小管梗阻形成囊肿。

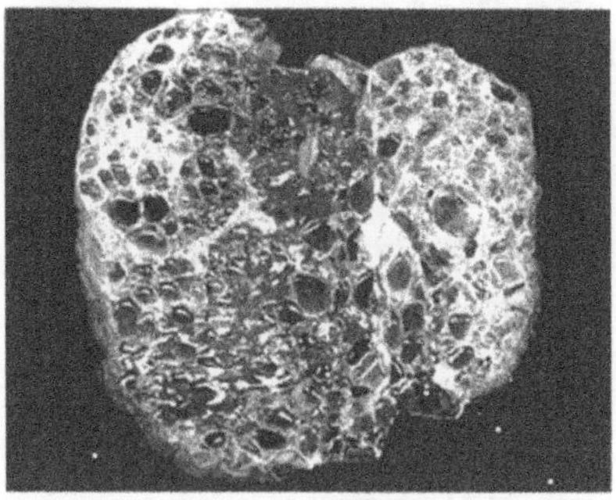

图 13-1　**多囊肝**

一、病因

肝囊肿有遗传性，特别是多囊肝有家族化倾向。肝囊肿是在胚胎时期胆管发育异常造成的。囊肿壁是由胆管上皮伴炎性增生及胆管阻塞致管腔内容滞留而逐渐形成。

非寄生虫性肝囊肿是指肝脏局部组织呈囊性肿大而出现肝囊肿，最常见有两种情况。①潴留性肝囊肿：为肝内某个胆小管由于炎症、水肿、瘢痕或结石阻塞引起分泌增多，或胆汁潴留引起,多为单个;也可因肝钝性挫伤致中心破裂而引起。病变囊内充满血液或胆汁,包膜为纤维组织,为单发性假性囊肿。②先天性肝囊肿:由于肝内胆管和淋巴管胚胎时发育障碍,或胎儿期患胆管炎,肝内小胆管闭塞,近端呈囊性扩大及肝内胆管变性,局部增生阻塞而成,多为多发。

二、病理

孤立性肝囊肿发生于右叶较左叶多1倍。囊肿大小不一,小者直径仅数毫米,大者直径达20 cm,囊液量由数毫升至数千毫升。囊肿呈圆形或椭圆形,囊壁光滑,多数为单房性,也可为多房性。囊肿有完整的包膜,表面呈乳白色或灰蓝色,囊壁较薄,厚度为0.5～5.0 mm,较厚的囊壁中有较大的胆管、血管及神经。囊液多数清亮、透明,有时含有胆汁,其比重为1.010～1.022,呈中性或碱性,含有少量胆固醇、胆红素、葡萄糖、酪氨酸、胆汁、酶、清蛋白、IgG和黏蛋白,显示囊壁上皮有分泌蛋白的能力。

多囊肝的囊肿大多散布及全肝,以右叶为多见。肝脏增大变形,表面可见大小不一的灰白色囊肿,小如针尖,大如儿头。肝切面呈蜂窝状。囊壁多菲薄,内层衬以立方上皮或扁平胆管上皮,外层为胶原组织。囊液多数为无色透明或微黄色。囊肿间一般为正常肝组织,晚期可出现纤维化和胆管增生,引起肝功能损害、肝硬化和门静脉高压。

创伤性肝囊肿多发生于肝右叶,囊壁无上皮细胞内衬,为假囊肿。囊内含有血液、胆汁等混合物,合并感染时可形成脓肿。

三、护理评估

(一)临床表现

先天性肝囊肿生长缓慢,小的囊肿可无任何症状,常偶发上腹无痛性肿块、腹围增加,临床上多数是在体检B超发现,当囊肿增大到一定程度时,可因压迫邻近脏器而出现症状。

(1)肝区胀痛伴消化道症状:如食欲缺失、嗳气、恶心、呕吐、消瘦等。

(2)若囊肿增大压迫胆总管,则有黄疸。

(3)囊肿破裂可有囊内出血而出现急腹症。

(4)带蒂囊肿扭转可出现突然右上腹绞痛,肝大但无压痛,约半数患者有肾、脾、卵巢、肺等多囊性病变。

(5)囊内发生感染,则患者往往有畏寒、发热、白细胞计数升高等。

(6)体检时右上腹可触及肿块和肝大,肿块随呼吸上下移动,表面光滑,有囊性感,无明显压痛。

(二)辅助检查

(1)B超检查是首选的检查方法,是诊断肝囊肿经济、可靠而非侵入性的一种简单方法。超声波显示肝大且无回声区,二维超声可直接显示囊肿大小和部位。

(2)CT检查:可发现直径1～2 cm的肝囊肿,可帮助临床医师准确定位病变,尤其是多发性囊肿的分布状态定位,从而有利于治疗。

(3)放射性核素肝扫描:显示肝区占位性病变,边界清楚,对囊肿定位诊断有价值。

(三)治疗原则

非寄生虫性肝囊肿治疗方法包括囊肿穿刺抽液术、囊肿开窗术、囊肿引流术或囊肿切除术等。

四、护理措施

(一)术前护理

(1)术前访视:①根据患者不同情况做心理评估,通过面对面交流,采用图表、健康教育宣传册、同疾病患者现身说法等形式,向患者宣传肝囊肿的相关知识,简要介绍穿刺过程及治疗效果。②术前应详细了解患者病史,准确测量生命体征,并做好记录。③术前完善血常规、凝血功能、肝肾功能和心电图等常规检查。④向患者和家属耐心细致地做好解释工作,介绍术前准备内容、目的及必要性;术中注意事项:手术大概需要的时间;手术体位、部位,消除焦虑紧张的情绪。

(2)呼吸训练:指导患者进行有效的屏气训练,告知屏气是术中顺利进针的关键,尽量保持呼吸幅度不宜过大,以小幅度腹式呼吸为主,尽量减少膈肌的运动幅度,增加穿刺的准确性。

(3)患者术前 2 小时禁食水,防止术中不适引起呕吐;嘱患者术前排空膀胱。

(4)询问有无过敏史,特别是乙醇过敏史并详细记录。

(二)术中护理

(1)术前准备:术前常规超声检查肝胆脾胰肾、心电图,完善血常规、凝血酶原时间、肝功能等实验室检查;有出血倾向、严重心肝肺肾等脏器功能障碍及对酒精过敏者列为穿刺禁忌患者。患者及家属对手术知情同意并签署手术知情同意书。

(2)穿刺前测量血压,嘱患者双手抱头充分暴露穿刺区域,常规消毒皮肤。治疗前先行超声定位检查,明确囊肿部位、大小、与周围脏器和血管的关系。根据定位情况,患者取仰卧位或左侧卧位,明确皮肤穿刺点、进针角度、路径和深度,注意穿刺针经过部分正常肝组织后,再进入囊肿内部,尽量吸尽囊液,并留样做进一步生化和细胞学检查,常规进行脱落细胞检查,以除外癌变。

(3)手术采用局部麻醉,患者意识清醒,护理人员要加强与患者的沟通,分散其注意力,告知如有任何不适要及时告诉医护人员。

(4)超声引导下乙醇硬化治疗肝囊肿的方法分保留法和冲洗法两种。目前,国外多采用保留法。但保留法对较大囊肿效果不佳,其原因是保留乙醇量的限制,无法达到囊壁上皮细胞硬化的乙醇浓度。通过研究发现,乙醇反复冲洗置换囊液法(冲洗法)对 10 cm 以上的较大肝囊肿仍有较好的疗效,治愈率高达 95%,观察 3 年无复发患者。目前,单纯性囊肿酒精硬化治疗已成为一线治疗方法。

(5)计算并准备好硬化剂:依据囊腔大小注入 99.5%乙醇,一般用量 20~30 mL,注入速度以 0.2~0.6 mL/s 为宜,压力不可过大,防止胀痛不适及由于压力过大导致硬化剂外溢引起肝实质及周围组织坏死、腹膜炎等并发症。操作过程中,密切观察患者生命体征,面色及表情变化,一旦出现剧烈腹痛,应立即停止操作并作相应处理。

(6)术后按压穿刺部位,注意观察患者的呼吸、脉搏、血压及有无加剧性的疼痛等异常表现,超声观察有无内部出血。消毒穿刺部位皮肤,无菌纱布覆盖,腹带加压包扎,局部沙袋压迫。

(三)术后护理

1.常规护理

(1)回病房后,继续监测患者神志、血压、脉搏、呼吸、面色等情况,每 30 分钟测量血压、脉搏 1 次,连续 4 次生命体征平稳后停测。若患者出现面色苍白、恶心、四肢湿冷、脉搏细速等出血征兆,应及时通知医师,协助医师行必要的检查和处理,观察患者有无腹痛、恶心、面色潮红、呼吸困难等并发症的发生。

(2)指导患者卧床休息,12 小时内避免剧烈活动和增加腹压的动作,可以更换体位(特别提醒患者禁忌自己用力),让硬化剂与囊壁充分接触。告知患者出现轻微上腹痛感,卧床休息30 分钟后可自行缓解。

(3)保持穿刺点及敷料周围皮肤清洁干燥,观察穿刺部位有无出血、渗液、红肿及感染,及时更换敷料。

(4)遵医嘱止血,抗感染治疗。

2.并发症的观察与护理

(1)出血:穿刺后肝脏出血是最危险的并发症,一般在术后 4～6 小时发生,主要表现为出汗、烦躁不安、面色苍白、血压下降、脉搏细速等,应立即通知医师,进行止血、抗休克、输血、输液处理。

(2)腹痛:位于肝包膜附近的囊肿,由于穿刺路径较短,穿刺无法经过脏器实质,注入的硬化剂沿穿刺针道反流及无水乙醇烧灼造成剧烈疼痛。一般疼痛持续 3～5 天,可自行消退,疼痛多为隐痛,均能耐受,经临床观察后未做特殊处理。告知患者出现轻微上腹痛感,卧床休息30 分钟后可自行缓解。如腹痛较明显,复查超声排除出血的情况下,遵医嘱给予止痛药物。

(3)酒精中毒:患者术后如有局部发热感,面部潮红等症状,嘱患者不必紧张,是注入酒精的作用。术前询问有无乙醇过敏史,术后嘱患者多饮水,加速酒精排出,一般无须特殊处理。

五、健康教育

(1)指导患者注意休息,避免劳累,适当进行体能锻炼。

(2)饮食应高热量、高维生素、优质蛋白、低脂、易消化,忌饱餐。

(3)保持引流管处切口敷料干燥、清洁。若突然发生腹痛、高热,应及时与医师联系。

(4)随访及复查:最后一次穿刺术后,1 个月及 6 个月行腹部超声检查。

(李志艳)

第二节 胆囊结石

一、概述

胆囊结石是指原发于胆囊的结石,是胆石症中最多的一种疾病。近年来随着卫生条件的改善及饮食结构的变化,胆囊结石的发病率呈升高趋势,已高于胆管结石。胆囊结石以女性多见,男女之比为 1∶(3～4);其以胆固醇结石或以胆固醇为主要成分的混合性结石为主。少数结石可经胆囊管排入胆总管,大多数存留于胆囊内,且结石越聚越大,可呈多颗小米粒状,在胆囊内可存在数百粒小结石,也可呈单个巨大结石;有些终身无症状而在尸检中发现(静止性胆囊结石),大多数反复发作腹痛症状,一般小结石容易嵌入胆囊管发生阻塞引起胆绞痛症状,发生急性胆囊炎。

二、诊断

(一)症状

1.胆绞痛

胆绞痛是胆囊结石并发急性胆囊炎时的典型表现,多在进油腻食物后胆囊收缩,结合移位并嵌顿于胆囊颈部,胆囊压力升高后强力收缩而发生绞痛。小结石通过胆囊管或胆总管时可发生典型的胆绞痛,疼痛位于右上腹,呈阵发性,可向右肩背部放射,伴恶心、呕吐,呕吐物为胃内容物,吐后症状并不减轻。存留在胆囊内的大结石堵塞胆囊腔时并不引起典型的胆绞痛,故胆绞痛常反映结石在胆管内的移动。急性发作特别是坏疽性胆囊炎时还可出现高热、畏寒等显著的感染症状,严重患者由于炎性渗出或胆囊穿孔可引起局限性腹膜炎,从而出现腹膜刺激症状。胆囊结石一般无黄疸,但30%的患者因伴有胆管炎或肿大的胆囊压迫胆管,肝细胞损害时也可有一过性黄疸。

2.胃肠道症状

大多数慢性胆囊炎患者有不同程度的胃肠道功能紊乱,表现为右上腹隐痛不适、厌油、进食后上腹饱胀感,常被误认为"胃病"。有近半数的患者早期无症状,称为静止性胆囊结石,此类患者在长期随访中仍有部分出现腹痛等症状。

(二)体征

1.一般情况

无症状期间患者大多一般情况良好,少数急性胆囊炎患者在发作期可有黄疸,症状重时可有感染中毒症状。

2.腹部情况

如无急性发作,患者腹部常无明显异常体征,部分患者右上腹可有深压痛;急性胆囊炎患者可有右上腹饱满、呼吸运动受限、右上腹触痛及肌紧张等局限性腹膜炎体征,Murphy征阳性。有1/3~1/2的急性胆囊炎患者,在右上腹可扪及肿大的胆囊或由胆囊与大网膜粘连形成的炎性肿块。

(三)检查

1.化验检查

胆囊结石合并急性胆囊炎有血液中白细胞计数升高,少数患者谷丙转氨酶也升高。

2.B超检查

B超检查简单易行,价格低廉,且不受胆囊大小、功能、胆管梗阻或结石含钙多少的影响,诊断正确率可达96%,是首选的检查手段。典型声像特征是胆囊腔内有强回声光团并伴声影,改变体位时光团可移动。

3.胆囊造影

能显示胆囊的大小及形态并了解胆囊收缩功能,但易受胃肠道功能、肝功能及胆囊管梗阻的影响,应用很少。

4.X线腹部

X线平片对胆囊结石的显示率为10%~15%。

5.十二指肠引流

有无胆汁可确定是否有胆囊管梗阻,胆汁中出现胆固醇结晶提示结石存在,但此项检查目前已很少用。

6.CT、MRI、ERCP、PTC

在B超不能确诊或者怀疑有肝内胆管、肝外胆管结石或胆囊结石术后多年复发又疑有胆管结石者,可酌情选用其中某一项或几项诊断方法。

(四)诊断要点

1.症状

20%～40%的胆囊结石可终身无症状,称“静止性胆囊结石”。有症状的胆囊结石的主要临床表现:进食后,特别是进油腻食物后,出现上腹部或右上腹部隐痛不适、饱胀,伴嗳气、呃逆等。

2.胆绞痛

胆囊结石的典型表现,疼痛位于上腹部或右上腹部,呈阵发性,可向肩胛部和背部放射,多伴恶心、呕吐。

3.Mirizzi 综合征

持续嵌顿和压迫胆囊壶腹部和颈部的较大结石,可引起肝总管狭窄或胆囊管瘘,以及反复发作的胆囊炎、胆管炎及梗阻性黄疸,称“Mirizzi 综合征”。

4.Murphy 征

右上腹部局限性压痛、肌紧张,阳性。

5.B 超

胆囊暗区有一个或多个强回声光团,并伴声影。

(五)鉴别诊断

1.肾绞痛

胆绞痛需与肾绞痛相鉴别,后者疼痛部位在腰部,疼痛向外生殖器放射,伴有血尿,可有尿路刺激症状。

2.胆囊非结石性疾病

胆囊良、恶性肿瘤、胆囊息肉样病变等,B超、CT等影像学检查可提供鉴别线索。

3.胆总管结石

可表现为高热、黄疸、腹痛,超声等影像学检查可以鉴别,但有时胆囊结石可与胆总管结石并存。

4.消化性溃疡性穿孔

多有溃疡病史,腹痛发作突然并很快波及全腹,腹壁呈板状强直,腹部X线平片可见膈下游离气体。较小的十二指肠穿孔,或穿孔后很快被网膜包裹,形成一个局限性炎性病灶时,易与急性胆囊炎混淆。

5.内科疾病

一些内科疾病如肾盂肾炎、右侧胸膜炎、肺炎等,也可发生右上腹疼痛症状,若注意分析不难获得正确的诊断。

三、治疗

(一)一般治疗

饮食宜清淡,防止急性发作,对无症状的胆囊结石应定期B超随诊;伴急性炎症者宜进食,注意维持水、电解质平衡,并静脉应用抗生素。

(二)药物治疗

溶石疗法服用鹅去氧胆酸或熊去氧胆酸对胆固醇结石有一定溶解效果,主要用于胆固醇结石。但此种药物有肝毒性,服药时间长,反应大,价格贵,停药后结石易复发。其适应证为:胆囊结石直径在 2 cm 以下;结石为含钙少的 X 线能够透过的结石;胆囊管通畅;患者的肝脏功能正常,无明显的慢性腹泻史。目前多主张采取熊去氧胆酸单用或与鹅去氧胆酸合用,不主张单用鹅去氧胆酸。鹅去氧胆酸总量为 15 mg/(kg·d),分次口服。熊去氧胆酸为 8～10 mg/(kg·d),分餐后或晚餐后 2 次口服。疗程 1～2 年。

(三)手术治疗

对于无症状的静止胆囊结石,一般认为无须施行手术切除胆囊。但有下列情况时,应进行手术治疗:①胆囊造影胆囊不显影;②结石直径超过 2 cm;③并发糖尿病且在糖尿病已控制时;④老年人或有心肺功能障碍者。

腹腔镜胆囊切除术适于无上腹创伤及手术史者,无急性胆管炎、胰腺炎和腹膜炎及腹腔脓肿的患者。对并发胆总管结石的患者应同时行胆总管探查术。

1.术前准备

择期胆囊切除术后引起死亡的最常见原因是心血管疾病。这强调了详细询问病史发现心绞痛和仔细进行心电图检查注意有无心肌缺血或以往心肌梗死证据的重要性。此外还应寻找脑血管疾病特别是一过性缺血发作的症状。若病史阳性或有问题时应做非侵入性颈动脉血流检查。此时对择期胆囊切除术应当延期,按照指征在冠状动脉架桥或颈动脉重新恢复血管流通后施行。除心血管病外,引起择期胆囊切除术后第二位的死亡原因是肝胆疾病,主要是肝硬化。除术中出血外,还可发生肝功能衰竭和败血症。自从在特别挑选的患者中应用预防性措施以来,择期胆囊切除术后感染中毒性并发症的发生率已有显著下降。慢性胆囊炎患者胆汁内的细菌滋生率占 10%～15%;而在急性胆囊炎消退期患者中则高达 50%。细菌菌种为肠道菌如大肠埃希菌、产气克雷伯杆菌和粪链球菌,其次也可见到产气荚膜杆菌、类杆菌和变形杆菌等。胆管内细菌的发生率随年龄而增长,故主张年龄在 60 岁以上、曾有过急性胆囊炎发作刚恢复的患者,术前应预防性使用抗生素。

2.手术治疗

对有症状胆石症已成定论的治疗是腹腔镜胆囊切除术。虽然此技术的常规应用时间尚短,但是其结果十分突出,以致仅在不能施行腹腔镜手术或手术不安全时,才选用开腹胆囊切除术,包括无法安全地进入腹腔完成气腹,或者由于腹内粘连,或者解剖异常不能安全地暴露胆囊等。外科医师在遇到胆囊和胆管解剖不清及遇到止血或胆汁渗漏而不能满意地控制时,应当及时中转开腹。目前,中转开腹率在 5%以下。

(四)其他治疗

体外震波碎石适用于胆囊内胆固醇结石,直径不超过 3 cm,且胆囊具有收缩功能。治疗后部分患者可发生急性胆囊炎或结石碎片进入胆总管而引起胆绞痛和急性胆管炎,此外碎石后仍不能防止结石的复发。因并发症多,疗效差,现已基本不用。

四、护理措施

(一)术前护理

1.饮食

指导患者选用低脂肪、高蛋白质、高糖饮食。因为脂肪饮食可促进胆囊收缩排出胆汁,加剧疼痛。

2.术前用药

严重的胆石症发作性疼痛可使用镇痛剂和解痉剂,但应避免使用吗啡,因吗啡有收缩胆总管的作用,可加重病情。

3.病情观察

应注意观察胆石症急性发作患者的体温、脉搏、呼吸、血压、尿量及腹痛情况,及时发现有无感染性休克征兆。注意患者皮肤有无黄染及粪便颜色变化,以确定有无胆管梗阻。

(二)术后护理

1.症状观察及护理

定时监测患者生命体征的变化,注意有无血压下降、体温升高及尿量减少等全身中毒症状,及时补充液体,保持出入量平衡。

2.T 管护理

胆总管切开放置 T 管的目的是引流胆汁,使胆管减压:①T 管应妥善固定,防止扭曲、脱落;②保持 T 管无菌,每天更换引流袋,下地活动时引流袋应低于胆囊水平,避免胆汁回流;③观察并记录每天胆汁引流量、颜色及性质,防止胆汁淤积引起感染;④拔管:如果 T 管引流通畅,胆汁色淡黄、清澄、无沉渣且无腹痛无发热等症状,术后 10～14 天可夹闭管道。开始每天夹闭 2～3 小时,无不适可逐渐延长时间,直至全日夹管。在此过程中要观察患者有无体温增高、腹痛、恶心、呕吐及黄疸等。经 T 管造影显示胆管通畅后,再引流 2～3 天,以及时排出造影剂。经观察无特殊反应,可拔除 T 管。

(三)健康指导

进少油腻、高维生素、低脂饮食。烹调方式以蒸煮为宜,少吃油炸类的食物。适当体育锻炼,提高机体抵抗力。

(李志艳)

第三节 胰腺疾病

一、胰腺解剖生理概要

(一)解剖

胰腺位于腹膜后,横贴在腹后壁,相当于第 1～2 腰椎前方。分头、颈、体、尾四部分,总长 15～20 cm,头部与十二指肠第二段紧密相连,两者属同一血液供应系统。胰尾靠近脾门,这两者也属同一血液供应系统。胰管与胰腺长轴平行,主胰管直径 2～3 mm,多数人的主胰管与胆总管汇合形成共同通道开口于十二指肠第二段的乳头部,少数人胰管与胆总管分别开口在十二指肠。两者开口于十二指肠又是胆、胰发生逆行感染的解剖基础。胰腺除主胰管外,有时有副胰管。

(二)生理

胰腺具有内、外分泌的双重功能,内分泌主要由分散在胰腺实质内的胰岛来实现,其最主要功能是调控血糖。胰腺的外分泌功能是分泌胰液,每天分泌为 750～1 500 mL。呈强碱性,含有多种消化酶，其中含有蛋白酶、淀粉酶、脂肪酶等。外分泌是由腺细胞分泌的胰液，进入胰管，经共同通道排入十二指肠，胰液的分泌受神经、体液的调节。

二、急性胰腺炎

（一）病因

1.梗阻因素

梗阻是最常见原因，常见于胆总管结石，胆管蛔虫症，Oddi 括约肌水肿和痉挛等引起的胆管梗阻及胰管结石、肿瘤导致的胰管梗阻。

2.乙醇中毒

乙醇引起 Oddi 括约肌痉挛，使胰管引流不畅、压力升高。同时乙醇刺激胃酸分泌，胃酸又刺激促胰液素和缩胆囊素分泌增多，促使胰腺外分泌增加。

3.暴饮暴食

尤其是高蛋白、高脂肪食物、过量饮酒可刺激胰腺大量分泌，胃肠道功能紊乱，或因剧烈呕吐导致十二指肠内压骤增，十二指肠液反流，共同通道受阻。

4.感染因素

腮腺炎病毒、肝炎病毒、伤寒杆菌等经血流、淋巴进入胰腺所致。

5.损伤或手术

胃胆管手术或胰腺外伤、内镜逆行胰管造影等因素可直接或间接损伤胰腺，导致胰腺缺血、Oddi 括约肌痉挛或刺激迷走神经，使胃酸、胰液分泌增加也可导致发病。

6.其他因素

内分泌或代谢性疾病，如高脂血症、高钙血症等，某些药物，如利尿剂，吲哚美辛、硫唑嘌呤等均可损害胰腺。

（二）病理生理

根据病理改变可分为水肿性胰腺炎和出血坏死性胰腺炎两种。基本病理改变是水肿、出血和坏死，严重者可并发休克、化脓性感染及多脏器衰竭。

（三）临床表现

1.腹痛

大多为突然发作性腹痛，常在饱餐后或饮酒后发病。多为全上腹持续剧烈疼痛伴有阵发性加重，向腰背部放射，疼痛与病变部位有关：胰头部以右上腹痛为主，向右肩部放射；胰尾部以左上腹为主，向左肩放射；累及全胰则呈束带状腰背不疼痛。重型患者腹痛延续时间较长，由于渗出液扩散，腹痛可弥散至全腹，并有麻痹性肠梗阻现象。

2.恶心、呕吐

早期为反射性频繁呕吐，多为胃十二指肠内容物，后期因肠麻痹或肠梗阻可呕吐小肠内容物。呕吐后腹胀不缓解为其特点。

3.发热

发热与病变程度相一致。重型胰腺炎继发感染或合并胆管感染时可持续高热，如持续高热不退则提示合并感染或并发胰周脓肿。

4.腹胀

腹胀是重型胰腺炎的重要体征之一，其原因是腹膜炎造成麻痹性肠梗阻所致。

5.黄疸

黄疸多在胆源性胰腺炎时发生。严重者可合并肝细胞性黄疸。

6.腹膜炎体征

水肿性胰腺炎时，压痛只局限于上腹部，常无明显肌紧张；出血性坏死性胰腺炎压痛明显，并有肌紧张和反跳痛，范围较广泛或波及全腹。

7.休克

严重患者出现休克，表现为脉细速，血压降低，四肢厥冷，面色苍白等。有的患者以突然休克为主要表现，称为暴发性急性胰腺炎。

8.皮下瘀斑

少数患者因胰酶及坏死组织液穿过筋膜与基层渗入腹壁下，可在季肋及腹部形成蓝棕色斑(Grey-turner征)或脐周皮肤青紫(Cullen 征)。

(四)辅助检查

1.胰酶测定

(1)血清淀粉酶：90%以上的患者血清淀粉酶升高，通常在发病后 3～4 小时后开始升高，12～24 小时达到高峰，3～5 天恢复正常。

(2)尿淀粉酶测定：通常在发病后 12 小时开始升高，24～48 小时开始达高峰，持续 5～7 天开始下降。

(3)血清脂肪酶测定：在发病 24 小时升高至 1.5 康氏单位(正常值 0.5～1.0 U)。

2.腹腔穿刺

穿刺液为血性浑浊液体，可见脂肪小滴，腹水淀粉酶较血清淀粉酶值高 3～8 倍之多。并发感染时显脓性。

3.B 超检查

B 超检查可见胰腺弥漫性均匀肿大，界限清晰，内有光点反射，但较稀少，若炎症消退，上述变化持续 1～2 周即可恢复正常。

4.CT 检查

CT 扫描显示胰腺弥漫肿大，边缘不光滑，当胰腺出现坏死时可见胰腺上有低密度、不规则的透亮区。

(五)临床分型

1.水肿性胰腺炎(轻型)

水肿性胰腺炎主要表现为腹痛、恶心、呕吐；腹膜炎体征、血和尿淀粉酶增高，经治疗后短期内可好转，死产率低。

2.出血坏死性胰腺炎(重型)

除上述症状、体征继续加重外，出血坏死性胰腺炎可有高热持续不退，黄疸加深，神志模糊和谵妄，高度腹胀，血性或脓性腹水，两侧腰部或脐下出现青紫瘀斑，胃肠出血、休克等。实验室检查：白细胞计数增多($>16\times10^9$/L)，红细胞和血细胞比容降低，血糖升高($>$11.1 mmol/L)，血钙降低($<$2.0 mmol/L)，$PaO_2<8.0$ kPa(60 mmHg)，血尿素氮或肌酐增高，酸中毒等，甚至出现急性肾衰竭、弥散性血管内凝血、ARDS 等。病死率较高。

(六)治疗原则

1.非手术治疗

急性胰腺炎大多采用非手术治疗:①严密观察病情;②应用抑制或减少胰液分泌的药物;③解痉镇痛;④有效抗生素防治感染;⑤抗休克、纠正水电解质平衡失调;⑥抗胰酶疗法;⑦腹腔灌洗;⑧激素和中药治疗。

2.手术治疗

(1)目的:清除含有胰酶、毒性物质和坏死的组织。

(2)指征:采用非手术疗法无效者;诊断未明确而疑有腹腔脏器穿孔或肠坏死者;合并胆管疾病;并发胰腺感染者。

(3)手术方式:有灌洗引流、坏死组织清除和规则性胰腺切除术、胆管探查,T 管引流和胃造瘘、空肠造瘘术等。

(七)护理措施

1.非手术期间的护理

(1)病情观察:严密观察神志,监测生命体征和腹部体征的变化,监测血气、凝血功能、血电解质变化,及早发现坏死性胰腺炎、休克和多器官衰竭。

(2)维持正常呼吸功能:给予高浓度氧气吸入,必要时给予呼吸机辅助呼吸。

(3)维护肾功能:详细记录每小时尿量、尿比重、出入水量。

(4)控制饮食、抑制胰腺分泌:对病情较轻者,可进少量清淡流质或半流质饮食,限制蛋白质摄入量,禁进脂肪。对病情较重或频繁呕吐者要禁食,行胃肠减压;遵医嘱给予抑制胰腺分泌的药物。

(5)预防感染:对病情重或胆源性胰腺炎患者给予抗生素,为预防真菌感染,应加用抗真菌药物。

(6)防治休克:维持水电平衡,应早期迅速补充水电解质、血浆、全血。患者还易发生低钾血症、低钙血症,在疾病早期应注意观察,及时矫正。

(7)心理护理:指导患者减轻疼痛的方法,解释各项治疗措施的意义。

2.术后护理

(1)术后各种引流管的护理:①熟练掌握各种管道的作用,将导管贴上标签后与引流装置正确连接,妥善固定,防止导管滑脱;②分别观察记录各引流管的引流液性状、颜色、量;③严格遵循无菌操作规程,定期更换引流装置;④保持引流通畅;防止导管扭曲,重型患者常有血块、坏死组织脱落,容易造成引流管阻塞。如有阻塞可用无菌温生理盐水冲洗。经常更换体位,以利引流;⑤冲洗液、灌洗液现用现配;⑥拔管护理:当患者体温正常并稳定 10 天左右,白细胞计数正常,腹腔引流液少于每天 5 mL、引流液淀粉酶测定正常后可考虑拔管。拔管后要注意拔管处伤口有无渗漏,如有渗液应及时更换敷料。拔管处伤口可在1 周左右愈合。

(2)伤口护理:观察有无渗液、有无裂开,按时换药;并发胰外瘘时,要注意保持负压引流通畅,并用氧化锌糊剂保护瘘口周围皮肤。

(3)营养支持治疗与护理:根据患者营养评定状况,计算需要量,制订计划。第 1 阶段,术前和术后早期,需抑制分泌功能,使胰腺处于休息状态,同时因胃肠道功能障碍,此时需完全胃肠外营养(TPN)2～3 周。第 2 阶段,术后 3 周左右,病情稳定,肠道功能基本恢复,可通过空肠造瘘提供营养 3～4 周,称为肠道营养(TEN)。第 3 阶段,逐渐恢复经口进食,称为胃肠内营养(EN)。

(4)做好基础生活护理和心理护理。

(5)并发症的观察与护理:①胰腺脓肿及腹腔脓肿,术后2周的患者出现高热,腹部肿块,应考虑其可能。一般均为腹腔引流不畅,胰腺坏死组织及渗出液局部积聚感染所致。非手术疗法无效时应手术引流。②胰瘘:如观察到腹腔引流有无色透明腹腔液经常外漏,其中淀粉酶含量高,为胰液外漏所致,合并感染时引流液可显脓性。多数可逐渐自行愈合。③肠瘘:主要表现为明显的腹膜刺激征,引流液中伴有粪渣。瘘管形成后用营养支持治疗。长期不愈者,应考虑手术治疗。④假性胰腺囊肿:多数需手术行囊肿切除或内引流手术,少数患者经非手术治疗6个月可自行吸收。⑤糖尿病:胰腺部分切除后,可引起内、外分泌缺失。注意观察血糖、尿糖的变化,根据化验报告补充胰岛素。⑥心理护理:由于病情重,术后引流管多,恢复时间长,患者易产生悲观急躁情绪,因此应关心体贴鼓励患者,帮助患者树立战胜疾病的信心,积极配合治疗。

(八)健康教育

(1)饮食应少量多餐,注意食用富有营养易消化食物,避免暴饮暴食及酗酒。

(2)有胆管疾病、病毒感染者应积极治疗。

(3)告知会引发胰腺炎的药物种类,不得随意服药。

(4)有高糖血症,应遵医嘱口服降糖药或注射胰岛素,定时查血糖、尿糖,将血糖控制在稳定水平,防治各种并发症。

(5)出院4～6周,避免过度疲劳。

(6)门诊应定期随访。

三、胰腺癌、壶腹部癌及护理

胰腺癌是常见消化道肿瘤之一,以男性多见,40岁以上患者占80%,癌肿发生在胰头部位占70%～80%,体尾部癌约占12%。其转移途径有血行、淋巴途径转移和直接浸润,癌细胞还可沿胰周神经由内向外扩散。壶腹部癌是指胆总管末段壶腹部和十二指肠乳头的恶性肿瘤,在临床上与胰腺癌有不少共同点,统称为壶腹周围癌。

(一)临床表现

1.腹痛和上腹饱胀不适

初期仅表现为上腹部胀闷感及隐痛。随病情加重,疼痛逐渐剧烈,并可牵涉到背部,胰头部癌疼痛多位于上腹居中或右上腹部疼痛,胰体尾部癌疼痛多在左上腹或左季肋部疼痛。晚期可向背部放射,少数患者以此为首发症状,当癌肿侵及腹膜后神经丛时,疼痛常剧烈难受,尤以夜间为甚,以至于患者常取端坐位。

2.消化道症状

患者常有食欲缺乏、恶心、呕吐、厌食油腻和动物蛋白饮食、消化不良、腹泻或便秘、呕吐和黑便。

3.黄疸

胰腺癌侵及胆管时可出现黄疸,其特征是进行性加深并伴尿黄,大便呈陶土色及皮肤瘙痒。胰头癌因其靠近胆管,故黄疸发生较早,胰体尾部癌距胆管较远,通常到晚期才发生黄疸。

4.乏力和消瘦

胰腺癌较早出现乏力及消瘦,常于短期内出现明显消瘦。

5.发热

少数患者可出现持续性或间歇性低热。

6.腹部肿块

患者主要表现为肝大,胆囊肿大,晚期患者可扪及胰腺肿大。

7.腹水

晚期患者可见腹水。

(二)辅助检查

1.实验室检查

(1)免疫学检查:癌胚抗原(CEA)、胰腺胚胎抗原(POA)、胰腺癌相关抗原(PCAA)、胰腺癌特异抗原(PaA)、糖类抗原19-9(CA19-9)均增高。

(2)血清生化检查:早期可有血、尿淀粉酶增高,空腹血糖增高,糖耐量试验阳性,有黄疸时,血清胆红素增高,碱性磷酸酶升高,转氨酶轻度升高,尿胆红素阳性;无黄疸的胰体尾癌可见转肽酶升高。

2.影像学检查

主要影像学检查有超声检查、CT、内镜逆行胰胆管造影(ERCP)、腹腔镜检查、X线钡餐检查。

(三)治疗原则

早期发现、早期诊断、早期手术治疗。手术切除是胰头癌最有效的治疗方法。胰腺癌无远处转移者,应争取手术切除,常用的手术方法有胰头十二指肠切除术。对不能切除的患者,应行内引流手术,即胆总管与空肠或十二指肠吻合。术后采用综合治疗包括化学、免疫和放射疗法及中药治疗。为控制晚期患者的疼痛可采用剖腹或经皮行腹腔神经丛无水乙醇注射治疗。

(四)护理措施

1.手术前护理

(1)心理支持:每次检查及护理前给予解释,尊重患者心理调适的过程。

(2)控制血糖在稳定水平:检查患者血糖、尿糖,如有高血糖,应在严密监测血糖、尿糖的基础上调整胰岛素用量,将血糖控制在稳定水平。

(3)改善凝血功能:遵医嘱给予维生素K。

(4)改善营养:术前应鼓励患者进富有营养饮食,必要时给予胃肠外营养。

(5)术前日常规皮肤准备,术前晚灌肠。

2.手术后护理

(1)观察生命体征:由于胰头癌切除涉及的器官多、创伤重,术后要严密观察生命体征。

(2)防治感染:胰头十二指肠切除术手术大、范围广,消化道吻合多,感染机会多,故术后应遵医嘱静脉加用广谱抗生素。术后更换敷料应严格遵循无菌操作规程。

(3)维持水、电解质和酸碱平衡:手术范围大、创伤大,术后引流管多,消化液及体液丢失,易导致脱水、低钾、低钙等,应准确记录出入量。按医嘱及时补充水和电解质,以维持其平衡。

(4)加强营养:术后给予静脉高营养,静脉输血、血浆、清蛋白及脂肪乳,氨基酸等。限制脂肪饮食,少量多餐。

(5)引流管护理:应妥善固定引流管,保持引流通畅,并观察记录引流液的颜色、性质和量。患者无腹胀、无腹腔感染、无引流液时可去除引流管。

(6)术后出血的防治与护理:观察患者有无切口出血、胆管出血及应激性溃疡出血。

(7)低血糖监测:胰头十二指肠切除患者术后易发生低血糖,注意每天监测血糖、尿糖变化。

(8)胰瘘的预防与护理:胰瘘多发生在术后5~7天。

(9)胆瘘的预防与护理:多发生于术后2~9天。表现为右上腹痛、发热、腹腔引流液呈黄绿色,T管引流量突然减少,有局限性或弥漫性腹膜炎表现,严重者出现休克症状。术后应保持T管引流畅通,将每天胆汁引流量做好记录,发现问题,及时与医师联系。

(10)化疗护理:适用于不能行根治性切除的胰腺癌,术后复发性胰腺癌和合并肝转移癌。

(11)心理护理:给予心理支持,促进早日痊愈。

(五)健康教育

(1)出院后对于胰腺功能不足,消化功能差的患者,除应用胰酶代替剂外,同时采用高蛋白、高糖、低脂肪饮食,给予脂溶性维生素。

(2)定期检测血糖、尿糖,发生糖尿病时给予药物治疗。

(3)3~6个月复查一次,如出现进行性消瘦、乏力、贫血、发热等症状,应回医院诊治。

(李志艳)

第十四章　泌尿外科护理

第一节　泌尿系统损伤

泌尿系统损伤主要是指在外力的作用下造成泌尿系统脏器本身解剖结构被破坏，继而引发出一系列的临床表现。以男性尿道损伤最多见，肾、膀胱次之。输尿管损伤多见于医源性损伤。泌尿系统损伤大多是胸、腹、腰部或骨盆严重损伤的合并伤。因此，当有上述部位损伤时，应注意有无泌尿系统损伤；确诊泌尿系统损伤时，也要注意有无合并其他脏器损伤。

一、肾损伤患者的护理

肾损伤发病率每年约在5/10万。72%见于16～44岁的男性青壮年，男女比例约3∶1。在泌尿系统损伤中仅次于尿道损伤，居第二位，占所有外伤的1%～5%，腹部损伤的10%。以闭合性损伤多见，1/3常合并有其他脏器损伤。当肾脏存在积水、结石、囊肿、肿瘤等病理改变时，损伤可能性更大。由于损伤的病因和程度不同，肾损伤出现多种类型，有时多种类型的肾损伤同时存在。现根据其损伤的程度将闭合性损伤分为以下病理类型。①肾挫伤：损伤及局限于部分肾实质，形成肾瘀斑和/或包膜下血肿，肾包膜及肾盏、肾盂黏膜完整，损伤涉及肾集合系统的可有少量血尿。②肾部分裂伤：肾邻近包膜部位裂伤伴有肾包膜破裂，可致肾周血肿。若肾邻近集合系统部位裂伤伴有肾盏、肾盂黏膜破裂，则可有明显血尿。③肾全层裂伤：肾实质深度裂伤，外及肾包膜，内达肾盏、肾盂黏膜，此时常引起广泛的肾周血肿、血尿和尿外渗。肾横断或碎裂时，可导致部分肾组织缺血。④肾蒂血管损伤：肾蒂血管损伤比较少见。肾蒂或肾段血管的部分或全部撕裂，可引起大出血、休克，常来不及诊治就死亡。由于此类损伤引起肾急剧移位，肾动脉突然被牵拉，致血管内膜断裂，形成血栓，造成肾功能丧失。

(一)病因

1.开放性损伤

因弹片、枪弹、刀刃等锐器致伤，损伤复杂而严重，常伴有胸、腹部等其他组织器官损伤。

2.闭合性损伤

因直接暴力(如撞击、跌打、挤压、肋骨或横突骨折等)或间接暴力(如对冲伤、突然暴力扭转等)所致。

3.医源性损伤

经皮肾穿刺活检、肾造瘘、经皮肾镜碎石术、体外冲击波碎石等医疗操作有可能造成不同程度的肾损伤。

此外,肾本身有病变时,如肾积水、肾肿瘤、肾结核或肾囊性疾病等更易受损伤,有时极轻微的创伤也可造成严重的“自发性”肾破裂。

(二)临床表现

肾损伤的临床表现与损伤类型和程度有关,常不相同,尤其在合并其他器官损伤时,肾损伤的症状可能不易觉察。其主要症状有休克、血尿、疼痛、腰腹部肿块、发热等。

1.休克

严重肾裂伤、肾蒂血管损伤或合并其他脏器损伤时,因创伤和失血常发生休克,危及生命。

2.血尿

肾损伤患者大多有血尿,肾挫伤涉及肾集合系统时可出现镜下血尿或轻度肉眼血尿。若肾集合系统部位裂伤伴有肾盏、肾盂黏膜破裂,则可有明显的血尿。肾全层裂伤则呈大量全程肉眼血尿。有时血尿与损伤程度并不一致,如血块堵塞尿路、肾蒂断裂、肾动脉血栓形成,肾盂、输尿管断裂等情况可能只有轻微血尿或无血尿。

3.疼痛

肾包膜下血肿、肾周围软组织损伤、出血或尿外渗引起患侧腰、腹部疼痛。血液、尿液渗入腹腔或合并腹内脏器损伤时,出现全腹疼痛和腹膜刺激症状。血块通过输尿管时易发生肾绞痛。

4.腰腹部肿块

血液、尿液进入肾周围组织可使局部肿胀,形成肿块,有明显触痛和肌强直。开放性肾损伤时应注意伤口位置及深度。

5.发热

肾损伤所致肾周血肿、尿外渗易继发感染,甚至造成肾周脓肿或化脓性腹膜炎,常伴发热等全身中毒症状。

(三)辅助检查

1.实验室检查

实验室检查包括血常规检查、尿常规检查。尿中含多量红细胞,严重休克无尿者,往往要在抗休克、血压恢复正常后方能见到血尿;肾动脉栓塞或输尿管离断时可无血尿。血红蛋白和血细胞比容持续降低提示有活动性出血。严重的胸、腹部损伤时,往往容易忽视肾损伤的临床表现,应尽早做尿常规检查,以免延误诊断。

2.影像学检查

(1)超声:能提示肾损伤的部位和程度,有无包膜下和肾周血肿、尿外渗、其他器官损伤及对侧肾等情况。须注意肾蒂血管情况,如肾动静脉的血流等。

(2)CT:可清晰显示肾实质裂伤程度、尿外渗和血肿范围,以及肾组织有无活力,并可了解与其他脏器的关系。CT 血管成像可显示肾动脉和肾实质的损伤情况,也可了解有无肾动-静脉瘘或创伤性肾动脉瘤,若伤侧肾动脉完全梗阻,表示为外伤性血栓形成。

(3)其他检查:MRI 诊断肾损伤的作用与 CT 类似,但对血肿的显示比 CT 更具特征性。除上述检查外,传统的静脉尿路造影、动脉造影等检查也可发现肾有无损伤、肾损伤的范围和程度,但临床上一般不作为首选。

(四)治疗要点

肾损伤的处理与损伤程度有直接关系。轻微肾挫伤一般症状轻微,经短期休息可以康复,大多数患者属于此类损伤。多数肾部分裂伤可行非手术治疗,仅少数需手术治疗。

1.紧急治疗

有大出血、休克的患者需迅速给予抢救措施,进行输血、补液等抗休克治疗,并严密观察生命体征,同时明确有无合并其他器官损伤,做好手术探查的准备。

2.非手术治疗

(1)绝对卧床休息 2～4 周,病情稳定、血尿消失后才可以允许患者离床活动。通常损伤后 4～6 周肾部分裂伤才趋于愈合,过早、过多离床活动,有可能再度出血。恢复后 3 个月内不宜参加体力劳动或竞技运动。

(2)密切观察:定时测量血压、脉搏、呼吸、体温,注意腰、腹部肿块范围有无增大。观察尿液颜色深浅的变化。定期检测血红蛋白和血细胞比容。

(3)及时补充血容量和热量,维持水、电解质平衡,保持足够尿量,必要时输血。

(4)早期合理应用抗生素预防感染。

(5)适量使用镇痛、镇静剂和止血药物。

3.手术治疗

(1)开放性肾损伤:几乎所有这类损伤的患者都要实行手术治疗,特别是枪伤或从前面腹壁进入的锐器伤,需经腹部切口进行手术,包括清创、缝合及引流,并探查腹部脏器有无损伤。

(2)闭合性肾损伤:一旦确定为严重的肾部分裂伤、肾全层裂伤及肾蒂血管损伤须尽早经腹进行手术。若肾损伤患者在非手术治疗期间发生以下情况,则需施行手术治疗:①经积极抗休克后生命体征仍未见改善,提示有内出血。②血尿逐渐加重,血红蛋白和血细胞比容继续降低。③腰、腹部肿块明显增大。④怀疑有腹腔脏器损伤。其手术方法包括血管介入治疗、肾修补术和肾部分切除术、肾切除术、肾血管修补术。

4.并发症的处理

由于出血、尿外渗及继发性感染等可导致肾损伤并发症。腹膜后尿囊肿或肾周脓肿要切开引流。输尿管狭窄、肾积水需施行成形术或肾切除术。恶性高血压要做血管修复或肾切除术。动-静脉瘘和假性肾动脉瘤应予以修补,如在肾实质内则可行部分肾切除术。持久性血尿可施行选择性肾动脉栓塞术。

(五)护理

1.术前护理

(1)按泌尿外科一般护理常规护理。

(2)心理护理:很多患者属于意外受伤,且受伤部位为重要脏器,给患者及家属带来了巨大的精神压力,所以应主动给予关心和照顾,向患者及家属讲解相关手术的目的、注意事项,消除患者及家属的担心及疑虑,以积极的态度面对治疗。

(3)嘱患者绝对卧床休息,以免活动后加重出血。

(4)密切观察病情变化,定时测量血压、脉搏、呼吸、体温等生命体征。如患者出现血压下降、脉搏加快、呼吸增快、面色苍白、精神不振、躁动等情况,提示有休克发生,应按休克处理:迅速建立两条以上静脉通道,补充血容量,保证输血、输液的通畅;早期应用抗生素以预防感染,同时注意保暖、镇静、吸氧;尽量避免搬动患者;根据实验室检查结果,合理安排输液种类,以维持水、电解质及酸碱平衡。

(5)肾损伤应注意观察腰腹部情况:腹膜刺激症状是肾损伤的渗血、渗尿刺激后腹膜所致,其加重与好转可反映病情的变化,应注意观察腹膜刺激症状,有无压痛、肌痉挛;注意观察腰腹部肿物的范围,以了解出血的情况。

(6)泌尿系统损伤常伴有其他脏器损伤,应严密观察患者症状与体征的变化,随时做好抢救准备。

2.术后护理

(1)按泌尿外科术后一般护理常规护理。

(2)病情观察:准确、定时测量血压、心率、呼吸及血氧饱和度并正确记录,随时注意患者病情的变化。如果患者出现血压下降、心率增快、血氧饱和度下降的情况,及时通知医师,防止出血的发生。注意观察伤口敷料有无渗血、渗液,若有及时通知医师给予换药。

(3)维持水、电解质、酸碱平衡及有效循环血量:建立静脉通道,遵医嘱及时输液,必要时输血,以维持有效循环血量。输血过程中密切观察患者有无变态反应、输血反应的发生。根据实验室检查结果,合理安排输液种类,及时输入液体和电解质,以维持水、电解质及酸碱平衡。

(4)休息与活动:全麻清醒、血压平稳后改半卧位,术后需卧床休息 2～4 周。卧床期间患者可以进行循序渐进的床上活动,比如做四肢主动的屈伸活动,以预防静脉血栓的发生;指导患者适时变换体位,常规放置防压疮气垫,必要时骶尾部贴防压疮敷料,以预防压疮的发生。

(5)预防感染:保持尿道口清洁,导尿管通畅,保持会阴部清洁干燥;定时观察体温,了解血、尿白细胞计数变化,及时发现感染征象;加强损伤局部的护理,严格无菌操作;早期应用抗生素预防感染。

(6)管路护理:术后留置伤口引流管及导尿管,实现伤口引流管的“双固定”:将伤口引流管用透明贴膜固定于患者身上,将引流袋、尿袋分别固定于床单上,做好管路及引流袋的标识。让患者自己伸手摸到引流管的走向及固定位置。避免牵拉、打折。严密观察伤口引流管及导尿管引流液的颜色、性状和量,准确做好记录。若伤口引流液或尿液颜色鲜红,量较大,则考虑出血的可能,应立即通知医师。

(7)膀胱冲洗的护理:为防止血液逐渐沉积在膀胱内形成血块堵塞尿道口,导致患者导尿管引流不畅,遵医嘱行膀胱冲洗。在冲洗过程中加强观察,确保导尿管引流通畅,注意冲洗温度应适宜,保持在 20～30 ℃。冲洗过程中观察流速是否适宜,同时检查冲洗液的颜色,冲出液的量、浑浊度、有无尿外渗的发生。一般冲出液量不应少于冲入的液体,要及时发现冲出液是否进入腹腔、腹壁、会阴及阴囊皮下,造成腹壁、阴囊明显水肿或导致冲出液被大量吸收入血,急剧增加循环血量,造成急性心力衰竭致患者死亡。当患者出现脉速、面色苍白、出冷汗、剧烈腹痛等,应立即停止冲洗,通知医师,及时给予处理。

(8)饮食:可以进食后,应以易消化食物为主,避免食用辛辣刺激性食物及过于油腻的食品;鼓励患者多饮水,保证尿量 2 000～3 000 mL/d,可以预防泌尿系统感染。

(三)出院指导

(1)出院后 3 个月内,不宜参加体力劳动或竞技运动,以免引起再度出血。

(2)注意保护肾脏,患病时应在医师指导下服药,以免造成肾功能的损害;定期检测肾功能。

(3)如出现腰痛、血尿,要及时就诊、及时治疗。

二、膀胱损伤患者的护理

膀胱空虚时位于骨盆深处，受到周围筋膜、肌、骨盆及其他软组织的保护，因此除贯通伤或骨盆骨折外，一般不易发生膀胱损伤。膀胱充盈时其壁紧张而薄，高出耻骨联合伸展至下腹部，易遭受损伤。

（一）病因

1.开放性损伤

由弹片或锐器贯通所致，常合并其他脏器损伤，如直肠、阴道损伤，形成腹壁尿瘘、膀胱直肠瘘或膀胱阴道瘘。

2.闭合性损伤

当膀胱充盈时，若下腹部遭撞击、挤压，极易发生膀胱损伤。可见于酒后膀胱过度充盈，受力后膀胱破裂。有时骨盆骨折骨片会直接刺破膀胱壁。产程过长，膀胱壁被压，在胎头与耻骨联合之间也易引起缺血性坏死，可致膀胱阴道瘘。

3.医源性损伤

见于膀胱镜检查或治疗中，如膀胱颈部肿瘤、前列腺癌、膀胱癌等电切术及盆腔手术、腹股沟疝修补术、阴道手术等有时可能伤及膀胱。压力性尿失禁行经阴道无张力尿道中段悬吊手术时，也有发生膀胱损伤的可能。

4.自发性破裂

有病变的膀胱[如膀胱结核、长期接受放射治疗（简称放疗）的膀胱]过度膨胀，发生破裂，称为自发性破裂。

（二）临床表现

膀胱壁轻度挫伤仅有下腹部疼痛和少量终末血尿，短期内可自行消失。膀胱全层破裂时症状明显，依腹膜外型或腹膜内型的破裂部位不同而有其各自的特殊的表现。

1.休克

常见于骨盆骨折导致的膀胱损伤，常因骨盆骨折剧痛、大出血所致。

2.腹痛

腹膜外破裂时，尿外渗及血肿可引起下腹部疼痛、压痛及肌紧张，直肠指检可触及直肠前壁饱满并有触痛。腹膜内破裂时，尿液和血液流入腹腔常引起急性腹膜炎症状；如果腹腔内尿液较多，可有移动性浊音。

3.排尿困难和血尿

膀胱破裂后，尿液流入腹腔和膀胱周围组织间隙时，患者有尿意，但不能排出尿液或仅能排出少量血尿。

4.尿瘘

开放性损伤可有体表伤口漏尿；如与直肠、阴道相通，则经肛门、阴道漏尿。闭合性损伤在尿外渗感染后破溃，可形成尿瘘。

5.局部症状

闭合性损伤时，常有体表皮肤肿胀、血肿和瘀斑。

(三)辅助检查

1.膀胱造影

自导尿管向膀胱内注入15%泛影葡胺300 mL,摄前后位片,抽出造影剂后再摄片,如膀胱破裂,可发现造影剂漏至膀胱外,排液后的照片更能显示遗留于膀胱外的造影剂。腹膜内膀胱破裂时,则显示造影剂衬托的肠襻。

2.膀胱镜检查

膀胱镜检查是诊断术中发生膀胱损伤的首选方法。

3.导尿试验

导尿管插入膀胱后,如引流出300 mL以上的清亮尿液,基本上可排除膀胱破裂;如无尿液导出或仅导出少量血尿,则膀胱破裂的可能性大。此时可经导尿管向膀胱内注入灭菌生理盐水200~300 mL,片刻后再吸出。液体外漏时吸出量会减少,腹腔液体回流时吸出量会增多。若液体出入量差异大,提示膀胱破裂。

(四)治疗

处理原则:闭合膀胱壁缺损;保持通畅的尿液引流,或完全的尿流改道;充分引流膀胱周围及其他部位的尿外渗。应根据损伤的类型和程度进行相应的处理。

1.紧急处理

对于骨盆骨折的患者需要依据出血的严重程度进行抗休克治疗,如输液、输血、镇痛及镇静等,尽早合理使用抗生素预防感染。

2.非手术治疗

膀胱挫伤或膀胱造影显示仅有少量尿外渗且症状较轻者,可从尿道插入导尿管持续引流尿液10天左右,并保持通畅,同时使用抗生素预防感染,破裂多可自愈。

3.手术治疗

膀胱破裂伴有出血和尿外渗,病情严重者,须尽早施行手术。如为腹膜外破裂,做下腹部正中切口,腹膜外显露并切开膀胱,清除外渗尿液,修补膀胱裂口。如为腹膜内破裂,应行剖腹探查,了解其他脏器有无损伤,并做相应处理。吸尽腹腔内液体,分层修补腹膜与膀胱壁。也可行腹腔镜膀胱修补术,由于腹腔镜具有创伤小等特点,利用孔道即可观察上腹部其他脏器有无损伤。若发生膀胱颈撕裂,须用可吸收缝线准确修复,以免术后发生尿失禁。膀胱修补术后应留置导尿管或行耻骨上膀胱造瘘,持续引流尿液2周。对于骨盆骨折的患者,手术以骨科处理为主,泌尿科以引流尿液为主要目的。

4.并发症的处理

早期正确的手术治疗及抗生素的应用可减少并发症的发生。盆腔血肿宜尽量避免切开,以免发生大出血并导致感染。若出血不止,可用纱布填塞止血,24小时后再取出。

(五)护理

1.术前护理

(1)按泌尿外科一般护理常规护理。

(2)心理护理:主动给予患者关心和体贴,向患者及家属讲解目前的治疗方法的可行性,消除其顾虑,以积极的态度面对治疗。

(3)注意密切监测患者的血压、脉搏、呼吸及血氧饱和度,如骤然血压下降、脉搏加快、面色苍白,提示有休克发生,应按休克处理,即迅速建立两条以上静脉通道,补充血容量,维持患者水、电

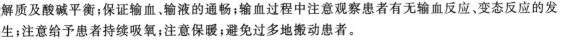

解质及酸碱平衡；保证输血、输液的通畅；输血过程中注意观察患者有无输血反应、变态反应的发生；注意给予患者持续吸氧；注意保暖；避免过多地搬动患者。

(4)注意监测体温，遵医嘱使用抗生素预防感染，体温过高时及时通知医师。

(5)合并骨盆骨折者，应卧硬板床休息；注意观察血尿及腹膜刺激症状，判断有无出血发生。

2.术后护理

(1)按泌尿外科术后一般护理常规护理。

(2)病情观察：准确、定时测量血压、心率、呼吸及血氧饱和度并正确记录，随时注意患者病情的变化。留置膀胱造瘘管的患者，应注意观察造瘘口敷料有无渗血、渗液，定时给予换药。

(3)管路护理：膀胱修补术术后最主要的就是保持膀胱引流通畅，所以应注意观察术后留置的导尿管或膀胱造瘘管是否通畅，避免管路打折、受压、弯曲或堵塞。术后导尿管或耻骨上膀胱造瘘管留置时间一般为 2 周左右。将引流袋固定于床单上，做好管路及引流袋的标识。让患者自己伸手摸到引流管的走向及固定位置，以更好地自我注意避免引流管受牵拉、打折。严密观察引流液的颜色、性状和量，准确做好记录。

(4)预防感染：保持尿道口清洁、导尿管通畅，保持会阴部清洁干燥；定时观察体温，监测血、尿白细胞计数，及时发现感染征象；加强损伤局部的护理，严格无菌操作；早期应用抗生素预防感染。

(5)膀胱痉挛的护理：患者术后容易发生膀胱痉挛，可遵医嘱给予抗胆碱能药物予以缓解。

(6)膀胱冲洗的护理：为防止膀胱内形成血凝块堵塞尿道口，导致患者导尿管引流不畅，可遵医嘱行膀胱冲洗。冲洗液的温度应适宜，保持在 20～30 ℃。注意观察冲出的液体的颜色、量、浑浊度，注意有无尿外渗的发生。在冲洗过程中加强观察流速是否适宜，并确保导尿管引流通畅，一般冲出的液体量不应少于冲入的液体量，要加强观察冲洗液是否进入腹腔、腹壁、会阴及阴囊皮下，造成腹壁、阴囊明显水肿，或造成冲洗液被大量地吸收入血，急剧增加循环血量，造成急性心力衰竭导致患者死亡。当患者出现脉速、面色苍白、出冷汗、剧烈腹痛等，应立即停止冲洗，通知医师，及时给予处理。

(7)饮食：可以进食后，应以易消化食物为主，避免食用辛辣刺激性、过于油腻的食物；鼓励患者多饮水，保证尿量 2 000～3 000 mL/d，以预防泌尿系统感染。

(8)活动：活动应遵循循序渐进的原则。指导患者卧床期间进行床上双下肢的屈伸活动，以防止静脉血栓的发生；如无合并其他内脏损伤或骨折等情况时，一般可于术后第二天下床活动。

3.出院指导

嘱患者多饮水、勤排尿；定期复查，如有不适及时就诊。

（吴　敏）

第二节　压力性尿失禁

尿失禁是影响女性生活质量的常见疾病，据统计，全球患病率接近 50%，我国人群的患病率与此相当，其中一半为压力性尿失禁。压力性尿失禁是指打喷嚏、咳嗽或运动等腹压增高时，出现不自主的尿液自尿道外口溢出。由于社会经济和文化教育等因素，加之女性对排尿异常羞于

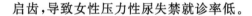

启齿，导致女性压力性尿失禁就诊率低。

一、病因

（一）年龄

随着年龄增长，女性尿失禁患病率逐渐增高，高发年龄为45～55岁。年龄与尿失禁的相关性可能与随着年龄的增长而出现的盆底肌松弛、雌激素减少和尿道括约肌退行性变等有关。一些老年常见疾病，如慢性肺部疾病、糖尿病等，也可促进尿失禁的进展。但老年人压力性尿失禁的发生率趋缓，可能与其生活方式改变有关，如日常活动减少等。

（二）生育

生育的次数、初次生育年龄、生产方式、胎儿的大小及妊娠期间尿失禁的发生率均与产后尿失禁的发生有显著相关性，生育的胎次与尿失禁的发生呈正相关性；初次生育年龄在20～34岁间的女性，其尿失禁的发生与生育的相关度高于其他年龄段；生育年龄过大者，尿失禁的发生可能性较大；经阴道分娩的女性比剖宫产的女性更易发生尿失禁；行剖宫产的女性比未生育的女性发生尿失禁可能性要大；使用助产钳、吸胎器和缩宫素等加速产程的助产技术同样有增加尿失禁的可能性；出生婴儿体重大于4 000 g的母亲发生压力性尿失禁的可能性明显升高。

（三）盆腔脏器脱垂

压力性尿失禁和盆腔脏器脱垂紧密相关，两者常伴随存在，均严重影响中老年妇女的健康和生活质量。盆腔脏器脱垂患者盆底支持组织平滑肌纤维变细、排列紊乱、结缔组织纤维化和肌纤维萎缩可能与压力性尿失禁的发生有关。

（四）肥胖

肥胖女性发生压力性尿失禁的概率显著增高，减肥可降低尿失禁的发生。

（五）种族和遗传因素

遗传因素与压力性尿失禁有较明确的相关性。压力性尿失禁患者患病率与其直系亲属患病率显著相关。白种人女性尿失禁的患病率高于黑种人。

（六）雌激素

长期以来认为绝经期妇女雌激素下降与尿失禁发生相关，但目前还存在争议。一些研究认为，口服雌激素不能减少尿失禁，且有诱发和加重尿失禁的风险，阴道局部使用雌激素可改善压力性尿失禁症状。

（七）子宫切除术

子宫切除术后如发生压力性尿失禁，一般都在术后半年至一年。手术技巧及手术切除范围可能与尿失禁的发生有一定关系。但目前尚无足够的循证医学证据，证实子宫切除术与压力性尿失禁的发生有确定的相关性。

（八）吸烟

吸烟与压力性尿失禁发生的相关性尚有争议。有资料显示吸烟者发生尿失禁的比例高于不吸烟者，可能与吸烟引起的慢性咳嗽和胶原纤维合成的减少有关。也有资料认为吸烟与尿失禁的发生无关。

（九）体力活动

高强度体育锻炼可能诱发或加重尿失禁，但尚缺乏足够的循证医学证据。

二、临床表现

(一)症状

咳嗽、打喷嚏、大笑等腹压增加时不自主漏尿。

(二)体征

腹压增加时能观察到尿液不自主的从尿道流出。

三、辅助检查

(一)1 小时尿垫试验

(1)方法:①患者无排尿。②安放好已经称重的收集装置,试验开始。③15 分钟内喝完 500 mL无钠液体,然后坐下或躺下。④步行半小时,包括上下一层楼梯。⑤起立和坐下 10 次。⑥剧烈咳嗽 10 次。⑦原地跑 1 分钟。⑧弯腰拾小物品 5 次。⑨流动水中洗手 1 分钟。⑩1 小时终末去除收集装置并称重。

(2)结果判断:①尿垫增重>1 g 为阳性。②尿垫增重>2 g 时注意有无称重误差、出汗和阴道分泌物。③尿垫增重<1 g 提示基本干燥或实验误差。

(二)压力诱发试验

患者取仰卧位,双腿屈曲外展。观察尿道外口漏尿情况,咳嗽或用力增加腹压时见尿液漏出,腹压消失后漏尿也同时消失则为阳性。阴性者站立位再行检查。检查时应同时询问漏尿时或之前是否有尿急和排尿感,若有则可能为急迫性尿失禁或合并有急迫性尿失禁。

(三)膀胱颈抬举试验

患者取截石位,先行压力诱发试验。若为阳性,则将中指及示指插入患者阴道,分别放在膀胱颈水平、尿道两侧的阴道壁上,嘱患者做咳嗽等动作增加腹压,有尿液漏出时用手指向腹侧抬举膀胱颈,如漏尿停止,则为阳性,提示压力性尿失禁的发病机制与膀胱颈和近端尿道明显下移有关。此外,注意试验时不要压迫尿道,否则会出现假阳性。

(四)棉签试验

患者取截石位,消毒后于尿道插入无菌棉签,棉签前端应到达膀胱颈。无应力状态下和应力状态下棉签活动的角度超过 30°,则提示膀胱颈过度活动。

(五)尿动力学检查

当腹压增加时漏尿,伴有排尿困难或尿频、尿急等膀胱过度活动症症状时,需要进行尿动力学检查。同时尿动力学检查还可协助对压力性尿失禁进行分型。有剩余尿及排尿困难表现的患者,还需接受影像尿动力学检查。

(六)膀胱镜检查

怀疑有膀胱颈梗阻、膀胱肿瘤和膀胱阴道瘘等疾病时,需要做此检查。

(七)膀胱尿道造影

既往有手术史,怀疑有膀胱输尿管反流,或需要进行压力性尿失禁分型的患者。

(八)超声检查

了解有无上尿路积水、膀胱容量及剩余尿量。

(九)静脉肾盂造影或 CT

了解有无上尿路积水及重复肾、输尿管畸形,以及重复或异位输尿管开口位置。

四、治疗要点

(一)保守治疗

1.控制体重

肥胖是女性压力性尿失禁的明确危险因素,减轻体重可改善尿失禁的症状。

2.盆底肌训练

通过自主的、反复的盆底肌肉群的收缩和舒张,增强支持尿道、膀胱、子宫和直肠的盆底肌张力,增加尿道阻力、恢复盆底肌功能,达到预防和治疗尿失禁的目的。此法简便易行、有效,适用于各种类型的压力性尿失禁,停止训练后疗效的持续时间尚不明确。目前尚无统一的训练方法,其共识是必须使盆底肌达到相当的训练量才可能有效。此外,盆底肌训练可结合生物反馈、电刺激治疗进行,在专业人员指导下进行可获得更好的疗效。

3.生物反馈

生物反馈是借助置于阴道或直肠内的电子生物反馈治疗仪,监视盆底肌的肌电活动,并将这些信息转换为视觉和听觉信号反馈给患者,指导患者进行正确的、自主的盆底肌训练,并形成条件反射。与单纯盆底肌训练相比,生物反馈更为直观和易于掌握,短期内疗效可优于单纯盆底肌训练,但远期疗效尚不明确。

(二)药物治疗

主要作用原理在于增加尿道闭合压,提高尿道关闭功能,目前常用的药物有以下几种。

1.度洛西汀

度洛西汀是5-羟色胺及去甲肾上腺素的再摄取抑制剂,可升高二者的局部浓度,兴奋此处的生殖神经元,进而提高尿道括约肌的收缩力,增加尿道关闭压,减少漏尿。每次口服 40 mg,每天 2 次,需维持治疗至少 3 个月。多在 4 周内起效,可改善压力性尿失禁症状,结合盆底肌训练可获得更好的疗效。恶心、呕吐是其较常见的不良反应,其他不良反应还有口干、便秘、乏力、头晕、失眠等。

2.雌激素

刺激尿道上皮生长,增加尿道黏膜静脉丛血供,影响膀胱尿道旁结缔组织的功能,增加支持盆底结构肌的张力,增加 α 肾上腺素受体的数量和敏感性,提高 α 肾上腺素受体激动剂的治疗效果。口服雌激素不能减少尿失禁,且有诱发和加重尿失禁的风险。对绝经后患者应选择阴道局部使用雌激素,用药的剂量和时间仍有待进一步研究。长期应用增加子宫内膜癌、卵巢癌、乳腺癌和心血管病的发生风险。

(三)手术治疗

目前最常用的手术方式为经闭孔无张力性尿道中段悬吊术,其适应证主要有 4 种情况。

(1)非手术治疗效果不佳或不能坚持,不能耐受,预期效果不佳的患者。

(2)中、重度压力性尿失禁,严重影响生活质量的患者。

(3)生活质量要求较高的患者。

(4)伴有盆腔脏器脱垂等盆底功能病变需行盆底重建者,同时存在压力性尿失禁。

五、护理

(一)术前护理

(1)按泌尿外科一般护理常规护理。

(2)心理护理:压力性尿失禁的患者长期思想负担重,有自卑心理。大多数患者术前表现为紧张、焦虑,对手术的方式方法、手术效果极为关切。术前应耐心细致地向患者介绍手术的方法、原理、步骤及预后,着重强调本术式具有简单快捷、创伤小、恢复快、疗效好的优点,术后不会影响性生活,以解除她们的紧张心理。护士应与患者多交流,介绍此类手术的成功经验,帮助她们树立治疗的信心,积极配合手术和护理。

(3)会阴护理:尿失禁患者外阴长期处于潮湿环境中,术前应鼓励患者多饮水以稀释尿液,减少局部刺激。指导患者用温水清洗会阴,及时更换卫生巾或护垫,每天更换内裤,保持会阴清洁干燥。观察会阴皮肤有无发红、湿疹及溃疡等,如有应及时向医师报告,待其治愈后方可手术。

(4)避免增加腹压的因素:术前应避免一切可能引起腹压增高的因素。由于排便用力是造成腹压增高的原因之一,对于便秘患者应鼓励多吃水果、蔬菜等,必要时给予缓泻剂。咳嗽、咳痰是造成腹压增高的另一主要原因,因此患者术前应防止受凉、呼吸道感染等。有慢性支气管炎患者,应鼓励其排痰,利用拍背、雾化吸入等方法促进痰液排出。

(5)完善术前各项检查,做好健康教育。

(6)讲解盆底肌训练的意义、方法。

(7)术前遵医嘱行阴道冲洗。

(二)术后护理

(1)按泌尿外科术后一般护理常规护理。

(2)密切观察伤口渗出情况,渗出量多时,通知医师给予处理。

(3)遵医嘱术后6小时给予半卧位,鼓励患者术后24小时下床活动。

(4)饮食护理:术后多饮水,每天大于2 000 mL。选择易消化、营养丰富、粗纤维食物,防止大便干燥,必要时使用缓泻剂,禁止食用辛辣食物及对膀胱有刺激性的饮料。

(5)排尿护理:术后留置导尿管,导尿管连接引流袋并妥善固定,保持引流通畅,观察尿量及颜色。术后1～2天拔除导尿管及阴道内碘仿纱条,鼓励患者拔除导尿管1小时开始排尿,为防止术后因尿道阻力增大出现排尿困难,应在膀胱未达到最大充盈时排尿。术后前几次排尿较为关键,应嘱患者勤排尿,不应超过2小时排尿1次,夜间起来排尿1～2次,排尿正常后即可正常排尿。拔除导尿管后如继续存在尿失禁症状应嘱患者适量饮水,根据尿失禁好转程度酌情增加饮水量。若发生暂时性排尿困难,应指导患者正确使用腹压,可用手按压腹部或听流水声等协助排尿。

(6)并发症的护理:①膀胱损伤,为术中可能出现的并发症。因此要求术中每次穿刺后,应进行膀胱镜检查,如发现膀胱或者尿道损伤,应停止手术,根据损伤程度保留导尿管3～5天。术后保持导尿管通畅,注意观察并记录尿量及尿液性质,如颜色鲜红,提示有膀胱尿道损伤的可能。②出血,在利用穿刺针将吊带引向耻骨上切口的过程中,偶尔会损伤耻骨后血管,引起出血,形成耻骨后血肿。但这种出血往往是自限性的,可以自行停止,不会引起严重后果,故不需特殊处理。术后应倾听患者有无里急后重的主诉,并注意观察患者的面部表情。③急性尿潴留,其原因和吊带位置较高、过于拉紧及局部组织损伤后水肿渗血有关。④下肢活动障碍,由于闭孔神经损伤致大腿屈曲及内旋障碍，术后仔细观察患者的活动情况。⑤其他并发症，部分患者可出现外阴皮肤瘀斑、耻骨上疼痛，除给予耐心解释外，必要时行对症处理。

(7)指导患者做膀胱功能训练及盆底肌训练。

(三)出院指导

(1)饮食：鼓励患者多进食高蛋白、高维生素、高纤维素、易消化的食物，多吃新鲜蔬菜和水果，保持大便通畅。多饮水，每天 2 000 mL 以上，达到内冲洗尿路的目的，防止泌尿系统感染。

(2)保持适当的体重，避免肥胖引起的腹压增高。

(3)活动：术后 2 周可恢复正常活动；6～8 周避免性生活；术后 3 个月不做重体力活动；避免长时间站立、下蹲动作，避免增加腹压的行为方式；有节律地做盆底肌的收缩与放松运动，加强盆底肌的力量；养成定时排便、排尿的习惯。

(4)指导患者观察排尿情况，如有无尿失禁复发或排尿困难、漏尿等情况，出现异常请及时就诊。

(吴　敏)

第三节　肾　移　植

器官移植是临床治疗器官衰竭的重要手段之一，在 20 世纪终于将器官移植这一想法变成了现实。慢性肾衰竭终末期(尿毒症)患者较常见，肾移植已成为挽救尿毒症患者的常规治疗方法。肾脏移植是指把一个来自供体的健康肾脏以手术方式植入到尿毒症患者的身体内，以代替无功能的肾脏工作，发挥其正常的肾功能。近一个世纪，随着移植外科、移植内科、免疫学、免疫药理学等学科的不断发展，移植肾的成活率大大提高。肾移植成功率(1 年人/肾存活率)也从过去的 50%上升到现在的 96%，甚至近 100%。我国最长的单次肾移植移植肾存活时间近 40 年，但总体长期存活时间仍需提高。

一、病因

各种肾脏疾病最终造成的不可逆转的慢性肾衰竭。

二、临床表现

当肾脏失去代偿功能后，其功能将发生一系列紊乱，临床可出现各种症状。

(一)脱水或水肿

患者因肾浓缩尿液的功能差而先表现出多尿、夜尿等，继而肾功能进一步恶化，出现少尿，以至于无尿，引起水钠潴留造成水肿，引起四肢水肿、腹水、胸腔积液、心包积液，更甚者发生纵隔水肿、左心衰竭等。

(二)皮肤表现

皮肤失去光泽，干燥、脱屑，严重时会出现皮肤尿毒霜，引起尿毒症性皮炎，患者因觉奇痒而搔抓。

(三)胃肠道症状

胃肠道症状是尿毒症最早和最常见出现的症状。初期出现厌食、腹部不适等,以后逐渐出现恶心、呕吐、腹泻、口有尿臭味、口腔黏膜溃疡等。

(四)造血系统症状

贫血是尿毒症患者必有的症状,除贫血外,还容易出血,如皮下瘀斑、牙龈出血、黑便等。

(五)呼吸系统症状

慢性肾衰竭尿毒症期患者酸中毒时呼吸慢而深,呼出的气体有尿味,这是由于细菌分解唾液中的尿素形成氨的缘故。

(六)代谢性酸中毒

尿毒症患者都有轻重不等的代谢性酸中毒,患者疲乏软弱、感觉迟钝、呼吸深而长,甚至进入昏迷状态。

(七)钙磷代谢紊乱

患者肾功能障碍,尿磷排出减少,导致血磷升高。磷从肠道排出与钙结合,又限制了钙的吸收,导致低钙血症。高血磷和低血钙引起继发性甲状旁腺功能亢进,导致骨质钙化障碍,患者出现尿毒症性骨病。

(八)低钾血症和高钾血症

当患者出现厌食、腹泻、大量使用利尿剂时会造成低钾血症,表现为全身软弱无力、心律失常等,严重时出现嗜睡甚至昏迷;肾衰竭时引起少尿甚至无尿,引起高钾血症,表现为各种心律失常、心搏骤停等。

(九)精神、神经系统症状

精神萎靡、疲乏、头晕、头痛、记忆力减退、失眠等,部分患者可能出现四肢发麻、皮肤瘙痒,晚期可出现嗜睡、烦躁、谵语、肌肉颤动,甚至抽搐、惊厥、昏迷等。

三、治疗要点

目前的治疗主要为患者肾衰竭到达终末期进行血液净化治疗(包括血液透析、腹膜透析、血浆置换、血液滤过)和肾脏移植。

四、护理

(一)肾移植术的护理

1.术前护理

(1)按泌尿外科一般护理常规护理。

(2)心理护理:根据患者的心理反应,针对性地给予相应的心理护理。介绍移植手术及相关的治疗方案,列举肾移植术成功案例,必要时可请移植后的患者一起交流,使患者在术前对肾移植及其治疗有一定的的认识,减少对手术的恐惧和不必要的担心,以积极的心态接受和配合手术。

(3)遵医嘱术前给予免疫抑制剂。

(4)严格掌握肾移植禁忌证:全身散在的恶性淋巴肿瘤、顽固性心力衰竭、慢性呼吸衰竭、严重血管病变、进行性肝脏疾病、全身严重感染、活动性结核病、凝血机制紊乱、精神疾病等。

此外,溃疡病患者,移植前要治愈;陈旧性结核病灶的患者,移植后易激活,要谨慎;乙型肝炎表面抗原阳性患者，如有病毒复制，应列为禁忌。另外，肾移植手术部位（髂窝部）血管硬化无法吻合的患者，也不适宜做肾移植手术治疗；肾脏疾病为急性期者不能做肾移植。

(5)完善相关检查：①配型检查，ABO血型配型、淋巴毒实验（交叉配型实验）、群体反应性抗体、人类白细胞抗原。②其他检查，血生化、血常规、尿常规、粪常规、血型、出凝血功能、感染筛查、抗CMV、EB病毒等；心电图、超声心动图、腹部B超、髂血管彩超、胸片等。

2.术后护理

(1)监测生命体征：术后每小时测量血压、脉搏1次，每4小时测量中心静脉压1次并记录。

(2)维持体内内环境平衡：详细记录出入量，尤其要密切监测每小时尿量，并根据尿量、心率、中心静脉压、血压的变化，遵医嘱调节输液速度和补液量，保持出入水量的平衡，以预防心力衰竭。避免因入量不足而引起移植肾灌注不良，继而引起肾功能的延迟恢复。措施如下：①监测尿量，尿量是反映肾移植功能状况及体液平衡的重要指标。术后4天内每小时监测尿量1次，随时根据中心静脉压、血压、心率、输液速度分析排尿情况，当尿量每小时少于100 mL时，及时与医师沟通处理。②监测引流量，密切观察伤口引流液的颜色、性质、量，观察伤口有无出血及伤口周围敷料渗血情况、淋巴漏或尿外渗，并及时记录。③合理静脉输液：术后当患者尿量比较多时开放两条静脉通道，防止因补液不足造成全身容量不足。

(3)饮食指导：患者胃肠功能逐渐恢复后，从半流食开始，逐渐过渡到普食。鼓励患者进食，早期以发酵食物开始，如馒头、面包等。

(4)活动指导：为了防止移植肾移位，要求术后卧床4天。期间鼓励患者进行床上四肢运动，可以取侧卧位或变换体位，但严禁患者坐起，移植肾脏的部位防止受压。

(5)防治排异反应的护理：由于供、受体之间遗传学上的差异，在移植后必然会产生免疫反应。受体内对移植物产生的免疫反应称为排异反应。只有坚持服用免疫抑制剂，抵抗排异反应，才能稳定新移植肾的功能。预防排异反应的发生，可靠并稳定的血药浓度是其基础。超级、急性排斥反应的预防和护理如下：①准确遵医嘱应用免疫抑制剂，定期监测患者的血药浓度，以了解免疫治疗情况，防止因血药浓度不足而引起排异反应，同时避免因药物浓度过高而引起中毒。②密切观察患者的生命体征、尿量、肾功能及移植肾区局部情况。若患者体温突然升高且持续高热，并出现血压升高、尿量减少、血肌酐上升、移植肾区有胀感、压痛及情绪改变等，应考虑发生急性排斥反应，及时通知医师，并配合医师处理。③严格遵医嘱应用抗排异反应药物，如泼尼松龙、抗胸腺细胞球蛋白等，及时观察用药疗效。

(6)出血的预防和护理：①加强观察，观察手术切口有无渗血及引流液情况，移植肾区有无肿胀，心率、血压、中心静脉压有无异常，以及时发现患者可能出现的手术伤口或其他部位的出血。②及时处理出血，一旦发现出血征象，如伤口大量渗血、肿胀和/或心率加快、血压及中心静脉压降低，应及时通知医师，并配合医师，进行相应处理。

(7)感染的预防和处理：①给予雾化吸入，雾化吸入后，进行翻身拍背，防止呼吸感染。②口腔护理：每天进行口腔护理，保持口腔清洁，根据患者口腔pH，选择适合的漱口液，预防口腔感染。③严格病房管理：病房每天通风换气，病室地面和物体表面每天擦拭，每天一次紫外线灯照射消毒，确保病室符合器官移植病房的感染控制规范要求。医护人员进入病室前应洗手、戴口罩。

(8)防止移植肾下移、移植肾血管打折及下肢深静脉血栓：患者术后需卧床4天，其目的是防止因大幅度活动造成移植肾位置改变，导致移植肾下移和移植肾血管打折。但卧床的同时，也要鼓励患者在床上积极活动四肢，防止下肢深静脉血栓的发生。

(9)心理护理：肾移植术后患者应该培养乐观的人生态度，让患者锻炼自己的意志，尽量避免各种消极情绪。另外鼓励患者合理表达自己的感情，不要将其压抑，也能增进身心健康。让患者学会自我称赞，自我欣赏，坦然面对不良刺激，以保持情绪稳定，心情愉快。

(二)亲体肾移植供者腹腔镜肾摘取术的护理

1.术前护理

(1)按泌尿外科一般护理常规护理。

(2)心理护理：作为一个健康的个体，经受一次手术并切除一个肾脏，难免会出现畏惧心理。再者，亲属供体有迫切的愿望帮助自己心爱的人恢复健康，但又担心手术及其相关的后遗症给自己的身体带来伤害，会产生焦虑。因此，应该与医师一起共同给予安慰，以消除其畏惧、焦虑心理。同时，对他们进行仔细的心理评估，详细阐述手术可能带来的不利因素，包括移植失败、各种手术并发症等。

(3)术前一天晚，遵医嘱供体静脉输液 2 000 mL，以保证供者尿量，其目的是确保移植肾的功能恢复。

2.术后护理

(1)按泌尿外科术后一般护理常规护理。

(2)心理护理：绝大部分供者术后有巨大的成就感，表示如果还有一次捐肾的机会，他们会做同样的选择，但少部分仍会遇到一些心理问题，如面临供肾效果不佳时，会产生受挫感、抑郁等症状，因此要给予相应的心理疏导，消除其不良情绪。

3.出院指导

(1)注意休息，适当运动；不宜提重物，避免腰部碰撞。若出现腰酸、胀痛、血尿，应及时就诊。

(2)嘱患者进食优质蛋白，但蛋白摄入量不宜过高，以免增加肾脏负担；嘱患者增加含粗纤维的食物摄入，以保持大便通畅。

(吴　敏)

第四节　嗜铬细胞瘤

嗜铬细胞瘤可释放大量儿茶酚胺，是可以引起高血压和多个器官功能及代谢紊乱的一种少见的肿瘤，它来源于交感神经系统的细胞，约 75%发生在肾上腺髓质，15%异位于神经节丰富的身体其他部位，如腹膜后主动脉旁、肾门、心脏内、膀胱壁等处。本病多为良性，恶性约占 10%。男女发病率大致均等，以 20～50 岁较多见。

一、病因

目前嗜铬细胞瘤发病原因尚不清楚，可能与神经外胚层细胞的发育生长有直接关系。神经外胚层细胞可残留于肾上腺髓质和肾上腺外副神经节，并分化成交感神经细胞和嗜铬细胞，然后可能发展为相应的肿瘤细胞。随着分子生物学的进展，现已发现嗜铬细胞瘤患者存在多种遗传基因的异常。

二、临床表现

成年人以高血压、头痛、心悸及出汗为主要症状。

(一)高血压

可分为持续型和阵发型两类。

(1)阵发型高血压:多发生于女性患者,可因体位突然变化、拿重物、咳嗽、情绪激动等引发。发作时收缩压骤升至26.7 kPa(200 mmHg)以上,伴心悸、头晕、头痛、面色苍白、大量出汗、视物模糊等症状。发作一般持续15分钟左右,但也有长达数小时者。发作缓解后患者极度疲劳,虚弱。

(2)持续性高血压:约占2/3患者。

(二)循环系统其他表现

如心律失常、心肌肥厚、出汗、心动过速、直立性低血压。

(三)代谢改变

代谢改变包括基础代谢率增高、血糖增高、糖耐量降低、脂代谢紊乱、低钾血症。

(四)消化道症状

如便秘、腹胀、胆结石。

(五)其他

(1)小儿嗜铬细胞瘤,多为双侧多发肿瘤,血压可很高,视力减退是早期表现,头痛剧烈,甚至发生抽搐,有时易被误认为是脑瘤。

(2)膀胱嗜铬细胞瘤,典型症状是排尿或排尿后出现头痛、心慌、面色苍白、多汗和血压升高。

三、辅助检查

(一)实验室检查

(1)尿香草扁桃酸测定:一般24小时尿中尿香草扁桃酸测定增高的阳性率可达90%。

(2)血肾上腺素和去甲肾上腺素:血中肾上腺素和去甲肾上腺素常增高。抽取血样前应嘱患者禁食香蕉、咖啡、巧克力等食品,避免结果出现假阳性。

(二)影像学检查

B超和CT扫描对嗜铬细胞瘤的诊断极有帮助,所以作为首选的方法。CT扫描定位准确,可探查出直径1.5～2.0 cm的肿瘤,随着CT装置不断改进,现可发现1 cm以下的肿块。CT测定肿瘤的大小相当准确,还可根据肿瘤边界是否清楚及完整,有无邻近或远处器官转移,帮助术前评估肿瘤是良性或是恶性。

四、治疗要点

(一)内科治疗

应用肾上腺素能受体阻滞剂、儿茶酚胺合成阻滞剂、钙通道阻滞剂、血管紧张素转化酶抑制剂,进行化疗与放疗。

(二)外科治疗

手术切除肿瘤是有效的治疗方法,但手术有一定危险性,麻醉和手术中血压容易波动,且肿瘤血运丰富,与大血管贴近,容易引起大量出血,故术前应做充分准备。可口服酚苄明10～

20 mg，每天 2～3 次，共 2～4 周，以控制血压。

五、护理

（一）术前护理

1.监测血压

每天测血压、脉搏 4 次。一般待其控制至正常 1 周以上后才能手术。

2.合理用药

术前常规口服 α 肾上腺素能受体阻滞剂（如酚苄明）控制血压，剂量为 10～40 mg，每天 2 次。护士要向患者做好用药宣教，告知不可自主停药或间断服药。在用药期间应严密观察血压、心率改变。此外手术前一天，应进行体循环容量扩充，避免术中血压剧烈波动。

3.避免不良刺激

当肿瘤受到刺激，如按摩或挤压时，贮存于瘤体内的儿茶酚胺会大量释放，导致血压骤升。所以对患者进行各种检查操作时，要避免刺激按压肿瘤区。告知患者避免剧烈运动，变换体位时动作应缓慢，以防血压骤升。

4.预防腹压增高

避免提重物，用力咳嗽、用力大小便等，以免导致血压增高。

5.体液不足的护理

嗜铬细胞瘤患者因术前血管收缩及术后儿茶酚胺急剧减少，导致外周血管扩张，使有效循环血量急剧减少，导致体液不足。所以术后应严密观察血压、心率变化。

6.心理护理

嗜铬细胞瘤患者术前的心理状态与其他疾病术前的心态并不完全相同，除了手术给患者带来不同程度的恐惧、忧虑之外，由于瘤体分泌大量肾上腺素和去甲肾上腺素，使患者情绪一直处于高度紧张状态，轻微刺激就可导致血压升高。故护士要为患者创造一个安静、整洁、舒适的住院环境，耐心细致地解答患者提出的各种疑问，做好疾病知识的健康教育，使患者对疾病有充分的了解，能明白手术的重要性，以消除恐惧心理，树立战胜疾病的信心，使其心理达到最佳状态，以积极配合治疗、顺利接受手术。

7.饮食护理

大部分嗜铬细胞瘤患者基础代谢率增高、糖代谢紊乱。应根据血糖和糖耐量试验调整饮食，此类患者宜低糖、低盐、高蛋白和富含维生素、易消化的饮食，以改善由于基础代谢率增高、糖原分解加速、脂代谢紊乱所致的消瘦、乏力、体重减轻等症。

（二）术后护理

（1）按泌尿外科术后一般护理常规护理。

（2）严密观察血压：切除肿瘤后，由于血浆儿茶酚胺相对不足，血管因张力减低而扩张，血管容积增大，血容量相对不足，易出现低血压或低血压性休克，发生心动过速等变化。故须密切监测血压、脉搏和心率的变化，每 15～30 分钟测量血压 1 次，出现异常及时报告医师处理。

（3）术后并发症的观察和处理：①出血，术后 24 小时内观察伤口有无渗血。观察引流液的颜色及量，特别要注意观察有无活动性出血，如有活动性出血，不仅引流量多，而且可出现全身症状，如面色苍白、心慌气短、心搏加快、四肢湿冷、烦躁不安等。血压下降、中心静脉压降低、血红蛋白减少时，应立即输血、输液，给予止血药，并做好二次手术的准备。保守治疗难以奏效时，立即采取手术止血。②腹胀，腹膜后和腹腔手术，常可以引起肠麻痹、腹胀，加之术后禁食，又易引起低钾，低钾也可导致腹胀。腹胀可使伤口张力增高，影响伤口愈合，并使膈肌升高，进而影响呼吸，增加患者的痛苦。术后 6 小时可协助患者翻身，或给予半卧位，鼓励患者在床上活动，如病情允许，术后 1 天协助患者下地活动，以促进排气、排便，减轻腹胀。

(三)出院指导

(1)嗜铬细胞瘤术后可能会复发，故要求患者定期进行影像学及激素水平复查。

(2)少数患者术后血压仍高，可能由于长期高血压使血管壁弹性减弱所致，但仍需监测血压变化，如血压波动剧烈或出现一过性血压增高，应及时就诊。

(吴　敏)

第十五章 骨科护理

第一节 锁骨骨折

一、基础知识

(一)解剖生理

锁骨又名"锁子骨""缺盆骨",位于胸廓前上部两侧,全骨浅居皮下,桥架于胸骨与肩峰之间,是联系肩胛带与躯干的唯一支架。其骨干较细,内侧 2/3 呈三棱棒形,凸向前,有胸锁乳突肌和胸大肌附着,中外 1/3 交界处是骨折的好发部位。锁骨的功能是支持肩胛骨,使上肢骨与胸廓之间保持一定的距离,从而保证上肢的灵活运动。骨折后,近折端受胸锁乳突肌的牵拉而向上向后移位,远折端因上肢本身重量牵拉而向下移位,又因胸大肌、斜方肌、背阔肌的牵拉而向前向内移位,造成断端重叠(图 15-1)。锁骨骨折可发生于各种年龄,但多见于儿童及青壮年,约有 2/3 为儿童患者,又以幼儿多见。

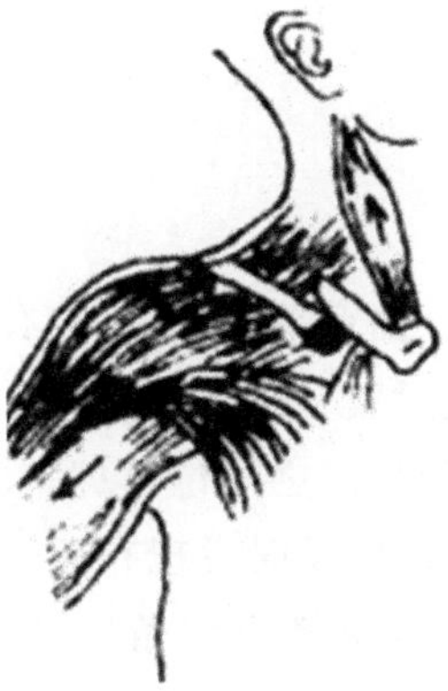

图 15-1 锁骨骨折

(二)病因

直接暴力和间接暴力均可造成锁骨骨折,但多为间接暴力所致。

(三)分类

1.横断骨折

跌倒时肩部外侧或手掌先着地,向上传导的外力经肩锁关节传至锁骨而发生骨折,以斜形或横断骨折为多。除有重叠移位,内侧段因胸锁乳突肌的牵拉向后上方移位,外侧段则由于上肢的重力和胸大肌、斜方肌、三角肌的牵拉而向前下方移位。

2.青枝骨折

幼儿骨质柔嫩而富有韧性,多发生青枝骨折。

3.粉碎骨折

直接暴力所致,多因棒打、撞击等外力直接作用于锁骨而造成横断或粉碎骨折。粉碎骨折若严重移位,骨折片向下、向内移位时刺破胸膜或肺尖,可造成气胸、血胸。

(四)临床表现

骨折后局部疼痛、肿胀明显,锁骨上、下窝变浅或消失,骨折处异常隆起,出现功能障碍,患肩下垂并向前、内倾斜。患者常以健手托着患侧肘部,以减轻上肢重力牵拉而引起的疼痛。幼儿如不愿活动上肢,穿衣伸袖时哭闹,提示有锁骨骨折。X线检查,可了解骨折和移位情况。

二、治疗原则

(1)幼儿青枝骨折用三角巾悬吊即可,有移位骨折用“8”字形绷带固定1～2周。

(2)少年或成年人有移位骨折,手法复位“8”字形石膏固定。手法复位可在局麻下进行。患者坐在木凳上,双手叉腰,肩部外旋后伸挺胸,医师站于背后,一脚踏在凳上,顶在患者肩胛间区,双手握住两肩向后、向外、向上牵拉纠正移位。复位后用纱布棉垫保护腋窝,用绷带缠绕两肩在背后交叉呈“8”字形,然后用石膏绷带同样固定,使两肩固定在高度后伸、外旋和轻度外展位置。固定后即可练习握拳、伸屈肘关节及双手叉腰后伸,卧木板床休息,肩胛区可稍垫高,保持肩部后伸。3～4周后拆除。锁骨骨折复位并不难,但不易保持位置,愈合后上肢功能无影响,所以临床不强求解剖复位。

(3)锁骨骨折合并神经、血管压迫症状,畸形愈合影响功能,不愈合或少数要求解剖复位者,可切开复位内固定。

三、护理

(一)护理要点

(1)手法复位固定患者,要经常检查固定情况,既保持有效固定,又不能压迫腋窝。若发现患肢有麻木、发凉、运动障碍时,说明固定过紧,压迫血管神经,应及时调整固定。

(2)对粉碎性骨折,不必强行按压碎片使之复位,以防其刺伤肺尖及臂丛神经。对此种类型患者要严密观察呼吸及患肢运动情况,以便及时发现有无气胸、血胸及神经症状。

(3)术后患者要严密观察伤口渗血及末梢血液循环、感觉、运动情况,发现问题及时记录并处理。

(4)保持正常的固定姿势。复位后,站立时保持挺胸提肩,卧位时应去枕仰卧于硬板床上。两肩胛间垫一窄枕,以使两肩后伸、外展,维持良好的复位位置。局部未加固定的患者,不可随便更换卧位。

(二)护理问题

有肩关节强直的可能。

(三)护理措施

(1)向患者解释功能锻炼的目的是促进气血运行,防止患肢肿胀,避免肩关节僵直,以取得患者配合。

(2)正确适时指导患者功能锻炼。

(四)出院指导

(1)锁骨骨折复位固定后,极少发生骨折不愈合,即使复位稍差,骨折畸形愈合,也不影响上肢功能,应先向患者及家属说明情况。

(2)复位固定后即出院的患者,应告诉其保持正确姿势,早期禁止做肩前屈动作,防止骨折移位;解除外固定出院的患者,应告诉其全面练习肩关节活动的要求:首先分别练习肩关节每个方向的动作,重点练习薄弱方面如肩前屈,活动范围由小到大,次数由少到多,然后进行各方面动作的综合练习,如肩关节环转活动,两臂做"箭步云手"等。不可过于急躁,活动幅度不可过大,力量不可过猛,以免造成软组织损伤。

(3)按时用药,患者出院时将药的名称、剂量、时间、用法、注意事项,向患者介绍清楚。

(4)饮食调养,骨折早期宜进清淡可口、易消化的半流质或软食;骨折中后期,饮食宜富有营养,增加钙质、胶质和滋补肝肾食品的摄入。

(5)注意休息,保持心情愉快,勿急躁。

(刘艳华)

第二节 肩关节脱位

一、基础知识

(一)解剖生理

肩关节由肩胛骨的关节盂与肱骨头构成,为上肢最大最灵活的关节。关节盂周缘有盂唇,略增加关节盂的深度。关节囊在肩胛骨附着于关节盂的周缘,肱骨则附着于解剖颈。肩关节囊薄而松弛,囊的上部有韧带,囊的后部和前方有肌肉,以增强联结。此外,关节腔内有肱二头肌腱通过,经结节间沟出关节囊。在肩关节的上方还有喙肩韧带和肌肉,最为薄弱,因此,临床上常见的肩关节脱位以前下方脱位最常见,好发于青壮年,在全身关节脱位中居第 2 位。肩关节在冠状轴上可做屈、伸运动;矢状轴上可做内收、外展运动;垂直轴上可做内旋、外旋运动,此外还可做旋转运动。

(二)病因

肩关节脱位多由间接暴力所致,当跌倒时手掌或肘部撑地,肩关节外展、外旋,使肩关节前方关节囊破裂,肱骨头滑出肩胛盂而脱位。肩关节脱位的主要病理改变是关节囊撕裂和肱骨头移位。

（三）分类

肩关节脱位分为前脱位、后脱位、下脱位和盂上脱位，以前脱位多见。前脱位根据肱骨头的位置可分为喙突下脱位、盂下脱位和锁骨下脱位。脱位时可合并肱骨大结节撕脱骨折。

1.喙突下脱位

患者侧向跌倒，上肢呈高度外展、外旋位，手掌或肘部着地，地面的反作用力由下向上，经手掌沿肱骨纵轴传递到肱骨头，肱骨头向肩胛下肌与大圆肌的薄弱部分冲击，将关节囊的前下部顶破而脱出，加之喙肱肌等的痉挛，将肱骨头拉至喙突下凹陷处，形成喙突下脱位。

2.锁骨下脱位

在形成喙突下脱位的同时，若外力继续作用，肱骨头可被推至锁骨下部，形成锁骨下脱位。

3.胸腔内脱位

若暴力强大，则肱骨头可冲破肋骨进入胸腔，形成胸腔内脱位。

（四）临床表现

1.症状

患肩疼痛、肿胀、功能障碍，患者不敢活动肩关节。

2.体征

三角肌塌陷，肩部失去正常轮廓，成方肩畸形，关节盂空虚，在关节盂外可触及肱骨头。搭肩试验阳性，即患侧手掌搭于健侧肩部时，肘部不能紧贴胸壁。如果肘部紧贴胸壁，患侧手掌无法搭于健侧肩部，而正常情况下则可以做到。

3.X线检查

能明确脱位的类型及有无合并骨折。

二、治疗原则

新鲜肩关节脱位，一般采用手法复位，肩部“8”字形绷带贴胸固定即可；大结节骨折，腋神经及血管受压，往往可随脱位整复使骨折复位，血管神经受压解除；陈旧性脱位先试行手法复位，若不能整复，则根据年龄、职业及其他情况，考虑做切开复位；合并肱骨外科颈骨折，新鲜者，可先试行手法复位；若手法复位不成功或陈旧者，应考虑切开复位内固定；习惯性脱位，可做关节囊缩紧术。

（一）手法复位

一般在局麻下行手法复位，复位手法：牵引推拿法、手牵足蹬法、拔伸托入法、椅背整复法、膝顶推拉法、牵引回旋法等。临床最常用的为手牵足蹬法和牵引回旋法。

（二）固定

复位后，一般采用胸壁绷带固定，将肩关节固定于内收、内旋位，肘关节屈曲90°～120°，前臂依附胸前，用绷带将上臂固定在胸壁，前臂用颈腕带或三角巾悬吊于胸前、腋下。患侧腋下及肘部内侧放置纱布棉垫，固定时间为2～3周，如合并撕脱骨折，可适当延长固定时间。肩关节后脱位不能用腕颈带悬吊。悬吊即又脱位，需用外展石膏管型或外展支架将患肢固定于肩关节外展80°、背伸30°～40°的位置，肘关节屈曲位3～4周。

（三）功能锻炼

固定期间须活动腕部与手指，解除固定后，鼓励患者主动进行肩关节各方向活动的功能锻炼。

三、护理

(一)护理问题

(1)焦虑:与自理能力下降有关。

(2)疼痛。

(3)知识缺乏:缺乏有关功能锻炼的方法。

(二)护理措施

1.对自理能力下降的防护措施

(1)护理人员应热情接待患者,关心体贴患者,消除其紧张恐惧心理,使患者尽快进入角色转立,以利配合治疗。

(2)患者固定后,生活很不方便,护理人员应帮助患者生活所需,真正做到“急患者所急,想患者所想”。

(3)加强饮食调护,宜食易消化、清淡且富有营养之品,忌食辛辣之物。

2.疼痛护理

(1)给予活血化瘀、消肿止痛药物:如内服舒筋活血汤、活血止痛汤或筋骨痛消丸等,外敷活血散、消定膏等。

(2)分散患者注意力,如听一些轻松愉快的音乐或针刺止痛等,必要时口服止痛药物。

3.指导患者功能锻炼

(1)向患者介绍功能锻炼的目的和方法,尤其是老年人,以提高其对该病的认识,取得合作。

(2)固定后即鼓励患者做手腕及手指活动:新鲜脱位 1 周后去绷带,保留三角巾悬吊前臂,开始练习肩关节前屈、后伸运动;2 周后去除三角巾,开始逐渐做有关关节向各方向的主动功能锻炼,如手拉滑车、手指爬墙等运动,并配合按摩理疗等,以防肩关节周围组织粘连和挛缩,加快肩关节功能恢复。

(3)在固定期间,禁止做上臂外旋活动,以免影响软组织修复;固定去除后,禁止做强力的被动牵拉活动,以免造成软组织损伤及并发骨化性肌炎。

(4)陈旧性脱位,固定期间应加强肩部按摩理疗。

(刘艳华)

第三节 肱骨干骨折

一、基础知识

(一)解剖生理

肱骨干是指肱骨外科颈下 1 cm 至肱骨髁上 2 cm 之间的部分,肱骨干中下 1/3 交界处后外侧有桡神经沟,此处骨折易损伤桡神经;肱骨中段有营养动脉穿入下行,中段以下骨折易损伤营养血管而影响骨折愈合。此外,肱骨干骨折有时也伤及由上臂经过的肱动脉、肱静脉、正中神经和尺神经。

（二）病因

直接暴力和间接暴力均可造成肱骨干骨折，肱骨干的上1/3、中1/3骨质较为坚硬。该段骨折多由直接暴力引起，如棍棒打击、重物挤压和机器缠绞等，折线多为横断或粉碎。肱骨干周围有许多肌肉附着，由于肩部和上臂周围肌肉牵拉，在不同平面的骨折可造成不同方向的移位。

（三）分类

1.肱骨干上1/3骨折

骨折线若在胸大肌附着点以下，三角肌止点以上，则近折端受三角肌、喙肱肌、肱二头肌和肱三头肌的牵拉而向上向外移位。

2.肱骨干中1/3骨折

骨折线若在三角肌止点以下，近折端受三角肌牵拉向前、向外移位，远折端受肱二头肌、肱三头肌牵拉而向上移位。如患者将患肢屈肘悬于胸前，远折端将向内旋转移位。

3.肱骨干下1/3骨折

多为间接暴力引起，折线多为斜形或螺旋形，暴力方向、前臂和肘关节的位置不同可引起不同移位，大多有成角移位（图15-2）。

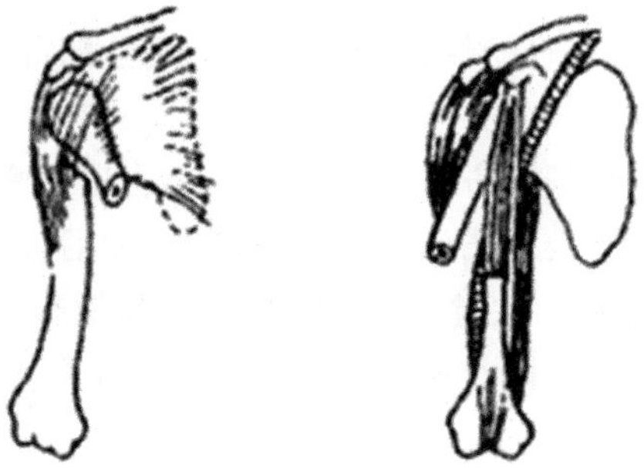

图15-2　肱骨干骨折

（四）临床表现

伤后患臂疼痛、肿胀明显、活动障碍，患肢不能抬举，局部有明显环形压痛和纵向叩击痛。检查时必须注意腕及手指的功能，以便确定是否合并有神经损伤。肱骨中下1/3骨折常易合并桡神经损伤，桡神经损伤后，可出现腕下垂、掌指关节不能伸直，拇指不能伸展，手背第1、2掌骨间（虎口区）皮肤感觉障碍。

二、治疗原则

（一）手法复位小夹板固定

肱骨干各型骨折均可在局麻下或臂丛麻醉下行手法整复，根据X线检查移位情况，分析受伤机制，采取复位手法。麻醉后，纵向牵引纠正重叠，推按骨折两断端复位，小夹板固定。长管型石膏也可固定，但限制肩、肘关节活动。若石膏过重造成骨端分离，影响骨折愈合。

（二）骨折合并桡神经损伤

骨折无移位，神经多为挫伤，用小夹板或石膏固定，观察1～3个月，神经无恢复可手术探查。骨折移位明显，桡神经有嵌入骨折断端可能。手法复位可造成神经断裂，应特别小心。手术探查神经时，同时做骨折复位内固定。晚期神经损伤多为压迫或粘连，应考虑手术治疗。

（三）开放骨折

伤势轻、无神经受损，可彻底清创，关闭伤口，闭合复位外固定，变开放伤为闭合伤。伤情重、错位多可彻底清创，探查神经、血管，同时复位，固定骨折。

（四）陈旧性肱骨干骨折不愈合

肱骨干骨折无论用石膏或小夹板固定，都因肢体重量悬吊作用很少发生重叠、旋转及成角畸形，而因牵拉过度造成延迟愈合或不愈合者则多见，用石膏固定尤为常见。治疗肱骨干骨折时，要注意骨折断端分离，早期发现及时处理。已经不愈合者，应手术内固定并植骨促进愈合。

三、护理要点

（一）非手术治疗及术前护理

(1)减轻或预防不良情绪。

(2)给予高蛋白、高热量、高维生素、含钙丰富的饮食。

(3)U 形石膏托固定时可平卧。患肢以枕垫起，悬垂固定，2 周内只能取坐位或半坐位。

(4)合并桡神经损伤者应注意预防皮肤溃疡。

(5)外固定期间注意观察伤肢血液循环；合并桡神经损伤者观察感觉和运动功能恢复情况；注意肱动脉、肱静脉损伤情况。如发生可出现肢端皮肤苍白、皮温低、肿胀、发绀、湿冷等。

(6)功能锻炼：①早、中期，骨折固定后立即进行伤臂肌肉的收缩活动。握拳、腕伸屈及主动耸肩等动作，每天 3 次。②晚期，去除固定后逐渐行摆肩。做肩屈伸、内收、外展、内外旋等练习。

（二）术后护理

(1)内固定术后或使用外展架固定者，宜半卧位，平卧位时患肢下垫软枕。

(2)疼痛的护理：①找出引起疼痛的原因。②手术切口疼痛可用镇痛药；缺血性疼痛及时解除压迫；感染时及时处理伤口，应用抗生素。③移动时保护患处。

(3)预防血管痉挛：进行神经修复和血管重建术后，可能出现血管痉挛，应做到以下几点：①避免一切不良刺激；②1 周内应用扩血管、抗凝药物；③密切观察患肢血液循环变化；④功能锻炼。

四、健康指导

(1)注意保持功能体位。

(2)合并桡神经损伤者遵医嘱服用神经营养药物。

(3)继续进行功能锻炼：复位固定后即可进行手指主动伸屈运动。外固定或手术内固定者，2～3 周后进行腕、肘关节的主动运动和肩关节的内收、外展运动；4～6 周后进行肩关节的旋转活动。

(4)复诊：U 形石膏固定者，肿胀消退后复诊；悬吊石膏固定 2 周后更换长臂石膏托，维持 6 周左右；伴桡神经损伤者，定期复查肌电图。

（刘艳华）

第四节　肘关节脱位

全身大关节中，肘关节脱位的发生率相对低，约占总发病数的 1/5。脱位后如不及时复位，容易导致前臂缺血性痉挛。

一、病因与脱位机制

肘关节脱位可有后脱位、外侧方脱位、内侧方脱位和前脱位，其中后脱位最常见(见图 15-3)，多为间接暴力所致。摔倒时前臂旋后位手掌撑地，由于肱骨滑车横轴线向外倾斜，使所传达的暴力达到肘部时转成肘外翻及前臂旋后过伸的应力，尺骨鹰嘴突在鹰嘴窝内呈杠杆作用，导致尺桡骨近端同时被推向后外侧，产生后脱位。肘前关节囊及肱前肌撕裂，后关节囊及内侧副韧带损伤，可合并肱骨内上髁骨折、正中神经和尺神经损伤。晚期可发生骨化性肌炎。

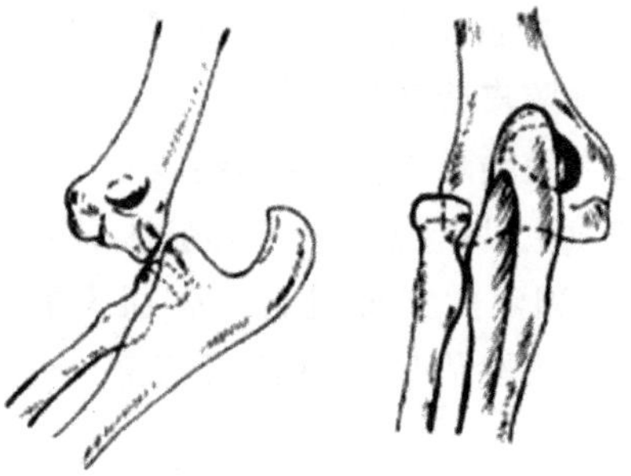

图 15-3　肘关节后脱位

二、临床表现

(一)一般表现

伤后局部疼痛、肿胀、功能和活动受限。

(二)特异体征

1.畸形

肘后突，前臂短缩，肘后三角相互关系改变，鹰嘴突出内外髁，肘前皮下可触及肱骨下端。

2.弹性固定

肘处于半屈近于伸直位，屈伸活动有阻力。

3.关节窝空虚

肘后侧可触及鹰嘴的半月切迹。

(三)并发症

脱位后，由于肿胀而压迫周围神经血管。后脱位时可伤及正中神经、尺神经、肱动脉。

1.正中神经损伤

成“猿手”畸形，拇指、示指、中指感觉迟钝或消失，不能屈曲，拇指不能外展和对掌。

2.尺神经损伤

成“爪状手”畸形，表现为手部尺侧皮肤感觉消失，小鱼际及骨间肌萎缩，掌指关节过伸，拇指不能内收其他四指不能外展及内收。

3.动脉受压

患肢血液循环障碍，表现为患肢苍白、发冷、大动脉搏动减弱或消失。

三、实验室及其他检查

X 线检查用以证实脱位及发现合并的骨折。

四、诊断要点

有外伤史，以跌倒手掌撑地最常见，根据临床表现和 X 线检查可明确诊断。

五、治疗要点

（一）复位

一般均能通过闭合方法完成复位。助手沿畸形关节方向对前臂和上臂作牵引和反牵引，术者从肘后用双手握住肘关节，以指推压尺骨鹰嘴向前下，同时矫正侧方移位，助手在复位过程中配合维持牵引并逐渐屈肘，出现弹跳感则表示复位成功。

（二）固定

用长臂石膏或超关节夹板固定肘关节于功能位，3 周后去除固定。

（三）功能锻炼

要求主动渐进活动关节，避免超限和被动牵拉关节。固定期间，可主动伸掌、握拳、屈伸手指等，去除固定后练习肘关节屈伸旋转以利功能恢复。

六、护理要点

（一）固定

注意观察固定的正确有效，固定期间保持肘关节的功能位，不可随意放松。

（二）保持清洁、平整

肘关节周围皮肤保持清洁，石膏夹板内衬物保持平整。

（三）指导活动

指导患者活动患侧掌指，按摩患肢，防止肌肉萎缩。

（刘艳华）

第五节　桡骨远端骨折

桡骨远端骨折（Colles 骨折）指距桡骨远端关节面 3 cm 内的骨折，占全身骨折的6.7%～11.0%，多见于有骨质疏松的中老年人。

一、病因与发病机制

多由间接暴力引起，通常跌倒时腕关节处于背伸位、手掌着地、前臂旋前，应力由手掌传导到桡骨下端发生骨折。骨折远端向背侧及桡侧移位。

二、临床表现

骨折部疼痛、肿胀，可出现典型畸形，由于骨折远端向背侧移位，侧面看呈“银叉”畸形，骨折远端向桡侧移位，并有缩短桡骨茎突上移畸形，正面看呈“枪刺刀样”畸形（见图 15-4）。检查局部压痛明显，腕关节活动障碍，皮下出现瘀斑。

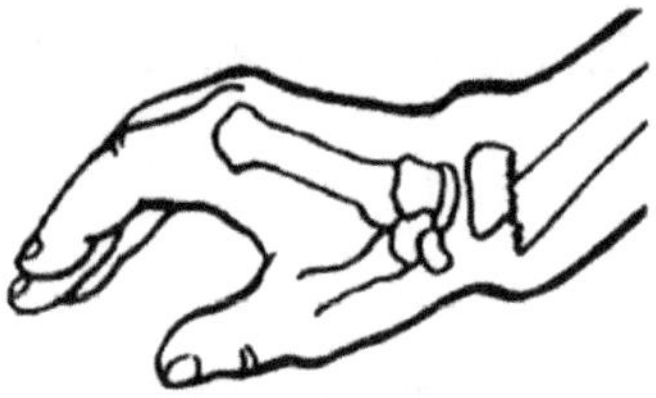

图 15-4　骨折后典型移位

三、实验室及其他检查

X 线片可见骨折端移位表现：桡骨远骨折端向背侧移位，远端向桡侧移位，骨折端向掌侧成角。可同时有下尺桡关节脱位及尺骨茎突撕脱骨折。

四、诊断要点

根据 X 线检查结果和受伤史可明确诊断。

五、治疗要点

（一）手法复位外固定

局部麻醉下手法复位后，用超过腕关节的小夹板固定或石膏夹板在屈腕、尺偏位固定 2 周，消肿后，腕关节中立位继续用小夹板或改用前臂管型石膏固定。

（二）切开复位内固定

严重粉碎性骨折有明显移位者，桡骨下端关节面破坏；手法复位失败，或复位后不能维持固定者，应切开复位，用松质骨螺钉或钢针固定。

六、护理要点

（一）保持有效的固定

骨折复位固定后不可随意移动位置，注意维持骨折远端旋前、掌曲、尺偏位。避免腕关节旋后或旋前。肿胀消除后要及时调整石膏或夹板的松紧度。

（二）密切观察患肢血液循环情况

如有无腕部肿胀、疼痛、颜色异常、皮温降低等。

(三)康复锻炼

复位当天或手术后次日可做肩部的前后摆动练习,2～3天后可做肩肘部的主动活动。2～3周后可进行手和腕部的抗阻力练习。后期做腕部的主动屈伸练习和前臂的旋前、旋后牵引练习。

(刘艳华)

第六节 颈椎管狭窄症

一、概述

颈椎管狭窄症是指组成颈椎椎管的诸解剖结构因先天性或继发性因素引起一个或多个平面管腔狭窄,而导致脊髓或神经根受压并出现一系列的临床症状。其发病率仅次于腰椎管狭窄症。颈椎管狭窄症多见于40岁以上的中老年人,起病隐匿,发展较缓慢,很多在创伤后出现症状,以下颈椎为好发部位,C_4～C_6最多见。本病常与颈椎病并存。

二、病因和分类

颈椎管狭窄症包括先天性椎管狭窄和继发性椎管狭窄两类,根据病因将颈椎管狭窄症分为4类。

(一)发育性颈椎管狭窄症

发育性颈椎管狭窄症是指个体在发育过程中,椎弓发育障碍,颈椎椎管矢状径较正常发育狭小,致使椎管内容积缩小,而致脊髓或神经根受到刺激或压迫,并出现一系列的临床症状。发育性颈椎管狭窄具有家族遗传倾向,其确切病因尚不清楚。

早期或未受到外伤时,可不出现症状,但随着脊柱的退变或者在某些继发性因素作用下,如头颈部的外伤、椎节不稳、骨刺形成、髓核突出或脱出、黄韧带肥厚等均可使椎管进一步狭窄,导致脊髓受压的一系列临床表现。矢状径越小,症状越重。

(二)退变性颈椎管狭窄症

退变性颈椎管狭窄症是最常见的一种类型。退变发生的时间和程度与个体差异、职业、劳动强度、创伤等因素有关。颈椎活动较多,且活动范围大,因此中年以后容易发生颈椎劳损。此时如遭遇外伤,很容易破坏椎管内的骨性或纤维结构,迅速出现颈脊髓受压的表现,退行变的椎间盘更易受损而发生破裂。

(三)医源性颈椎管狭窄症

医源性颈椎管狭窄症主要由手术引起,在临床上有增多的趋势。其主要原因:①椎板切除过多或范围过大,未行融合固定,导致颈椎不稳,引起继发性创伤和纤维结构增生性改变;②手术创伤或出血,形成瘢痕组织与硬脊膜粘连,缩小了椎管容积,造成脊髓压迫;③颈椎前路减压植骨后,骨块突入椎管,使椎管容积迅速减小或直接压迫脊髓;颈后路手术后植骨块更易突入椎管内形成新的压迫源;④椎管成型失败,如椎管成形术时铰链处断裂,使回植的椎板对脊髓造成压迫。

(四)其他病变

如颈椎病、颈椎间盘突出症、颈椎后纵韧带骨化症、颈椎肿瘤和结核等因素,造成椎管容积的减小,可出现椎管狭窄的表现。

三、临床表现

(一)感觉障碍

出现较早,且比较明显,表现为四肢麻木、疼痛或过敏。大多数患者上肢为始发症状,临床亦可见一侧肢体先出现症状者。另外也有患者主诉胸部束带感,严重者可出现呼吸困难。感觉障碍出现后,一般持续时间较长,可有阵发性加剧。

(二)运动障碍

大多在感觉障碍后出现,表现为锥体束征,四肢无力,活动不便,僵硬,多数先有下肢无力,行走有踩棉花感,重者站立不稳,步态蹒跚,严重者可出现四肢瘫痪。

(三)大小便功能障碍

一般出现较晚,早期以尿频、尿急、便秘多见,晚期出现尿潴留、大小便失禁。

(四)其他表现

1.自主神经症状

约35%的患者可出现,以胃肠和心血管症状居多,包括心慌、失眠、头晕、耳鸣等,严重者可出现 Horner 征。

2.局部症状

患者颈部可有疼痛、僵硬感,颈部常保持自然仰伸位,惧怕后仰。因颈椎伸屈位椎管容积有相应变化,多数患者可前屈。椎节后缘有骨刺形成者,亦惧前屈。

四、护理

颈椎手术风险较大,术中、术后可能发生各种意外,并且患者常因担心手术风险及效果而有很大心理压力。因此,护士应在充分评估患者的基础上,术前给予最佳的照顾和指导,提高手术耐受力,确保患者以最佳的身心状态接受手术;并在术后给予妥善的护理,预防和减少术后并发症,促进早日康复。所以,重视并加强围术期护理对颈椎手术成功的实施极为重要。

(一)术前护理

1.术前健康宣教

为使患者能有一个良好的状态,积极配合治疗并安全度过围术期,护理人员须做好患者的术前健康教育,以配合手术治疗的顺利开展,内容应包括以下几点。

(1)首先护理人员要有认真的工作态度、良好的精神面貌和熟练的操作技术;在对待患者及其家属时要热情和蔼,以取得他们的信任。

(2)对术前准备的具体内容、术后需要进行监测的设备、管道及术后可能出现的一些状况,例如,切口疼痛、渗血及因麻醉、插管造成的咽喉部疼痛、痰多、痰中带血,以及恶心、呕吐等情况仔细向患者和家属进行交代,消除因未知带来的恐惧、不安情绪,使在精神上、心理上都有所准备。

(3)护士应在医护观点一致的前提下进行健康教育。在进行术前健康教育时,不可将该手术的治疗效果绝对化,避免引起患者的误解,成为引发医疗纠纷的隐患。另外患者也经常通过护理人员来了解手术医师的情况,他们非常注重主刀医师的技术与经验,担心人为因素增加手术的危

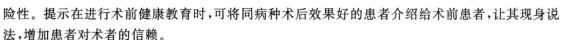

险性。提示在进行术前健康教育时，可将同病种术后效果好的患者介绍给术前患者，让其现身说法，增加患者对术者的信赖。

(4)心理护理：颈椎手术部位特殊，靠近脊髓，危险性大，患者顾虑大，思想负担重，对手术抱有恐惧心理。因此要通过细心观察，与患者及时沟通，缓解其心理压力。

2.指导训练

(1)气管食管推移训练：主要用于颈前路手术，要求术前3～5天即开始进行。方法：患者自己或护理人员用手的2～4指插入一侧颈部的内脏鞘与血管鞘间隙，持续向对侧牵拉；或用手大拇指推移，循序渐进，开始时每次持续1～2分钟，逐渐增加至15～30分钟，要求每次推拉气管过中线，以适应手术时对气管的牵拉，减轻不适感，注意要保护皮肤，勿损伤。

(2)有效咳嗽排痰训练：嘱患者先缓慢吸气，同时上身向前倾，咳嗽时将腹壁内收，一次吸气连续咳三声，停止咳嗽将余气尽量呼出，再缓慢吸气，或平静呼吸片刻后，再次咳嗽练习。时间一般控制在5分钟以内，避免餐后、饮水后进行，以免引起恶心。患者无力咳痰时，可用右手示指和中指按压气管，以刺激咳嗽，或用双手压迫患者上腹部或下腹部，增加膈肌反弹力，帮助患者咳嗽咳痰。同时要向患者解释通过有效咳嗽可预防肺部感染，并告知患者术后咳嗽可能会有些不舒服或疼痛，但不影响伤口愈合。

对于接受能力较弱的老年患者和儿童，可通过指导其进行吹气球的练习方法来达到增加肺活量的目的。准备一些普通气球，练习时每次将气球吹得尽可能大，然后放松5～10秒，重复以上动作，每次10～15分钟，每天3次。

(3)体位训练：颈椎前路手术时患者的体位是仰卧时颈部稍稍地过伸，因此术前患者需要练习去枕平卧或颈部稍稍地处于过伸仰卧位，以坚持2～3小时为宜，以免术中长期处于这一固定体位而产生不适感；俯卧位的练习，主要用于颈后路手术患者，患者俯卧在床上，胸部用高枕头或叠好的被子垫高20～30 cm，额部垫一硬的东西如书本等，以保持颈部屈曲的姿势，坚持时间应超过手术所需的时间，一般以能坚持3～4小时为宜；另外还有床上大小便训练等。必须反复向患者强调术前训练的重要性，并准确的教会患者和家属训练的方法、内容、要求和目标。

3.感染的预防

住院患者要保持口腔清洁，经常用含漱液含漱；有吸烟习惯的患者应在入院时即劝其停止吸烟，以减少呼吸道的刺激及分泌物；对痰多黏稠者应给以雾化吸入，或使用祛痰药。指导患者训练深呼吸运动，可增加肺通气量，也有利于排痰，避免发生坠积性肺炎。

4.手术前天准备

(1)药敏试验：包括抗生素试验、碘过敏试验(手术中拟行造影者)。如过敏试验呈阳性者，及时通知医师，并做好标记。

(2)交叉配血：及时抽取血样本，送血库，做好血型鉴定和交叉配血试验。

(3)皮肤准备：按照手术要求常规备皮，范围如下：颈椎前路包括下颌部、颈部、上胸部；颈椎后路要理光头，包括颈项部、肩胛区；若需要取自体移植，供骨区(多为髂骨区)同时准备。另外，还要修剪指甲、沐浴、更换清洁衣裤。

(4)选配颈托：为达到充分减压的目的，术中需切除椎间盘组织及部分椎体骨质，并进行植骨，颈椎稳定性受到一定影响，因此术后需佩戴颈托进行保护。目前多采用前后两片式颈托，松紧可自由调节，根据患者个体选择不同的型号，术前试戴一段时间，达到既能控制颈部活动，又无特别不适为宜。让患者立、卧位试戴均合适，便于术后佩戴，预防术后并发症，因此要求护士应详细讲解颈托的佩戴、脱取、使用、保养等方法，并要求患者及家属能正确复述且能在护士指导下正确操作。佩戴颈托松紧适宜，维持颈椎的生理曲度，过松会影响制动效果，过紧颈托边缘易压伤枕骨处皮肤，并影响呼吸；颈托勿直接与患者皮肤接触，因其材料为优质泡沫，吸汗性能差，故颈托内应垫棉质软衬垫，有利于汗液吸收，每天更换内衬垫1～2次，确保颈部舒适、清洁；佩戴期间，保持颈托清洁，必要时用软刷蘸洗洁精清洗干净，用毛巾擦干，置阴凉处晾干；加强颈部皮肤护理，向患者及家属详细讲解佩戴颈托期间皮肤护理的重要性，指导、协助并教会家属定时检查颈托边缘及枕部皮肤情况，并定时按摩。

(5)胃肠道准备：术前1天以半流质或流质饮食为佳，对于择期手术患者、大便功能障碍导致便秘及排便困难的患者，为了防止麻醉后肛门松弛，不能控制粪便的排出，增加污染的机会或避免术后腹胀及术后排便的痛苦，宜在术前晚及术日晨用0.1%～0.2%的肥皂水各清洁灌肠一次。

5.手术当天的护理

(1)观察：夜班护士要观察患者的情绪，精神状况、生命体征、禁食禁饮情况；若患者出现体温突然升高、女性患者月经来潮及其他异常情况要及时与医师联系，择期手术的患者应推迟手术日期。

(2)饮食：术日晨患者禁食禁水，术前禁食12小时以上，禁饮4～6小时，防止麻醉或手术过程中呕吐而致窒息或吸入性肺炎。但抗结核药、降糖药、降血压药应根据情况服用。

(3)用物准备：准备好带往手术室的各种用物，包括颈托、术中用药、影像学资料、病历等，并全面检查术前各项准备工作是否完善，应确认所有术前医嘱、操作及医疗文书均已完成。

(4)着装准备：要求患者仅穿病员服，里面不穿任何内衣。告知患者不要化妆、涂口红、指甲油，以免影响术中对皮肤颜色的观察。请患者取下佩戴的饰物、义齿、手表、隐形眼镜等，贵重物品交由家属保管。

(5)交接患者：向接病员的手术室工作人员，交点术中用物、病历等，扶患者上平车，转运期间把患者的安全放在首位。并仔细核对确认患者为拟行手术的患者。

(6)病床准备：患者进入手术室后，病床更换清洁床单、被套等物，准备输液架、氧气装置、吸引器、气管切开包、监护仪、两个沙袋及其他必需用物。

(二)术后护理

1.术后搬运与体位

患者术后返回病房，搬运时要十分谨慎，至少有3人参与，当班护士应协助将患者抬上病床，此时手术医师负责头颈部的体位与搬动，搬运时必须保持脊柱水平位，头颈部置于自然中立位，局部不弯曲，不扭转，动作轻稳，步调一致，尽量减少震动，注意保护伤口，如有引流管、输液管要防止牵拉脱出。因术后均带有颈托，将患者放置适当体位后，需摘下颈托，头颈部两侧各放一沙袋以固定并制动，局部制动不仅可减少出血，还可以防止植骨块或内固定的移位。病房护士与手术室护士交接输血、输液及引流管情况，并迅速连接好血压、血氧饱和度等监测仪器，观察患者的一般情况，调整好输血输液的滴速。如有异常变化及时处理。

2.保持呼吸道通畅

术后可取去枕平卧位或垫枕侧卧位，保持颈椎平直及呼吸道通畅，低流量吸氧。如有呕吐及时吸出呕吐物，防止误吸；保持有效的分泌物引流，及时清除口腔、咽喉部的黏痰。若患者烦躁不安、发绀、呼吸困难、颈部增粗、四肢感觉运动障碍进行性加重，应考虑颈部血肿压迫气管、颈脊髓的可能，立即通知医师采取紧急措施，在床旁剪开缝线，清除积血，待呼吸改善后，急送手术室清

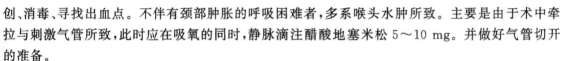

创、消毒、寻找出血点。不伴有颈部肿胀的呼吸困难者，多系喉头水肿所致。主要是由于术中牵拉与刺激气管所致，此时应在吸氧的同时，静脉滴注醋酸地塞米松 5～10 mg。并做好气管切开的准备。

3.全身情况的观察

术后定时观察患者的生命体征、面色、表情、四肢运动和感觉及引流等情况。全麻未清醒前，每 15～30 分钟巡视一次，观察血压、脉搏、血氧饱和度等并作好记录，连续 6 小时。如病情稳定，可 2～4 小时一次。术后由于机体对手术损伤的反应，患者体温可略升高，一般不超过 38 ℃，临床上称为外科热，不需特殊处理。若体温持续不退，或 3 天后出现发热，应检查伤口有无感染或其他并发症。

4.翻身的护理

为防止压疮的发生，应每 2 小时翻身一次，并对受压的骨突处按摩 5～10 分钟，翻身时一般由 3 人共同完成，并准备 2 个翻身用的枕头。如果将患者由仰卧位翻身至左侧，其中 2 人分别站在病床的两侧，第 1 人站在右侧靠床头的位置，负责扶住患者的颈部与头部，位于床左侧的第 2 人用双手向自己一侧扒住患者的右侧肩背部及腰臀部，与第 1 人同步行动，将患者的躯干呈轴线向左侧翻转，并保持颈部与胸腰椎始终成一直线，不可使颈部左右偏斜、扭转。位于床右侧的第 3 人则迅速用枕头顶住患者的右侧肩部和腰臀部，同时垫高头颈部的枕头，使之适合于侧卧，侧卧时枕头高度同一侧肩宽，并在两侧置沙袋以制动。双下肢屈曲，两膝间放一软枕，增加舒适感。翻身时可用手掌拍打背部，力量要适中，不可过猛，可协助排痰，预防肺部并发症。同法翻至右侧。

5.饮食的护理

术后第一天给予流质或半流质饮食，1 周后视病情改为普食，给高蛋白、高热量、高维生素、易消化食物，如鱼类、蛋类、蔬菜、水果等，促进患者康复。

6.引流管的护理

引流的目的是及时引出可能成为细菌生长温床的血液和渗液，在术后恢复过程中虽然出血的危险逐渐减少，但在引流部位则仍可能发生。因此应密切观察和记录引流液的量、色和性状，避免引流管打折；妥善固定，确保引流管有效引流；每天更换引流袋并严格无菌操作；注意引流管内有无血块、坏死组织填塞；一般 24～48 小时拔除引流管。遵医嘱给氧，提高血氧饱和度，观察给氧效果，给氧时间超过 24 小时应常规更换湿化瓶、给氧导管、鼻塞；准确记录尿量，随时调节输液速度。

(三)术后并发症的预防及护理

1.喉头痉挛水肿

喉头痉挛水肿表现为声音嘶哑或失声，吞咽困难。预防处理措施包括以下几点。

(1)术前向患者强调气管推移训练的重要性，并检查推移效果，根据情况给予指导。

(2)控制水肿。颈椎术后 1 周水肿期，应加强监护，遵医嘱常规使用醋酸地塞米松或甲泼尼龙和甘露醇静脉滴注，以脱水消炎。

(3)由于伤口疼痛引起吞咽困难，为防止呛咳和误吸，术后宜小口进食，少量多餐，并禁食生硬瓜果。

(4)遵医嘱给予缓解喉头痉挛的药物，并以醋酸地塞米松和庆大霉素雾化吸入。

2.神经损伤

神经损伤表现为双下肢无力并进行性加重；声音嘶哑，发音不清；饮水或进食时呛咳。预防处理措施如下。

(1)注意观察患者双下肢感觉、运动情况，让患者自主活动脚趾，如发现异常及时报告。

(2)及早鼓励并指导患者做抗阻力肌肉锻炼，及时给予按摩，促进局部血液循环，防止失用性萎缩。

(3)嘱患者尽量少说话，使损伤的喉返神经及早恢复功能。

(4)给予饮食指导，进食半流饮食，必要时协助坐起，以免发生呛咳。

3.脑脊液漏

表现为切口引流管中引流液持续增多，每小时引流量＞8 mL，呈淡红色或类似于血浆；患者有头痛、恶心、呕吐等低颅内压症状。主要护理有以下几点。

(1)心理护理：向患者及家属说明外渗脑脊液身体每天可自行产生，少量漏出不会影响伤口愈合，也无后遗症。经医师妥善处理，伤口可以痊愈。

(2)体位护理：采取头低脚高位，床尾抬高 15～20 cm，抬高床尾可减低脊髓腔内脑脊液压力，增加颅腔脑脊液压力，改善颅腔与脊髓腔之间的脑脊液压力上的动力学变化。该姿势有利于减少脑脊液漏出，促进裂口愈合。患者如不能耐受长时间俯卧者，可与侧卧位交替。脑脊液漏未愈前禁止患者下床活动。

(3)伤口护理：保持切口敷料清洁干燥，敷料被污染后随时更换，严格遵守无菌操作规程。必要时伤口局部加压包扎或加密缝合。保持床单清洁、干燥，加强皮肤护理。同时保持病室空气通畅，温度、湿度适宜。

(4)饮食护理：鼓励患者进食营养丰富易消化饮食，适量食用含纤维素多的食物，保持大便通畅，以降低腹压，促进脑脊液漏的愈合。

4.呼吸道并发症

表现为咽干、咽痛、咽部异物感；呼吸困难、发绀、烦躁等，氧饱和度＜90%。随时可导致呼吸道阻塞引起窒息甚至死亡。主要护理措施如下。

(1)超声雾化吸入：地塞米松 5 mg、庆大霉素 8 万 U、加入生理盐水雾化吸入，每天 2 次，以减轻呼吸道水肿、炎症。可嘱患者多次少量饮水，减轻呼吸道干燥。

(2)保持呼吸道通畅：术后严密观察患者呼吸频率、节律及面色的变化，必要时及时吸出呼吸道分泌物，保持气道通畅，防止坠积性肺炎的发生。同时保证充分有效地供氧。

(3)密切观察：颈椎术后 1 周为水肿期，术后 1～2 天为水肿形成期，4～5 天为水肿高峰期。在此期间密切观察患者呼吸情况。对肥胖及打鼾者应加强夜间观察，注意有无呼吸抑制或睡眠呼吸暂停综合征的发生。

(4)药物治疗：常规遵医嘱静脉滴注甘露醇、醋酸地塞米松等药物，防止喉头水肿及控制血肿对脊髓的压迫。

5.颈部血肿

术后用力咳嗽、呕吐、过度活动或谈话是出血的诱因。表现：颈部增粗、发音改变，严重时可出现呼吸困难，口唇发绀，鼻翼翕动等症状。护理上主要应注意以下几点。

(1)颈部血肿多发生在术后 24～48 小时。所以术后严密观察切口渗血情况，倾听患者主诉，经常询问患者有无憋气、呼吸困难等症状。如患者颈部明显增粗，进行性呼吸困难，考虑有血肿

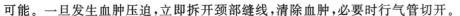

可能。一旦发生血肿压迫,立即拆开颈部缝线,清除血肿,必要时行气管切开。

(2)保持引流通畅,妥善固定。正常情况下,术后引流量 24 小时内应少于 100 mL,若引流液过多,色鲜红,应及时报告医师。

(四)出院指导

1.出院护送

防止颈部外伤,尤其汽车急刹车时的惯性原理致颈部前后剧烈活动,导致损伤,所以出院乘车回家需平卧为妥;如无法平卧,取侧坐位。

2.头颈的位置与制动

术后继续佩戴颈托 3 个月,保持颈托清洁,松紧适中,内垫小毛巾或软布确保舒适,防止皮肤压伤;始终保持颈置中立位,平视前方,卧位时去枕平卧或仅垫小薄枕,保持颈椎正常曲度;禁止做低头、仰头、旋转动作;避免长时间看电视、看电脑、看书报、防颈部过度疲劳;避免用高枕,保持颈部功能位,有利于康复,特殊情况遵医嘱。

3.锻炼

循序渐进加强肢体及各关节的锻炼,保持正常肌力,加大关节活动度。术后 8 周开始在颈托保护下做项背肌的抗阻训练,每次用力 5 秒,休息 5 秒,每组做 20～30 次,每 2 小时做 1 组,持之以恒,促进颈部肌肉血液循环,防止颈背肌失用性萎缩。

4.复查

一般要求 3 个月内每个月复查 1 次,如伤口有红肿、疼痛、渗液等症状要及时复诊,3 个月后每 6 个月复查 1 次。

5.注意事项

6 个月后可恢复工作,工作中注意不能长时间持续屈颈,保持颈椎正常曲度防复发;术后3 个月内禁抬重物。

(刘艳华)

第七节　颈椎间盘突出症

一、概述

颈椎间盘突出症(LDH)是指颈椎间盘的髓核和相应破裂的纤维环突向椎管内,而引起的颈髓后神经根受压的一系列临床表现,致压物是单纯的椎间盘组织。它与颈椎病属于不同病理变化的颈椎疾病。颈椎间盘突出症临床上并不少见,是较为常见的脊柱疾病之一,发病率仅次于腰椎间盘突出。严重时可发生高位截瘫,危及生命。

颈椎间盘突出临床多见于 20～40 岁的青壮年,约占患者人数的 80%。有一定的职业倾向性,如长期保持固定姿势的人群:办公室职员、教师、手术室护士、长期观看显微镜者、油漆工等较易发生。颈椎间盘突出男性明显多于女性,农村多于城市。女性多发于孕产后,往往是突然发生的腰痛异常剧烈,活动有障碍。另外长期生活、工作在潮湿及寒冷环境中的人也较易发生。

二、分类

（一）根据病程分类

1.急性颈椎间盘突出症

有明确的外伤史，伤前无临床症状，伤后出现。影像学检查证实有椎间盘破裂或突出而无颈椎骨折或脱位，并有相应临床表现。

2.慢性颈椎间盘突出症

无明显诱因，缓慢发病或因为颈部姿势长期处于非生理位置，如长期持续低头工作者，不良嗜睡姿势者或强迫性屈曲头颈者等。

（二）根据症状分类

1.神经根型

颈神经受累所致。

2.脊髓型

脊髓型是椎间盘突出压迫脊髓引起的一系列症状，临床此类型多见。

3.混合型

同时表现以上两种症状。

（三）根据颈椎间盘向椎管内突出的位置不同分类

1.侧方突出型

突出部位在后纵韧带的外侧，钩椎关节的内侧。该处是颈脊神经经过的地方，因此突出的椎间盘可压迫脊神经根而产生神经根性症状。

2.旁中央突出型

突出部位偏向一侧而在脊髓与脊神经之间，因此可以同时压迫二者而产生单侧脊髓及神经根症状。

3.中央突出型

突出部位在椎管中央，因此可压迫脊髓双侧腹面而产生双侧症状。

三、病因机制

椎间盘是人体各组织中最早最易随年龄发生退行性变的组织，椎间盘的退变多开始于20岁以后，随着年龄的增长退变程度不断加重，以 $C_5 \sim C_6$ 的退变最常见，其次是 $C_6 \sim C_7$，两者占颈椎间盘突出症的90％。颈椎间盘突出症常由颈部创伤、退行性变等因素导致。致伤原因主要是突然遭受到意外力量作用或颈椎突然快速屈伸旋转运动，使髓核突破纤维环，造成脊髓或神经根受压，出现急性发病，多见于交通事故或体育运动。临床还有部分患者呈慢性发病。

四、临床表现

颈椎间盘前部较高较厚，正常髓核位置偏后，且纤维环后方薄弱，故髓核容易向后方突出或脱出，而椎间盘的后方有脊髓、神经根等重要结构，因此突出的髓核容易刺激或压迫脊髓或神经根，产生临床症状。

（一）症状

症状呈现多样性：颈部不适、疼痛，并肩部酸痛、疲劳。单侧上肢及手部放射性疼痛、麻木、无

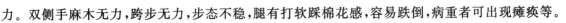

力。双侧手麻木无力，跨步无力，步态不稳，腿有打软踩棉花感，容易跌倒，病重者可出现瘫痪等。

（二）一般体征

当椎间盘突出压迫颈神经根时，颈部可出现颈肌痉挛，颈发僵，生理前凸减小或消失，部分节段棘突有压痛，上肢可查出受压神经根分布区的痛觉过敏或麻木，肌肉力量减弱，肌萎缩，肌腱反射减退或消失。压迫脊髓时可表现为四肢肌张力增高，腹壁反射、提睾反射减退或消失，病理反射多呈阳性。当脊髓半侧受压时可出现典型 Brown-Sequard 征（即末梢性麻痹与病变脊髓分节相应的皮肤区域感觉消失）。

（三）特殊体检

1.颈椎间孔挤压试验

颈椎间孔挤压试验为患者取坐位，头颈后仰并向侧方旋转，检查者立于背后，用双手按压患者额头顶部，出现上肢放射痛或麻木者为阳性。对症状轻者可采用头顶叩击法检查。

2.神经根牵拉试验

神经根牵拉试验为患者端坐，检查者一手轻推患侧头颈部，另一手握住患侧腕部，对抗牵拉，可诱发上肢放射痛或麻木。

五、治疗

对颈椎间盘突出症诊断明确；对保守治疗无效、顽固性疼痛、神经根或脊髓压迫症状严重者应采取手术治疗。

（一）前路椎间盘切除融合

适用于中央型和旁中央型椎间盘突出症患者，对原有退变者应同时去除增生的骨赘，以免残留可能的致压物。

（二）后路椎间盘切除术

适用于侧方型颈椎间盘突出症或多节段受累，伴椎管狭窄或后纵韧带骨化者。单纯的椎间盘突出可采用半椎板及部分关节突切除术，通过减压孔摘除压迫神经根的椎间盘组织。若伴有椎管狭窄或后纵韧带骨化则可采用全椎板减压术。

（三）经皮椎间盘切除术

具有创伤小，出血少等优点，国内尚未广泛开展。

（四）经皮激光椎间盘减压术

首先用于治疗腰椎间盘突出症，近年来国内外学者将其用于颈椎间盘突出症的治疗。

（五）融核术

年轻患者，经非手术治疗数周无效则可选用此法。虽有不少学者报道该法疗效不亚于外科手术治疗，但诸多因素限制其广泛应用：①该法采用颈前路穿刺途径，而颈前方解剖结构密集，如血管神经束、气管食管束等，增加了穿刺的难度和危险性；②使用木瓜凝乳蛋白酶有损伤脊髓的潜在危险性。

六、护理

（一）术前护理

1.术前健康宣教

为保证患者术前训练质量和有一个良好的状态，积极配合治疗并安全渡过围术期，减少术后并发症，护理人员须做好患者的术前健康教育，以配合手术治疗的顺利开展，内容应包括以下几点。

（1）首先护理人员要有一个认真的工作态度、良好的精神面貌和熟练的操作技术；在对待患者及家属时要热情和蔼，以取得他们的信任。

（2）对术前准备的具体内容、术后需要进行监测的设备、管道，以及术后可能出现的一些状况，例如，切口疼痛、渗血，以及因麻醉、插管造成的咽喉部疼痛、痰多、痰中带血，以及恶心、呕吐等情况，仔细向患者和家属进行交代，消除因未知带来的恐惧、不安情绪，使在精神上、心理上都有所准备，以良好的心态迎接手术。

（3）护士应在医护观点一致的前提下进行健康教育。在进行术前健康教育时，不可将该手术治疗效果绝对化，避免引起患者的误解，成为引发医疗纠纷的隐患。另外患者也经常通过护理人员来了解手术医师的情况，患者非常注重主刀医师的技术与经验，担心人为因素增加手术的危险性。提示在进行术前健康教育时，可将同病种术后效果好的患者介绍给术前患者，让其现身说法，增加患者对术者的信赖。

2.心理护理

颈椎手术部位特殊，靠近脊髓，危险性大，患者对手术抱有恐惧心理，顾虑大，思想负担重。因此满足其心理需求是必要的，要通过细心观察，与患者及时沟通，缓解其心理压力。

3.指导训练

术前训练项目较为重要且不易掌握动作要领，医护人员要在训练中给予指导，并对训练效果给予评价，以减少患者自行训练所致效果偏差而影响手术。

（1）气管食管推移训练：主要用于颈前路手术。要求在术前 3～5 天即开始进行。患者自己或护理人员用手的 2～4 指插入一侧颈部的内脏鞘与血管鞘间隙，持续向对侧牵拉；或用大拇指推移，循序渐进，开始时每次持续 1～2 分钟，逐渐增加至 15～30 分钟，每天 2～3 次。要求每次推拉气管过中线，以适应手术时对气管的牵拉，减轻不适感，注意要保护皮肤，勿损伤。

（2）有效咳嗽排痰训练。嘱患者先缓慢吸气，同时上身向前倾，咳嗽时将腹壁内收，一次吸气连续咳三声，停止咳嗽将余气尽量呼出，再缓慢吸气，或平静呼吸片刻后，再次进行咳嗽练习。时间一般控制在 5 分钟以内，避免餐后、饮水后进行，以免引起恶心。患者无力咳痰时，可用右手示指和中指按压气管，以刺激咳嗽，或用双手压迫患者上腹部或下腹部，增加膈肌反弹力，帮助患者咳嗽、咳痰。同时要向患者解释通过有效咳嗽可预防肺部感染，并告知患者术后咳嗽可能会有些不舒服或疼痛，但不影响伤口愈合。对于接受能力较弱的老年患者和儿童，可通过指导其进行吹气球的练习方法来达到增加肺活量的目的。具体方法：准备一些普通气球，练习时每次将气球吹得尽可能大，然后放松 5～10 秒，重复以上动作，每次10～15 分钟，每天 3 次。

（3）体位训练：颈椎前路手术时患者的体位是仰卧时，颈部稍稍地过伸，因此术前患者需要练习去枕平卧或颈部稍稍地处于过伸仰卧位，以坚持 2～3 小时为宜，以免术中长期处于这一固定体位而产生不适感；俯卧位的练习，主要用于颈后路手术患者，患者俯卧在床上，胸部用高枕头或叠好的被子垫高 20～30 cm，额部垫一硬的东西如书本等，以保持颈部屈曲的姿势，坚持时间应超过手术所需的时间，一般以能坚持 3～4 小时为宜。

（4）床上大小便及肢体功能锻炼：强调其对手术及术后康复的积极意义，使患者在术前两天学会床上解大小便；教会患者术后如何在床上进行四肢的主动活动；讲解轴线翻身的配合要点和重要性。

4.感染的预防

住院患者要保持口腔清洁，经常用含漱液含漱；有吸烟习惯的患者应在入院时即劝其停止吸烟，以减少呼吸道的刺激及分泌物；对痰多黏稠者应给以雾化吸入，或使用祛痰药。指导患者训练深呼吸运动，可增加肺通气量，也有利于排痰，避免发生坠积性肺炎。

5.手术前天准备

(1)药敏试验：包括抗生素试验、碘过敏试验(手术中拟行造影者)。如过敏试验呈阳性者，及时通知医师，并做好标记。

(2)交叉配血：及时抽取血样本，送血库，做好血型鉴定和交叉配血试验。

(3)皮肤准备：按照手术要求常规备皮，范围如下：颈椎前路包括下颌部、颈部、上胸部；颈椎后路要理光头，包括颈项部、肩胛区；若需要取自体移植，供骨区(多为髂骨区)同时准备。另外，还要修剪指甲、沐浴、更换清洁衣裤。

(4)选配颈托：为达到充分减压的目的，术中需切除椎间盘组织及部分椎体骨质，并进行植骨，颈椎稳定性受到一定影响，因此术后需佩戴颈托进行保护。目前多采用前后两片式颈托，松紧可自由调节，根据患者个体选择不同的型号，术前试戴一段时间，达到既能控制颈部活动，又无特别不适为宜。让患者立、卧位试戴均合适，便于术后佩戴，预防术后并发症，因此要求护士应详细讲解颈托的佩戴、脱取、使用、保养等方法，并要求患者及家属能正确复述且能在护士指导下正确操作。佩戴颈托松紧适宜，维持颈椎的生理曲度，过松影响制动效果，过紧颈托边缘易压伤枕骨处皮肤，并影响呼吸；颈托勿直接与患者皮肤接触，因其材料为优质泡沫，吸汗性能差，故颈托内应垫棉质软衬垫，有利于汗液吸收，每天更换内衬垫 1～2 次，确保颈部舒适、清洁；佩戴期间，保持颈托清洁，必要时用软刷蘸洗洁精清洗干净，用毛巾擦干，置阴凉处晾干；加强颈部皮肤护理，向患者及家属详细讲解佩戴颈托期间皮肤护理的重要性，指导、协助并教会家属定时检查颈托边缘及枕部皮肤情况，并定时按摩。

(5)胃肠道准备：术前一天以半流质或流质饮食为佳，对于择期手术患者、大便功能障碍导致便秘及排便困难的患者，为了防止麻醉后肛门松弛，不能控制粪便的排出，增加污染的机会或避免术后腹胀及术后排便的痛苦，宜在术前晚及术日晨用 0.1%～0.2%的肥皂水各清洁灌肠一次。

6.手术当天的护理

(1)观察：夜班护士要观察患者的情绪，精神状况、生命体征、禁食禁饮情况；若患者出现体温突然升高、女性患者月经来潮及其他异常情况要及时与医师联系，择期手术的患者应推迟手术日期。

(2)饮食：术日晨患者禁食禁水，术前禁食 12 小时以上，禁饮 4～6 小时，防止麻醉或手术过程中呕吐而致窒息或吸入性肺炎。但抗结核药、降糖药、降血压药应根据情况服用。

(3)用物准备：准备好带往手术室的各种用物，包括颈托、术中用药、影像学资料、病历等，并全面检查术前各项准备工作是否完善，应确认所有术前医嘱、操作及医疗文书均已完成。

(4)着装准备：要求患者仅穿病员服，里面不穿任何内衣。告知患者不要化妆、涂口红、指甲油，以免影响术中对皮肤颜色的观察。请患者取下佩戴的饰物、义齿、手表、隐形眼镜等，贵重物品交由家属保管。

(5)交接患者：向接病员的手术室工作人员交点术中用物、病历等，扶患者上平车，转运期间把患者的安全放在首位。并仔细核对确认患者为拟行手术的患者。

(6)病床准备：患者进入手术室后，病床更换清洁床单、被套等物，准备输液架、氧气装置、吸引器、气管切开包、监护仪、两个沙袋及其他必需用物。

(二)术后护理

1.体位

患者术后返回病房，搬运时至少有3～4人参与，当班护士应协助将患者抬上病床，手术医师负责头颈部，搬运时必须保持脊柱水平位，头颈部置于自然中立位，局部不弯曲，不扭转，动作轻稳，步调一致，尽量减少震动，注意保护伤口，如有引流管、输液管要防止牵拉脱出。因术后均戴有颈托，将患者放置适当体位后，需摘下颈托，头颈部两侧各放一沙袋以固定并制动，局部制动不仅可减少出血，还可以防止植骨块或内固定的移位。交接输血、输液及引流管情况。

2.密切观察病情变化

术后进行心电监护，术后6小时内监测血压、脉搏、呼吸、血氧饱和度，每15～30分钟1次，病情平稳后改为1～2小时1次。因手术过程中刺激脊髓导致脊髓神经根水肿，可造成呼吸肌麻痹；牵拉气管、食管、喉上、喉返神经可出现呼吸道分泌物增多、声嘶、呛咳、吞咽和呼吸困难等异常情况，应重点观察呼吸的频率、节律、深浅、面色的变化，以及四肢皮肤感觉、运动和肌力情况。低流量给氧12～24小时。用醋酸地塞米松、硫酸庆大霉素或盐酸氨溴索加入生理盐水行超声雾化每天2～3次。鼓励患者咳嗽，促进排痰，必要时使用吸痰器，保持呼吸道通畅。如出现憋气、呼吸表浅、口唇及四肢末梢发绀，血氧饱和度降低，应立即报告医师并协助处理。

3.观察伤口敷料情况有无渗出

如有渗出及时更换潮湿的敷料，并观察渗出液的量和色；妥善固定引流管并保持通畅，一般术后24～48小时，引流量少于50 mL，且色淡即可拔管。并注意观察有无脑脊液漏。

4.皮肤护理

避免皮肤长时间受压，注意保持床单清洁、平整，协助翻身，拍背每2小时1次。更换体位时脊柱保持中立位，防止颈部过屈、过伸及旋转。

5.预防肺部、泌尿系统感染

卧床期间给予口腔护理每天2次，术后第2天即可嘱患者做深呼吸及扩胸运动。每天1∶5 000呋喃西林或生理盐水500 mL密闭式冲洗膀胱2次，会阴擦洗2次，每天更换尿袋，定时放尿，并嘱其多饮水，每天不少于2 500 mL。

6.活动护理

下床时先坐起，逐渐移至床边，双足垂于床下，适应片刻，无头晕、眼花等感觉时，再站立行走，防止因长时间卧床后突然站立导致直立性低血压而摔倒。

7.加强锻炼

术后第一天协助患者做肢体抬高、关节被动活动及肌肉按摩等，第二天嘱患者练习握拳、抬臂，伸、曲髋，膝，肘各关节，每天2～3次，每天15～30分钟，循序渐进，以患者不疲劳为主。

(三)出院指导

(1)嘱患者术后3个月内继续佩戴颈托保护颈部，避免颈部屈伸和旋转运动。

(2)术后继续佩戴颈托3个月，保持颈托清洁，松紧适中，内垫小毛巾或软布确保舒适，防止皮肤压伤；始终保持颈部置中立位，平视前方，卧位时去枕平卧或仅垫小薄枕，保持颈椎正常曲度；禁止做低头、仰头、旋转动作；避免长时间看电视、看电脑、看书报，防颈部过度疲劳；避免用高枕，保持颈部功能位，有利于康复，特殊情况遵医嘱。

(3)继续加强功能锻炼，保持正常肌力，加大关节活动度。持之以恒，促进颈部肌肉血液循坏,防止颈背肌失用性萎缩。

(4)术后3个月门诊复查随访。若颈部出现剧烈疼痛或吞咽困难,有梗塞感,应及时来院复查,可能为植骨块、内固定松动、移位、脱落。

(5)6个月后可恢复工作,工作中注意不能长时间持续屈颈,保持颈椎正常曲度防复发;术后3个月内禁抬重物。

(6)营养神经药物应用1～3个月。

(刘艳华)

第八节 胸椎管狭窄症

脊椎管狭窄症多发生在腰椎和颈椎,胸椎管狭窄症(TSS)较少见。随着诊断技术的发展和认识水平的提高,确诊胸椎管狭窄症的病例逐渐增多。

一、病因与病理

(一)退变性胸椎管狭窄

退变性胸椎管狭窄见于中年以上,主要由于胸椎的退行变性致椎管狭窄,其病理改变主要有以下几点。

(1)椎板增厚骨质坚硬,有厚达20～25 mm者。

(2)关节突起增生、肥大、向椎管内聚,特别是上关节突向椎管内增生前倾,压迫脊髓后侧方。

(3)黄韧带肥厚可达7～15 mm。在手术中多可见到黄韧带有不同程度骨化。骨化后的黄韧带与椎板常融合成一整块骨板,使椎板增厚可达30 mm。多数骨质硬化,如象牙样改变。少数病例椎板疏松、出血多,又称为黄韧带骨化症。

(4)硬膜外间隙消失,胸椎硬膜外脂肪本来较少,于椎管狭窄后硬膜外脂肪消失而静脉淤血,故切开一处椎板后,常有硬膜外出血。

(5)硬脊膜增厚,有的病例为2～3 mm,约束着脊髓。当椎板切除减压后,硬膜搏动仍不明显,剪开硬膜后,脑脊液搏动出现。多数病例硬膜轻度增厚,椎板减压后即出现波动。由上述病理改变可以看出,构成胸椎管后壁及侧后壁(关节突)的骨及纤维组织,均有不同程度增厚,向椎管内占位使椎管狭窄,压迫脊髓。在多椎节胸椎管狭窄,每椎节的不同部位,其狭窄程度并不一致,以上关节突上部最重,由肥大的关节突、关节囊与增厚甚至骨化的黄韧带一起向椎管内突入,呈一横行骨纤维嵴或骨嵴压迫脊髓。在下关节突起部位则内聚较少,向椎管内占位少,压迫脊髓较轻。二者相连呈葫芦腰状压迫,多椎节连在一起则呈串珠状压痕。脊髓造影或MRI改变显示此种狭窄病理。胸椎退变,上述胸椎管狭窄仅是其病理改变的一部分。还可见到椎间盘变窄,椎体前缘侧缘骨赘增生或形成骨桥,后缘亦有骨赘形成者,向椎管内突出压迫脊髓。胸椎管退变性狭窄病例,除胸椎退变外,还可见到颈椎或腰椎有退行改变,本组中以搬运工人、农民等重体力劳动者较多,胸椎退变可能与重劳动有关。

(二)胸椎后纵韧带骨化所致胸椎管狭窄

可以是单椎节,亦可为多椎节,增厚并骨化的后纵韧带可达数毫米,向椎管内突出压迫脊髓。

(三)胸椎间盘突出

多发生在下部胸椎,单独椎间盘突出压迫胸脊髓或神经根者,称胸椎间盘突出症;本节所指系多椎节或单节椎间突出或膨出,与胸椎退变性改变在一起者,构成胸椎管狭窄的因素之一。

(四)其他

脊柱氟骨症亦可致胸椎管狭窄,使骨质变硬、韧带退变和骨化,可引起广泛严重椎管狭窄,患者长期饮用高氟水,血氟、尿氟增高,血钙、尿钙、碱性磷酸酶增高,X线片脊柱骨质密度增高可资诊断。此外,尚有少数病例,在胸椎退变基础上,伴有急性胸椎间盘突出,损伤脊髓,此种病例多有轻微外伤,发病较急。

二、临床表现

(一)发病部位和节段

发病部位以下半胸椎为多,累及 T_6～T_{12} 节段者占 87%,向下可达腰,累及上部胸椎 T_1～T_5 者占 4.8%。少数病例病变呈间隔型或跳跃型,即两段病变椎节之间有无狭窄的节段,如病变累及T_6～T_7、T_9～T_{11}和 T_8为无狭窄节。

(二)病史与发病年龄

胸椎管狭窄症的病史,一般均较长,慢性发病,从 6 个月至 20 年,平均 5 年左右;发病年龄,最年轻 28～30 岁,是极少数,大多为中年以上,50 岁左右发病最多,可达六十余岁;男性较多,占80%以上,女性不及 20%。

(三)发病较缓慢

起初下肢麻木、无力、发凉、僵硬不灵活。双下肢可同时发病,也可一侧下肢先出现症状,然后累及另一下肢。半数患者有间歇跛行,行走一段距离后症状加重,须弯腰或蹲下休息片刻方能再走。较重者站立及步态不稳,需持双拐或扶墙行走,严重者截瘫。半数病例胸腹部有束紧感或束带感,胸闷、腹胀,如病变平面高,严重者有呼吸困难。半数患者有腰背痛,有的时间长达数年,仅有 1/4 患者伴腿痛,疼痛多不严重。大小便功能障碍出现较晚,多为解大小便无力,尿失禁约占 1/10。患者一旦发病,多呈进行性加重,缓解期少而短。病情发展速度快慢不一,快者数月即发生截瘫。

(四)物理检查

多数患者呈痉挛步态,行走缓慢。脊柱多无畸形,偶有轻度驼背、侧弯。下肢肌张力增高,肌力减弱。膝及踝反射亢进。髌阵挛和踝阵挛阳性。巴宾斯基征(Babinski 征)、奥本海姆征(Oppenheim 征)、戈登征(Gordon 征)等上神经单位体征。胸部及下肢感觉减退或消失,胸部皮肤感觉节段性分布明显,准确检查有助于确定椎管狭窄的上界,70%患者胸椎压痛明显,压痛范围大,棘突叩击痛并有放射痛。伴有腿痛者直腿抬高受限,确切上界参考 MRI 确定。

三、治疗

(一)手术适应证和时机选择

目前对退变性胸椎管狭窄,尚无有效的非手术疗法,手术减压是解除压迫,恢复脊髓功能的唯一有效的方法。因此,诊断一经确立,应尽早手术治疗,特别是脊髓损害发展较快者。

(二)手术途径选择

(1)后路全椎板切除减压术是首选方法,可直接解除椎管后壁的压迫,减压后脊髓轻度后移,间接缓解前壁的压迫，减压范围可按需要向上下延长，在直视下手术操作较方便和安全；合并有旁侧型椎间盘突出者可同时摘除髓核。

(2)以后纵韧带骨化为主要因素的椎管狭窄，尤以巨大孤立型后纵韧带骨化，后路手术效果不佳，会引起症状加重，应从侧前方减压切除骨化块，可解除脊髓压迫。

(3)胸椎管狭窄合并中央型椎间盘突出时，从后路手术摘除髓核很困难且易损伤脊髓及神经根，也以采用侧前方减压为宜。侧前方入路可切除后纵韧带骨化块、严重椎体后缘增生骨赘和摘除突出的髓核，还可以切除一侧椎弓根、后关节、椎板及黄韧带以充分减压。

四、护理

(一)术前护理

1.心理护理

对大多数患者而言，手术都是一个强烈的刺激源。焦虑是术前患者最明显的心理特征，焦虑程度对手术效果及预后均有很大影响。对患者必须做好术前心理健康教育，进行心理疏导，耐心倾听患者意见，了解其心理动态；认真地向患者阐明手术的必要性和重要性，介绍有关专家根据病情反复研究的最佳手术方案，使患者深感医务人员高度的责任心，以缓解其不良心理状态，增加食欲，保证充足睡眠，提高机体免疫能力。消除患者紧张焦虑情绪，使患者增加战胜疾病的信心，以最佳的心理状态配合手术。

2.进行手术后适应性训练

(1)床上大便练习：骨科患者由于治疗需要，需长期卧床，胃肠蠕动减弱，易产生便秘。因此，在术前应做好以下健康教育：①嘱患者多饮水，多食新鲜蔬菜和水果，多食粗纤维食物，如韭菜、芹菜、香蕉等；②指导患者按摩腹部，以脐为中心，按顺时针方向进行，促进肠蠕动；③指导患者养成每天定时床上排便的习惯。

(2)床上排尿练习：骨科患者由于治疗需要，需长期卧床，排尿方式发生改变，引起紧张、恐惧心理，担心尿液污染伤口及床单，造成排尿困难。因此，术前进行床上排尿训练，指导患者用手掌轻轻按压下腹部，增加腹压，以利尿液排出。

(3)关节、肌肉功能锻炼：进行肌肉的主、被动收缩练习和关节屈伸运动，为术后肢体功能锻炼打下基础，以便更好、更快地恢复肢体功能，减少术后并发症发生。

3.体位及翻身训练

指导患者练习轴位翻身，翻身时脊柱成一直线，不可扭转，以适应术后翻身需要。

4.指导患者掌握深呼吸和有效咳嗽的方法

用鼻深吸气后，屏气数秒，然后微微张嘴缓慢将气体呼出，在将气体呼出的同时，连续咳嗽2次，休息数秒，再深吸气、咳嗽。如此反复，其目的是增加肺通气量，利于痰液排出，避免肺部感染的发生。

5.一般术前护理

完善术前各项检查，如肝功能、血糖、心电图等，对于老年患者的常见病如糖尿病、高血压病、心脏病等，应积极进行治疗，排除不利手术的因素。指导术前禁烟禁酒，加强营养支持，以增强体质。术前备皮、交叉配血、抗生素试验，术前晚予以灌肠。

(二)术后护理

1.生命体征监测

术后予心电监护，密切观察患者生命体征变化，监测血压、脉搏、呼吸及血氧饱和度，做好记录，同时注意观察患者的神志、面色、口唇颜色、皮肤黏膜变化、尿量，有无打哈欠、头晕等血容量不足的早期症状。询问患者有何不适，给予吸氧。每 4 小时测体温 1 次，术后 3 天内体温可升高达 38.5 ℃，应向患者讲解是术后吸收热所致，不用紧张，7 天内可恢复正常，如体温持续39 ℃以上数天，应警惕感染的可能，及时通知医师。

2.脊髓神经功能观察

神经损伤的原因可以是手术直接造成、间接损伤和术中强行减压；胸段脊髓对缺血及术中的刺激耐受性差，可能也是损伤的原因；硬膜外血肿可直接压迫脊髓，造成脊髓损伤，导致双下肢麻木、疼痛、活动障碍、大小便障碍等一系列神经系统症状，以及原有的神经症状加重。因此术后应密切观察神经功能的恢复情况；全身麻醉清醒后，以钝形针尖如回形针尖轻触患者双下肢或趾尖皮肤，观察有无知觉或痛觉、双下肢活动，以及肢体温度、颜色，观察排尿、排便情况并及时记录。早期发现神经功能异常非常重要，脊髓功能的恢复与症状出现的时间有直接关系。如发现异常应立即通知医师及时对症处理。

3.切口引流管的护理

应保持切口敷料干燥完整，注意观察切口敷料渗血情况，如果渗血较多，要及时通知医师，更换敷料，观察切口有无红肿，警惕感染的可能。术后切口处放置负压引流管，目的是为了防止切口内形成血肿压迫硬脊膜造成再手术的危险，并防止血肿感染、机化、粘连。在放置引流管期间，应确保引流管固定、畅通，并观察记录引流液的性质、颜色和量。48 小时后引流液逐渐减少，可拔除引流管。

4.体位护理

手术回病房后予去枕平卧 4～6 小时，头偏向一侧，以利于后路手术切口压迫止血和预防全身麻醉术后呕吐。由护士协助患者，一手置患者肩部，一手置患者臀部，两手同时用力，作滚筒式翻身，动作应稳而准，避免拖、拉、推动作。翻身时要保持整个脊柱平直，勿屈曲扭转，避免脊柱过度扭曲造成伤口出血，一般平卧 2～3 小时，侧卧 15～30 分钟，左右侧卧及平卧交替使用。

5.排泄的护理

(1)排便异常的护理：①预防便秘，多饮水，给予高热量、高蛋白、高维生素的饮食，少吃甜食及易产气食物，避免腹胀。由于卧床，肠蠕动减弱，易出现便秘，每天按摩下腹部 3～4 次，以脐为中心，按顺时针方向进行，促进肠蠕动，预防便秘。出现便秘时，用开塞露塞肛或带橡胶手套将干结的粪便掏出；②排便失禁的护理，排便失禁者，由于液状或糊状粪便浸泡在肛周，易导致局部皮肤糜烂。因此，要及时轻轻擦拭和清洗肛周皮肤，并用润滑油保护。

(2)排尿异常的护理：①尿失禁的护理，女性尿失禁者，选择适当型号的双腔气囊导尿管进行导尿并妥善固定，留置导尿管；男性尿失禁者，用保鲜袋将阴茎套住，并妥善固定，每 2 小时清洗并更换 1 次。②尿潴留的护理，立即诱导患者自行排尿，如热敷按摩、外阴冲洗、听流水声等。诱导排尿失败者，给予导尿并妥善固定，留置导尿管或间歇性清洁导尿。③留置导尿管的护理，定时夹管训练，白天每 3～4 小时放尿 1 次，夜间每 4～6 小时放尿 1 次，以训练膀胱逼尿肌的功能。遵医嘱每天 2 次膀胱冲洗，防止感染。④间歇性清洁导尿，选用橡胶导尿管，操作者洗手或戴手套，插管前用温盐水冲洗会阴部或碘伏消毒尿道口，然后插导尿管(导尿管前端蘸少量液状石蜡)

至所需深度，见尿液流出，然后右手扶住导尿管，左手按摩膀胱，力量由轻到重使尿液慢慢流出（或嘱患者自己按摩）。

6.并发症的护理

(1)脊髓损伤：这是最严重的并发症。临床表现为原有的截瘫症状加重，或术前脊髓神经功能正常的患者出现双下肢麻木、疼痛、活动障碍、大小便障碍等一系列神经系统症状。因此全身麻醉清醒后应立即观察下肢的活动、感觉等是否同术前一致，如出现上述情况应立即向医师汇报并及时处理。

(2)脑脊液漏：在胸椎管狭窄手术时脑脊液漏发生的可能性较其他手术大，尤其是黄韧带骨化与硬脊膜粘连时更易发生。临床表现为切口敷料渗出增多，渗出液颜色为淡红色，患者自觉头痛、头晕、恶心等不适。一旦出现脑脊液漏，应立即报告医师，患者取去枕平卧位，将负压引流改为普通引流，或者减低负压球负压，必要时拔除引流管，加强换药，保持切口敷料清洁，并用消毒棉垫覆盖后沙袋加压，保持床单清洁干燥，静脉应用抗生素及等渗盐水，必要时抽吸切口皮下脑脊液，探查伤口，行裂口缝合或修补硬膜或肌瓣填塞。

(3)血肿形成：术后血肿形成多见于当天，有伤口局部血肿和椎管内血肿。主要为切口渗血较多而引流不畅。伤口局部血肿有增加伤口感染的可能，并引起切口裂开；椎管内血肿可引起脊髓压迫。术后密切观察伤口情况及双下肢感觉、运动情况及双下肢肌力，如发现双下肢感觉、运动功能较术前减弱或出现障碍应及时报告医师，如诊断明确，应立即再次手术行血肿清除。

(4)预防双下肢深静脉栓塞甚至肺栓塞：指导并协助、鼓励患者早期进行四肢肌肉和各关节的运动。促进下肢静脉血液循环，抬高下肢，促进下肢静脉血液回流。若无胸部、脑部外伤者，突然出现胸闷、发绀、烦躁不安、呼吸困难进行性加重、血压下降等症状，应警惕肺栓塞的发生，立即做好抢救准备并通知医师。

(5)自主神经功能紊乱：胸段脊髓损伤后可出现自主神经功能紊乱，加之卧床，在坐起或站起时易出现直立性低血压；指导患者逐渐抬高床头等以纠正。还有可能出现心律失常等症状，需要监测心率、心律情况。

(6)预防压疮：避免局部皮肤长期受压，每 2 小时更换 1 次体位；翻身时，头颈和躯体要在同一水平线。同时做好皮肤护理，保持床单、内衣及皮肤清洁、干燥，避免皮肤受潮湿的刺激，保持床单、内衣的平整，避免皮肤局部受压。在更换内衣、床单、体位时，应避免拖、拽等摩擦性动作，以免损伤皮肤。

(7)肢体关节挛缩：如患者肢体能运动，鼓励患者进行主动运动。如患者肢体无运动，应进行各关节被动运动，保持正确的体位摆放，否则可能出现关节挛缩，最常见的为踝跖屈畸形。

7.其他护理

(1)患者年龄大时，静脉输液，除脱水药外，速度不宜过快，防止急性肺水肿的发生。

(2)合并高血压患者，遵医嘱指导患者服用降压药，每天监测血压，避免排便用力过大。

(3)合并糖尿病的患者，遵医嘱指导患者服用降糖药或皮下注射胰岛素，每天监测空腹及餐后 2 小时血糖。

（刘艳华）

第九节　腰椎管狭窄症

一、概述

腰椎管狭窄症是指由各种原因引起的骨质增生或纤维组织增生肥厚，导致椎管或神经根管的矢状径较正常者狭窄，刺激或压迫由此通过的脊神经根或马尾神经而引起的一系列临床症状。它是导致腰痛或腰腿痛的最常见原因之一。腰椎管狭窄包括3个部分，即主椎管、神经根管及椎间孔狭窄。发育性腰椎管狭窄症发病大多在中年以后，而退变所致者多见于老年。本病男性多于女性。

二、病因

(一)先天性椎管狭窄

系先天发育过程中，腰椎弓根短而致椎管矢径短小。此种情况临床甚为少见。

(二)退变性椎管狭窄

临床最为多见，系腰椎退变的结果，随年龄增长，退行变性表现如下。

(1)腰椎间盘首先退变。

(2)椎体唇样增生。

(3)后方小关节也增生、肥大、内聚、突入椎管，上关节突肥大增生时，在下腰椎(L_4、L_5或L_3、L_4、L_5)由上关节突背面与椎体后缘间组成的侧隐窝发生狭窄，该处为神经根所通过，从而可被压迫。

(4)椎板增厚。

(5)黄韧带增厚，甚至骨化，这些均占据椎管内一定空间，合起来成为退变性腰椎管狭窄。

(三)其他原因所致的椎管狭窄

(1)腰椎滑脱：该平面椎管矢状径减小。

(2)中央型腰椎间盘突出，占据腰椎管的空间，可产生椎管狭窄症状。此两种情况均有明确诊断，临床上并不称其为腰椎管狭窄。

(3)继发性，如全椎板切除之后，形成的瘢痕，再使椎管狭窄，或椎板融合之后，椎板相对增厚，致局部椎管狭窄。此种情况均很少见。

(4)腰椎爆裂骨折，椎体向椎管内移位，急性期休息，无症状，起床活动后或活动增加后，可出现椎管狭窄症状。

三、临床表现

(1)间歇性跛行。表现为患者行走后，出现一侧或双侧腰酸、腰痛、下肢麻木无力，以至跛行；但若蹲下或坐下休息片刻，症状即可缓解或消失，患者继续行走，上述症状又会出现。

(2)腰部后伸受限及疼痛。

(3)腰骶痛伴单侧或双侧臀部、大腿外侧胀痛、感觉异常或下肢无力。

(4)主诉多而体征少患者均有许多主诉，但体格检查时多无阳性所见，直腿抬高试验常为阴性。

四、诊断

(一)病史

详细了解与患病有关的情况，如有无先天性脊柱发育不良，腰椎有否外伤及手术史等。

(二)体格检查

本病阳性体征少，有时表现为膝反射、跟腱反射减弱。

(三)辅助检查

X 线片表现椎管矢状径小，小关节增生，椎板间隙狭窄；CT 扫描检查能清晰显示腰椎各横截面的骨性和软组织结构，MRI 检查可显示腰段椎管情况，硬膜后方受压节段黄韧带肥厚，腰椎间盘膨出或突出或脱出，马尾有无异常等。

五、治疗

(一)非手术治疗

腰椎管狭窄症系慢性疾病，有急性加重者常因走路过多、负重或手提重物、劳累而引起，腰椎管内软组织及马尾神经根可能有水肿，对此应卧床休息；腰部理疗，按摩等有助于水肿消退；而慢性腰椎管狭窄症者，可练习腹肌，使腰椎管生理前突得到暂时减轻，从而缓解症状，此仅对早期病例有效，如伴有急性腰椎间盘突出症，除休息外，可行牵引治疗，需知单独腰椎管狭窄症，牵引并无效果。

(二)手术治疗

适应证：①经较正规的非手术治疗无效；②自觉症状明显并持续加重，影响正常生活和工作；③明显的神经根痛和明确的神经功能损害，尤其是严重的马尾神经损害；④进行性加重的滑脱、侧凸伴相应的临床症状和体征。

六、护理

(一)术前护理

1.心理护理

该病多发生于中老年，病情较重，病程长，发病后不但影响工作，生活难以自理，且易反复发作，逐渐加重，易出现焦虑、悲观情绪，又由于缺乏医学知识，对手术持怀疑态度，担心手术安全、术后肢体康复程度及劳动能力是否丧失，表现为紧张焦虑。护士要针对患者不同的心理特点，多与患者交谈，给患者以关心、理解和安慰，向患者讲解腰椎管狭窄症的有关知识、手术疗效及目前对此病的治疗水平，以典型病例作现身说法，让患者与术后患者交流，了解手术的可靠性，消除患者紧张焦虑情绪，使患者增加战胜疾病的信心，以最佳的心理状态配合手术。

2.床上排便训练

以防术后因创伤、姿势、体位的改变不习惯卧位排便，导致尿潴留、排便困难，术前需要在床上进行排便训练。所以术前 2～3 天要指导患者在床上练习大小便，同时要向患者讲解术前在床上训练大小便的重要性，使其自觉的接受，以减少术后便秘和排尿困难的发生。

3.体位及翻身的训练

腰椎管狭窄术中多采用俯卧位，术前 2～3 天要指导患者在床上练习俯卧位，练习 3～4 次/天，时间从 1 小时延长至 3～4 小时，使全身肌肉放松，呼吸平稳。同时术前要指导患者练习轴位翻身，翻身时脊柱成一直线，不可扭转，以适应术后翻身需要。

4.一般术前护理

完善术前各项检查，如肝功能、血糖、心电图等，对于老年患者的常见病如糖尿病、高血压病、心脏病等，应积极进行治疗，排除不利手术的因素。指导术前禁烟禁酒，教会患者做深呼吸和有效地咳嗽，预防肺部感染，加强营养支持，以增强体质。术前备皮、交叉配血、抗生素过敏试验，术前晚予以灌肠。

(二)术后护理

1.生命体征监测

术后予心电监护，密切观察患者生命体征变化，每 0.5～1.0 小时测量血压、脉搏、呼吸及血氧饱和度1 次，做好记录，同时应注意观察患者的神志、面色、口唇颜色、尿量，询问患者有何不适，予以氧气吸入。每4 小时测体温 1 次。

2.脊髓神经功能观察

腰椎管狭窄症若在融合时应用内固定，神经根损伤较常见；而伤口负压引流不畅，血留于伤口内致血凝块压迫神经根或硬脊膜，亦加重术后粘连；术中因神经牵拉，可致术后神经根水肿。因此术后应密切观察神经功能恢复情况，全身麻醉清醒后，以钝形针尖如回形针尖轻触患者双下肢或趾尖皮肤，观察有无知觉或痛觉，早期发现神经功能异常非常重要，脊髓功能恢复与症状出现的时间有直接关系。

3.切口引流管的护理

应保持切口敷料干燥完整，注意观察切口敷料渗血情况，如渗血较多，要及时通知医师，更换敷料，观察切口有无红肿，警惕感染的可能。术后切口处放置负压引流管，目的是为了防止切口内形成血肿压迫硬脊膜，造成再手术的危险，并防止血肿感染、机化、粘连。在放置引流管期间，应确保引流管的固定、畅通，一般术后 6 小时每 30 分钟挤管 1 次，以后每 1～2 小时挤管 1 次，以防血块堵塞，并观察记录引流液的性质、颜色和量。引流液应为暗红色血性液体，术后当天100～300 mL，24 小时后引流液明显减少或无引流液，最多 20～40 mL，如引流液 24 小时多于 500 mL，呈粉红色，患者诉头痛、头晕应警惕脑脊液漏，首先应把负压引流改为一般引流，并协助患者取去枕平卧位或适当抬高床尾 10°～20°，同时报告医师给予及时恰当的处理。一般引流管放置 24～48 小时，48 小时后引流液逐渐减少，可拔除引流管。

4.体位护理

一般手术回病房后予去枕平卧 6 小时，头偏向一侧，以利于后路手术切口压迫止血和预防全身麻醉术后呕吐，过早翻身会引起伤口活动性出血。由护士协助患者，一手置患者肩部，一手置患者臀部，两手同时用力，作滚筒式翻身，动作应稳而准，避免拖、拉、推动作。翻身时要保持整个脊柱平直，勿屈曲扭转，避免脊柱过度扭曲造成伤口出血，一般平卧 2～3 小时，侧卧 15～30 分钟，左右侧卧及平卧交替使用。

5.排泄的护理

术后向患者讲明及时排便可消除腹胀、尿潴留，减轻腹压以减少切口出血，有利于切口愈合，术后4～6 小时，要督促患者自行排尿，1～3 天排大便 1 次，不能自行排尿者，可按摩下腹部、听流水声等诱导排尿，无效者采用无菌导尿术保留尿管，采取间断夹闭尿管定时放尿，以训练膀胱功能，要用碘伏棉球擦洗外阴，2 次/天，以预防泌尿系统感染，3 天无大便者要及时通知医师，采用开塞露塞肛或番泻叶泡茶饮，同时指导患者进食高热量、高蛋白、易消化的富含纤维素的饮食。

6.并发症的护理

(1)硬膜外血肿：脊柱手术创面大、剥离深，术后渗血较多，若引流不畅，易造成硬膜外血肿。术后密切观察双下肢感觉、运动情况及双下肢肌力，如发现双下肢感觉、运动功能较术前减弱或出现障碍应及时报告医师。行 CT 及 MRI 检查，如诊断明确，应立即再次手术行血肿清除术。

(2)脑脊液漏：脑脊液漏在腰椎管狭窄手术时发生率约 5%，临床表现为切口敷料渗出增多，渗出液颜色为淡红或淡黄色，患者自觉头痛、头晕、恶心。一旦出现脑脊液漏，立即报告医师，患者去枕平卧位，将负压引流改为普通引流，或者减低负压球负压，必要时拔除引流管，加强换药，保持切口敷料清洁，并用消毒棉垫覆盖后沙袋加压，保持床单清洁干燥，静脉应用抗生素及等渗盐水，必要时抽吸切口皮下脑脊液，探查伤口，行裂口缝合或修补硬膜。

(三)健康教育

1.术后功能锻炼

向患者说明术后功能锻炼对防止神经根粘连及恢复腰背肌的功能的重要性，以争取患者的积极配合。术后第 1 天练习股四头肌收缩及直腿抬高训练，以防脊神经根粘连。方法是膝关节伸直，踝关节为功能位，下肢抬起坚持 5～10 秒，两腿重复此动作，锻炼次数以患者能耐受为宜。术后 1 周进行腰背肌功能训练，提高腰背肌肌力，增加脊柱的稳定性。指导患者仰卧做腰背肌功能锻炼，根据病情及患者体质，循序渐进，由腰背半弓直至全弓，由五点支撑到三点、四点支撑，还可采用飞燕法，即患者取俯卧位，颈部后伸，稍用力后抬起胸部离开床面，两上肢向背后伸，形似飞燕点水。术后 12～14 天在支具保护下下床活动。

2.出院指导

指导患者出院后卧硬板床休息 1 个月，尽量少做弯腰及扭腰动作、注意腰部保暖，避免受凉。应用人体力学的原理来指导患者的坐、立、行、卧及持重的姿势。指出患者不正确的姿势和活动方法，指导其生活和工作中保持正确的姿势和习惯，身体不能过早和过度负重，并应避免腰部长时间保持同一种姿势和直体弯腰动作，同时积极参加适当体育锻炼，尤其是注意腰背肌功能锻炼，以增加脊柱的稳定性，同时加强营养，以减缓机体组织和器官的退行性变。

(刘艳华)

第十节　腰椎间盘突出症

一、概述

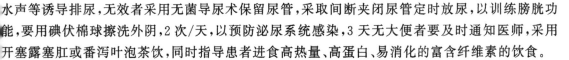

腰椎间盘突出症是指因腰椎间盘变性、破裂后髓核组织向后方或突至椎板内，致使相邻组织遭受刺激或压迫而出现的一系列临床症状。腰椎间盘突出症为临床上最为常见的疾病之一，多见于青壮年，虽然腰椎各节段均可发生，但以 L_4～L_5、L_5～S_1 最为多见。

二、病因

(一)退行性变

腰椎间盘突出症的危险因素(又称诱发因素)有很多,其中腰椎间盘退行性变是根本原因。椎间盘的生理退变从20岁即开始,30岁时退变已很明显。此时,在组织学方面可见到软骨终板柱状排列的生长层消失,其关节层逐渐钙化,并伴有骨形成和血管的侵入。

(二)职业特性

腰椎间盘突出有明显的职业特性。从业有反复举重物、垂直震动、扭转等特点者,腰椎间盘突出症的发病率高。腰椎间盘长期受颠簸震荡,产生慢性压应力,使椎间盘退变和突出。长期弯腰工作者,尤其是蹲位或坐位(如铸工和伏案)工作者,髓核长期被挤向后侧,纤维环后部长期受到较大的张应力,再加之腰椎间盘后方纤维环较薄弱,易发生突出,所以并非重体力劳动者是腰椎间盘突出的高危人群。

(三)外伤

外伤是腰椎间盘突出的重要因素,特别是儿童与青少年的发病与之关系密切。

(四)遗传因素

腰椎间盘突出有家族性发病的报道,而有些人种的发病率较低。

(五)腰骶先天异常

腰骶椎畸形可使发病率增高,包括腰椎骶化、骶椎腰化、半椎体畸形等。

(六)体育运动

很多体育活动虽能强身健体,但也可增加腰椎间盘突出发生的可能性,如跳高、跳远、高山滑雪、练体操、踢足球、投掷等,这些活动都能使椎间盘在瞬间受到巨大的压应力和旋转应力,使纤维环受损的可能性大大增加。

(七)其他因素

寒冷、酗酒、腹肌无力、肥胖、多产妇和某些不良站、坐姿,也是腰椎间盘突出症的危险因素。

三、临床表现

(一)疼痛

腰痛是最早的症状。由于腰椎间盘突出是在腰椎间盘退行性变的基础上发展起来的,所以在突出以前的椎间盘退行性变即可出现腰腿痛。腰部的疼痛多数是由慢性肌肉失衡、姿势不当或情绪紧张引起。椎间关节引起的牵涉性疼痛是由椎旁肌肉、韧带、关节突关节囊、椎间盘或硬膜囊受损引起,疼痛在腰骶部或患侧下肢。若是腰部的肌肉慢性劳损,其疼痛一般局限于腰骶部,不向下肢放射。神经根引起的牵涉性疼痛,其支配的皮节易出现刺痛、麻木感,若前根的运动神经受压,可出现支配肌肉的力量下降和萎缩。

(二)下肢放射痛、麻木

主要是因为突出的椎间盘对脊神经根造成化学性和机械性刺激,表现为腰部至大腿及小腿后侧的放射性疼痛或麻木感。肢体麻木多与下肢放射痛伴发。麻木是突出的椎间盘压迫本体感觉和触觉纤维引起的。有少数患者自觉下肢发凉、无汗或出现下肢水肿,这与腰部交感神经根受到刺激有关。中央型巨大突出者,可出现会阴部麻木、刺痛、排便及排尿困难,男性阳痿,双下肢坐骨神经疼痛。

(三)肌肉萎缩

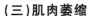

腰椎间盘突出较重者，常伴有患下肢的肌萎缩，以踇趾背屈肌力减弱多见。

(四)活动范围减小

腰椎间盘突出常引起腰椎的活动度受限，前屈受限病变多在上腰椎，侧屈受限有神经根受刺激的情况存在，伸展受限多有关节突关节的病损。

(五)马尾神经症状

主要表现为会阴部麻木和刺痛感，排便和排尿困难。

(六)体格检查

可发现腰椎生理曲度改变，腰背部压痛和叩痛，步态异常，直腿抬高试验阳性等。

四、诊断

(一)病史

详细了解与患病有关的情况，如有无外伤，从事何种职业，治疗经过等。

(二)体格检查

观察患者步态，是否跛行，腰椎生理曲线，脊柱是否出现侧突，直腿抬高试验等。

(三)辅助检查

摄腰椎正侧位、斜位 X 线片，CT、MRI 检查，对有马尾神经损伤者行肌电图检查。

五、治疗

(一)非手术治疗

首次发病者、较轻者、诊断不清者，以及全身及局部情况不宜手术者。方法包括卧床休息，卧床休息加牵引，支具固定，推拿、理疗、按摩，封闭、髓核溶解术。

(二)手术治疗

(1)诊断明确，病史超过半年，经过严格保守治疗至少 6 周无效；或保守治疗有效，经常复发且疼痛较重者，影响工作和生活者。

(2)首次发作的腰椎间盘突出症疼痛剧烈，尤以下肢症状者，患者因疼痛难以行动及睡眠，被迫处于屈髋屈膝侧卧位，甚至跪位。

(3)出现单根神经麻痹或马尾神经受压麻痹，表现为肌肉瘫痪或出现直肠、膀胱症状。

(4)病史虽不典型，经脊髓造影或其他影像学检查，显示硬脊膜明显充盈缺损或神经根压迫征象，或示巨大突出。

(5)椎间盘突出并有腰椎管狭窄。

六、护理

(一)术前护理

1.心理护理

腰椎间盘突出症大多病程长、反复发作、痛苦大，给生活及工作带来极大不便，心理负担重，故应深入病房与患者交流谈心，了解患者所思所虑，给予正确疏导，解除患者各种疑虑。针对自身疾病转归不了解的患者，护理人员应根据患者的年龄、性别、文化背景、职业、性格特点，耐心向患者介绍疾病的病因、解剖知识、临床症状、体征，使患者对自己的疾病有一概括的了解，且能正确描述自己的症状，掌握本病的基本知识，能配合治疗及护理。对担心手术不成功及预后的患者，要向患者介绍主管医师技术水平及可靠性，简明扼要介绍手术过程、注意事项及体位的要求，介绍本病区同种疾病成功患者现身说法，增强患者对手术信心，使患者身心处于最佳状态接受手术。

2.术前检查

本病患者年龄一般较大，故术前应认真协助患者做好各项检查，了解患者全身情况，是否有心脏病、高血压、糖尿病等严重全身性疾病，如有异常给予相应的治疗，使各项指标接近正常，减少术后并发症的发生。

3.体位准备

术前3～5天，指导患者在床上练习大小便，防止术后卧床期间因体位改变而发生尿潴留或便秘。

4.皮肤准备

术前3天嘱患者洗澡清洁全身，活动不便的患者认真擦洗手术部位，术前1天备皮、消毒，注意勿损伤皮肤。

(二)术后护理

1.生命体征观察

术后监测体温、脉搏、血压、呼吸及面色等情况，持续心电监护，每1小时记录1次，发现异常立即报告医师。观察患者双下肢运动、感觉情况及大小便有无异常，及时询问患者腰腿痛和麻木的改善情况。如发现患者体温升高同时伴有腰部剧烈疼痛，这是椎间隙感染的征兆，应及时给予处理。

2.切口引流管的护理

观察伤口敷料外观有无渗血及脱落或移位，伤口有无红肿和缝线周围情况。术后一般需在硬膜外放置负压引流管，观察并准确记录引出液的色、质、量。保持引流通畅，防止引流管扭曲、受压、滑出。第1天引流量应＜400 mL，第3天引流量应＜50 mL，此时即可拔除引流管，一般术后48～72小时拔管。若引流量大，色淡，且患者出现恶心、呕吐、头痛等症状，应警惕脑脊液漏，及时报告医师。有资料报道腰椎间盘突出症术后并发脑脊液漏的发生率为2.65%。

3.体位护理

术后仰卧硬板床4～6小时，以减轻切口疼痛和术后出血，以后则以手术方法不同可以侧卧或俯卧位。翻身按摩受压部位，必要时加铺气垫床，避免压疮发生，翻身时保持脊柱平直勿屈曲、扭转，避免拖、拉、推等动作。

4.饮食护理

术后给予清淡、易消化、富有营养的食物，如蔬菜、水果、米粥、汤类。禁食辛辣、油腻、易产气的豆类食品及含糖较高的食物，待大便通畅后可逐步增加肉类及营养丰富的食物。

5.尿潴留及便秘的护理

了解患者产生尿潴留的原因，给予必要的解释和心理安慰，给患者创造良好排便环境，让患者听流水声及用温水冲洗会阴部，必要时用穴位按摩排尿或导尿解除尿潴留。指导患者掌握床上大便方法，术后3天禁食辛辣及含糖较高的食物，多食富含粗纤维蔬菜、水果。按结肠走向按摩腹部，每天早晨空腹饮淡盐水1杯。必要时用缓泻剂灌肠解除便秘。

6.并发症的护理

(1)脑脊液漏:由多种原因引起,如锐利的骨刺、手术时硬膜损伤。表现为恶心、呕吐和头痛等,伤口负压引流量大,色淡。患者去枕平卧,伤口局部用 1 kg 沙袋压迫,同时减轻引流球负压。遵医嘱静脉输注林格液。必要时探查伤口,行裂口缝合或修补硬膜。

(2)椎间隙感染:是椎节深部的感染,多见于椎间盘造影、髓核化学溶解或经皮椎间盘切除术后。表现为背部疼痛和肌肉痉挛,并伴有体温升高,MRI 是可靠的检查手段。一般采用抗生素治疗。

七、健康教育

(1)向患者说明术后功能锻炼对恢复腰背肌的功能及防止神经根粘连的重要性。因为虽然手术摘除了突出的髓核,解除了对神经根的压迫和粘连,但受压后(尤其是病程较长者)所出现的神经根症状及腰腿部功能恢复,仍需一个较长的过程,而手术又不可避免地引起不同程度的神经根粘连;进行功能锻炼对防止神经根粘连,增加疗效起着重要作用,科学合理的功能锻炼,可促进损伤组织的修复,使肌肉恢复平衡状态,改善肌肉萎缩,肌力下降等病理现象,有利于纠正不良姿势。功能锻炼的原则:先少量活动,以后逐渐增加运动量,以锻炼后身体无明显不适为度、持之以恒。

(2)直腿抬高锻炼:术后 2~3 天,指导患者做双下肢直腿抬高锻炼,每次抬高应超过 40°,持续 30~60 秒,2~3 次/天,15~30 分钟/次,高度逐渐增加,以能耐受为限。

(3)腰背肌功能锻炼:术后应尽早锻炼以恢复腰背肌的功能,缩短康复过程。腰背肌功能锻炼时应严格掌握锻炼时间及强度,遵循循序渐进、持之以恒的原则。一般开窗减压,半椎板切除术患者术后 1 周,全椎板切除术 3~4 周,植骨融合术后 6~8 周开始。具体锻炼方法:五点支撑法,患者先仰卧位,屈肘伸肩,然后屈膝伸髋,同时收缩背伸肌,以双脚、双肘及头部为支点,使腰部离开床面,每天坚持锻炼数十次。1~2 周后改为三点支撑法,患者双肘屈曲贴胸,以双脚及头枕为三支点,使整个身体离开床面,每天坚持数十次,最少持续 4~6 周。飞燕法:先俯卧位,颈部向后伸,稍用力抬起胸部离开床面,两上肢向背后伸,两膝伸直,再从床上抬起双腿,以腹部为支撑点,身体上下两头翘起,3~4 次/天,20~30 分钟/次。功能锻炼应坚持锻炼半年以上。

八、出院指导

(一)日常指导

保持心情愉快,注意饮食起居,劳逸结合。要注意保证正常食饮,防止因饮食不当引起便秘,少吃或忌吃辛辣食物,多吃蔬菜、水果。注意腰部及下肢的保暖、防寒、防潮。避免因咳嗽、打喷嚏等而增加腹压。

(二)休息

指导患者出院后继续卧硬板床休息,3 个月内尽可能多卧床。

(三)正确的姿势

说明正确的身体力学原理及规则,保持正确姿势如坐、走、站及举物的正确姿势,运动的重要性。包括日常生活中指导患者站立时挺胸、脊背挺直,收缩小腹;坐位时两脚平踏地面,背部平靠椅背,臀部坐满整个椅背面;仰卧时,双膝下置一软枕;捡东西时尽量保持腰背部平直,以下蹲弯曲膝部代替弯腰，物体尽量靠近身体；取高处物品时，用矮凳垫高，勿踮脚取物；起床时，先将身体沿轴线翻向一侧，用对侧上肢支撑床铺，使上半身保持平直起床；另外，半年内禁止脊柱弯曲、扭转、提重物等活动或劳动。

（四）功能锻炼

继续进行腰背肌功能锻炼指导，指导患者根据自己的体力在原有锻炼基础上，增加锻炼的强度，做到循序渐进，持之以恒。

（刘艳华）

第十六章　妇产科护理

第一节　闭　　经

闭经是妇科常见症状，分为原发性闭经和继发性闭经两类。原发性闭经指年龄超过16岁，第二性征已发育，或年龄超过14岁，第二性征尚未发育，且无月经来潮者；继发性闭经指正常月经建立后，因病理性原因月经停止6个月，或按自身原来月经周期计算停经3个周期以上者。青春期以前、妊娠期、哺乳期及绝经后的无月经均属生理现象。

一、护理评估

（一）健康史

原发性闭经较少见，常由于遗传性因素或先天性发育缺陷所致，评估时应注意患者生殖器官和第二性征发育情况及家族史。继发性闭经发病率高，病因复杂，评估时应详细询问患者月经史，已婚者应注意有无产后大出血、不孕及流产史。根据控制正常月经周期的四个环节，按病变部位将闭经分为下丘脑性闭经、垂体性闭经、卵巢性闭经及子宫性闭经。

1.下丘脑性闭经

下丘脑性闭经最常见，以功能性原因为主。

（1）精神因素：精神创伤、紧张忧虑、环境改变、过度劳累、盼子心切或畏惧妊娠等可使内分泌调节功能紊乱而发生闭经。闭经多为一时性，可自行恢复。

（2）剧烈运动、体重下降和神经性厌食：均可诱发闭经。因初潮发生和月经维持有赖于一定比例（17%～20%）的机体脂肪，中枢神经对体重下降极为敏感。

（3）药物：一般在停药后3～6个月月经恢复。

2.垂体性闭经

垂体器质性病变或功能失调可影响卵巢功能而引起闭经。

（1）垂体梗死：常见于产后出血使垂体缺血坏死，出现闭经、性欲减退、毛发脱落、第二性征衰退等症状。

（2）垂体肿瘤：可引起闭经溢乳综合征。

3.卵巢性闭经

因性激素水平低落，子宫内膜不发生周期性变化而导致闭经。

(1)卵巢功能早衰：40 岁前绝经者称卵巢功能早衰，常伴有围绝经期综合征的表现。

(2)卵巢功能性肿瘤、卵巢切除或组织破坏。

(3)多囊卵巢综合征：表现为闭经、不孕、多毛、肥胖、双侧卵巢增大。

4.子宫性闭经

月经调节功能及第二性征发育正常，但子宫内膜受到破坏或对卵巢激素不能产生正常的反应而引起闭经。

(1)先天性子宫发育不良或子宫切除术后者。

(2)子宫内膜损伤：子宫腔放疗后、结核性子宫内膜炎、子宫腔粘连综合征，后者因人工流产刮宫过度，使子宫内膜损伤粘连而无月经产生。

5.其他内分泌功能异常

甲状腺功能减退或亢进、肾上腺皮质功能亢进、糖尿病等可引起闭经。

(二)身体状况

了解患者的闭经类型、时间及伴随症状。注意观察患者精神状态、智力发育、营养与健康状况；检查全身发育状况，测量身高、体重、四肢与躯干比例；第二性征如音调、毛发分布、乳房发育状况，挤压乳腺有无乳汁分泌；妇科检查生殖器官有无发育异常和肿瘤等。

(三)心理-社会状况

患者担心闭经对自己的健康、性生活及生育能力有影响，病程过长及治疗效果不佳会加重患者及其家属的心理压力，产生低落、焦虑情绪，反过来又加重闭经。

(四)辅助检查

1.子宫功能检查

(1)诊断性刮宫：适用于已婚妇女，必要时可在宫腔镜直视下检查。

(2)子宫输卵管碘油造影：了解子宫腔及输卵管情况。

(3)药物撤退试验：①孕激素试验可评估内源性雌激素水平；②雌、孕激素序贯疗法。

2.卵巢功能检查

通过 B 超检查、基础体温测定、宫颈黏液结晶检查、阴道脱落细胞检查、血清激素测定、诊断性刮宫，了解排卵情况及体内性激素水平。

3.垂体功能检查

如垂体兴奋试验等。

4.其他检查

B 超检查、染色体检查及内分泌检查等。

(五)处理要点

(1)全身治疗：积极治疗全身性疾病，增强体质，加强营养，保持正常体重。

(2)心理治疗：精神因素所致闭经，应行心理疏导。

(3)病因治疗：子宫腔粘连、先天畸形、卵巢及垂体肿瘤等采取相应手术治疗。

(4)性激素替代疗法：根据病变部位及病因，给予相应激素治疗，常用雌激素替代疗法，雌、孕激素序贯疗法和雌、孕激素合并疗法。

(5)诱发排卵：常用氯米芬、人绒毛膜促性腺激素。

二、护理问题

(一)焦虑

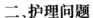

焦虑与担心闭经对健康、性生活及生育的影响有关。

(二)功能障碍性悲哀

功能障碍性悲哀与长期闭经、治疗效果不佳及担心丧失女性形象有关。

三、护理措施

(一)一般护理

1.鼓励患者增加营养

营养不良引起闭经时,应供给患者足够的营养。

2.保证睡眠

工作紧张引起闭经时,鼓励患者加强锻炼,增强体质,注意劳逸结合。如为肥胖引起的闭经,指导患者进低热量饮食,但需要富有维生素和矿物质,嘱咐患者适当增加运动量。

(二)病情观察

(1)观察患者情绪变化,有无引起闭经的精神因素,如工作、家庭、生活等情况。

(2)对有人工流产、剖宫产史的闭经患者,应监测阴道流血情况及月经变化。

(3)注意患者体重增加或减少的数据和时间,与闭经前、后的关系。

(4)观察患者甲状腺有无肿大、有无糖尿病症状。

(三)用药护理

指导患者合理使用性激素,说明性激素的作用、不良反应、用药方法及注意事项。

(四)心理护理

讲解月经的生理知识,使患者了解闭经与女性特征、生育及健康的关系,减轻心理压力,避免闭经加重。对原发性闭经者,特别是生殖器官畸形者进行心理疏导,保持心情舒畅,正确对待疾病,提高对自我形象的认识。

(五)健康指导

(1)告知患者要耐心坚持规范治疗,在医师的指导下接受全身系统检查。

(2)短期治疗效果可能不明显,要有心理准备,不要放弃治疗,树立战胜疾病的信心。

(李志艳)

第二节 子宫内膜异位症

子宫内膜异位症是指具有生长功能的子宫内膜生长在子宫腔内壁以外引起的症状和体征。异位的子宫内膜绝大多数局限在盆腔内的生殖器官和邻近器官的腹膜面,故临床上称为盆腔子宫内膜异位症。当子宫内膜生长在子宫肌层内称子宫腺肌病,部分患者两者可合并存在。

子宫内膜异位症的发病率近年来明显增高,是目前常见的妇科病之一。多见于30～40岁的妇女。本病为良性病变,但有远距离转移和种植能力。初潮前无发病者,绝经后异位的子宫内膜组织可逐渐萎缩吸收，妊娠或使用性激素抑制卵巢功能可暂时阻止本病的发展，因此，子宫内膜的发病与卵巢的周期性变化有关。也可发生周期性出血，引起周围组织纤维化、粘连，病变局部形成紫蓝色硬结或包块。卵巢的子宫内膜异位症最为常见，卵巢内的异位内膜因反复出血而形成多个囊肿，但以单个多见，故又称为卵巢子宫内膜异位囊肿。囊肿内含暗褐色黏稠的陈旧血，状似巧克力液体，故又称为卵巢巧克力囊肿。

一、护理评估

（一）病史

1.月经史

初潮年龄，月经周期、经期、经量是否正常，有无痛经或其他伴随症状。痛经的性质，是否为进行性加重。

2.婚育史

结婚年龄，婚次，夫妻性生活情况，有无经期性交，生育情况，足月产、早产、流产次数，现有子女数等。

3.既往病史

有无先天性生殖道畸形、子宫手术或经期盆腔检查等情况。

（二）身心状态

1.身体状态

（1）痛经：痛经是子宫内膜异位症的典型症状，其特点为继发性和进行性加重。疼痛多位于下腹部和腰骶部，可放射至阴道、会阴、肛门或大腿，常于月经来潮前1～2天开始，经期第一天最为剧烈，以后逐渐减轻，至月经干净时消失。

（2）月经失调：部分患者有经量增多和经期延长，少数出现经前期点滴出血。月经失调可能与卵巢无排卵、黄体功能不足等有关。

（3）性交痛：由于异位的内膜出现在子宫直肠陷凹处或病变导致子宫后倾固定，性交时子宫颈受到碰撞及子宫收缩和向上提升，可引起疼痛。

（4）不孕：占40%左右，其不孕的原因可能与盆腔内器官和组织广泛粘连和输卵管的蠕动减弱，影响卵子的排出、摄取和受精卵的运行有关。

2.心理状态

由于疼痛、不孕造成患者顾虑重重、心理压力大，需要手术的患者会有紧张、恐惧等心理问题。

（三）诊断性检查

1.妇科检查

典型者子宫后倾固定，盆腔检查可扪及盆腔内有触痛性结节或子宫旁有不活动的囊性包块。

2.辅助检查

（1）B超检查：可确定卵巢子宫内膜异位囊肿的位置、大小和形状。

（2）腹腔镜检查：可发现盆腔内器官或子宫直肠陷凹、子宫骶骨韧带等处有紫蓝色结节。

二、护理诊断

（一）焦虑

其与不孕和需要手术有关。

(二)知识缺乏

其与缺乏自我照顾及与手术相关的知识有关。

(三)舒适改变

其与痛经及手术后伤口有关。

三、护理目标

(1)患者能正确认识疾病的性质及发生原因,解除紧张、恐惧的心理,坚定治疗信心。

(2)患者自觉疼痛症状缓解。

四、护理措施

(1)心理护理:许多年轻患者因顽固的痛经、不孕等情况而焦虑。护理人员应多关心和理解患者,说明该病只要坚持用药或采取必要的手术便可改善症状,鼓励患者树立信心,积极配合治疗。对尚未生育的患者应给予指导和帮助,促使其尽早受孕。

(2)做好卫生宣传教育工作,防止经血逆流,如有先天性生殖道畸形或后天性炎性阴道狭窄、宫颈粘连等应及时手术。凡进入宫腔内的经腹手术,应保护腹壁切口和子宫切口,防止子宫内膜种植到腹壁切口或子宫切口。经期应避免盆腔检查和性交。

(3)使用激素治疗的患者,应介绍服药的注意事项及用后可能出现的反应(恶心、食欲缺乏、闭经、乏力或体重增加等),使其解除思想顾虑,提高治疗效果。

(4)用药期间注意有无卵巢子宫内膜异位囊肿破裂的征象,如出现急性腹痛,应及时通知医师,并做好剖腹探查的各项准备。

(5)对需要手术者,应按腹部手术做好术前准备和术后护理。

(6)出院健康教育,加强患者对病程及治疗的认识,指导伤口处理和康复教育,术后 6 周避免盆浴和性生活,6 周后来院复查。

五、评价

(1)患者无焦虑的表现并对治疗充满信心。

(2)患者能按时服药并了解药物的反应。

(3)自觉症状缓解和消失。

(李志艳)

第三节　子宫腺肌病

子宫腺肌病是指当子宫内膜腺体和间质侵入子宫肌层时,形成弥漫或局限性的病变,是妇科常见病。多发生于 30～50 岁经产妇;约 15%的患者同时合并子宫内膜异位症;约 50%的患者合并子宫肌瘤;临床病理切片检查,发现患者中有 10%～47%子宫肌层中有子宫内膜组织,但 35%无临床症状。

多次妊娠及分娩、人工流产、慢性子宫内膜炎等造成子宫内膜基底层损伤,子宫内膜自基底层侵入子宫肌层内生长，可能是主要原因。此外，由于内膜基底层缺乏黏膜下层的保护，在解剖结构上子宫内膜易于侵入肌层。腺肌病常合并子宫肌瘤和子宫内膜增生，提示高水平雌、孕激素刺激也可能是促进内膜向肌层生长的原因之一。

应视患者症状、年龄、生育要求而定。药物治疗适用于症状较轻、有生育要求和接近绝经期的患者；年轻或希望生育的子宫腺肌瘤患者，可试行病灶挖除术；症状严重、无生育要求或药物治疗无效者，应行全子宫切除术。

一、护理评估

(一)健康史

了解患者年龄、婚姻、月经史、婚育史、生育史、出现典型症状的情况及对患者身心的影响，了解患者既往患病史。子宫腺肌病多发生于生育年龄的经产妇，常合并子宫内膜异位症和子宫肌瘤，有多次妊娠及分娩或过度刮宫史。生殖道阻塞，如单角子宫、宫颈阴道不通畅患者等常同时合并腺肌病。

(二)生理状况

1.症状

询问患者是否有经量过多、经期延长和逐渐加重的进行性痛经。

2.体征

妇科检查时子宫均匀性增大或局限性隆起、质硬且有压痛。

3.辅助检查

阴道B超提示子宫增大，肌层中不规则回声增强；盆腔MRI可协助诊断；宫腔镜下取子宫肌层活检，可确诊。

(三)高危因素

1.年龄

40岁以上的经产妇。

2.子宫损伤

多次妊娠、人工流产、慢性子宫内膜炎等造成子宫内膜基底层损伤。

3.先天不足

生殖道阻塞，如单角子宫、宫颈阴道不通、有子宫无阴道的先天畸形等。

4.卵巢功能失调

高水平雌、孕激素刺激者，如子宫肌瘤、子宫内膜增生患者。

(四)心理-社会因素

了解患者对疾病的认知，是否存在焦虑、恐惧等表现；了解患者家庭关系，是否因不孕或继发不孕影响夫妻、家庭关系；了解患者的经济水平等。

二、护理诊断

(一)焦虑

其与月经改变和痛经有关。

(二)知识缺乏

其与缺乏自我照顾及与手术相关的知识有关。

(三)舒适改变

其与痛经有关。

三、护理目标

(1)患者能正确认识疾病的性质及发生原因,解除紧张、恐惧的心理,坚定治疗信心。

(2)患者自觉疼痛症状缓解。

四、护理措施

(一)症状护理

1.月经改变

经量增多者,指导患者使用透气棉质卫生巾,保留卫生巾称重,以评估月经量;经期延长者,早晚用温开水清洗外阴各 1 次,以防逆行感染。若合并贫血,需指导患者遵医嘱服用药物,观察贫血的改善情况。

2.痛经

询问患者疼痛部位、性质、疼痛开始时间及持续时间。疼痛轻者,指导患者腹部热敷、卧床休息;疼痛重者,遵医嘱给予前列腺素合成酶抑制剂。

(二)用药护理

1.口服避孕药

其适用于轻度子宫内膜异位症患者,常用低剂量高效孕激素和炔雌醇复合制剂,用法为每天 1 片,连续用 6~9 个月,护士需观察药物疗效,观察有无恶心、呕吐等不良反应。

2.促性腺激素释放激素激动剂

亮丙瑞林 3.75 mg,月经第 1 天皮下注射后,每隔28 天注射 1 次,共 3~6 次。需观察有无潮热、阴道干燥、性欲减退和骨质丢失等不良反应,停药后可消失。连续用药 3 个月以上者,需添加小剂量雌激素和孕激素,以防止骨质丢失。

3.左炔诺孕酮宫内节育器

治疗初期部分患者会出现淋漓出血、下移甚至脱落等,需加强随访。

(三)手术护理

1.保守手术

后再如小病灶挖除术或子宫肌壁楔形切除术,可明显减轻症状并增加妊娠概率。指导其术后6 个月再受孕。

2.子宫切除术

年轻或未绝经的患者可保留卵巢;绝经后或合并严重子宫内膜异位症者,可行双卵巢切除术。

(四)心理护理

(1)痛经、月经改变及贫血影响生活质量时,患者常焦虑烦躁,向患者说明月经时轻度疼痛不适是生理反应,给予舒缓的音乐、舒适的环境,保证足够的休息和睡眠,患者及家属、护士共同制订规律而适度的锻炼计划,家属督促患者适度锻炼,可缓解患者的心理压力。

(2)手术患者担心预后和性生活,向患者说明子宫切除术后症状可基本消失,生活质量会得到改善。此外,子宫是月经来潮和孕育胎儿的器官,切除子宫不会男性化,增加对治疗的信心。

(五)健康指导

(1)指导患者随访:手术患者出院后3个月到门诊复查,了解术后康复情况。

(2)保守手术和子宫切除患者,术后休息1～3个月,3个月之内避免性生活及阴道冲洗,避免提举重物,防止正在愈合的腹部肌肉用力,并应逐渐加强腹部肌肉的力量。未经医护人员许可,避免从事可增加盆腔充血的活动,如跳舞、久站等。

(3)有生殖道阻塞疾病时,嘱患者积极治疗,实施整形手术。

(4)对实施保守手术治疗的患者,指导其术后6个月受孕。

(5)注意高危因素与妇科疾病的相关性,定期做好妇科病普查。

五、评估

(1)医护人员避免过度刮宫,减少内膜碎片进入肌层的机会。

(2)药物治疗过程中如出现严重的绝经期症状,可酌情进行药物治疗以提高雌激素水平,降低相关血管症状和骨质疏松的发生,也可提高患者的顺应性。

(李志艳)

第四节 早 产

妊娠满28周至不满37足周(196～258天)间分娩者称早产。此时娩出的新生儿称早产儿,出生体重为1 000～2 499 g,各器官发育尚不够成熟。早产占分娩总数的5%～15%。常见的原因有母体、胎儿和胎盘3个方面的因素。孕妇合并子宫畸形、子宫颈内口松弛、子宫肌瘤、急慢性疾病及妊娠并发症时,易诱发早产;前置胎盘、胎盘早剥、胎儿畸形、胎膜早破、羊水过多、多胎等,也可致早产。

临床表现主要是子宫收缩,最初为不规律宫缩,并常伴有少许阴道流血或血性分泌物,以后可发展为规律宫缩,与足月临产相似。胎膜早破的发生较足月临产多。以往有流产、早产史或本次妊娠期有阴道流血史的孕妇,容易发生早产。诊断并不困难,若子宫收缩较规律,间隔5～6分钟,持续30秒钟以上,伴以进行性子宫口扩张2 cm以上时,可诊断为早产临产。处理原则主要是通过休息和药物治疗控制宫缩,尽量维持妊娠至足月。如早产已不可避免时,则应尽可能地预防新生儿合并症,以提高早产儿的存活率。

一、护理评估

(一)病史

详细评估孕妇的健康史及孕产史,注意孕妇有无可致早产的病因存在,并详细询问、记录孕妇既往出现的症状及接受治疗的经过。

(二)身心状况

妊娠晚期出现子宫收缩,5～10分钟1次,持续30秒以上并伴有阴道血性分泌物,子宫颈管缩短及宫口进行性扩张,即可诊断为先兆早产。如子宫口≥4 cm或胎膜早破,则早产已不可避免。

有的孕妇因不了解先兆早产的临床表现及早产的危害性，即使出现先兆早产征象，也不能及时到医院接受检查和治疗，只是到了早产不可避免时，才匆匆来医院就诊。

由于事发突然，孕妇尚未做好迎接新生命到来的准备，且担心胎儿提早娩出能否存活，往往感到恐惧、焦虑或愧疚，怀疑是否因为自己的过失而造成早产。

（三）诊断检查

通过全身检查及产科检查，核实孕周，评估胎儿体重、胎方位等，监测宫缩的强度及频率，监测胎心音变化，观察产程进展，确定早产的进程。

二、护理诊断

（一）知识缺乏

其与不了解先兆早产的征象和早产对新生儿的危害性有关。

（二）焦虑

其与担心早产儿的预后有关。

（三）有新生儿受伤的危险

其与早产儿发育不成熟有关。

三、护理目标

（1）孕妇能陈述先兆早产的临床表现及早产对新生儿的危害性，出现早产征象能及时就诊。

（2）孕妇自诉焦虑、恐惧感减轻。

（3）早产儿不存在因护理不当而发生的并发症。

四、护理措施

（一）一般护理

取左侧卧位卧床休息，以减少自发性宫缩，提高子宫血流量，改善胎盘功能，增加胎儿营养。多食用粗纤维食物，防止便秘，以免腹压增加而导致早产。同时避免吃不洁或刺激性强的食物，以防发生腹泻，诱发早产。

（二）病情观察

孕妇良好的身心状况可减少早产的发生，突然的精神创伤也可诱发早产。故应随时观察、了解孕妇的精神状态和心理障碍，以便及早对症护理。此外，应注意孕妇有无腹痛或腹痛加重、阴道流血增多或出现阴道流水等，如有异常应及时通知医师，并协助处理。

（三）对症护理

若胎膜早破早产已不可避免，应尽快采用合理的治疗方案，充分估计胎儿的成熟度，避免发生呼吸窘迫综合征，估计短时间内不能分娩者，可选用剖宫产结束分娩。经阴分娩者，应考虑使用产钳和会阴切开术助产，以缩短产程，减少分娩过程中对胎头的压迫，以防早产儿颅内出血。同时充分做好早产儿保暖和复苏的准备，临产后慎用镇静剂，避免发生新生儿呼吸抑制。产程中孕妇应吸氧，新生儿出生后立即结扎脐带，防止过多母血进入新生儿血液循环，造成循环负荷过重。

(四)治疗护理

先兆早产的治疗主要是抑制宫缩,故应熟悉药物的用法、作用及不良反应。常用的抑制宫缩药物有以下几类。

1.β肾上腺素受体激动剂

其作用为激动子宫平滑肌中的β_2受体,抑制子宫平滑肌收缩,减少子宫的活动而延长妊娠期。但其不良反应较多,常使母儿双方的心率增快,孕妇血压下降、恶心、呕吐、血糖增高等,应予以注意。常用药物有利托君、沙丁胺醇等。

2.硫酸镁

其镁离子直接作用于子宫肌细胞,拮抗钙离子对子宫的活性,从而抑制子宫收缩。用药过程中应注意孕妇呼吸(不少于16次/分)、膝反射(存在)及尿量(不少于25 mL/h)等。

3.其他

为避免早产儿发生呼吸窘迫综合征,在分娩前给予孕妇糖皮质激素如地塞米松等。可促进胎肺成熟。

五、评价

为减轻孕妇精神紧张,可安排时间与孕妇进行交谈、聊天,分散孕妇的注意力,也可指导孕妇采用放松疗法,如缓慢的深呼吸、全身肌肉放松,以增加睡意,保证充足的睡眠。加强营养,以增强体质。嘱孕妇避免诱发宫缩的活动,如保持平静的心情,勿抬举重物、性生活等。宫颈内口松弛者应于孕14～16周行子宫内口缝合术,防止早产的发生。

(李志艳)

第五节 流　　产

流产是指妊娠在28周前终止。分自然流产和人工流产,前者是胚胎或胎儿因某种原因不能健康发育,自然脱离母体而排出体外;后者是因某种原因应用人工方法终止妊娠,本节仅叙述自然流产。自然流产分为早期及晚期,妊娠12周以前为早期流产,12～28周为晚期流产,自然流产的发生率为10%～18%。是由多种原因造成的,大致分为以下几种原因。①遗传因素:基因异常是自然流产最常见的原因,早期流产因染色体异常者占50%～60%。②免疫因素:妊娠后由于母儿双方免疫不适应,导致母体排斥胎儿而流产,近年来发现多种与流产有关的抗原、抗体。③母儿血型不合常是引起晚期流产的原因,如ABO、Rh血型不合。④外界因素:影响妊娠的外界因素很多,如孕妇接触有毒物质、放射线、创伤、机械性刺激等。⑤母体方面的因素多为全身性疾病,如急、慢性传染病,内分泌疾病,生殖器官疾病等。

一、护理评估

(一)病史

采集有无停经、早孕反应、阴道流血、阴道水样排液、组织物排出和腹痛史等,此为判断流产及识别流产类型的重要依据之一。

(二)身心状况

1.主要评估患者的生命体征

其包括体温、脉搏、呼吸、血压。

2.阴道流血的量及性状

阴道流血是否有血块、组织、量、味道、开始的时间及状况。

3.患者的一般情况

如面色、腹痛的程度、开始出现的时间及患者的心理状态。

(三)诊断检查

1.妇科检查

重点注意宫颈口有无扩张,有无组织物堵塞,子宫大小是否与停经月份相符,子宫质地、有无压痛,双侧附件有无压痛等。

2.实验室检查

(1)尿妊娠试验,血人绒毛膜促性腺激素测定,注意流产后血中人绒毛膜促性腺激素的消失约需1个月。

(2)抽血查血常规,以了解红细胞、白细胞、血小板、血细胞比容、血红蛋白。

3.B超

其用来确定诊断并指导正确处理。

二、护理诊断

(一)有组织灌注量改变的危险

其与流产出血有关。

(二)有感染的危险

其与反复出血、抵抗力下降、宫腔内组织物残留、宫口扩张长时间不闭合、刮宫无菌操作技术不严等有关。

(三)自理能力缺陷

其与先兆流产保胎需绝对卧床休息、静脉输液有关。

(四)焦虑

其与腹痛、流血、担心保胎能否有效或胎儿健康是否受影响有关。

(五)预感性悲伤

其与即将失去胎儿有关。

三、护理目标

(1)经过恰当的医护处理后,患者能维持正常的生命体征。

(2)不出现感染的征象。

(3)患者在卧床期间的生活需要得到满足。

(4)患者情绪稳定,能积极配合治疗和护理。

四、护理措施

(一)一般护理

由于流产的类型不同,所采用的护理措施也不同。但均应卧床休息,禁止性生活,以减少刺激、避免宫缩。给予高蛋白、富含维生素、矿物质的食物,以保证母儿的营养需要。

(二)病情观察

对先兆流产和习惯性流产,要严密观察阴道流血量及腹痛变化,经休息与治疗后阴道流血减少、腹痛消失,经辅助检查证实胎儿存活,说明保胎成功。反之,阴道流血增多、腹痛加重或有组织排出,提示已由先兆流产发展为难免流产。如果阴道流血量很多,应立即阴道检查,以明确诊断,如出现休克,应遵医嘱输血、输液进行抢救,并立即行清宫术、止血,同时要检查有无胎盘、胚胎组织排出。

对稽留流产、感染性流产要注意观察全身症状,如体温升高、脉搏加快、白细胞增高、子宫压痛、阴道分泌物增多且有臭味,应通知医师给予抗感染治疗,防止引起盆腔炎、腹膜炎、败血症等。

(三)对症护理

各种类型的流产孕妇往往情绪紧张,尤其对期盼妊娠和习惯性流产的孕妇,一旦发现有流产先兆,情绪非常紧张、烦躁,甚至伤心。对这类孕妇,护士应关心、同情、给予安慰,使孕妇了解情绪紧张是促使流产的重要因素,调整宽松心情,保持稳定情绪,安心休养,是保胎的重要条件,使其主动配合治疗。

(四)治疗护理

先兆流产除注意休息外,要按医嘱给予药物治疗,对黄体功能不足者可给黄体酮 20 mg 肌内注射,也可给人绒毛膜促性腺激素 1 000 U 肌内注射,以促进黄体的分泌,以及口服维生素 E、叶酸等。对习惯性流产,应根据流产的原因进行治疗。宫颈功能不全者应在妊娠 12～20 周行子宫颈缝合术,术后要注意观察流产先兆,进行保胎治疗。若治疗失败,应及时拆除缝合线,以免造成宫颈裂伤;若手术成功,应提前入院,待分娩发动前拆除缝线。

流产感染,应先用抗生素治疗控制感染后再行清宫术;如阴道流血量多,则应与医师配合,在抗生素治疗的同时用卵圆钳将宫腔内容物夹出止血,但不宜用刮匙搔刮宫腔,以免感染扩散,待感染控制后再行清宫术。

五、评价

流产经治疗成功后要做好孕妇保健,注意适当的休息和营养,定期进行检查,在医师的指导下进行孕期自我监护,以期待胎儿正常发育。经治疗失败者,因失血、身体虚弱,除注意休息与营养外,要注意会阴部清洁,每天以消毒剂洗外阴,在子宫没有复旧前禁止性生活。

(李志艳)

第十七章 儿科护理

第一节 新生儿黄疸

新生儿黄疸(neonatal jaundice)又称高胆红素血症,是由于新生儿时期血清胆红素浓度升高而引起皮肤、巩膜等黄染的临床现象。分生理性黄疸及病理性黄疸两大类。严重者非结合胆红素进入脑部可引起胆红素脑病(核黄疸),危及生命或导致中枢神经系统永久性损害而留下智力落后、听力障碍等后遗症。

一、临床特点

(一)生理性黄疸

生理性黄疸主要由于新生儿肝葡萄糖醛酸转移酶活力不足引起。黄疸一般出生后2～3天开始出现,4～5天达高峰,10～14天消退,早产儿可延迟到3～4周。血清胆红素足月儿<221 μmol/L(12.9 mg/dL),早产儿<256.5 μmol/L(15 mg/dL)。一般情况良好,以血中非结合胆红素升高为主。

(二)病理性黄疸

1.一般特点

(1)黄疸出现早,一般在出生后24小时内出现。

(2)黄疸程度重,血清胆红素足月儿>221 μmol/L(12.9 mg/dL),早产儿>256.5 μmol/L(15 mg/dL)。

(3)黄疸进展快,血清胆红素每天上升>85 μmol/L(5 mg/dL)。

(4)黄疸持续时间长,足月儿超过2周或早产儿超过4周黄疸仍不退或退而复现。

(5)血清结合胆红素>26 μmol/L(1.5 mg/dL)。

(6)重者可引起胆红素脑病,又称核黄疸,是由于血中游离非结合胆红素通过血-脑屏障引起脑组织的病理性损害。胆红素脑病一般发生在出生后2～7天,早产儿更易发生。临床分警告期、痉挛期、恢复期、后遗症期。警告期表现:嗜睡、吸吮力减弱、肌张力低下,持续12～24小时。痉挛期表现:发热、两眼凝视、肌张力增高、抽搐、两手握拳、双臂伸直内旋、角弓反张,多数因呼吸衰竭或肺出血死亡,持续12～48小时。恢复期表现:抽搐减少或消失,恢复吸吮能力,反应好转,此期约持续2周。后遗症期于出生后2个月或更晚时出现，表现为手足徐动、眼球运动障碍、听力障碍、牙釉质发育不良、智力障碍等。

2.不同病因引起病理性黄疸的特点

(1)新生儿溶血：①同族免疫性溶血如新生儿ABO或Rh溶血症或其他血型不合溶血。ABO或Rh溶血症往往于出生后24小时内出现黄疸，并迅速加重，可有进行性贫血。ABO溶血病可呈轻中度贫血或无明显贫血；Rh溶血病贫血出现早且重，严重者死胎或出生时已有严重贫血、心力衰竭，部分患儿因抗体持续存在，可于出生后3～6周发生晚期贫血。全身水肿主要见于Rh溶血病；肝脾大，髓外造血活跃所致；低血糖，见于重症Rh溶血病大量溶血时造成还原型谷胱甘肽增高刺激胰岛素释放所致；重症者可有皮肤瘀点、瘀斑、肺出血等出血倾向；容易发生胆红素脑病。血型鉴定母婴Rh或ABO血型不合；血中有致敏红细胞及免疫性抗体，改良直接抗人球蛋白试验阳性，抗体释放试验阳性，游离抗体试验阳性。②红细胞酶缺陷溶血如葡萄糖6-磷酸脱氢酶(G-6-PD)缺乏症，往往生理性黄疸持续不退或进行性加重、贫血、易发生胆红素脑病、高铁血红蛋白还原率下降。③红细胞形态异常如遗传性球形或椭圆形、口形红细胞增多症等。球形红细胞增多症可早期出现溶血性贫血，外周血直径较小的球形红细胞增多，红细胞脆性试验阳性，有家族史。④血红蛋白病如地中海贫血，可引起胎儿水肿综合征、低色素小细胞性贫血、黄疸、肝大。

(2)体内出血：头颅血肿、颅内出血、内脏出血等逸至血管外红细胞寿命会缩短而出现黄疸，有相应部位出血的表现。

(3)红细胞增多症：常见于宫内缺氧、胎-胎输血、脐带结扎延迟等。一般在出生后48小时出现黄疸加深，患儿有多血貌或青紫，呼吸暂停，静脉血红细胞$>6\times10^{12}/L$，血红蛋白$>220\ g/L$，血细胞比容$>65\%$。

(4)肠肝循环增加：①开奶延迟，吃奶少，大便排出延迟、排出少或不排(如肠闭锁等消化道畸形)使胆红素重吸收增加而出现黄疸。以非结合胆红素升高为主。②母乳性黄疸，见于母乳喂养儿，可能与母乳中β-葡萄糖醛酸苷酶活性高使胆红素重吸收增加有关。黄疸于出生后3～8天出现，1～3周达高峰，6～12周消退，停喂母乳3～5天黄疸明显减轻或消退，如重新母乳喂养黄疸可稍加重，患儿一般情况良好。

(5)其他：维生素E缺乏、低锌血症可影响红细胞膜功能；孕母分娩前静脉滴注缩宫素(>5 U)和不含电解质的葡萄糖溶液使胎儿处于低渗状态导致红细胞通透性及脆性增加而溶血，母亲有分娩前用药史。以非结合胆红素升高为主。

(6)葡萄糖醛酸转移酶受抑制：家族性、窒息、缺氧、低体温、低血糖、使用水合氯醛、婴儿室应用酚类清洁剂可抑制肝酶活力。患儿有血糖及体温异常、窒息、用药等相应病史，以非结合胆红素升高为主。

(7)先天性葡萄糖醛酸转移酶缺乏症(Crigler-Najjar综合征)：分两型。Crigler-NajjarⅠ型为葡萄糖醛酸转移酶完全缺乏，常染色体隐性遗传病，多于出生后3天内出现明显黄疸，并持续终身，黄疸不能被光疗所控制，需换血再行光疗方能奏效，如不换血大多发生胆红素脑病，酶诱导剂无效。Crigler-NajjarⅡ型为葡萄糖醛酸转移酶部分缺乏，常染色体显性遗传病，酶诱导剂有效，个别发生胆红素脑病。

(8)家族性暂时性新生儿高胆红素血症(Lucey-Driscoll综合征)：为母孕中、后期血清中一种能通过胎盘到达胎儿体内的孕激素抑制了葡萄糖醛酸转移酶所致。有明显家族史，多于出生后

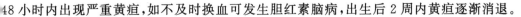

48 小时内出现严重黄疸，如不及时换血可发生胆红素脑病，出生后 2 周内黄疸逐渐消退。

(9)先天性非溶血性黄疸(Gilbert 综合征)：常染色体显性遗传病。肝细胞摄取胆红素功能障碍，也可伴有葡萄糖醛酸转移酶活性部分减低。一般黄疸轻，呈慢性或间歇性。

(10)酸中毒、低蛋白血症：影响非结合胆红素与清蛋白结合。血气分析 pH 降低或血清蛋白低。

(11)药物：磺胺类、水杨酸盐、维生素 K_3、吲哚美辛、毛花苷 C 与胆红素竞争 Y、Z 蛋白结合位点；噻嗪类利尿剂可使胆红素与清蛋白分离等。患儿有用药史。

(12)甲状腺功能低下、脑垂体功能低下、先天愚型等常伴血胆红素升高或生理性黄疸消退延迟。甲状腺功能低下表现为少哭、喂奶困难、吸吮无力、肌张力低、腹膨大、便秘、生理性黄疸持续不退，血清 T_3、T_4 降低，TSH 增高。

(13)肝细胞对胆红素的排泄障碍：①新生儿肝炎综合征，如 TORCH(T：弓形虫。R：风疹病毒。C：巨细胞病毒。H：单纯疱疹病毒。O：其他如乙肝病毒、梅毒螺旋体、EB 病毒等感染)引起，以巨细胞病毒感染最常见。感染可经胎盘传给胎儿或在通过产道时被感染，常在出生后 1～3 周或更晚时出现黄疸，粪便色浅或灰白，尿色深黄，可有厌食、呕吐、肝脏肿大、肝功能异常；血清巨细胞病毒、疱疹病毒、风疹病毒、弓形虫 IgM 抗体阳性；巨细胞病毒(CMV)感染者还可有 CMV 特异性结构蛋白 PP65 阳性、尿 CMV-DNA 阳性；梅毒患儿梅毒螺旋体间接血凝试验(TPHA)及快速血浆反应素试验(RPR)阳性。②先天性代谢缺陷病，如半乳糖血症，患儿进食乳类后出现黄疸、呕吐、体重不增、白内障、低血糖和氨基酸尿，红细胞 1-磷酸半乳糖尿苷转移酶活性低，血半乳糖升高。③先天性遗传性疾病如家族性进行性胆汁淤积、先天性非溶血性黄疸(结合胆红素增高型)等。以结合胆红素升高为主。家族性进行性胆汁淤积初为间歇性黄疸，常诱发于感染，以后转变为慢性进行性胆汁淤积，肝硬化。

(14)胆管胆红素的排泄障碍：①新生儿先天性胆道闭锁，出生后 1～3 周出现黄疸并逐渐加重，大便出生后不久即呈灰白色，皮肤呈深黄绿色，肝脏明显增大，质硬，大多于 3～4 个月后发展为胆汁性肝硬化，以结合胆红素增高为主，腹部 B 超检查可发现异常。②先天性胆总管囊肿，呈间歇性黄疸、腹部肿块、呕吐、无黄色大便，超声检查可确诊。③胆汁黏稠综合征，严重新生儿溶血病时大量溶血造成胆总管被黏液或浓缩胆汁所阻塞。皮肤呈深黄绿色，大便呈灰白色，尿色深黄，以结合胆红素升高为主。④肝和胆道肿瘤、胆道周围淋巴结病压迫胆总管引起黄疸，以结合胆红素升高为主。腹部 B 超或 CT 协助诊断。

(15)混合性：如新生儿败血症，感染的病原体或病原体产生毒素破坏红细胞及抑制肝酶活性引起黄疸。常表现为生理性黄疸持续不退或退而复现或进行性加重，有全身中毒症状，有时可见感染灶，早期以非结合胆红素升高为主或两者均高，晚期有的以结合胆红素升高为主，血培养可阳性，白细胞总数、C 反应蛋白增高。

(三)辅助检查

(1)血常规：溶血者红细胞和血红蛋白降低(早期新生儿<145 g/L)，网织红细胞显著增高(>6%)，有核红细胞增高(>10/100 个白细胞)。

(2)血清总胆红素增高，结合和/或非结合胆红素升高。

二、护理评估

(一)健康史

了解母亲妊娠史(胎次、有无不明原因的流产、早产及死胎、死产史和输血史,妊娠并发症,产前有无感染和羊膜早破);有无黄疸家族史;患儿的兄、姐有无在新生儿期死亡或者明确有新生儿溶血病;询问父母血型、母婴用药史;了解患儿喂养方式(母乳或人工喂养)、喂养量和大小便颜色、量;了解患儿有无接触樟脑丸、萘;询问黄疸出现时间及动态变化。

(二)症状、体征

评估黄疸程度、范围;有无皮肤黏膜苍白、水肿、肝大;评估患儿有无心率增快等心力衰竭表现及嗜睡、角弓反张、抽搐等胆红素脑病的表现;检查有无头颅血肿;注意有无脓疱疹、脐部红肿等感染灶;注意大小便颜色及大便次数、量。

(三)社会、心理

评估家长对黄疸病因、预后、治疗、护理的认识程度;了解家长心理状态。有无认识不足和焦虑。

(四)辅助检查

了解母子血型,血红蛋白、网织红细胞、血清胆红素值尤其是非结合胆红素是否升高,抗人球蛋白试验、红细胞抗体释放试验等是否阳性。了解红细胞脆性试验、肝功能检查是否异常。高铁血红蛋白还原率是否小于75%。了解血培养是否阳性、白细胞总数、C反应蛋白是否增高。了解血、宫内感染病原学检查结果及腹部B超等检查结果。

三、常见护理问题

(一)合作性问题

胆红素脑病。

(二)有体液不足的危险

与光照使失水增加有关。

(三)皮肤完整性受损

与光照疗法引起结膜炎、皮疹、腹泻致尿布疹有关。

(四)有感染的危险

与机体免疫功能低下有关。

(五)知识缺乏

家长缺乏黄疸的护理知识。

四、护理措施

(一)密切观察病情

(1)观察黄疸的进展和消退情况:监测胆红素值;观察皮肤黄染程度、范围及其变化;注意大小便色泽。

(2)注意有无拒食、嗜睡、肌张力减退等胆红素脑病的早期表现。

(3)观察贫血进展情况:严密监测患儿贫血的实验室检查结果。观察患儿面色、呼吸、心率、尿量、水肿、肝脏大小等情况,判断有无心力衰竭。

(二)减少胆红素产生,促进胆红素代谢,预防胆红素脑病

1.做好蓝光疗法和换血疗法准备工作与护理工作

具体见蓝光疗法和换血疗法。需做换血疗法者用无菌生理盐水持续湿敷脐带残端保持新鲜,防止脐血管干燥闭合,为脐动脉插管做准备。

2.遵医嘱给予血浆、清蛋白和肝酶诱导剂

非结合胆红素增高明显者遵医嘱尽早使用血浆、清蛋白以降低胆红素脑病的危险。清蛋白一般稀释至5%静脉输注。溶血症者遵医嘱正确输注丙种球蛋白以抑制溶血。

3.杜绝一切能加重黄疸、诱发胆红素脑病的因素

避免发生低温、低血糖、窒息、缺氧、酸中毒、感染,避免不恰当使用药物等。①做好保暖工作,监测体温,维持体温正常。②供给足够的热量和水分,如病情允许及早、足量的喂养,不能进食者由静脉补充液体和热量。监测血糖,及时处理低血糖。③监测血气分析、电解质,缺氧时给予吸氧,及时纠正酸中毒。④避免使用影响胆红素代谢的药物如磺胺类、吲哚美辛等。⑤防止感染:加强皮肤、黏膜、脐带、臀部护理,接触患儿前洗手。⑥保持大便通畅,必要时开塞露灌肠,促进胆红素排泄。⑦避免快速输入高渗性药液,以免血-脑屏障暂时开放而使胆红素进入脑组织。

(三)减轻心脏负担,防止心力衰竭

(1)保持患儿安静,减少不必要的刺激,各项治疗护理操作尽量集中进行。

(2)清蛋白静脉输注4小时左右,必要时在输注后遵医嘱预防性使用呋塞米以减轻心脏负荷。

(3)心力衰竭时输液速度5 mL/(kg·h)左右。遵医嘱给予利尿剂和洋地黄类药物,并密切观察药物反应,防止中毒。

五、出院指导

(一)用药

出院时若黄疸程度较轻,日龄已大,可不必再服用退黄药物。出院时黄疸仍明显,可能需要服用苯巴比妥与尼可刹米联合制剂(酶诱导剂)3～6天。贫血者强调铁剂的补充。G-6-PD缺陷者,可因某些药物如维生素K_3、磺胺类、解热镇痛药及新生霉素等引起溶血和黄疸,乳母和小儿都应避免应用。肝炎综合征病程较长,一般需4～6个月,出院后常需要服用保肝药,如葡醛内酯、胆酸钠等,同时小儿要加强脂溶性维生素A、维生素D、维生素E、维生素K的补充。

(二)复查

疑有胆红素脑病或已确诊胆红素脑病,应加强神经系统方面的随访,以便尽早做康复治疗。新生儿溶血病的小儿,一般在出生后2～3个月内每1～2周复查一次血红蛋白,若血红蛋白降至80 g/L以下,应输血以纠正贫血。患肝炎综合征的小儿,应每隔1～2个月复查肝功能,直至完全康复。

(三)就诊

孩子出现下列情况如小儿黄疸持续时间较长,足月儿大于2周,早产儿大于4周,黄疸消退或减轻后又再出现或加重,更换尿布时发现大便颜色淡黄或发白甚至呈陶土色,尿色变深黄或呈茶色,或者皮肤出现瘀斑、瘀点、大便变黑等,家长要引起重视,及时就诊。

(四)喂养

母乳营养高、吸收快、无菌且含有多种免疫活性物质,即使是新生儿溶血病仍提倡母乳喂养,

可按需喂养。若为G-6-PD缺陷者，乳母和小儿忌食蚕豆及其制品。母乳性黄疸，若黄疸较深可暂停或减少母乳喂养，改喂其他乳制品，2～4天后黄疸会减退，再喂母乳时黄疸再现，但较前为轻且会逐渐消退，所以不必因黄疸而放弃母乳喂养。

(五)促进孩子康复的措施

婴儿和产妇的房间应该空气清新，阳光充足。抱孩子适当户外活动，多晒太阳。保持大便通畅，如大便秘结及时用开塞露灌肠排出大便减少胆红素吸收。由于低温、低血糖会加重黄疸，应避免受寒和饥饿。G-6-PD缺陷者衣服保管时勿放樟脑丸。

溶血症患儿母亲如再次妊娠，需做好产前监测与处理。孕期监测抗体滴度，不断增高者，可采用反复血浆置换术。胎儿水肿，或胎儿Hb低于80 g/L，而肺尚未成熟者，可行宫内输血；重症Rh阴性孕妇既往有死胎、流产史，再次妊娠中Rh抗体效价升高，羊水中胆红素增高，且羊水中磷脂酰胆碱/鞘磷脂比值大于2，可提前分娩，减轻胎儿受累。胎儿娩出后及时送新生儿科诊治。

(王树梅)

第二节　新生儿窒息与复苏

新生儿窒息(asphyxia of the newborn)是指出生后1分钟内，无自主呼吸或未能建立规律呼吸而导致低氧血症和混合性酸中毒。凡能造成胎儿或新生儿缺氧的因素均可引起窒息。本病是引起新生儿伤残和死亡的重要原因之一，需要争分夺秒抢救。

一、临床特点

(一)胎动、胎心率改变

缺氧早期胎动增加，胎心率加快≥160次/分；晚期为胎动减少或消失，胎心率减慢(<100次/分)或消失。

(二)羊水呈黄绿或墨绿色

缺氧胎儿肛门括约肌松弛，排出胎粪污染羊水所致。

(三)Apgar评分降低

0～3分为重度窒息，4～7分为轻度窒息，8～10分为正常。如出生1分钟评分8～10分，5分钟后复评降到7分及以下亦属窒息。窒息患儿5分钟再评分仍低于6分，神经系统损伤较大，预后较差(表17-1)。

表17-1　Apgar评分标准

体征	0分	1分	2分
心率	无	<100次/分	>100次/分
呼吸	无	浅慢，哭声弱	正常、哭声响
肌张力	松弛	四肢稍屈曲	四肢动作好
刺激反应	无反应	少有动作，皱眉	咳嗽、打喷嚏、哭
皮肤颜色	青紫或苍白	躯干红，四肢青紫	全身红

(四)部分患儿复苏后可出现各系统受损及并发症

1.呼吸系统

羊水、胎粪吸入性肺炎、肺透明膜病、呼吸暂停。

2.神经系统

颅内出血、缺氧缺血性脑病。

3.血液系统

出血倾向及 DIC。

4.消化系统

应激性溃疡、坏死性小肠结肠炎、肝功能损害。

5.泌尿系统

尿少、蛋白尿及管型,重者可发生急性肾小管坏死,有血尿素氮及肌酐增高、高钾血症等。

6.循环系统

心肌受损、三尖瓣闭锁不全、心力衰竭、心源性休克或肺动脉高压。

7.代谢紊乱

低血钙、低血糖或高血糖、酸中毒。

(五)辅助检查

1.血气分析

动脉血氧分压降低、二氧化碳分压增高、pH 下降。

2.血生化

血糖升高或降低、血钙降低、高血钾、心肌酶谱增高、血肌酐及尿素氮增高。

3.心电图

可有心肌受损改变。

4.胸部 X 线检查

可有肺气肿、肺不张等。

5.头颅 B 超或 CT

缺氧缺血性脑病或颅内出血改变。

二、护理评估

(一)健康史

详细询问妊娠期孕母身体状况,产前的胎心和胎动以及破膜时间、胎盘脐带情况、胎位、产程长短、羊水情况等。

(二)症状、体征

评估皮肤颜色、呼吸情况、心率、四肢肌张力及对刺激的反应;观察皮肤、指甲有无胎粪污染;评估有无各系统受损表现。

(三)社会、心理

了解家长对小儿治疗预后的担忧和焦虑,对后遗症康复护理知识与方法的了解程度。

(四)辅助检查

了解血气分析电解质检查结果,尤其注意酸中毒程度及新生儿窒息时二氧化碳分压情况;了解血生化检查值及胸部 X 线摄片、头颅 B 超或 CT 检查结果。

三、常见护理问题

(一)不能进行有效呼吸

与肺动脉收缩、肺血管阻力增加、肺血流减少,羊水胎粪吸入,中枢神经系统受损有关。

(二)心排血量减少

与肺水肿、肺动脉收缩、液体转移到组织间隙、心肌受损有关。

(三)组织灌注改变

与低血容量、缺血有关。

(四)体温异常

与缺氧、体温调节中枢受损有关。

(五)有感染危险

与免疫功能低下、污染的羊水吸入有关。

(六)焦虑(家长)

与病情危重及担心预后有关。

四、护理措施

(一)早期预测

估计胎儿娩出后有窒息危险时应事先做好复苏准备。复苏必备物品:婴儿辐射保暖台(事先预热)、负压吸引器、吸引管(5Fr、6Fr、8Fr)、复苏皮囊及面罩、供氧系统、新生儿喉镜、气管插管(2.5 mm、3 mm、3.5 mm、4 mm)、胃管、脐静脉插管包、各种型号注射器、手套、胶布、听诊器、心电监护仪、氧饱和度监护仪等。复苏药品:1∶10 000肾上腺素、生理盐水、10%葡萄糖、5%碳酸氢钠、注射用水、多巴胺、纳洛酮、5%清蛋白等。

(二)正确复苏

熟练掌握复苏程序。新生儿娩出后立即对是否足月妊娠、羊水清否、有无呼吸及哭声、肌张力情况作快速评估,如果4个问题中有一个答案是“否”,则通常认为这个婴儿需要按顺序进行ABCD下列4种措施中的一种或多种。新生儿复苏过程中每隔30秒评估一次,并根据呼吸、心率、肤色同步评估决定是否需要进行下一步措施。

(1)A(最初复苏步骤):新生儿出生后快速评估新生儿羊水情况、呼吸及哭声、肌张力、是否足月,如回答有“否”,立即将婴儿置于已预热好辐射保暖台上或用预热的毯子裹住以减少热量散失。摆正体位,将头摆成“鼻吸位”(新生儿仰卧或侧卧,颈部轻度伸仰到吸气位置),为使新生儿保持正确体位,仰卧时可在其肩胛下垫一折叠的毛巾(垫高2～3 cm)。迅速清理呼吸道,先吸口腔后吸鼻腔(因鼻腔较敏感,吸引鼻腔时比吸口腔时更容易受刺激而引发呼吸运动,易造成口腔咽部的黏液、羊水在清理之前被吸入肺内),过度用力吸引可能导致喉痉挛和迷走神经性的心动过缓并使自主呼吸出现延迟,因此应限制吸管插入的深度和吸引时间(<10秒/次),吸引器的负压不超过13.3 kPa(100 mmHg)。用温热干毛巾快速擦干全身。重新摆正头部,使颈部轻微伸仰保持气道最佳开放状态。如患儿仍无呼吸,可拍打或弹足底2次或沿身体长轴快速摩擦腰背皮肤1～2次来促使呼吸出现。如出现正常呼吸、心率>100次/分、肤色红润做好观察。如出现正常心率、呼吸,但有中心性发绀则予常压吸氧。如这些努力无效则需要正压通气。

(2)B(正压通气):如经上述处理仍无规律呼吸建立,出现持续呼吸暂停或喘息或心率<100 次/分或婴儿经 100%浓度常压给氧仍持续中心性发绀,应进行正压通气。正压通气可使用气流充气式气囊、自动充气式气囊等设备。通气频率一般为 40～60 次/分(胸外按压时为 30 次/分)。最初的几次正压呼吸需要 2.94～3.92 kPa(30～40 cmH_2O)[早产儿 1.96～2.45 kPa(20～25 cmH_2O)],以后维持在 1.96 kPa(20 cmH_2O),如无法监测压力应该使用能使心率增加的最小压力。充分的人工呼吸应显示双肺扩张,可由胸廓起伏、呼吸音、心率及肤色来评价,如胸廓扩张不良可能与密闭不良、气道阻塞或压力不足有关,应重新调整面罩位置(面罩应正好封住口鼻)或纠正患儿头部位置或检查并清除气道分泌物或增大压力,必要时气管插管。在新生儿复苏过程中应用气管插管术有以下几个指征:需要气管内吸引胎粪;复苏囊面罩通气无效或需长时间使用;需要胸外按压;需要气管内给药。正压通气 30 秒后如有自主呼吸,且心率>100 次/分、肤色红润可停止正压通气。如自主呼吸不充分,或心率<100 次/分,须继续正压人工呼吸。如心率<60 次/分,继续正压人工呼吸并开始胸外按压。持续气囊面罩人工呼吸>2 分钟可产生胃充盈,应常规插入 8Fr 胃管,用注射器抽气和在空气中敞开端口来缓解。

(3)C(胸外按压):100%氧充分正压通气 30 秒后如心率<60 次/分,开始胸外按压,并继续正压通气。胸外按压的部位位于胸骨下 1/3 处(两乳头连线下方,剑突之上)。按压深度为胸廓前后径的 1/3,产生可触及的脉搏为有效。按压有 2 种方法:双拇指重叠或并列按压,其余手指环抱胸廓支撑背部(双拇指-环抱术);或以右手食、中指指尖放在胸骨上按压,另一手支撑背部(双指法)。因为双拇指-环抱术比双指法可产生更高的收缩期峰值和冠状动脉灌注压,所以建议采用前者。然而当需要进行脐插管术时,双指法也许更合适。胸外按压下压时间稍短于放松时间,这样的按压比率在理论上可以提供更多的血流,同时胸外按压与通气应该协调一致,避免同时施行。在放松时,胸壁应被完全扩张,但复苏者的拇指不应离开胸壁。胸外按压与通气应达到 3∶1,即每分钟 120 次动作中给予 90 次胸外按压和 30 次通气,约 1/2 秒的时间完成每次动作,2 秒完成一个循环(做 3 次胸外按压和 1 次正压通气)。30 秒后再次评估心率,协调的胸外按压与通气应持续到自主心率>60 次/分。如心率仍<60 次/分,除继续胸外按压外,考虑使用肾上腺素。

(4)D(用药):在新生儿复苏时,很少需要用药。但如果 30 秒 100%氧正压通气和胸外按压后心率仍持续<60 次/分,则需要使用肾上腺素。①1∶10 000 肾上腺素 0.1～0.3 mL/kg,过去的指南推荐通过气管插管给予初始剂量的肾上腺素,然而动物实验研究表明使用该推荐剂量插管内给药无效,插管内给予肾上腺素其剂量需较现在的推荐剂量高出很多,而高浓度、大剂量肾上腺素可导致新生儿高血压、心肌功能下降和神经功能受损。因此现在主张通过静脉给药。需要时 3～5 分钟重复 1 次(心率>100 次/分停止给药)。②扩容剂:当怀疑新生儿有失血或出现休克症状(皮肤苍白、低灌注、脉搏弱)和对复苏措施无明显反应时,应考虑使用扩容剂。等张晶体液较清蛋白好,推荐用生理盐水,剂量为 10 mL/kg,静脉缓慢推入(>10 分钟),必要时可重复给予。当复苏早产儿时避免扩容剂输注太快,因为快速输注大量溶液可导致脑室内出血。③碳酸氢钠:在一般的心肺复苏过程中不鼓励使用碳酸氢钠,但在对其他治疗无反应时或严重代谢性酸中毒时可使用。剂量为 2 mmol/kg,用 5%(0.6 mmol/ mL)碳酸氢钠溶液 3.3 mL/kg,用等量 5%～10%葡萄糖溶液稀释后经脐静脉或外周静脉缓慢注射(>5 分钟)。注意碳酸氢钠的高渗透性和产生 CO_2 的特性可对心肌和大脑功能有害,应在建立充分的人工呼吸和血液灌注后应用。④纳洛酮:不推荐在产房新生儿呼吸抑制的初步复苏过程中使用纳洛酮。如果需要使用纳洛酮,心率和肤色必须首先被通气支持纠正。首选的途径是静脉或肌内注射。推荐剂量为

0.1 mg/kg。有报告提示吸毒母亲出生的婴儿给予纳洛酮后导致癫痫发作，因此纳洛酮应避免应用于那些长期暴露于阿片类物质母亲出生的新生儿身上。纳洛酮较母源性阿片类物质的半衰期更短，因此应严密监测新生儿，如反复呼吸暂停或通气不足，应给予后续剂量的纳洛酮。

(三)复苏后护理

1.加强监护

复苏后的新生儿不应将其视同正常新生儿对待，而必须给予密切观察监护，监护内容有以下几种。

(1)生命体征：包括呼吸、心率、血压、氧饱和度，呼吸是监护的重点，应密切观察呼吸的频率、节律的变化，注意有无呼吸困难。若复苏后患儿呼吸已正常 2 天后又加快者，常是继发肺炎的征兆。

(2)重要脏器受损的表现：观察患儿反应是否灵敏，有无两眼凝视、四肢抖动、肌张力改变、颅内压增高等神经系统表现；记录出入液量尤其注意小便的次数、量以及颜色，了解肾功能情况；注意观察有无腹胀、呕吐咖啡色物等应激性溃疡表现及腹胀、胃潴留、便血等坏死性小肠结肠炎表现等。

(3)皮肤颜色：如有发绀应仔细查找原因，及时处理。

(4)监测各种实验室检查结果：血气分析、血钾、血氯、血钠值；血糖、血胆红素、心肌酶谱、肌酐、尿素氮值等。

2.保证营养

维持血糖正常，严防低血糖造成神经系统损伤。如无并发症出生后半小时可吸吮母亲乳头；重度窒息儿复苏恢复欠佳者，适当延迟开奶时间，并防止呕吐物吸入再次引起窒息，如果喂养不能保证营养者予静脉补液。

3.预防感染

曾气管插管，疑有感染者用抗生素预防感染，加强新生儿口腔、皮肤、脐部护理，工作人员应严格执行无菌操作技术，接触患儿前洗手。

(四)维持合适体温

有缺氧缺血损伤的婴儿应避免体温过高。必要时应用人工低温疗法如适度的全身低温(34～34.5 ℃)或选择性脑部低温(34～35 ℃)，但目前尚无足够的证据常规推荐使用。

(五)安慰家长

耐心细致地解答病情，取得家长的理解，减轻家长的恐惧心理，得到家长最佳的配合。

(王树梅)

第三节　新生儿缺血缺氧性脑病

新生儿缺氧缺血性脑病(HIE)是由各种围产期因素引起的缺氧和脑血流减少或暂停而导致胎儿或新生儿的脑损伤，病情重，病死率高，并可产生永久性功能缺陷，常遗留神经系统后遗症。目前对缺氧、缺血性脑病缺乏有效的治疗手段，仍采取以支持治疗为主的综合治疗方法，而护理是综合治疗的关键环节。

一、病情评估

(1)患儿家属评估:对有关疾病知识的了解程度、心理状态。

(2)意识和精神状态:①轻度表现为过度兴奋,易激惹,肢体可出现颤动,肌张力正常或增高,拥抱反射和吸吮反射稍活跃,一般无惊厥,呼吸规则,瞳孔无改变,1 天内症状好转,预后佳。②中度表现为嗜睡,反应迟钝,肌张力降低,拥抱反射和吸吮反射减弱,常有惊厥,呼吸可能不规则,瞳孔可能缩小。症状在 3 天内已很明显。约 1 周内消失。存活者可能留有后遗症。③重度时患儿意识不清,肌张力松软,拥抱反射和吸吮反射消失,反复发生惊厥,呼吸不规则,瞳孔不对称,对光反射消失,病死率高。多在 1 周内死亡,存活者症状可持续数周,留有后遗症。另外,无论患儿躁动或安静,都应做到动态观察,及时发现意识的细微变化,以获得救治机会。如患儿烦躁不安、脑性尖叫伴有抽搐,结合有分娩窒息史或有脐绕颈、剖宫产者,往往提示有小脑幕上出血,应及时报告医师给予镇静和止血治疗,并对抽搐持续的时间、次数做详细记录,为诊治提供依据。

(3)囟门的观察:应经常观察患儿前囟门是否凸凹及紧张,前囟饱满紧张提示颅内压增高,可能有颅内出血情况,应及时报告医师应用脱水剂,以免引起脑疝。

(4)生命体征:小儿神经功能稳定性差,对外界干扰有较强的反应,易出现生命体征的变化。要特别注意及时给予心肺监护,观察呼吸节律、频率的变化及有无呼吸暂停等,呼吸不规则是本病恶化的主要表现,同时还应注意有无体温不升或体温过高。

(5)皮肤色泽:注意有无皮肤苍白、青紫、发花、黄染等。如皮肤苍白或青紫、黄染或发花,常伴有颅内出血情况,病情严重。

(6)有无潜在并发症的发生。

二、护理关键

(1)保持呼吸道通畅,根据缺氧情况选择给氧方式。

(2)协助患者绝对卧床休息。

(3)快速建立静脉通道,注意滴速及用药反应。

三、护理措施

(一)高压氧舱治疗的护理

(1)体位:患儿取右侧卧位,头部略高 20°～30°,防止呕吐物吸入。

(2)进舱不宜输液,注意保暖。

(3)患儿入舱后先虚掩舱门洗舱,常压下向舱内输入氧气,用以置换舱内空气,当测氧仪显示氧浓度为 50%以上时即达洗舱目的。轻轻关上舱门,缓慢匀速升压,速度为 3～4 kPa/min,检查氧气管线路有无漏气、曲折,以保持吸氧的有效性和安全性。每隔 10 分钟换气一次,以保证舱内氧气浓度的恒定,稳压治疗时间为 30 分钟。首次治疗压力宜低,使患儿有一适应过程,新生儿压力一般为30～40 kPa,升压时间持续 15 分钟。

(4)注意观察患儿有无呕吐、面肌抽搐、出冷汗等早期氧中毒症状,若有发生,应停止升压,并可适当排气减压至症状消失。

(5)压力升高后继续密切观察,稳压治疗时间为 40 分钟。

(6)在减压阶段,必须严格执行减压方案,缓慢等速减压,速度为 15～20 kPa/min,时间不得少于15 分钟,否则体内溶解的大量氧气从组织中排出,游离成气态,以气泡形式在血管内外栓塞和压迫血管,使局部血液循环障碍,致组织缺氧缺血产生损伤而发生减压病等并发症。

(二)亚低温治疗的护理

(1)在进行亚低温治疗过程中患儿应始终保持头颈部在冰帽内,避免上移或下滑,并随时更换浸湿衣物,保持干燥;同时使机温控制在 32.5～33.0 ℃,以维持鼻咽温度为(34.0±0.2)℃,并注意患儿的保暖,使腋温保持在正常范围内。

(2)观察患儿的面色、反应、末梢循环等情况,并总结 24 小时的出入液量,做好记录。在护理过程中应随时观察心率的变化,如出现心率过缓或心律失常,及时与医师联系是否停止亚低温治疗。

(3)在亚低温治疗期间低温时间不宜过长,否则易致呼吸道分泌物增多,发生肺炎或肺不张,因此要及时清除呼吸道分泌物,保持呼吸道通畅。

(4)不要搬动患儿,更不要将患儿突然抱起,以免发生直立性休克,危及生命。

(5)注意皮肤的血运情况,尤其是头部,由于低温期间皮肤血管收缩,血液黏稠度增高,血流缓慢,易发生皮肤破损或硬肿。

(6)输液患儿应防止静脉外渗,如有外渗应及时处理。

(7)亚低温治疗中患儿处于亚冬眠状态,一般不提倡喂奶,避免乳汁反流后窒息。但少数患儿有哭闹,可给予安慰奶嘴。如果热量不够,应给予静脉高营养摄入。

(三)心理护理

由于患儿病情危重,家长心理负担大,在康复期间做好心理护理是非常重要的,排除思想顾虑,安慰家属,使其配合治疗,增强治疗信心,保持乐观的情绪。

四、健康指导

(1)合理调整饮食,加强营养,增强免疫力。

(2)如有后遗症,鼓励坚持治疗和随访,康复期进行康复锻炼。

(王树梅)

第四节 新生儿颅内出血

新生儿颅内出血(intracranial hemorrhage of the newborn,ICHN)是主要由缺氧或产伤引起的严重脑损伤性疾病,主要表现为神经系统的兴奋或抑制症状。早产儿多见,病死率高,存活者常留有神经系统后遗症。

一、概述

新生儿颅内出血主要由缺氧和产伤引起。

(一)缺氧

凡能引起缺氧的因素均可导致颅内出血,以早产儿多见。如宫内窘迫、产时及产后窒息缺氧,导致脑血管壁通透性增加,血液外渗,出现脑室管膜下、蛛网膜下腔、脑实质出血。

(二)产伤

产伤以足月儿、巨大儿多见。如胎头过大、头盆不称、急产、臀位产、高位产钳、负压吸引助产等,使胎儿头部受挤压、牵引导致大脑镰、小脑幕撕裂,引起硬脑膜下出血,脑表面静脉撕裂常伴有蛛网膜下腔出血。

(三)其他

快速输入高渗液体、机械通气不当、血压波动过大、颅内先天性血管畸形或全身出血性疾病等也可引起。

二、护理评估

(一)健康史

评估患儿有无窒息缺氧及产伤史;评估患儿惊厥发作的次数、部位、程度、持续时间及意识障碍、发绀、脑性尖叫等症状。

(二)身体状况

临床表现主要与出血部位和出血量有关,多于出生后 1~2 天出现。

(1)意识改变:激惹、过度兴奋或表情淡漠、嗜睡、昏迷等。

(2)颅内压增高表现:脑性尖叫、惊厥、前囟隆起、颅缝增宽等。

(3)眼部症状:凝视、斜视、眼球固定、眼震颤,并发脑疝时可出现两侧瞳孔大小不等、对光反射迟钝或消失。

(4)呼吸改变:增快或减慢、不规则或暂停等。

(5)肌张力及原始反射改变:肌张力早期增高以后减低,原始反射减弱或消失。

(6)其他表现:黄疸和贫血。

(7)后遗症:脑积水、智力低下、癫痫、脑瘫等。

(三)心理-社会状况

多数家长对本病的严重性、预后缺乏认识;因担心孩子致残,家长可出现焦虑、恐惧、内疚、悲伤等反应。应重点评估家长对本病的认知态度及心理、经济承受能力。

(四)辅助检查

头颅 B 超、CT 检查可提供出血部位和范围,有助于确诊和判断预后;腰穿脑脊液检查为均匀血性,镜下有皱缩红细胞,有助于脑室内及蛛网膜下腔出血的诊断,但病情重者不宜行腰穿检查。

(五)治疗原则及主要措施

(1)镇静止惊:选用苯巴比妥钠、地西泮等。

(2)止血:选用维生素 K_1、酚磺乙胺(止血敏)、卡巴克络(安络血)、巴曲酶(立止血)等,必要时输新鲜血、血浆。

(3)降低颅内压:选用呋塞米静脉注射,并发脑疝时应用小剂量 20%甘露醇静脉注射。

(4)给氧:呼吸困难、发绀者吸氧。

三、常见护理诊断/问题

(1)潜在并发症:颅内压增高。

(2)低效性呼吸形态:与呼吸中枢受损有关。

(3)有窒息的危险:与惊厥、昏迷有关。

(4)营养失调:低于机体需要量与摄入不足及呕吐有关。

(5)体温调节无效:与体温调节中枢受损有关。

(6)焦虑、恐惧(家长):与患儿病情危重及预后差有关。

四、护理措施

(一)降低颅内压

(1)减少刺激,保持安静:所有护理操作与治疗尽量集中进行,动作要轻、稳、准,尽量减少移动和刺激患儿,静脉穿刺选用留置针,减少反复穿刺,以免加重颅内出血。

(2)护理体位:抬高头肩部 15°~30°,侧卧位或头偏向一侧。

(3)严密观察病情:观察患儿生命体征、神志、瞳孔、囟门、神经反射及肌张力等变化,及时发现颅内高压。

(4)遵医嘱降颅内压:有颅内压增高时选用呋塞米降颅内压;当出现两侧瞳孔大小不等、对光反射迟钝或消失、呼吸节律不规则等应考虑并发脑疝,选用 20%甘露醇降颅内压。

(二)防止窒息,改善呼吸功能

及时清除呼吸道分泌物,保持呼吸道通畅,防止窒息;合理用氧,改善呼吸功能,呼吸衰竭或严重呼吸暂停者需气管插管、机械通气。

(三)保证营养和能量供给

不能进食者,应给予鼻饲,遵医嘱静脉输液,每天液体量为 60~80 mL/kg,速度宜慢,于 24 小时内均匀输入,以保证患儿营养和能量的供给。

(四)维持体温稳定

体温过高时给予物理降温,体温过低时采用远红外辐射保温床、暖箱或热水袋保暖。

(王树梅)

第五节 新生儿肺出血

新生儿肺出血是指两叶以上融合出血,不包括散在、局灶性出血者。这是新生儿死亡最重要原因之一,其发病机制尚未明了。

一、护理关键

(1)协助患儿侧卧位。

(2)注意保暖;合理喂养;做好口腔、皮肤护理。

(3)保持呼吸道通畅,间断或持续给氧,必要时使用呼吸机。

(4)快速建立静脉通道,注意滴速及用药反应。

二、一般护理

(1)有条件的患儿应置于单人抢救室或心血管监护室,给予床边心电、呼吸、血压的监测,室

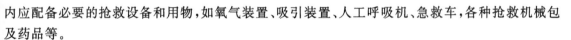

内应配备必要的抢救设备和用物，如氧气装置、吸引装置、人工呼吸机、急救车，各种抢救机械包及药品等。

(2)卧床休息。协助患儿侧卧位，有利于呼吸。

(3)给予吸氧，根据血氧采取不同方式和流量。准确测量体温、呼吸。认真填写抢救过程中的治疗和用药及护理、交接班记录等。

(4)建立好静脉通道，严格掌握好输液速度及输液量，了解药物药理作用及可能出现的不良反应。

(5)急性期做好生活护理，保持皮肤和口腔的清洁。

三、症状护理

(1)加强心电监护，密切观察 24 小时心电图、血压、呼吸，必要时进行血流动力学监测，注意尿量、意识等情况。

(2)气体交换受损，使用呼吸机的护理要点如下：①保持气管的通畅，要及时吸痰，注意无菌操作，床头铺一无菌治疗盘(内放已消毒的弯盘、钳子 2 把，治疗碗 1 个内装呋喃西林溶液、无菌手套 1 盒)待吸痰时使用，每次吸完痰后用呋喃西林溶液冲洗吸痰管，用完后并把吸痰管弃掉，关闭吸痰装置后把吸痰管接头端放到无菌盘内的治疗碗中。从而减少感染的发生。②注意气道的湿化，一般 24 小时内气管滴入 50 mL 左右生理盐水，痰液黏稠时用 α-糜蛋白酶稀释，为预防和治疗呼吸道炎症可在雾化液内加入抗生素，如庆大霉素等。③注意呼吸频率、节律及血氧饱和度的观察，发现问题通知医师处理；并做好各项抢救措施。④患者出现高热，体温为 38～39 ℃，考虑为肺部感染，应给予物理降温、头部冰敷及药物降温，并每天 4 次测体温，按医嘱应用抗生素；密切注意体温的变化，注意保暖。

(3)合并心力衰竭的护理，按心力衰竭护理常规执行。

(4)密切观察生命体征变化，预防并发症。

四、并发症护理

(一)感染

遵医嘱给予抗感染治疗，严格执行无菌操作及保护性措施。

(二)酸碱平衡失调

做好病情观察及给药护理。

五、心理护理

由让家属了解治疗过程，取得最佳配合，排除思想顾虑，安慰患儿家长，使其配合治疗，增强治疗信心，保持乐观的情绪。

六、健康指导

(1)积极治疗原发病。

(2)合理调整饮食，适当控制进食量，少食多餐。

(3)避免各种诱发因素，如上呼吸道感染。

(4)指导家属当病情突然变化时应采取简易应急措施。

(王树梅)

第六节　新生儿坏死性小肠结肠炎

一、疾病概述

新生儿坏死性小肠结肠炎(necrotizing enterocolitis of newborn,NEC)是一种严重威胁新生儿的胃肠道急症,发病率为1‰～5‰,多发于早产儿,且病死率高。新生儿坏死性小肠结肠炎临床以腹胀、呕吐、腹泻、便血为主要临床表现;起病急,可危及生命。

(一)病情进展分期

贝尔分期修正标准:包括临床表现、实验室检查及治疗。详见表17-2。

表17-2　新生儿坏死性小肠结肠炎的贝尔分期修正标准

分期	全身症状	肠道症状	X线表现	治疗
ⅠA:疑似NEC	体温不稳定,呼吸暂停、心动过缓、倦怠	鼻饲残留增加、轻度腹胀、呕吐、便血阳性	正常或肠管扩张、轻度梗阻	禁食、抗生素3天
ⅠB:疑似NEC	同上	直肠出鲜红血	同上	同上
ⅡA:确诊NEC轻度病变	同上	上述＋肠鸣音减弱或消失、有或无腹肌紧张	肠管扩张、梗阻、积气	禁食、如检查在24～48小时内正常,抗生素9～10天
ⅡB:确诊NEC中度病变	上述＋轻度代酸和轻度血小板减少症	上述＋明确的腹肌紧张、有或无蜂窝织炎或右下腹包块,肠鸣音消失;同ⅡA有或无门静脉积气、有或无腹水	同上	禁食、抗生素14天、碳酸氢钠纠正酸中毒
ⅢA:进展NEC严重病变肠壁未穿孔	同ⅡB,＋低血压、心动过缓、严重呼吸暂停、混合型呼吸和代谢性酸中毒、播散性血管内凝血、中性粒细胞减少症、无尿症	上述＋弥漫性腹膜炎、明显的腹肌紧张、腹胀、腹壁红斑	同ⅡB、明显腹水	同上＋补液200 mL(kg·d)、新鲜冰冻血浆、正性肌力药、气管插管通气治疗、穿刺术、如患者药物治疗24～48小时无改善则外科干预
ⅢB:进展NEC严重病变肠壁穿孔	同Ⅲ期	同Ⅲ期	同上述ⅡB＋气腹	同上＋外科干预

(二)症状和体征

详见图17-1。

(三)相关检查指标

1.X线腹部平片

示肠壁积气、肠管扩张、肠腔多个液平面特征性表现时可确诊是否为NEC。详见图17-2。

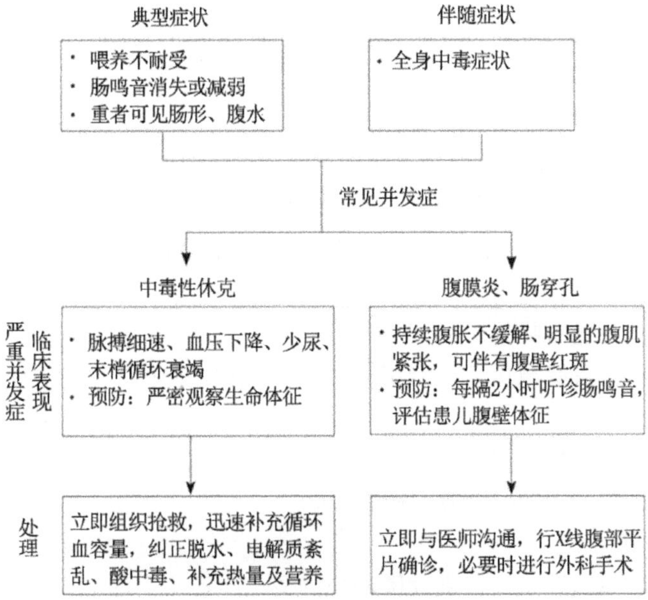

图 17-1 NEC 临床症状

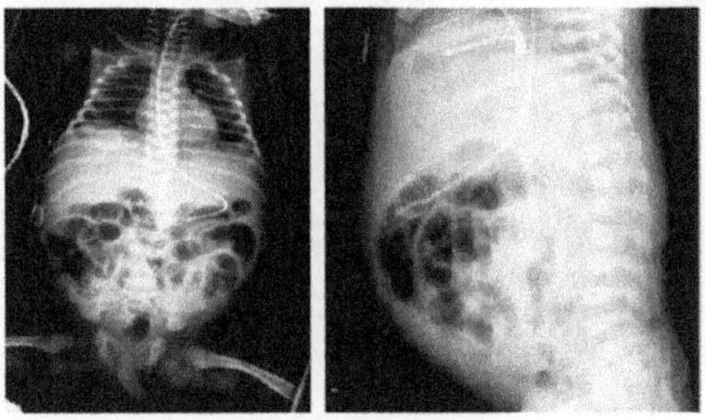

图 17-2 X 线腹部平片

2.血常规、CRP

须结合临床症状考虑有无细菌感染。

3.血培养

确诊感染细菌的种类。

4.粪隐血试验(＋)、动态 HGB

提示有无消化道潜在或大量出血情况。

5.血气分析、电解质、肝肾功能

对于长期禁食患儿且全身感染，了解内环境是否稳定。

二、治疗概述

病情进展可根据贝尔分期修正标准分为 3 期。Ⅰ期、Ⅱ期时以内科保守治疗为主：须密切观察腹胀情况，定时量腹围；及时纠正酸中毒。对于确诊患儿应禁食、胃肠减压并同时予以营养支持；积极预防休克、肠穿孔等并发症的发生，Ⅲ期必要时须采取手术干预。

三、护理评估、诊断和措施

（一）NEC 常见护理问题

1.症状相关

（1）舒适度的改变：腹胀、腹痛。与肠壁组织坏死、炎症有关。

（2）体液不足的危险：与腹水致体液丢失过多、补充不足有关。

（3）体温过低：体温≤36 ℃，与患儿保暖不当、体温中枢发育不完善有关。

2.治疗相关

（1）有感染的危险：与造瘘袋维护不当有关。

（2）有受伤的危险：与胃肠减压负压吸引力过大、清洁灌肠有关。

3.并发症相关

（1）潜在并发症：中毒性休克，与肠壁组织坏死、毒素吸收有关。

（2）潜在并发症：腹膜炎，与肠壁组织坏死有关。

（二）家庭基本资料

个人病史：患儿有无窒息史、高渗乳汁喂养史、感染、早产等引起 NEC 的危险因素。

1.早产儿

胃肠道功能不完善，细菌易在胃肠道繁殖并产生炎症反应。

2.感染

致肠道缺乏分泌型 IgA、细菌分泌内毒素，入侵肠黏膜。

3.缺血后再灌注损伤

血液重新分布，肠系膜血管强烈收缩，致缺血，甚至坏死。

4.高渗乳汁喂养不当

可损伤肠黏膜，高渗乳汁中营养物质利于细菌生长。

（三）健康管理

1.体液不足的风险

患儿腹泻、呕吐为 NEC 患儿的术前的典型症状，此阶段的患儿不能耐受经肠道喂养，若未给予足够的肠外营养支持，可发生休克、低血糖。

（1）相关因素：腹泻、呕吐、静脉补液不足。

（2）护理诊断：体液不足的危险、有血糖不稳定的危险。

（3）护理措施：①严密观察患儿生命体征变化；每班评估患儿的神志、皮肤弹性、口唇黏膜、囟门及眼眶凹陷。②开放静脉，遵医嘱给予扩容、肠外营养支持。③观察呕吐色、性质、量；观察腹泻色、性质、量；每天测体重、记录 24 小时尿量。④暖床可在床表面覆盖保鲜膜，减少隐性失水；暖床/暖箱每班加水，保持相对湿度 50％～60％。

2.有受伤的危险

腹胀为 NEC 患儿的首发临床症状。保守治疗或术前的患儿须行胃肠减压或清洁灌肠。在治疗过程中，可能存在肠黏膜受损的风险，当胃肠减压压力过大时可致胃肠黏膜出血；清洁灌肠操作不当严重时可致肠穿孔。

（1）相关因素：胃肠减压、清洁灌肠压力过大。

（2）护理诊断：有受伤的危险。

(3)护理措施:新生儿胃肠减压压力为 8.0～13.3 kPa(60～100 mmHg);清洁灌肠须量出为入。严格遵循新生儿护理常规。

1)胃肠减压护理:①确认患儿信息,并协助患儿摆舒适体位。②插胃管,调节吸引装置负压,用固定装置将引流管固定于床单。③胃肠减压开始后 30 分钟检查整个系统,确定在有效吸引中,再每 2 小时巡视一次。④告知患儿家长留置胃管减压期间的注意事项:禁止饮水和进食,保持口腔清洁,使患儿舒适,用清水清洁鼻腔每天两次或需要时口腔护理。⑤协助患儿取舒适体位,整理床单位。清理用物。

2)新生儿清洁灌肠:①确认患儿身份,协助患儿摆正确体位,取左侧卧位,膝屈曲,臀部移至床沿,垫一次性中单于臀下,盖被保暖;如患儿肛门外括约肌失去控制能力,可取仰卧位,臀下垫便盆。②暴露肛门,灌肠筒挂于输液架上,液面距肛门 40～60 cm,弯盘置臀边,润滑肛管前端,排出肛管内空气和冷溶液,夹紧橡胶管,暴露肛门,嘱患儿张口呼吸,放松腹部。③插入肛管:将肛管轻轻插入直肠,固定肛管,松开夹子,使溶液缓缓注入。④拔出肛管:待溶液将完时,夹住橡胶管,卫生纸包住肛管,拔出放于弯盘内,擦净肛门,嘱患儿平卧,尽可能保留 5～10 分钟,以便粪便软化。⑤排便。

3.有感染的风险

NEC 患儿术后手术伤口尚未闭合、造瘘袋维护不当,排便污染手术切口可致术后感染。

(1)相关因素:手术伤口感染、造瘘口污染、抵抗力弱。

(2)护理诊断:有感染的危险。

(3)护理措施:患儿体温≤38 ℃;未发生手术伤口感染、造瘘口渗液等感染征象。①手术后,护理人员应保持手术伤口、造瘘口清洁;及时更换伤口敷料;避免造瘘口粪便污染手术伤口。②重点监测:每隔 4 小时监测体温,观察有无手术伤口感染、造瘘口渗液等。③洗手:接触患者前后、操作前后、戴脱手套前后均需洗手,使用六步法。④操作时严格遵守无菌消毒技术。

(四)营养与代谢

营养不良(风险)NEC 患儿以肠道功能紊乱为主要临床症状,临床上常以腹胀为首发症状,重者可见肠型,并伴有肠鸣音减弱或消失。早期 NEC 肠道症状表现为呕吐胆汁样胃液,后转为咖啡渣样,且量逐渐增加;故患儿在场功能恢复前需要长期禁食,从而加大营养不良的风险,而营养不良又可增加感染危险。

1.相关因素

呕吐、腹泻、肠道功能紊乱。

2.护理诊断

(1)营养失调的危险:低于机体需要量。

(2)营养失调:低于机体需要量。

3.护理措施

早产儿体重增长≥15 g/d;足月儿体重增长 18～20 g/d。

(1)持续营养状况评估:入院、每周或有营养失调可能时使用 STAMP 量表进行营养风险评估;每天测量患儿的体重,每周测头围;血清蛋白、转铁蛋白等生化试验对一些患儿也是有帮助的;每天监测患儿的 24 小时出入量。此外,应评估患儿喂养史。

(2)支持性营养治疗:对 NEC 术前、术后患儿应较早安排 PICC 置管,早日建立长效静脉通路以保证肠道外营养(TPN)的使用;必要时遵医嘱予以丙球、输血质品。

(3)当患儿可进行肠内营养时,应耐心喂养,保证每顿奶量完成;每次喂养前须评估患儿腹部体征,有无喂养不耐受;经鼻饲管喂养,每次喂养前须评估有无潴留。

(4)定时训练吸吮吞咽功能,鼓励经口喂养。

(五)排泄

NEC 可致腹泻,临床表现为排血便;腹泻可导致脱水,电解质紊乱或肛周黏膜破损,严重时可导致中毒性休克。

1.相关因素

肠道炎症、坏死。

2.护理诊断

腹泻(diarrhea)。

3.护理措施

排便≤3 次/天,肛周黏膜完整。

(1)观察大便次数、颜色、性状、量;测血压,密切观察生命体征的变化及有无脱水现象;当有休克的早期表现时应及时与医师沟通,配合扩容等急救处理。

(2)每天记录出入量,每天称体重;评估液体及饮食摄入量,评估肛周皮肤的完整性,保持肛周皮肤的清洁,预防红臀。

(3)评估腹泻的原因:如术前肠道感染造成的腹泻护理人员应立即禁食,防止奶液加重肠道感染、加重腹泻;如术后喂养不耐受导致的腹泻,应与医师沟通,遵医嘱给予治敏奶喂养等。

(王树梅)

第七节　新生儿败血症

新生儿败血症(neonatal septicemia)是病原体侵入新生儿血液循环并在其中生长繁殖,产生毒素所造成的全身性感染。常见病原体为细菌,也可为真菌、病毒或其他病原体。细菌感染以葡萄球菌、大肠埃希菌为主。近年来,机会致病菌引起败血症有增多趋势。

一、临床特点

(一)产前、产时感染

一般在出生后 3 天内出现症状,而产后感染一般在出生 3 天后出现症状。

(二)临床表现

无特异性,表现为全身中毒症状,可累及多个系统。

(1)体温不稳定,可表现为发热或体温不升。面色苍白或青灰。

(2)神经系统:精神萎靡、嗜睡、反应低下、少哭少动、重者不哭不动。并发化脓性脑膜炎时则有激惹、凝视、颈部抵抗、前囟饱满、抽搐等。

(3)消化系统:少吃、不吃、呕吐、腹胀、腹泻、体重不增,严重患儿出现中毒性肠麻痹(腹胀、肠鸣音消失)和坏死性小肠结肠炎(吃奶量减少,胃潴留,腹胀,呕吐,腹泻,血便等)。

(4)呼吸系统:气促、发绀、呼吸暂停。

(5)循环系统：心率加快、脉搏细速、皮肤花纹、四肢末端凉或冷。重者出现毛细血管充盈时间延长、血压下降、酸碱平衡紊乱、出血、DIC 等循环衰竭表现。

(6)黄疸常加重，持续不退或退而复现，可伴肝大。

(7)硬肿。

(8)迁徙性病灶：脓毒败血症时可出现局部蜂窝织炎、脓气胸、骨髓炎、肝脓肿等。

(9)发病前可有脐炎、脓皮病、甲沟炎等。

(三)辅助检查

(1)血常规：白细胞总数低于 $5.0\times10^9/L$ 或超过 $20\times10^9/L$，中性粒细胞比例升高，血小板数小于 $100\times10^9/L$。

(2)末梢血 C 反应蛋白(CRP)增高，大于 8 mg/L。

(3)末梢血中性粒细胞杆状核细胞所占比例 ≥0.20。

(4)血培养阳性。

二、护理评估

(一)健康史

询问患儿有无宫内、产时和产后感染史，如母亲产前有无发热、胎膜早破、产程延长、羊水浑浊发臭；是否为早产；患儿出生时有无复苏抢救史，是否接受过损伤性操作；近期有无皮肤黏膜破损，有无脐炎、脓疱疹等。

(二)症状、体征

注意体重增长情况。评估患儿的面色及肤色、反应、哭声、吃奶、体温情况；有无感染性病灶，特别是脐部和皮肤有无破损或化脓；有无腹胀、呼吸暂停、黄疸和肝脾大、硬肿、出血倾向及休克等；有无神经系统阳性体征。

(三)社会、心理

评估家长有无焦虑及家长对该病的认识程度、护理新生儿知识和技能的掌握程度、家庭的卫生习惯和居住环境等。

(四)辅助检查

注意白细胞总数、血小板值，有无中毒颗粒和核左移。了解血培养结果(但血培养阳性率低，约 10%。阳性可确诊，阴性而症状和体征非常明显者仍不能排除败血症，尤其是在应用抗生素之后做血培养者)。了解 CRP 是否升高。

三、常见护理问题

(一)体温失调：体温升高或低于正常

与感染有关。

(二)皮肤黏膜完整性受损

与皮肤破损或化脓性感染有关。

(三)营养失调：低于机体需要量

与食欲缺乏、摄入量不足及疾病消耗增加有关。

(四)有血管损伤的可能

与败血症疗程长、需反复静脉穿刺有关。

(五)合作性问题

感染性休克、化脓性脑膜炎、骨髓炎等。

(六)知识缺乏

家长缺乏护理新生儿知识和技能。

四、护理措施

(一)血培养采集

应在抗生素使用之前抽血以提高血培养阳性率,抽血时严格无菌操作避免杂菌污染,取血量至少1 mL,采血后即送细菌室培养。必要时同时做双部位采血,分别培养。

(二)保证有效静脉用药

(1)抗生素现配现用,遵医嘱准时分次使用,以维持抗生素有效血浓度。熟悉所用抗生素的药理作用、用法、不良反应及配伍禁忌。

(2)遵医嘱正确静脉输入免疫球蛋白:部分患儿输注免疫球蛋白 1 小时内可出现头痛、哭闹、心率加快、恶心。因此最初半小时以 5 mL/h 速度输入,如无不良反应再加快速度。血管活性药物应尽可能使用上肢近心端静脉,以较快发挥效果。纠正酸中毒用碳酸氢钠一般稀释至 1.4%,30～60 分钟输完。

(3)本病治疗疗程长且需每 12 小时一次或每 8 小时一次用药,加上部分抗生素如万古霉素等药物静脉刺激性强,因此静脉损伤大。应注意保护静脉,如采用外周静脉置管,应从远端到近端有计划地使用静脉,提高静脉穿刺成功率,尽量做到一针见血。肘部静脉暂时保留以备必要时中心静脉置管用。对于血培养持续阳性或并发化脓性脑膜炎、脓胸、骨髓炎等估计抗生素使用达 2 周以上者应及早行中心静脉置管。

(三)清除局部病灶

脐部感染时先用 3%过氧化氢溶液清洗,再涂 5%聚维酮碘溶液,必要时用抗生素溶液湿敷;脓疱疹可用无菌针头刺破后涂 5%聚维酮碘溶液或抗生素软膏;鹅口疮在吃奶后或两餐奶间涂制霉菌素甘油;皮肤破损者局部涂 5%聚维酮碘溶液,创面大者必要时给予保温箱暴露疗法。

(四)维持正常体温

提供中性环境温度。体温偏低或体温不升时,及时予加盖包被、热水袋或保温箱保温;体温过高时给予松解包被、洗温水澡、多喂水,新生儿一般不用药物降温以免体温过度下降。

(五)耐心喂养,保证营养供给

不能进食时可行鼻饲或通过静脉补充能量和水分,必要时输注鲜血或血浆。

(六)密切观察病情,发现异常及时处理。

1.症状体征的观察

监测体温,观察面色、精神反应、哭声、吃奶、黄疸情况。注意有无出血倾向如皮肤黏膜出血,重症出血时可口吐咖啡色液体,应及时吸引清除防止窒息,并给予吸氧和止血药物。注意有无腹胀、潴留、呕吐、黏液血便等坏死性小肠结肠炎表现,必要时禁食,腹胀明显者给予胃肠减压、肛管排气。注意观察有无迁徙性病灶。

2.并发症的观察

如患儿出现持续发热、激惹、面色青灰、颈部抵抗、呕吐、前囟饱满、两眼凝视、呼吸暂停提示

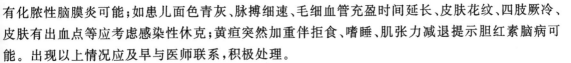

有化脓性脑膜炎可能；如患儿面色青灰、脉搏细速、毛细血管充盈时间延长、皮肤花纹、四肢厥冷、皮肤有出血点等应考虑感染性休克；黄疸突然加重伴拒食、嗜睡、肌张力减退提示胆红素脑病可能。出现以上情况应及早与医师联系，积极处理。

3.观察药物疗效和毒副反应

抗生素应用后如病情无改善、反复或恶化，应及时与医师联系，以便适当调整抗生素。头孢类抗生素可引起二重感染和凝血功能障碍。万古霉素可造成听力、肾脏损害，输液速度宜慢，保证输注 1 小时以上，并监测尿常规，及时做听力检查。

接触患儿前洗手，保持患儿皮肤黏膜清洁、干燥、完整，做好脐部护理等，以防止院内继发感染。

五、出院指导

(1)出院后用药：新生儿败血症的抗菌治疗必须用足疗程。病情治愈出院者，出院后不必再用药，用药疗程未足而自动出院者，可遵医嘱带口服抗生素直至用足疗程，具体用药种类、剂量与方法必须遵照医嘱。口服药物一般在新生儿两餐奶间服用，服药时，将药物置于奶瓶中用适量的温开水溶化后套上奶嘴喂入，喂后再喂少许温开水，以冲尽奶瓶、奶嘴及口腔内的残余药液。

(2)出院时新生儿如存在某些问题，应告之家长做相应处理。脓疱疹每天 2 次在脓疱部位涂擦聚维酮碘溶液少许，勿用手挤压脓疱；脐炎者每天 2 次先用 3%过氧化氢溶液清洗脐部，再涂 5%聚维酮碘溶液至脐部完全愈合。

(3)家庭观察，需要引起警惕的异常症状：精神食欲欠佳、嗜睡、哭声减弱、体温改变、脐轮红肿、脐部有脓性渗液等。面色苍白或青灰、肢端厥冷、皮肤花斑等休克表现；并发化脓性脑膜炎时主要症状有发热、拒乳、呕吐、烦躁、颈部抵抗、尖叫、双眼发直、抽搐等。出现以上情况请立即就诊。

(4)做好日常护理，预防感染：保持婴儿皮肤黏膜、臀部及脐部的清洁干燥。勿用不洁布等揩洗新生儿口腔，不能针刺、艾灸、挑割和擦伤婴儿的皮肤黏膜。勤换尿布，每次大便后洗净臀部，预防尿布疹。避免尿液污染未愈合的脐部，包裹脐带的敷料必须无菌。接触婴儿前洗手，护理时动作应轻柔。减少探视，避免患病者护理婴儿。根据气候变化及时添减衣被，避免过冷或过热。

（王树梅）

第八节 上呼吸道感染

上呼吸道感染(简称上感)主要指上部呼吸道的鼻、鼻咽和咽部的黏膜炎症，是儿科最常见的疾病，在气候骤变时尤易发生。约 90%由病毒引起，支原体和细菌较少见，细菌感染往往继发于病毒感染之后。过敏性鼻炎和多种小儿急性传染病早期也有上感症状，必须予以区别，避免误诊。

一、临床特点

(一)症状

1.鼻咽部症状

可出现流清鼻涕、鼻塞、打喷嚏,也可有流泪、咽部不适、干咳或不同程度的发热。

2.婴幼儿

可骤然起病,高热、咳嗽或呕吐、腹泻,甚至发生热性惊厥。

3.年长儿

症状较轻,有低热、咽痛、咽不适等咽部症状或有头痛、腹痛及全身乏力等表现。

(二)体征

可见咽部充血,有时还可见疱疹,或扁桃体肿大伴渗出,颌下淋巴结肿大、触痛。肠道病毒引起的可伴有不同形态皮疹,肺部体征阴性。

(三)两种特殊类型的上感

1.疱疹性咽峡炎

由柯萨奇 A、B 组病毒引起,好发于夏秋季。急起高热、咽痛、咽充血、咽腭弓、悬雍垂、软腭等处有疱疹,周围有红晕,疱疹破溃后形成小溃疡。病程 1 周左右。

2.咽-结合膜热

病原体为腺病毒,常发生于夏季,常在泳池中传播。表现为高热、咽痛、眼刺痛、一侧或双侧眼结膜炎(无分泌物)及颈部或耳后淋巴结肿大。病程 1～2 周。

(四)血常规检查

病毒感染时血白细胞计数正常或偏低,淋巴细胞升高。细菌感染时白细胞计数增高,中性粒细胞增多,有核左移现象。

二、护理评估

(一)健康史

询问发病情况,既往有无反复上呼吸道感染现象;了解患儿生长发育情况及发病前有无流感、麻疹、百日咳等接触史。

(二)症状、体征

检查患儿有无鼻塞、流涕、打喷嚏、咽痛、发热、咳嗽等症状。

(三)社会-心理

评估患儿及家长的心理状态,对疾病的了解程度,家庭环境及经济情况。

(四)辅助检查

了解血常规检查结果。

三、常见护理问题

(一)舒适的改变

与咽痛、鼻塞等有关。

(二)体温过高

与上呼吸道炎症有关。

(三)潜在并发症

惊厥。

四、护理措施

(一)提高患儿的舒适度

(1)各种治疗护理操作尽量集中完成，保证患儿有足够的休息时间。

(2)及时清除鼻腔及咽喉部分泌物，保证呼吸道通畅，如鼻咽分泌物过多，可取侧卧位。

(3)保持室内空气清新，每天定时通风但避免对流，提高病室湿度，以减轻呼吸道症状。

(4)鼻塞的护理：鼻塞严重时用0.5%麻黄素液滴鼻，每天2～3次，每次1～2滴，对因鼻塞而妨碍吸吮的婴儿，可在哺乳前15分钟滴鼻以保证吸吮。不宜长期使用，鼻塞缓解即应停用。

(5)咽部护理：注意观察咽部充血、水肿、化脓情况，及时发现病情变化。咽部不适时可给予润喉含片，声音嘶哑可用雾化吸入治疗。

(二)高热的护理

(1)密切监测体温变化，体温38.5 ℃以上时应采用正确、合理的降温措施，按医嘱口服退热剂。

(2)保证患儿摄入充足的水分。

(三)观察病情

(1)注意全身症状，如精神、食欲等。若小儿精神萎靡、多睡或烦躁不安、面色苍白，提示病情加重，应警惕。

(2)观察体温变化，警惕高热抽搐的发生。

(3)经常检查口腔黏膜及皮肤有无皮疹出现，注意咳嗽的性质及神经系统症状，甄别麻疹、猩红热、百日咳、流行性脑脊髓膜炎等急性传染病。

(四)饮食护理

鼓励患儿多饮水，给予易消化、多维生素的清淡饮食，少量多餐，必要时静脉补给，保证充足的营养和水分。

(五)健康教育

(1)向家长讲解小儿易患上呼吸道感染的原因和诱因。

(2)向家长讲解小儿上呼吸道感染常会引发其他的疾病，因此应早期诊治，避免贻误病情。

(3)发热时给易消化的流质或软食，经常变换食物种类以增进食欲，婴儿可适当减少奶量，以免吐泻或消化不良。

(4)告知家长疾病从出现到好转有一个过程，高热也同样，不能太焦急。同时做到及时更换汗湿衣裤，避免对流风。

(5)休息和多饮水是对患儿最好的帮助，多喂温开水，保持口腔及皮肤清洁。

(6)告知家长体温测量的方法及一些发热时的表现，以帮助发现病情变化。

(7)教育患儿咳嗽、打喷嚏时用手帕或纸捂住，不要随地吐痰，以减少病原体感染他人的概率。

五、出院指导

(1)指导家长掌握上呼吸道感染的预防知识，懂得相应的应对技巧，防止交叉感染；气候骤变时适当保护鼻部,以逐渐适应气温的变化;穿衣要适当,避免过热或过冷。

(2)创造良好的生活环境,养成良好的卫生习惯,如住处拥挤、阳光不足、通风不良、家长吸烟等会使呼吸道局部防御能力降低,应避免。经常给小儿洗手漱口,防止"病从口入"。

(3)在集体儿童机构中,应早期隔离患儿,接触患儿后要洗手,如有流行趋势,可用食醋熏蒸法消毒居室,加强房间通风。

(4)反复发生上呼吸道感染的患儿要注意锻炼身体,合理安排户外活动,避免去人多拥挤的场所,对免疫功能低下的小儿可服用免疫增强制剂。

(5)提倡母乳喂养,婴儿饮食以奶制品为主,合理添加辅食。鼓励多饮水,少喝饮料。

(李晶晶)

第九节　急性感染性喉炎

急性感染性喉炎是由病毒或细菌等引起的喉部黏膜的急性炎症,多见于5岁以下的儿童,冬、春季发病较多。由于小儿喉腔狭小、黏膜下血管淋巴组织丰富,声门下组织疏松等解剖特点,患儿易出现犬吠样咳嗽、声音嘶哑、吸气性喉鸣伴呼吸困难,严重时出现喉梗阻症状,若处理不及时,可危及生命。

一、临床特点

(一)症状

1.发热

患儿可有不同程度的发热,严重时体温可高达40 ℃并伴有中毒症状。

2.咳嗽

轻者为刺激性咳嗽,伴有声音嘶哑,较重的有犬吠样咳嗽。

3.喉梗阻症状

呈吸气性喉鸣、三凹征,重者迅速出现烦躁不安、吸气性呼吸困难、青紫、心率加快等缺氧症状。临床将喉梗阻分为四度。

(1)Ⅰ度喉梗阻:安静时如常人,但活动(或受刺激)后可出现喉鸣及吸气性呼吸困难。胸部听诊呼吸音清晰,心率无改变。

(2)Ⅱ度喉梗阻:即使在安静状态下也有喉鸣和吸气性呼吸困难。听诊可闻喉鸣传导或气管呼吸音,呼吸音强度大致正常。心率稍快,一般状况尚好。

(3)Ⅲ度喉梗阻:吸气性呼吸困难严重,除上述表现外,还因缺氧严重而出现明显发绀,患儿常极度不安、躁动、恐惧、大汗,胸廓塌陷,呼吸音明显减低。心率增快,常>140次/分,心音低钝。

(4)Ⅳ度喉梗阻:由于呼吸衰竭及逐渐体力耗竭,患儿极度衰竭,呈昏睡状或进入昏迷,三凹征反而不明显,呼吸微弱,呼吸音几乎消失,胸廓塌陷明显,心率或慢或快,心律不齐,心音微弱,面色由发绀变成苍白或灰白。

(二)体征

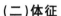

咽部充血,肺部无湿啰音。直达喉镜检查可见黏膜充血肿胀,声门下黏膜呈梭状肿胀,黏膜表面有时附有黏稠性分泌物。

二、护理评估

(一)健康史

询问发病情况,病前有无上呼吸道感染现象。

(二)症状、体征

检查患儿有无发热、声音嘶哑、咳嗽、气促、三凹征。

(三)社会-心理

评估患儿及家长的心理状态,对疾病的了解程度,家庭环境及经济情况,了解患儿有无住院的经历。

(四)辅助检查

了解病原学及血常规检查结果。

三、常见护理问题

(一)低效性呼吸形态

与喉头水肿有关。

(二)舒适的改变

与咳嗽、呼吸困难有关。

(三)有窒息的危险

与喉梗阻有关。

(四)体温过高

与感染有关。

四、护理措施

(一)改善呼吸功能,保持呼吸道通畅

(1)保持室内空气清新,每天定时通风 2 次,保持室内湿度在 60%左右,以缓解喉肌痉挛,湿化气道。

(2)适当抬高患儿颈肩部,怀抱小儿使头部稍后仰以保持气道通畅,体位舒适。

(3)Ⅱ度以上喉梗阻患儿应给予吸氧。

(4)吸入用布地奈德混悬液+肾上腺素用生理盐水稀释后雾化吸入,每天 3~4 次。以消除喉水肿,恢复气道通畅。

(5)指导较大患儿进行有效的咳嗽,当患儿剧烈咳嗽时,可嘱患儿深呼吸以抑制咳嗽。

(二)密切观察病情变化

根据患儿三凹征、喉鸣、青紫及烦躁的表现来判断缺氧的程度,及时发现喉梗阻,积极处理,避免窒息。如有喉梗阻先兆,立即通知医师,备好抢救物品,积极配合抢救。

(三)发热护理

监测体温变化,发热时用温水擦浴,解热贴敷前额,必要时按医嘱给予药物降温。

(四)提高患儿的舒适度

卧床休息,减少活动,各种护理操作尽量集中进行,避免哭闹。一般情况下不用镇静剂,若患儿过度烦躁不安,可遵医嘱用地西泮、苯巴比妥肌内注射或10%水合氯醛灌肠。因氯丙嗪及吗啡有抑制呼吸的作用,不宜应用。

五、健康教育

(1)向患儿家长讲解疾病的有关知识和护理要点,指导家长耐心细致地喂养,进食易消化的流质或半流质,多饮水,不吃有刺激性的食物,避免患儿进食时发生呛咳。

(2)向家长说明雾化吸入的重要性,鼓励患儿配合治疗。

(3)避免哭闹时间过长,吸入有害气体或进食辛辣食物,刺激损伤喉部。

六、出院指导

(1)注意锻炼身体,合理喂养,增强机体抵抗力。

(2)养成良好卫生生活习惯,饭后漱口,多饮水,保持口腔清洁。

(3)一旦发生痉挛性喉炎(出现呼吸紧促,如犬吠、喉鸣、吸气困难、胸廓塌陷、唇色青紫)应立即送医院治疗,并保持气道通畅(患儿头向后仰,解开衣领)。

(李晶晶)

第十节 先天性心脏病

先天性心脏病简称“先心病”,是胎儿时期心脏血管发育异常而致的畸形,是小儿时期最常见的心脏病。根据左右心腔或大血管间有无直接分流和临床有无青紫,可将先心病分为三大类:①左向右分流型(潜伏青紫型),常见有室间隔缺损、房间隔缺损、动脉导管未闭。②右向左分流型(青紫型),常见有法洛四联症和大动脉错位。③无分流型(无青紫型),常见有主动脉缩窄和肺动脉狭窄。

小儿先天性心脏病中最常见的是室间隔缺损、房间隔缺损、动脉导管未闭、肺动脉狭窄、法洛四联症和大动脉错位。

一、临床特点

(一)室间隔缺损

室间隔缺损(ventricular septal defect,VSD)为小儿最常见的先天性心脏病,缺损可单独存在,也可为其他畸形的一部分。按缺损部位可分为室上嵴上方、室上嵴下方、三尖瓣后方、室间隔肌部四种类型。临床症状与缺损大小及肺血管阻力有关。大型VSD(缺损1~3 cm者)可继发肺动脉高压,当肺动脉压超过主动脉压时,造成右向左分流而产生发绀,称为艾森曼格综合征。

1.症状

小型室间隔缺损可无症状;中型室间隔缺损易患呼吸道感染,或在剧烈运动时发生呼吸急促,生长发育多为正常,偶有心力衰竭;大型室间隔缺损在婴幼儿时期由于缺损较大,左向右分流

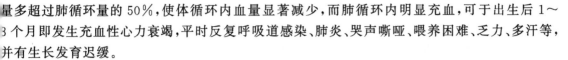

量多超过肺循环量的50%，使体循环内血量显著减少，而肺循环内明显充血，可于出生后1～3个月即发生充血性心力衰竭，平时反复呼吸道感染、肺炎、哭声嘶哑、喂养困难、乏力、多汗等，并有生长发育迟缓。

2.体征

心前区隆起；胸骨左缘3～4肋间可闻及Ⅲ～Ⅳ/6级全收缩期杂音，在心前区广泛传导；肺动脉第二心音显著增强或亢进。

3.辅助检查

(1)X线检查：肺充血，心脏左心室或左右心室大；肺动脉段突出，主动脉结缩小。

(2)心电图检查：小型室间隔缺损，心电图多数正常；中等大小室间隔缺损示左心室增大或左右心室增大；大型室间隔缺损或有肺动脉高压时，心电图示左右心室增大。

(3)超声心动图检查：室间隔回声中断征象，左右心室增大。

(二)房间隔缺损

房间隔缺损(atrial septal defect，ASD)按病理解剖分为继发孔(第二孔)缺损和原发孔(第一孔)缺损，以继发孔缺损为多见。继发孔缺损为较常见的先天性心脏病之一，以女性较多见，缺损位于房间隔中部卵圆窝处，血流动力学特点为右心室舒张期负荷过重。原发孔缺损位于房间隔下端，是心内膜垫发育障碍未能与第一房间隔融合，常合并二尖瓣裂缺。

1.症状

在初生后及婴儿期大多无症状，偶有暂时性青紫。年龄稍大，症状渐渐明显，患儿发育迟缓，体格瘦小，易反复呼吸道感染，活动耐力减低，有劳累后气促、咳嗽等症状。左胸部常隆起，一般无青紫或杵状指(趾)。

2.体征

胸骨左缘第2～3肋间闻及柔和的喷射性收缩期杂音，肺动脉瓣区第二心音可增强或亢进、固定分裂。

3.辅助检查

(1)X线检查：右心房、右心室扩大，主动脉结缩小，肺动脉段突出，肺血管纹理增多，肺门舞蹈。

(2)心电图检查：电轴右偏，完全性或不完全性右束支传导阻滞，右心房、右心室增大；原发孔ASD常见电轴左偏及心室肥大。

(3)超声心动图检查：右心房右心室增大，右心室流出道增宽，室间隔与左心室后壁呈同向运动。二维切面可显示房间隔缺损的位置及大小。

(三)动脉导管未闭

动脉导管未闭(patent ductus arteriosus，PDA)是临床较常见的先天性心脏病，女性多于男性。开放的动脉导管位于肺总动脉分叉与主动脉之间，有管型、漏斗型和窗型，以漏斗型为多见。

1.症状

导管较细时，临床无症状。导管较粗时临床表现为反复呼吸道感染、肺炎，发育迟缓，早期即可发生心力衰竭。重症患者常有呼吸急促、心悸。临床无青紫，但若合并肺动脉高压，即出现青紫。

2.体征

胸骨左缘第2肋间可闻及粗糙、响亮、机器样的连续性杂音，向心前区、颈部及左肩部传导，肺动脉第二音亢进。脉压增宽，出现股动脉枪击音、毛细血管搏动和水冲脉。

3.辅助检查

(1)X线检查：分流量小者，心影正常；分流量大者，多见左心房、左心室增大，主动脉结增宽，可有漏斗征，肺动脉段突出，肺血增多，重症患者左右心室均肥大。

(2)心电图检查：左心房、左心室增大或双心室肥大。

(3)超声心动图检查：左心房、左心室大，肺动脉与降主动脉之间有交通。

(四)法洛四联症

法洛四联症(tetralogy of Fallot，TOF)是临床上最常见的发绀型先天性心脏病，病变包括肺动脉狭窄、室间隔缺损、主动脉骑跨及右心室肥大，其中肺动脉狭窄程度是决定病情严重程度的主要因素。主动脉骑跨及室间隔缺损存在使体循环血液中混有静脉血，临床上出现发绀与缺氧，并代偿性引起红细胞计数增多现象。

1.症状

发绀是主要症状，它出现的时间早、晚和程度与肺动脉狭窄程度有关，多见于毛细血管丰富的浅表部位，如唇、指(趾)甲床、球结膜等。患儿活动后有气促、易疲劳、蹲踞等；并常有缺氧发作，表现为呼吸加快、加深，烦躁不安，发绀加重，持续数分钟至数小时，严重者可表现为神志不清，惊厥或偏瘫，死亡。发作多在清晨、哭闹、吸乳或用力后诱发，发绀严重者常有鼻出血和咯血。

2.体征

生长发育落后，全身发绀，眼结膜充血，杵状指(趾)；多有行走不远自动蹲踞姿势或膝胸位。胸骨左缘第2～4肋间闻及粗糙收缩期杂音；肺动脉第二心音减弱。

3.辅助检查

(1)X线检查：心影呈靴形，上纵隔增宽，肺动脉段凹陷，心尖上翘，肺纹理减少，右心房、右心室肥厚。

(2)心电图检查：电轴右偏，右心房、右心室肥大。

(3)超声心动图检查：显示主动脉骑跨及室间隔缺损，右心室流出道、肺动脉狭窄，右心室内径增大，左心室内径缩小。

(4)血常规检查：血红细胞增多，一般在$(5.0\sim9.0)\times10^{12}/L$，血红蛋白170～200 g/L，血细胞比容60%～80%。当有相对性贫血时，血红蛋白低于150 g/L。

二、护理评估

(一)健康史

了解母亲妊娠史，在孕期最初3个月内有无病毒感染、放射线接触和服用过影响胎儿发育的药物，孕母是否有代谢性疾病。患儿出生有无缺氧、心脏杂音，出生后各阶段的生长发育状况。是否有下列常见表现如下：喂养困难，哭声嘶哑，易气促、咳嗽，青紫，蹲踞现象，突发性晕厥。

(二)症状、体征

评估患儿的一般情况，生长发育是否正常，皮肤发绀程度，有无气急、缺氧、杵状指(趾)，有无哭声嘶哑，有无蹲踞现象，胸廓有无畸形。听诊心脏杂音位置、性质、程度，尤其要注意肺动脉第二心音的变化。评估有无肺部啰音及心力衰竭的表现。

(三)社会、心理

评估家长对疾病的认知程度和对治疗的信心。

(四)辅助检查

了解并分析X线、心电图、超声心动图、血液等检查结果。较复杂的畸形者还应了解心导管检查和心血管造影的结果。

三、常见护理问题

(一)活动无耐力

与氧的供需失调有关。

(二)有感染的危险

与机体免疫力低下有关。

(三)营养失调

低于机体需要量,与缺氧使胃肠功能障碍、喂养困难有关。

(四)焦虑

与疾病严重,花费大,预后难以估计有关。

(五)合作性问题

脑血栓、脑脓肿、心力衰竭、感染性心内膜炎、晕厥。

四、护理措施

(1)休息:制订适合患儿活动的生活制度,轻症无症状者与正常儿童一样生活,但要避免剧烈活动;有症状患儿应限制活动,避免情绪激动和剧烈哭闹;重症患儿应卧床休息,给予妥善的生活照顾。

(2)饮食护理:给予高蛋白、高热量、高维生素饮食,适当限制食盐摄入,并给予适量的蔬菜类粗纤维食品,以保证大便通畅。重症患儿喂养困难,应有耐心,少量多餐,以免导致呛咳、气促、呼吸困难等,必要时从静脉补充营养。

(3)预防感染:病室空气清新,穿着衣服冷热要适中,防止受凉,应避免与感染性疾病患儿接触。

(4)注意心率、心律、呼吸、血压变化,必要时使用监护仪监测。

(5)防止法洛四联症患儿因哭闹、进食、活动、排便等引起缺氧发作,一旦发生可立即置于胸膝卧位,吸氧,遵医嘱应用普萘洛尔、吗啡和纠正酸中毒。

(6)青紫型先天性心脏病患儿由于血液黏稠度高,暑天、发热、吐泻时体液量减少,加重血液浓缩,易形成血栓,有造成重要器官栓塞的危险,因此应注意多饮水,必要时静脉输液。

(7)合并贫血者可加重缺氧,导致心力衰竭,须及时纠正。

(8)合并心力衰竭者按心力衰竭护理。

(9)做好心理护理关心患儿,建立良好护患关系,充分理解家长及患儿对检查、治疗、预后的期望心理,介绍疾病的有关知识、诊疗计划、检查过程、病室环境,消除恐惧心理。

(10)健康教育:①向家长讲述疾病的相关护理知识和各种检查的必要性,以取得配合。②指导患儿及家长掌握活动种类和强度。③告知家长如何观察病情变化,一旦发现异常(婴儿哭声无力,呕吐,不肯进食,手脚发软,皮肤出现花纹,较大患儿自诉头晕等),应立即呼叫。④向患儿及家长讲述重要药物如地高辛的作用及注意事项。

五、出院指导

(1)饮食宜高营养、易消化,少量多餐。人工喂养儿用奶头孔稍大的奶嘴,每次喂奶时间不宜过长。

(2)休息根据耐受力确立适宜的活动,以不出现乏力、气短为度,重者应卧床休息。

(3)避免感染居室空气新鲜,经常通风,不去公共场所、人群集中的地方。注意气候变化及时添减衣服,预防感冒。按时进行预防接种。

(4)发热、出汗时要给足水分,呕吐、腹泻时应到医院就诊补液,以免血液黏稠而发生脑血栓。

(5)保证休息,避免哭闹,减少外界刺激以预防晕厥的发生。当患儿在吃奶、哭闹或活动后出现气急、青紫加重或年长儿诉头痛、头晕时应立即将患儿取胸膝卧位并送医院。

(李晶晶)

第十一节　原发性心肌病

原发性心肌病是指病因不明,病变局限于心肌的一组疾病。依据临床和病理改变可分为扩张型心肌病、肥厚型心肌病、限制型心肌病,以前两类常见。临床上以缓慢进展的心脏增大、心律失常及心功能不全为主要表现,病因尚不清楚,可能与遗传因素、免疫因素及感染因素有关,个别柯萨奇病毒所致心肌炎可转化为心肌病。本病预后不良,常并发心力衰竭而死亡。

一、临床特点

(一)扩张型心肌病

扩张型心肌病(dilated cardiomyopathy,DCM)又称充血型心肌病(congestive cardio myopathy,CCM),主要表现为慢性充血性心力衰竭。

1.症状与体征

较大儿童表现为乏力、食欲减退、不爱活动、腹痛,活动后呼吸困难及心动过速,尿少、水肿。婴儿出现喂养困难、体重不增、吮奶时呼吸困难、多汗、烦躁不安、食量减少。约10%患儿会发生晕厥。体检时心率、呼吸加快,脉搏细弱,血压正常或偏低,有的可有奔马律,可闻及Ⅱ～Ⅲ/6级收缩期杂音,肝脏增大,下肢水肿。

2.辅助检查

(1)X线检查:心脏增大,并以左心室为主或普遍性增大,呈球形。心搏减弱,肺淤血明显。

(2)心电图检查:左心肥厚,各种心律失常及非特异性ST-T改变。

(3)超声心电图检查:左心房、左心室明显扩大,左心室流出道增宽,心室壁活动减弱。

(二)肥厚型心肌病

肥厚型心肌病(hypertrophic cardiomyopathy,HCM)是一种遗传性疾病,其特征为心室肥厚,心腔无扩大。临床表现具有多变性。

1.症状与体征

婴儿常见症状有呼吸困难，心动过速，喂养困难。较重者发生心力衰竭，伴随青紫。儿童多无明显症状，常因心脏杂音而首次就诊。少数儿童有呼吸加快、乏力、心绞痛、晕厥，并可于活动后发生猝死。体检有的可听到奔马律，有的在胸骨左缘下端及心尖部可听到Ⅰ～Ⅲ/6级收缩期杂音。

2.辅助检查

(1)X线检查：左心室轻到中度增大。

(2)心电图检查：左心室肥厚伴劳损，可有ST-T改变及病理性Q波及各种心律失常。

(3)超声心动图检查：室间隔非对称性肥厚，室间隔厚度与左心室后壁厚度之比≥1.3。左心室流出道狭窄。

(三)限制型心肌病

限制型心肌病(restrictive cardiomyopathy，RCM)又称闭塞性心肌病，常见于儿童及青少年，预后不良。

1.症状与体征

起病缓慢，表现为原因不明的心力衰竭。右心病变主要表现为静脉压升高、颈静脉曲张、肝大、腹水及下肢水肿，很像缩窄性心包炎。左心病变有呼吸困难、咳嗽、咯血、胸痛，有时伴有肺动脉高压的表现。

2.辅助检查

(1)X线检查：心影扩大，肺血减少。

(2)心电图检查：心房肥大、房性期前收缩、心房颤动、ST-T改变、P-R间期延长及低电压。

(3)超声心动图检查：左右心房明显扩大(左心房尤为明显)、左右心室腔正常或变小。

二、护理评估

(一)健康史

询问患儿发病前有无感染的病史及其家族史。

(二)症状、体征

测量生命体征，评估心率、心律、呼吸、血压、心功能。

(三)社会、心理

了解患儿及其家长对疾病的性质、预后的认识程度和心理需求。

(四)辅助检查

了解分析X线、心电图、超声等各种检查结果。

三、常见护理问题

(一)心排血量减少

与心室扩大、肥厚致心肌收缩力减弱有关。

(二)体液过多

与肾灌注量减少、水钠潴留、尿量排出减少有关。

(三)有感染的危险

与机体抵抗力降低有关。

(四)合作性问题

猝死。

四、护理措施

(一)限制活动

卧床休息,让患儿保持稳定、愉悦的心情。

(二)饮食护理

低盐饮食,增加维生素、蛋白质、微量元素的摄入,对服用利尿剂者应鼓励多进食含钾丰富的食物,如香蕉、橘子等。

(三)供氧

根据缺氧程度可给予鼻导管或面罩吸氧。

(四)密切观察病情

监测患儿血压、脉搏、呼吸、心律、尿量及意识状态。注意观察心力衰竭的早期表现,有无心律失常及栓塞症状。

(五)用药护理

应用强心药、利尿剂、扩血管药物时要观察其疗效及不良反应,尤其是扩张型心肌病因其对洋地黄耐受性差,故应警惕发生中毒。

(六)预防诱因

心力衰竭者应避免过度劳累。饮食清淡,忌暴饮暴食,预防便秘,以免用力大便诱发心力衰竭。控制输液速度,保持病室安静、整洁、舒适,保证充足睡眠,保持室内空气新鲜和温度适宜,防止呼吸道感染。

(七)健康教育

(1)向家长解释该病病程长及本病预后等情况,需要长期调整生活及精神状况。

(2)合理安排活动与休息时间。

(3)当患儿出现心悸、呼吸困难时应立即停止活动,并取平卧位,必要时予以吸氧。

五、出院指导

(1)调整情绪,促进身心健康。

(2)饮食要易消化、低盐、高维生素、少量多餐。

(3)扩张型心肌病患儿应避免劳累,宜长期卧床休息,减轻与延缓心脏扩大,促进心功能的恢复;肥厚型心肌病患儿要避免剧烈运动,情绪激动,突然用力或提取重物致猝死。

(4)本病进展缓慢,应定期复查及指导合理用药。

(5)避免感染居室空气清新,经常通风,不去人群集中的公共场所,注意气候变化,及时增减衣服,避免受凉而引发感冒。

(李晶晶)

第十二节 病毒性心肌炎

一、概述

病毒性心肌炎是由多种病毒侵犯心脏，引起局灶性或弥漫性心肌间质炎性渗出和心肌纤维变性、坏死或溶解的疾病，有的可伴有心包或心内膜炎症改变。可导致心肌损伤、心功能障碍、心律失常和周身症状。可发生于任何年龄，近年来发生率有增多的趋势，是儿科常见的心脏疾病之一。

(一)病因

近年来由于病毒学及免疫病理学的迅速发展，通过大量动物实验及临床观察，证明多种病毒皆可引起心肌炎。其中柯萨奇病毒 B6(1～6 型)最常见，其他(如柯萨奇病毒 A、ECHO 病毒、脊髓灰质炎病毒、流感及副流感病毒、腮腺炎病毒、水痘病毒、单纯疱疹病毒、带状疱疹病毒及肝炎病毒等)也可能致病。由于柯萨奇病毒具有高度亲心肌性和流行性，据报道在很多原因不明的心肌炎和心包炎中，约 39%是由柯萨奇病毒 B 所致。

尽管罹患病毒感染的机会很多，但多数不发生心肌炎，在一定条件下才发病。例如，当机体由于继发细菌感染(特别是链球菌感染)、发热、缺氧、营养不良、接受类固醇或放疗等，而抵抗力低下时，可诱发发病。

病毒性心肌炎的发病原理至今未完全了解，目前提出病毒学说、免疫学说、生化机制等几种学说。

(二)病理

病毒性心肌炎病理改变轻重不等。轻者常以局灶性病变为主，而重者则多呈弥漫性病变。局灶性病变的心肌外观正常，而弥漫性者则心肌苍白、松软，心脏呈不同程度的扩大、增重。镜检可见病变部位的心肌纤维变性或断裂，心肌细胞溶解、水肿、坏死。间质有不同程度水肿及淋巴细胞、单核细胞和少数多核细胞浸润。病变以左心室及室间隔最显著，可波及心包、心内膜及传导系统。

慢性患者心脏扩大，心肌间质炎症浸润及心肌纤维化并有瘢痕组织形成，心内膜呈弥漫性或局限性增厚，血管内皮肿胀等变化。

二、临床表现

病情轻重悬殊。轻症可无明显自觉症状，仅有心电图改变。重型可出现严重的心律失常、充血性心力衰竭、心源性休克，甚至个别患者因此而死亡。有 1/3 以上患者在发病前 1～3 周或发病同时呼吸道或消化道病毒感染，同时伴有发热、咳嗽、咽痛、周身不适、腹泻、皮疹等症状，继而出现心脏症状如年长儿常诉心悸、气短、胸部及心前区不适或疼痛、疲乏感等。发病初期常有腹痛、食欲缺乏、恶心、呕吐、头晕、头痛等表现。3 个月以内婴儿有拒乳、苍白、发绀、四肢凉、两眼凝视等症状。心力衰竭者，呼吸急促、突然腹痛、发绀、水肿等；心源性休克者，烦躁不安，面色苍白、皮肤发花、四肢厥冷或末梢发绀等；发生窦性停搏或心室纤颤时可突然死亡；高度房室传导阻滞在心室自身节律未建立前，由于脑缺氧而引起抽搐、昏迷称心脑综合征。如病情拖延至慢性期。常表现为进行性充血心力衰竭、全心扩大，可伴有各种心律失常。

体格检查：多数心尖区第一音低钝。一般无器质性杂音，仅在胸前或心尖区闻及Ⅰ～Ⅱ级吹风样收缩期杂音。有时可闻及奔马律或心包摩擦音。心律失常多见如阵发性心动过速、异位搏动、心房纤颤、心室扑动、停搏等。严重者心脏扩大，脉细数，颈静脉曲张，肝大和压痛，肺部啰音等；或面色苍白、四肢厥冷、皮肤发花、指(趾)发绀、血压下降等。

三、辅助检查

(一)实验室检查

(1)白细胞计数(10.0～20.0)$\times 10^9$/L，中性粒细胞偏高。血沉、抗链“O”大多数正常。

(2)血清肌酸磷酸激酶、乳酸脱氢酶及其同工酶、谷草转氨酶在病程早期可增高。超氧化歧化酶急性期降低。

(3)若从心包、心肌或心内膜分离到病毒，或用免疫荧光抗体检查找到心肌中有特异的病毒抗原，电镜检查心肌发现有病毒颗粒，可以确定诊断；咽洗液、粪便、血液、心包液中分离出病毒，同时结合恢复期血清中同型病毒中和抗体滴度较第1份血清升高或下降4倍以上，则有助于病原诊断。

(4)补体结合抗体的测定及用分子杂交法或聚合酶链反应检测心肌细胞内的病毒核酸也有助于病原诊断。部分病毒性心肌炎患者可有抗心肌抗体出现，一般于短期内恢复，如持续提高，表示心肌炎病变处于活动期。

(二)心电图检查

心电图在急性期有多变与易变的特点，对可疑患者应反复检查，以助诊断。其主要变化为ST-T改变，各种心律失常和传导阻滞。恢复期以各种类型的期前收缩为多见。少数为慢性期病儿可有房室肥厚的改变。

(三)X线检查

心影正常或不同程度的增大，多数为轻度增大。若反复迁延不愈或合并心力衰竭，心脏扩大明显。后者可见心搏动减弱，伴肺淤血、肺水肿或胸腔少量积液。有心包炎时，有积液征。

(四)心内膜心肌活检

心导管法心内膜心肌活检，在成人患者中早已开展，小儿患者仅是近年才有报道，为心肌炎诊断提供了病理学依据。据报道：原因不明的心律失常、充血性心力衰竭患者，经心内膜心肌活检证明约40%为心肌炎；临床表现和组织学相关性较差。原因是EMB取材很小且局限，以及取材时不一定是最佳机会；心内膜心肌活检本身可导致心肌细胞收缩，而出现一些病理性伪迹。因此，对于心内膜心肌活检病理无心肌炎表现者不一定代表心脏无心肌炎，此时临床医师不能忽视临床诊断。此项检查一般医院尚难开展，不作为常规检查项目。

四、诊断要点

(一)病原学诊断依据

1.确诊指标

患儿进行心内膜、心肌、心包(活检、病理)或心包穿刺液检查，发现以下之一者可确诊心肌炎由病毒引起：①分离到病毒。②用病毒核酸探针查到病毒核酸。③特异性病毒抗体阳性。

2.参考依据

有以下之一者结合临床表现可考虑心肌炎是因病毒引起：①自患儿粪便、咽拭子或血液中分离到病毒，且恢复期血清同抗体滴度较第一份血清升高或降低 4 倍以上。②病程早期患儿血中特异性 IgM 抗体阳性。③用病毒核酸探针自患儿血中查到病毒核酸。

（二）临床诊断依据

（1）心功能不全、心源性休克或心脑综合征。

（2）心脏扩大（X 线、超声心动图检查具有表现之一）。

（3）心电图改变以 R 波为主的 2 个或 2 个以上主要导联（Ⅰ、Ⅱ、aVF、V_5）的 ST-T 改变持续 4 天以上伴动态变化，窦房传导阻滞，房室传导阻滞，完全性右或左束支阻滞，成联律、多形、多源、成对或并行性期前收缩，非房室结及房室折返引起的异位性心动过速，低电压（新生儿除外）及异常 Q 波。

（4）CK-MB 升高或心肌肌钙蛋白（cTnI 或 cTnT）阳性。

（三）确诊依据

（1）具备临床诊断依据 2 项，可临床诊断为心肌炎。发病同时或发病前 1～3 周有病毒感染的证据支持诊断者。

（2）同时具备病原学确诊依据之一，可确诊为病毒性心肌炎，具备病原学参考依据之一，可临床诊断为病毒性心肌炎。

（3）凡不具备确诊依据，应给予必要的治疗或随诊，根据病情变化，确诊或排除心肌炎。

（4）应除外风湿性心肌炎、中毒性心肌炎、先天性心脏病、结缔组织病及代谢性疾病的心肌损害、甲状腺功能亢进症、原发性心肌病、原发性心内膜弹力纤维增生症、先天性房室传导阻滞、心脏自主神经功能异常、β 受体功能亢进及药物引起的心电图改变。

（四）临床分期

1.急性期

新发病，症状及检查阳性发现明显且多变，一般病程在半年以内。

2.迁延期

临床症状反复出现，客观检查指标迁延不愈，病程多在半年以上。

3.慢性期

进行性心脏增大，反复心力衰竭或心律失常，病情时轻时重，病程在 1 年以上。

五、治疗

本症尚无特殊治疗。应结合患儿病情采取有效的综合措施，可使大部患儿痊愈或好转。

（一）一般治疗

1.休息

急性期应卧床休息至热退 3～4 周，有心功能不全或心脏扩大者，更应强调绝对卧床休息，以减轻心脏负荷及减少心肌耗氧量。

2.抗生素

虽对引起心肌炎的病毒无直接作用，但因细菌感染是病毒性心肌炎的重要条件因子，故在开始治疗时，均主张适当使用抗生素。一般应用青霉素肌内注射 1～2 周，以清除链球菌和其他敏感细菌。

3.保护心肌

大剂量维生素 C,具有增加冠状血管血流量、心肌糖原、心肌收缩力、改善心功能、清除自由基、修复心肌损伤的作用。剂量为 100～200 mg/(kg·d),溶于 10%～25%葡萄糖液 10～30 mL内静脉注射,每天1 次,15～30 天为 1 个疗程;抢救心源性休克时,第一天可用 3～4 次。

至于极化液、能量合剂及 ATP 等均因难进入心肌细胞内,故疗效差,近年来多推荐:①辅酶Q_{10} 1 mg/(kg·d),口服,可连用 1～3 个月。②1,6-二磷酸果糖 0.7～1.6 mL/kg 静脉注射,最大量不超过2.5 mL/kg(75 mg/mL),静脉注射速度 10 mL/min,每天 1 次,10～15 天为 1 个疗程。

(二)激素治疗

肾上腺皮质激素可用于抢救危重患者及其他治疗无效的患者。口服泼尼松 1～1.5 mg/(kg·d),用 3～4 周,症状缓解后逐渐减量停药。对反复发作或病情迁延者,依据近年来对本病发病机制研究的进展,可考虑较长期的激素治疗,疗程不少于半年,对于危重抢救的患者可采用大剂量,如地塞米松0.3～0.6 mg/(kg·d),或氢化可的松 15～20 mg/(kg·d),静脉滴注。

(三)免疫治疗

动物及临床研究均发现丙种球蛋白对心肌有保护作用。从 1990 年开始,在美国波士顿及洛杉矶儿童医院已将静脉注射丙种球蛋白作为病毒性心肌炎治疗的常规用药。

(四)抗病毒治疗

动物试验中联合应用利巴韦林和干扰素可提高生存率,目前欧洲正在进行干扰素治疗心肌炎的临床试验,其疗效尚待确定。环孢霉素 A、环磷酰胺目前尚无确切疗效。

(五)控制心力衰竭

心肌炎患者对洋地黄耐受性差,易出现中毒而发生心律失常,故应选用快速作用的洋地黄制剂,如毛花苷 C(西地兰)或地高辛。病重者用地高辛静脉滴注,一般患者用地高辛口服,饱和量用常规的 1/2～2/3 量,心力衰竭不重,发展不快者,可用每天口服维持量法。利尿剂应早用和少用,同时注意补钾,否则易导致心律失常。注意供氧,保持安静。若烦躁不安,可给镇静剂。发生急性左心功能不全时,除短期内并用毛花苷 C(西地兰)、利尿剂、镇静剂、氧气吸入外,应给予血管扩张剂,如酚妥拉明 0.5～1 mg/kg 加到 10%葡萄糖液 50～100 mL 内快速静脉滴注。紧急情况下,可先用半量以 10%葡萄糖液稀释静脉缓慢注射,然后将其余半量静脉滴注。

(六)抢救心源性休克

镇静、吸氧、大剂量维生素 C、扩容、激素、升压药、改善心功能及心肌代谢等。

近年来,应用血管扩张剂硝普钠取得良好疗效,常用剂量 5～10 mg,溶于 5%葡萄糖 100 mL中,开始 0.2 μg/(kg·min)滴注,以后每隔 5 分钟增加 0.1 μg/kg,直到获得疗效或血压降低,最大剂量不超过每分钟 4～5 μg/kg。

(七)纠正严重心律失常

心律失常的纠正在于心肌病变的吸收或修复。一般轻度心律失常,如期前收缩、一度房室传导阻滞等,多不用药物纠正,而主要是针对心肌炎本身进行综合治疗。若发生严重心律失常,如快速心律失常、严重传导阻滞都应迅速及时纠正,否则威胁生命。

六、护理

(一)护理诊断

1.活动无耐力

与心肌功能受损,组织器官供血不足有关。

2.舒适的改变

胸闷,与心肌炎症有关。

3.潜在并发症

心力衰竭、心律失常、心源性休克。

(二)护理目标

(1)患儿活动量得到适当控制休息得到保证。

(2)患儿胸闷缓解或消失。

(3)患儿无并发症发生或有并发症时能被及时发现和适当处理。

(三)护理措施

1.休息

(1)急性期卧床休息至热退后 3～4 周,以后根据心功能恢复情况逐渐增加活动量。

(2)有心功能不全者或心脏扩大者应绝对卧床休息。

(3)总的休息时间 3～6 个月。

(4)创造良好的休息环境,合理安排患儿的休息时间。保证患儿的睡眠时间。

(5)主动提供服务,满足患儿的生活需要。

2.胸闷的观察与护理

(1)观察患儿的胸闷情况,注意诱发和缓解因素,必要时给予吸氧。

(2)遵医嘱给予心肌营养药,促进心肌恢复正常。

(3)保证休息,减少活动。

(4)控制输液速度和输液总量,减轻心肌负担。

3.并发症的观察与护理

(1)密切注意心率、心律、呼吸、血压和面色改变,有心力衰竭时给予吸氧、镇静、强心等处理,应用洋地黄制剂时要密切观察患儿有无洋地黄中毒表现,如出现新的心律失常、心动过缓等。

(2)注意有无心律失常的发生,警惕危险性心律失常的发生,如频发室早、多源室早、二度以上房室传导阻滞房颤、室颤等。一旦发生,需及时通知医师并给予相应处理。如高度房室传导阻滞者给异丙肾上腺素和阿托品提升心率。

(3)警惕心源性休克,注意血压、脉搏、尿量、面色等变化,一旦出现心源性休克,立即取平卧位,配合医师给予大剂量维生素 C 或肾上腺皮质激素治疗。

(四)康复与健康指导

(1)讲解病毒性心肌炎的病因、病理、发病机制、临床特点及诊断、治疗措施。

(2)强调休息的重要性,指导患儿控制活动量,建立合理的休息制度。

(3)讲解本病的预防知识,如预防上呼吸道感染和肠道感染等。

(4)有高度房室传导阻滞者讲解安装心脏起搏器的必要性。

七、展望

近年来，由于对心肌炎的病原学进一步了解和诊断方法的改进，心肌炎已成为常见心脏病之一，对人类健康构成了不同程度的威胁，因而对此病的诊治研究也正日益受到重视。其中，胸闷、心悸常可提示心脏波及，心脏扩大、心律失常或心力衰竭为心脏明显受损的表现，心电图 ST-T 改变与异位心律或传导阻滞反映心肌病变的存在。但对于怀疑为病毒性心肌炎的患者，提倡进行心脏活检以行病理学检查。

但分离病毒检查或特异性荧光抗体检查存在以下几个问题。①患者不宜接受。②炎性组织在心肌中呈灶状分布，由于活检标本小而致病灶标本不一定取到。③提取 RNA 的质量和检测方法的敏感性不同。④心脏上有病毒存在，而血液中不一定有抗原或抗体检出；心脏上无病毒存在，而心脏中有抗原或抗体检出；即使二者构成阳性反应也不足以证实有病毒性心肌炎存在；只有当感染某种病毒并引起相应的心脏损害时，心脏和血液检查呈阳性反应才有意义。在检查血液中抗原或抗体时，也会因检测试剂、检查方法、操作技术的不同而使结果迥异。

因此，病毒性心肌炎的确诊相当困难。由于抗病毒药物的疗效不显著，目前建议采用中西医结合疗法。有人用黄芪、牛磺酸及一般抗心律失常等药物为主的中西医结合方法治疗病毒感染性心肌炎，取得了比较满意的效果，如中药黄芪除具有抗病毒、调节免疫、保护心肌的作用外，还可拮抗病毒感染心肌细胞对L 型钙通道的增加，抑制内向钠钙交换电流，改善部分心电活动，清除氧自由基，而广泛应用于临床。牛磺酸是心肌游离氨基酸的重要成分，也可通过抑制病毒复制，抑制病毒感染心肌细胞引起的钙电流增加，使受感染而降低的最大钙电流膜电压及外向钾电流趋于正常，使心肌细胞钙内流减少，在病毒性心肌炎动物模型及临床病毒性心肌炎患者中，具有保护心肌、改善临床症状等作用。

（李晶晶）

第十三节　胃食管反流病

胃食管反流病（gastroesophageal reflux disease，GERD）是指胃、十二指肠胃内容物反流进入食管并引起临床表现和病理变化的一种疾病。分生理性和病理性两种，后者主要是由于食管下端括约肌本身功能障碍和/或与其功能有关的组织结构异常而导致压力低下出现的反流。本病可引起一系列症状和严重并发症。

一、临床特点

（一）消化道症状

1.呕吐

呕吐是小婴儿 GERD 的主要临床表现。可为溢乳或呈喷射状，多发生在进食后及夜间。并发食管炎时呕吐物可为血性或咖啡样物。

2.反胃

反胃是年长儿 GERD 的主要症状。空腹时反胃为酸性胃液反流，称为“反酸”。发生在睡眠时反胃，常不被患儿察觉，醒来可见枕上遗有胃液或胆汁痕迹。

3.胃灼热

胃灼热是年长儿最常见的症状。多为上腹部或胸骨后的一种温热感或烧灼感，多出现于饭后 1～2 小时。

4.胸痛

见于年长儿。疼痛位于胸骨后、剑突下或上腹部。

5.吞咽困难

早期间歇性发作，情绪波动可致症状加重。婴儿可表现为烦躁、拒食。

(二)消化道外症状

1.呼吸系统的症状

GERD 可引起反复呼吸道感染，慢性咳嗽，吸入性肺炎，哮喘，窒息，早产儿呼吸暂停，喉喘鸣等呼吸系统疾病。

2.咽喉部症状

反流物损伤咽喉部，产生咽部异物感、咽痛、咳嗽、发声困难、声音嘶哑等。

3.口腔症状

反复口腔溃疡、龋齿、多涎。

4.全身症状

多为贫血、营养不良。

(三)辅助检查

(1)食管钡餐造影：能观察到钡剂自胃反流入食管。

(2)食管动态 pH 监测：综合评分＞11.99，定义为异常胃酸反流。

(3)食管动力功能检查：食管下端括约肌压力低下，食管蠕动波压力过高。

(4)食管内镜检查及黏膜活检：引起食管炎者可有相应的病理改变及其病变程度。

二、护理评估

(一)健康史

询问患儿的喂养史、饮食习惯及生长发育情况。发病以来呕吐的次数、量、呕吐物的性质及伴随症状。

(二)症状、体征

评估患儿有无消化道及消化道以外的症状，黏膜、皮肤弹性，精神状态，测量体重、身长及皮下脂肪的厚度。

(三)社会-心理

了解家长及较大患儿对疾病的认识和焦虑程度。

(四)辅助检查

了解血气分析结果，评估有无水、电解质、酸碱失衡情况。了解食管钡餐造影，食管动态 pH 监测等检查结果。

三、常见护理问题

(一)体液不足

与呕吐、摄入不足有关。

(二)营养失调:低于机体需要量

与呕吐、喂养困难有关。

(三)有窒息的危险

与呕吐物吸入有关。

(四)合作性问题

上消化道出血。

四、护理措施

(1)饮食管理:婴儿用稠厚饮食喂养,儿童给予低脂、高碳水化合物饮食。少量多餐。小婴儿喂奶后予侧卧位或头偏向一侧,必要时给予半卧位以免反流物吸入。年长儿睡前 2 小时不宜进食。

(2)喂养困难或呕吐频繁者按医嘱正确给予静脉营养。

(3)注意观察呕吐的次数、性状、量、颜色并做记录,评估有无脱水症状。严密监测血压、心率、尿量、末梢循环情况,及时发现消化道出血。

(4)保持口腔清洁,呕吐后及时清洁口腔、更换衣物。

(5)24 小时食管 pH 检查时妥善固定导管,受检时照常进食,忌酸性食物和饮料。指导家长正确记录,多安抚患儿,分散其注意力,减少因插管引起的不适感。

(6)健康教育:①向家长介绍本病的基本知识,如疾病的病因、相关检查、一般护理知识等,减轻家长及年长儿的紧张情绪,增加对医护人员的信任,积极配合治疗。②各项辅助检查前,认真介绍检查前的准备以得到家长的配合。③解释各种用药的目的和注意事项。④对小婴儿家长要告知本病可能引起窒息、呼吸暂停,故喂奶后患儿应侧卧或头偏向一侧或半卧位,以免反流物吸入。

五、出院指导

(1)饮食指导:以稠厚饮食为主,少量多餐。婴儿可增加喂奶次数,缩短喂奶时间,人工喂养儿可在牛奶中加入米粉。避免食用增加胃酸分泌的食物,如酸性饮料、咖啡、巧克力、辛辣食品和高脂饮食。睡前2 小时不予进食,保持胃处于非充盈状态,以防反流。

(2)体位:小婴儿喂奶后排出胃内空气,给予前倾俯卧位即上身抬高 30°。年长儿在清醒状态下可采取直立位或坐位,睡眠时可予右侧卧位,将床头抬高 15°～20°,以促进胃排空,减少反流频率及反流物吸入。

(3)按时服用药物,注意药物服用方法,如奥美拉唑宜清晨空腹服用,雷尼替丁宜在餐后及睡前服用。

(4)鼓励患儿进行适当的户外活动,避免情绪过度紧张。

(5)如患儿呕吐物有血性或咖啡色样物及时就诊。

(李晶晶)

第十四节 肠 套 叠

肠套叠是指肠管的一部分及其相邻的肠系膜套入邻近肠腔内的一种肠梗阻。以 4 月龄至 2 岁以内小儿多见,冬春季发病率较高。

一、临床特点

(一)腹痛

表现为阵发性哭闹,20～30 分钟发作 1 次,发作时脸色发白、拒奶、手足乱动、呈异常痛苦的表情。

(二)呕吐

在阵发性哭闹开始不久,即出现呕吐,开始时呕吐物为奶汁或其他食物,呕吐次数增多后可含有胆汁。

(三)血便

血便是肠套叠的重要症状,一般多在套叠后 8～12 小时排血便,多为果酱色黏液血便。

(四)腹部肿块

在右侧腹或右上腹季肋下可触及一腊肠样肿块,但腹胀明显时肿块不明显。

(五)右下腹空虚感

右下腹空虚感是因回盲部套叠使结肠上移,故右下腹较左侧空虚,不饱满。

(六)肛门指诊

指套上染有果酱样血便,若套叠在直肠,可触到子宫颈样套叠头部。

(七)其他

晚期患儿一般情况差,精神萎靡,反应迟钝,嗜睡甚至休克。若伴有肠穿孔则情况更差,腹胀明显,有压痛、肠鸣音减弱,腹壁水肿,发红。

(八)辅助检查

(1)空气灌肠:对高度怀疑肠套者,可选此检查,确诊后,可直接行空气灌肠整复。

(2)腹部 B 超:套叠肠管肿块的横切面似靶心样同心圆。

(3)腹部立位片:腹部见多个液平面的肠梗阻征象。

二、护理评估

(一)健康史

了解患儿发病前有无感冒、突然饮食改变及腹泻、高热等症状。询问以前有无肠套史。

(二)症状、体征

询问腹痛性质、程度、时间、发作规律和伴随症状及诱发因素,有无腹部肿块及血便。评估呕吐情况,有无发热及脱水症状。

(三)社会-心理

评估家长对小儿喂养的认知水平和对疾病的了解程度,以及对预后是否担心。

(四)辅助检查

分析辅助检查结果，了解腹部B超、腹部X线立位片等结果。

三、常见护理问题

(一)体温过高

与肠道内毒素吸收有关。

(二)体液不足

与呕吐、禁食、胃肠减压、高热、术中失血失液有关。

(三)舒适的改变

与腹痛、腹胀有关。

(四)合作性问题

肠坏死、切口感染、粘连性肠梗阻。

四、护理措施

(一)术前

(1)监测生命体征，严密观察患儿精神、意识状态、有无脱水症状及腹痛性质、部位、程度，观察呕吐次数、量及性质。呕吐时头侧向一边，防止窒息，及时清除呕吐物。

(2)开放静脉通路，遵医嘱使用抗生素，纠正水、电解质紊乱。

(3)术前做好禁食、备皮、皮试等准备，禁用止痛剂，以免掩盖病情。

(二)术后

(1)术后患儿回病房，去枕平卧4～6小时，头侧向一边，保持呼吸道通畅，麻醉清醒后可取平卧位或半卧位。

(2)监测血压、心率、尿量，评估皮肤弹性和黏膜湿润情况。

(3)监测体温变化，由于肠套整复后毒素的吸收，应特别注意高热的发生，观察热型及伴随症状，及早控制体温，防止高热惊厥。出汗过多时，及时更换衣服，以免受凉。发热患儿每4小时1次监测体温，给予物理降温或药物降温，并观察降温效果，保持室内通风。

(4)观察肠套整复术后有无阵发性哭闹、呕吐、便血，以防再次肠套。

(5)禁食期间，做好口腔护理，根据医嘱补充水分和电解质溶液。

(6)密切观察腹部症状，有无呕吐、腹胀、肛门排气，观察排便情况并记录、保持胃肠减压引流通畅，观察引流液量、颜色、性质。

(7)肠蠕动恢复后，饮食以少量多餐为宜，逐步过渡，避免进食产气、胀气的食物，并观察进食后有无恶心、呕吐、腹胀情况。

(8)观察伤口有无渗血、渗液、红肿，保持伤口敷料清洁、干燥，防止大小便污染伤口。

(9)指导家长多安抚患儿、分散注意力，避免哭闹。

(三)健康教育

(1)陌生的环境，对疾病相关知识的缺乏及担心手术预后，患儿及家长易产生恐惧、焦虑，护理人员应热情、耐心介绍疾病的发生、发展过程及主要的治疗方法、手术目的及必要性，排除顾虑，给予心理支持，使其积极配合治疗。

(2)认真做好各项术前准备，向患儿及家长讲解备皮、禁食、皮试、术前用药的目的及注意事项，取得家长的理解和配合。

(3)术后康复过程中，指导家长加强饮食管理，防止再次发生肠套叠。

五、出院指导

(1)饮食：合理喂养，添加辅食应由稀到稠，从少量到多量，从一种到多种，循序渐进。注意饮食卫生，预防腹泻，以免再次发生肠套叠。

(2)伤口护理：保持伤口清洁、干燥，勤换内衣，伤口未愈合前禁止沐浴，忌用手抓伤口。

(3)适当活动，避免上下举逗孩子。

(4)如患儿出现阵发性哭闹、呕吐、便血或腹痛、腹胀，伤口红肿等情况及时去医院就诊。

(李晶晶)

第十五节 先天性巨结肠

先天性巨结肠又称赫希施普龙病，是一种较为多见的肠道发育畸形。主要是因结肠的肌层、黏膜下层神经丛内神经节细胞缺如，引起该肠段平滑肌持续收缩，呈痉挛状态，形成功能性肠梗阻。而近端正常肠段因粪便滞积，剧烈蠕动而逐渐代偿性扩张、肥厚形成巨大的扩张段。

一、临床特点

(1)新生儿首次排胎粪时间延迟，一般于出生后 48～72 小时才开始排便，或需扩肛、开塞露通便后才能排便。

(2)顽固性便秘：大便几天一次，甚至每次都需开塞露塞肛或灌肠后才能排便。

(3)呕吐、腹胀：由于是低位性、不全性、功能性肠梗阻，故呕吐、腹胀出现较迟，腹部逐渐膨隆呈蛙腹状，一般为中度腹胀，可见肠型，肠鸣音亢进，儿童巨结肠左下腹有时可触及粪石块。

(4)全身营养状况：病程长者可见消瘦、贫血貌。

(5)直肠指检：直肠壶腹部空虚感，在新生儿期，拔出手指后有暴发性肛门排气、排便。

(6)辅助检查：①钡剂灌肠造影，显示狭窄的直肠、乙状结肠、扩张的近端结肠、若肠腔内呈鱼刺或边缘呈锯齿状，表明伴有小肠结肠炎。②腹部 X 线立位平片，结肠低位肠梗阻征象，近端结肠扩张。③直肠黏膜活检，切取一小块直肠黏膜及肌层做活检，先天性巨结肠者神经节细胞缺如，异常增生的胆碱能神经纤维增多、增粗。④肛管直肠测压法或下消化道动力测定，当直肠壶腹内括约肌处受压后正常小儿和功能性便秘小儿，其内括约肌会立即出现松弛反应。但巨结肠患儿未见松弛反应，甚至可见压力增高，但对两周内的新生儿此法可出现假阴性结果。

二、护理评估

(一)健康史

了解患儿出现便秘腹胀的时间、进展情况及家长对患儿排便异常的应对措施。评估患儿生长发育有无落后，询问家族中有无类似疾病发生。

(二)症状、体征

询问有无胎便延迟排出，顽固性便秘时间；有无呕吐及呕吐的时间、性质、量；腹胀程度，有无消瘦、贫血貌。

(三)社会、心理

评估较大患儿是否有自卑心理、有无因住院和手术而感到恐惧，了解家长对疾病知识的认识程度和经济支持能力，了解家长对患儿的关爱程度和对手术效果的认知水平。

(四)辅助检查

直肠黏膜活检神经节细胞缺如支持本病诊断。了解钡剂灌肠造影、腹部立位X线平片、肛管直肠测压、下消化道动力测定结果。

三、常见护理问题

(1)舒适的改变：与腹胀、便秘有关。

(2)营养失调：低于机体需要量，与食欲缺乏、肠道吸收功能障碍有关。

(3)有感染的危险：与手术切口、机体抵抗力下降有关。

(4)体液不足：与术中失血失液、禁食、胃肠减压有关。

(5)合作性问题：巨结肠危象。

四、护理措施

(一)术前

(1)给予高热量、高蛋白质、高维生素和易消化的无渣饮食，禁食有渣的水果及食物，以利于灌肠。

(2)巨结肠灌肠的护理：彻底灌净肠道积聚的粪便，为手术做好准备。在灌肠过程中，操作应轻柔、肛管应插过痉挛段，同时注意观察患儿的反应，洗出液的颜色，保持出入液量平衡，灌流量每次100 mL/kg左右。

(3)肠道准备：术晨灌肠排出液必须无粪渣。术前天、术晨予甲硝唑口服或保留灌肠。

(4)做好术前禁食、备皮、皮试、用药等术前准备。

(二)术后

(1)患儿回病房后，去枕平卧4～6小时，头侧向一边，保持呼吸道通畅，防止术后呕吐或舌后坠引起窒息。

(2)监测心率、血压、尿量，评估黏膜和皮肤弹性，根据医嘱补充水分和电解质溶液。

(3)让患儿取仰卧位，两大腿分开略外展，向家长讲明肛门夹钳固定的重要性，必要时用约束带约束四肢，使之基本制动，防止肛门夹钳戳伤肠管或过早脱落。

(4)术后需禁食3～5天和胃肠减压，禁食期间，做好口腔护理，每天2次，并保持胃肠减压引流通畅，观察引流液的量、颜色和性质，待肠蠕动恢复后可进流质并逐步过渡为半流质饮食，限制粗糙食物，饮食宜少量多餐。

(5)观察腹部体征变化，注意有无腹胀、呕吐、伤口有无渗出，肛周有无渗血、渗液，随时用无菌生理盐水棉球清洁肛周及肛门夹钳，动作应轻柔。清洁用具需每天更换。

(6)指导家长如何保持患儿肛门夹钳的正确位置，使夹钳位置悬空、平衡。更换尿布时要轻抬臀部，避免牵拉夹钳。

(7)肛门夹钳常在术后 7～10 天自然脱落，脱落时观察钳子上夹带的坏死组织是否完整，局部有无出血。

(8)对留置肛管者，及时清除从肛管内流出的粪便，保护好臀部皮肤，防止破损。

(9)观察患儿排便情况，肛门狭窄时指导家长定时扩肛。

(10)观察有无夹钳提早或延迟脱落、有无结肠小肠炎，闸门综合征等并发症的发生。

(三)健康教育

(1)耐心介绍疾病的发生、发展过程，手术的必要性及预后等，以排除患儿及家长的顾虑。

(2)向患儿及家长讲解各项术前准备(备皮、禁食、皮试、术前用药)的目的和注意事项，以取得患儿及家长的配合。

(3)向患儿及家长讲解巨结肠灌肠的目的，灌肠时间及注意事项，以及进食无渣饮食的目的。

(4)解释术后注意保持肛管和肛门夹钳位置固定的重要性，随时清除粪便，保持肛门区清洁及各引流管引流通畅，以促使患儿早日康复。

(四)出院指导

(1)饮食适当增加营养，3～6 个月给予高蛋白、高热量、低脂、低纤维、易消化的饮食，以促进患儿的康复。限制粗糙食物。

(2)伤口护理保持伤口清洁，敷料干燥。小婴儿忌用手抓伤口。如发现伤口红肿及时就诊。

(3)出院后密切观察排便情况，若出现果酱样伴恶臭大便，则提示可能发生小肠结肠炎，应及时去医院诊治。

(4)肛门狭窄者要定时扩肛，教会家长正确的扩肛方法，并定期到医院复查。

(李晶晶)

第十六节　溃疡性结肠炎

溃疡性结肠炎(ulcerative colitis，UC)是一种病因不明的，与自身免疫有关的直肠和结肠慢性疾病，属非特异性炎性肠病，病变主要限于结肠的黏膜和黏膜下层，且以溃疡为主。临床主要表现为腹泻、黏液脓血便、腹痛等。溃疡性结肠炎是儿童和青少年主要的慢性肠道病变。

一、临床特点

(一)消化道症状

腹泻、黏液脓血便，病变局限于直肠，则其鲜血附于粪便表面，伴里急后重；病变范围广泛，则血、黏液与粪便混合。轻型者，稀便、黏液便<10 次/天；重型者，大便次数达 20～30 次/天，呈血水样便，伴脱水、电解质紊乱及酸碱失衡。年长儿腹部体征较明显，左下腹有触痛，肌紧张，可触及管状结肠。

(二)全身症状

发热、厌食、乏力、贫血、低蛋白血症，体重不增或减轻，生长发育迟缓。也可见有关节痛、关节炎、结节性红斑、慢性活动性肝炎等。

(三)辅助检查

1.粪检

镜下大量红细胞,白细胞,但多次大便细菌培养阴性。

2.血常规

外周血白细胞计数增高,血红蛋白降低,血沉加快。

3.X 线征象

气钡双重造影显示肠黏膜细小病变,肠管边缘模糊。典型患者黏膜毛刷状,呈锯齿状改变,溃疡大小不一,呈小龛影。慢性持续型,结肠袋消失,肠管僵硬,缩短呈管状,肠腔狭窄。

4.肠镜检查

急性期黏膜充血水肿,粗糙呈细颗粒状,脆性增高,易出血,溃疡浅,大小不一,肠腔内有脓性分泌物。晚期见到肠壁纤维组织增生、僵硬及假性息肉等。

二、护理评估

(一)健康史

详细询问患儿既往史及其他家庭成员的健康史,有无患同类疾病的病史;了解患儿的饮食习惯,有无饮食过敏史。

(二)症状、体征

了解大便的性质、量、次数、颜色;评估患儿的生长发育情况。

(三)社会-心理

评估患儿与家长的心理状况和情绪反应,评估家长对疾病相关知识的了解程度。

(四)辅助检查

了解大便常规、培养、隐血试验、血生化、X 线钡灌肠及肠镜检查结果。

三、常见护理问题

(一)排便异常

与结肠、直肠黏膜非特异性炎症有关。

(二)营养失调:低于机体需要量

与长期腹泻、便血、食欲缺乏有关。

(三)焦虑

与疾病病因不明、病程长、易复发等有关。

(四)皮肤完整性受损危险

与大便对臀部皮肤反复刺激有关。

(五)潜在并发症

中毒性巨结肠、肠穿孔、大出血、肠梗阻、恶变。

四、护理措施

(一)观察病情

观察大便的次数、量、性状、颜色并做记录,便血者要监测 T、P、R、BP 的变化,观察患儿的意识、面色及肢端皮肤温湿度,及时发现早期休克。

(二)药物治疗

根据医嘱给予正确的药物治疗,密切观察药物不良反应。

(1)柳氮磺胺嘧啶(SASP):SASP是减少UC复发唯一有效药物,用药期间注意观察药物的疗效与不良反应,常见的不良反应有恶心、呕吐、皮疹、血小板计数减少、叶酸吸收降低,可适当补充叶酸制剂。

(2)肾上腺糖皮质激素:做到送药到口,避免漏服,服药期间注意有无消化道出血、水肿、眼压升高、血压升高等情况发生,及时补钙,防止骨质疏松。

(3)免疫抑制剂:较少应用,适用于对激素治疗无效或激素依赖型患儿。观察有无继发性高血压和高血压脑病发生,定期监测肝肾功能和免疫抑制剂的血药浓度。

(三)药物保留灌肠

药物保留灌肠是治疗UC常用的护理措施之一,利用肠黏膜直接吸收药物来达到治疗目的,常用的灌肠药物有:蒙脱石散、琥珀氢化可的松、甲硝唑等。

(1)灌肠前药物完全碾碎、混匀、加热至合适温度34～36 ℃,灌肠前嘱患儿排空大便,选择在睡眠前保留灌肠,利于延长保留时间。

(2)患儿取左侧卧位或平卧位,抬高臀部10 cm左右,肛管要用液状石蜡润滑,插管时动作轻柔,插入深度为15～20 cm(也可根据肠镜检查结果确定插入深度)。缓慢灌入药物,尽可能减少对肠黏膜的损伤。在灌肠过程中随时注意观察病情,发现脉速、面色苍白、出冷汗、剧烈腹痛、心慌气急,应立即停止灌肠,并与医师联系,及时处理。

(3)灌肠后嘱患儿卧床2小时以上,尽量延长药物保留时间。

(四)饮食指导

发作期给予无渣流质、半流质饮食,必要时禁食。发作期过后给予易消化、质软、低脂肪、高蛋白质、高热量、低纤维素食物。

(五)评估患儿的营养状况

评估患儿的营养状况,给予支持疗法,必要时予以静脉营养以维持儿童正常的生长发育。

(六)心理护理

由于此病病因未明,病程长,预后欠佳,患儿及家长大多较敏感,顾虑重重。护士多与患儿沟通,向家长介绍治疗的进展,帮助家长和患儿树立战胜疾病的信心,促进患儿主动配合治疗。

(七)基础护理

保护肛门及周围皮肤清洁干燥,每次便后用温水冲洗干净,减少排泄物与皮肤的接触,减少局部刺激与不适。

(八)健康教育

(1)向患儿及家长通俗易懂地介绍本病的基础知识,如疾病的病因、一般护理知识,向家长做好各种治疗、用药的宣教及可以采取的应对措施等。

(2)向患儿讲解肠镜、钡灌肠检查的基本过程,注意事项,取得患儿及家长配合。

五、出院指导

(一)饮食指导

少量多餐,避免食用刺激性食物,禁食生冷食物。给予易消化的切成丝状或肉末的纯瘦肉,蔬菜宜选用含纤维素较少的瓜果、茄类。

(二)养成有规律的生活习惯

指导家长合理安排患儿休息,避免参加剧烈体育运动,避免责骂孩子,以减轻小儿心理压力。

(三)指导患儿正确用药

由于病程长,用药疗程长,须把药物的性能,每天服用剂量、用法、药物的不良反应等向患儿及家长讲解清楚,确保出院后用药正确。

(四)定期复查

每年至少做一次肠镜检查以监测疾病进展情况,及早发现恶变。

(李晶晶)

第十七节　腹股沟斜疝

腹股沟疝均是斜疝,几乎没有直疝,在腹股沟或阴囊有一可复性肿块,它与腹膜鞘状突未完全闭合或腹股沟解剖结构薄弱有关,而腹压增高是其诱发因素,如剧烈哭闹、长期咳嗽、便秘和排尿困难。可发生在任何年龄,右侧多于左侧。

一、临床特点

(1)腹股沟部有弹性的可复性不肿痛物,哭闹或用力排便时明显,安静平卧或轻轻挤压肿块能消失,随着腹压的增大,肿块增大并逐渐坠入阴囊。

(2)斜疝嵌顿时,肿块变硬、疼痛,伴呕吐、哭闹不安,无肛门排气排便。晚期则有发热、肿块表皮红肿、便血及触痛加剧。

(3)局部无肿块时指检可感皮下环宽松,可触到增粗的精索,咳嗽时手指可在内环感到冲动感。

(4)辅助检查:①B 超可鉴别腹股沟肿块为肠管或液体。②骨盆部立位 X 线片显示阴囊部肿块有气体或液平面可诊断为斜疝,在鉴别嵌顿疝时有诊断价值。

二、护理评估

(一)健康史

了解腹股沟部第一次出现肿块的时间、肿块的性状及与腹压增高的关系,询问出现肿块的频率,有无疝嵌顿史。

(二)症状、体征

评估腹股沟部有无肿块,肿块的大小及导致肿块改变的相关因素。观察肿块表皮有无红肿、触痛。评估有否疝嵌顿的表现。

(三)社会-心理

评估较大患儿是否因手术而感到情绪紧张,评估家长对此疾病知识和治疗的了解程度和心理反应。

(四)辅助检查

了解 B 超和骨盆部 X 线立位片的检查结果。

三、常见护理问题

(一)焦虑

与环境改变、害怕手术有关。

(二)疼痛

与疝嵌顿、腹部切口有关。

(三)合作性问题

阴囊血肿或水肿。

(四)知识缺乏

缺乏本病相关知识。

四、护理措施

(一)术前

(1)避免哭闹和剧烈咳嗽,哭闹或剧烈咳嗽时可抬高臀部。保持大便通畅,防止斜疝嵌顿。

(2)注意冷暖及饮食卫生,防止感冒及腹泻。

(3)做好禁食、备皮、皮试等术前准备。

(二)术后

(1)术后去枕平卧4～6小时,头侧向一边,防止呕吐引起窒息。

(2)监测生命体征,保持呼吸道通畅。

(3)给予高蛋白、高热量、高维生素、适当纤维素、易消化饮食,保持大便通畅。

(4)观察切口有无渗血、渗液、红肿、保持切口敷料清洁干燥,防止婴儿大小便污染。注意观察腹股沟、阴囊有无血肿、水肿及其消退情况。

(5)指导家长多安抚小患儿,分散其注意力,避免哭闹。

(三)健康教育

(1)对陌生的环境,疾病相关知识的缺乏及担心,患儿及家长易产生恐惧、焦虑心理,护理人员应耐心介绍疾病的发展过程、治疗方法和手术的目的及重要性,以排除顾虑,给予心理支持,使其积极配合。

(2)认真做好各项术前准备,向患儿及家长讲解备皮、禁食、皮试、术前用药的目的及注意事项,以取得理解和配合。

(3)避免哭闹和剧烈咳嗽,保持大便通畅,避免增加腹压,防止术侧斜疝复发嵌顿。单侧斜疝术后需注意另一侧腹股沟有无斜疝发生。

五、出院指导

(1)饮食:适当增加营养,给易消化的饮食,多吃新鲜水果蔬菜。

(2)伤口护理:保持伤口的清洁、干燥,小婴儿的双手用干净的手套套住或予以约束,伤口痒时切忌用手抓伤口,以防伤口发炎,伤口未愈合前忌过早浸水洗浴。

(3)注意观察腹股沟、阴囊红肿消退情况,观察腹股沟有无肿物突出。

(李晶晶)

第十八节　先天性肥厚性幽门狭窄

先天性肥厚性幽门狭窄是由于幽门环肌增生肥厚使幽门管腔狭窄从而引起的不全梗阻，一般在出生后2～4周发病。

一、临床特点

（一）呕吐

呕吐是该病早期的主要症状，每次喂奶后数分钟即有喷射性呕吐，呈进行性加重。呕吐物常有奶凝块，不含有胆汁，少数患儿因呕吐频繁致胃黏膜渗血而使呕吐物呈咖啡色。呕吐后即有饥饿感。

（二）进行性消瘦

因呕吐、摄入量少和脱水，患儿消瘦，出现老人貌、皮肤松弛、体重下降。

（三）上腹部膨隆

偶可见上腹部膨隆，有自左向右移动的胃蠕动波，右上腹可触及橄榄样肿块，是幽门狭窄的特有体征。

（四）辅助检查

(1)X线钡餐检查：透视下可见胃扩张，胃蠕动波亢进，钡剂经过幽门排出时间延长，胃排空时间也延长，幽门前区呈鸟嘴状。

(2)B超检查：幽门环肌增厚，＞4 mm。

(3)血气分析及电解质测定：可表现为低氯、低钾性碱中毒。晚期脱水加重，可表现代谢性酸中毒。

二、护理评估

（一）健康史

了解患儿呕吐出现时间、呕吐的程度及进展情况。评估患儿的营养状况及生长发育情况，了解家族中有无类似疾病发生。

（二）症状、体征

了解呕吐的次数、性质、量，大小便次数、量。评估营养状况，有无脱水及其程度。

（三）社会-心理

了解家长对患儿手术的认识水平及对治疗护理的需求。

（四）辅助检查

了解X线钡餐检查及B超检查结果，了解血气分析及电解质测定结果。

三、常见的护理问题

(1)有窒息的危险：与呕吐有关。

(2)营养失调:低于机体需要量:与频繁呕吐,摄入量少有关。

(3)体液不足:与呕吐、禁食、术中失血失液、胃肠减压有关。

(4)组织完整性受损:与手术切口、营养状态差有关。

(5)合作性问题:切口感染、裂开或延期愈合。

四、护理措施

(一)术前

(1)监测生命体征变化,观察呕吐的情况,了解呕吐方式、呕吐物性质和量,并及时清除呕吐物。

(2)喂奶应少量多餐,喂奶后应竖抱并轻拍婴儿背部,促使胃内的空气排出,待打嗝后再平抱,以预防和减少呕吐的发生。睡眠时应尽量右侧卧,防止呕吐物误吸引起窒息。

(3)做好禁食、备皮、皮试等术前准备。

(二)术后

(1)术后应去枕平卧位,头偏向一侧,保持呼吸道通畅,监测血氧饱和度,清醒后可取侧卧位。

(2)监测体温变化,如体温不升,需采取保暖措施。

(3)监测血压、心率、尿量,评估黏膜和皮肤弹性。

(4)术后大多数患儿呕吐还可持续数天才能逐渐好转,评估呕吐的量、性质、颜色,及时清除呕吐物,防止误吸。

(5)进腹的幽门环肌切开术一般需禁食24～48小时、胃肠减压、做好口腔护理,并保持胃管引流通畅,观察引流液的量、颜色及性质。腹腔镜下幽门环肌切开术6小时后即可进食。奶量应由少到多,耐心喂养。

(6)保持伤口敷料清洁干燥,观察伤口有无红肿、渗血、渗液,避免剧烈哭闹,防止切口裂开。

(三)健康教育

(1)应该热情接待,耐心向家长介绍疾病发生、发展过程和手术治疗的必要性等。讲解该疾病的近、远期治疗效果是良好的,不会影响孩子的生长发育。

(2)向患儿家长仔细讲解术前准备的主要内容、注意事项、用药目的,充分与其沟通,取得家长积极配合。

(3)对家长进行喂奶的技术指导,注意喂乳方法,预防和减少呕吐的发生,防止窒息。

五、出院指导

(1)饮食指导:少量多餐,合理喂养。介绍母乳喂养的优点,提倡母乳喂养。4个月后可逐渐添加辅食。

(2)伤口护理:保持伤口敷料清洁,切口未愈合时禁止浸水沐浴,小婴儿的双手要套上干净的手套,避免用手抓伤口导致发炎。如发现伤口红肿及时去医院诊治。

(3)按医嘱定期复查。

(李晶晶)

第十九节　急性白血病

急性白血病是造血组织中某一系造血细胞滞留于某一分化阶段并克隆性扩增的恶性增生性疾病。主要临床表现为贫血、出血、反复感染及白血病细胞浸润各组织、器官引起的相应症状。根据白血病细胞的形态及组织化学染色表现，可分为急性淋巴细胞性白血病和急性非淋巴细胞性白血病两大类。小儿以急性淋巴细胞性白血病为主(占75%)。病因及发病机制尚不完全清楚，可能与病毒感染、电离辐射、化学因素、遗传因素等引起免疫功能紊乱有关。

一、临床特点

(一)症状与体征

主要表现为乏力、苍白、发热、贫血、出血，白血病细胞浸润表现为肝、脾、淋巴结肿大、骨关节疼痛。白血病细胞侵犯脑膜时可出现头痛及中枢神经系统体征。

(二)辅助检查

1.血常规

白细胞计数明显增高或不高甚至降低，原始细胞比例增加，白细胞计数正常或减少者可无幼稚细胞，血红蛋白和血小板计数常降低。

2.骨髓常规

细胞增生明显或极度活跃，原始及幼稚细胞占有核细胞总数的30%以上。红细胞系及巨核细胞系极度减少。

3.脑脊液

脑膜白血病时脑脊液压力＞1.96 kPa(200 mmH_2O)，白细胞计数＞10×10^6/L，蛋白＞450 mg/L，涂片找到原始或幼稚细胞。

二、护理评估

(一)健康史

询问患儿乏力、面色苍白出现的时间及体温波动情况。询问家族史，了解患儿接触的环境、家庭装修情况、既往感染史、所服的药物及饮食习惯。

(二)症状、体征

评估全身出血的部位、程度和相关伴随症状，有无头痛及恶心、呕吐，有无骨关节疼痛尤其是胸骨疼痛情况。评估患儿生命体征、脸色。

(三)社会、心理

评估家长对本病的了解程度及心理承受能力，评估患儿的理解力及战胜疾病的信心，评估家庭经济状况及社会支持系统情况。

(四)辅助检查

了解血常规、骨髓检查及脑脊液化验结果。

三、常见护理问题

(1)活动无耐力:与骨髓造血功能紊乱、贫血有关。

(2)疼痛:与白血病细胞浸润有关。

(3)营养失调:低于机体需要量,与疾病及化疗致食欲下降、营养消耗过多有关。

(4)有出血的危险:与血小板计数减少有关。

(5)有全身感染的危险:与中性粒细胞减少,机体抵抗力差有关。

(6)焦虑:与疾病预后有关。

(7)知识缺乏:缺乏白血病相关知识。

四、护理措施

(1)病情较轻或经治疗缓解者,可适当下床活动;严重贫血、高热及有出血倾向者,应绝对卧床休息。

(2)根据患者病情和生活自理能力为患者提供生活护理,如洗脸、剪指甲、洗头、床上擦浴、洗脚、剃胡子等。

(3)给予高蛋白、高热量、高维生素、易消化的饮食。化疗期间饮食应清淡,鼓励患者多饮水。

(4)正确执行医嘱,密切观察各种药物疗效和不良反应。

(5)观察有无感染发生,监测体温,有无口腔溃疡、咽部及肺部感染的体征。

(6)保持口腔清洁卫生,进食后漱口,预防口腔黏膜溃疡。若化疗后出现口腔炎,可给予口腔护理及局部用溃疡散。

(7)保持大便通畅,必要时便后用 1∶5 000 的高锰酸钾溶液坐浴,防止发生肛裂及肛周感染。

(8)观察有无出血倾向,皮肤有无出血点,观察有无呕血、便血及颅内出血表现等。

(9)使用化疗药物时注意观察药物的不良反应,注意保护静脉。

(10)保持病室空气清新,每天定时开窗通风。严格限制探视和陪护人员,若患儿白细胞计数低于$1.0\times10^9/L$,应实施保护性隔离。

(11)做好心理疏导,引导患者积极配合治疗与护理。

(李晶晶)

第二十节 单纯性肥胖症

单纯性肥胖症是指全身脂肪组织异常增加,主要是由于营养过剩造成的。一般以体重超过同年龄、同身高小儿正常标准的 20%,或超过同年龄、同性别健康儿童平均体重 2 个标准差称为肥胖。小儿时期的肥胖症是成人肥胖症、冠心病、高血压、糖尿病等的先驱症,故应引起社会和家庭的重视,及早加以预防。

一、临床特点

单纯性肥胖在任何年龄的小儿均可发生，尤以婴儿期、5～6岁及青春期最为常见。肥胖儿体重超过正常，平时食欲旺盛、皮下脂肪厚、少动（与肥胖形成恶性循环）。

（一）症状

外表和同龄儿比较，高大、肥胖，皮下脂肪分布均匀，面颊、乳部、肩部、四肢肥大，尤以上臂和腹部特别明显。男童因外阴部脂肪堆积，将外生殖器遮盖，显得阴茎短小，常被误认为外生殖器发育不良，腹部皮肤可见粉红色或紫色线纹。

（二）体征

胸廓与膈肌运动受损，可致呼吸浅快，肺泡换气量减少，少数严重患者可有低氧血症、红细胞增多症，甚至心脏增大，充血性心力衰竭。

（三）社会-心理

由于外形肥胖不好动，性情孤僻，有自卑感。

（四）辅助检查

血清甘油三酯、胆固醇增高，血尿酸水平增高，男孩雄激素水平下降，女孩雌激素水平增高，血生长激素水平下降。

二、护理评估

（一）健康史

询问患儿每天进食状况，食物种类、数量、烹饪方式，主食是什么；家族成员中有无肥胖或糖尿病史；生活习惯。

（二）症状、体征

测量小儿的身高与体重、皮下脂肪的厚度，评估体重超标情况，有无活动后感到胸闷、气促、面色发绀等情况。

（三）社会-心理

评估家长和小儿对疾病、减肥的认知程度。

（四）辅助检查

了解血生化中脂肪代谢，如胆固醇、甘油三酯、血细胞比容等结果。

三、常见护理问题

（一）营养失调：高于机体需要量

与过量进食或消耗减少使皮下脂肪过多积聚有关。

（二）自我形象紊乱

与体态异常有关。

（三）焦虑

与控制饮食困难有关。

（四）知识缺乏

家长对合理营养的认识不足。

四、护理措施

(一)限制饮食,缓慢减轻体重

改变不良的饮食习惯,供给低热量膳食,避免过度过快进食。少进食糖类、软饮料及快餐,避免暴饮暴食。为使食后有饱满感,不使小儿短时间内产生饥饿,可多食蔬菜、水果。少吃油炸食品,尽量少食动物脂肪。培养良好的饮食习惯,提倡少量多餐,杜绝过饱,不吃夜宵和零食。鼓励患儿坚持饮食疗法。

(二)增加活动量

肥胖小儿平时少动,应鼓励小儿坚持长期锻炼,通过运动增加机体热量消耗,如饭后散步,小跑走或竞走,也可跳绳、爬楼梯、游泳、踢球等。每天坚持运动 1 小时,运动量根据患儿耐受力而定,以运动后感轻松愉快、不感到疲劳为原则,如运动后出现疲惫不堪、心慌、气促,以及食欲大增,提示活动过度。

(三)消除顾虑,改变心理状态

让患儿多参加集体活动,改变孤僻、怕羞的心理状态,避免因家长对子女的肥胖过分忧虑而到处求医,对患儿进食的习惯经常指责而引起患儿精神紧张。让患儿积极参与制定饮食控制和运动计划,提高坚持控制饮食和运动锻炼的兴趣,帮助患儿对自身形象建立信心,达到身心健康的发展。

(四)健康教育

(1)告知家长小儿肥胖治疗以限制饮食、体格锻炼为主,儿童期肥胖不主张服用减肥食品、减肥饮品,从小要养成良好的进食习惯,细嚼慢咽,不要过分偏食糖类、高脂、高热量食物,体重减轻需要一个较长的过程,要不断鼓励运动。

(2)让家长知道过度肥胖不仅影响小儿外形,而且与成人期的肥胖症、高血压、糖尿病息息相关,使家长认识到肥胖不是富有的体现。

五、出院指导

(1)小儿出院以后应每天监测体重,3～6 个月复查肝功能、血脂。

(2)继续做好饮食控制,使体重逐渐降低,当体重达到正常范围 10%左右时,则给小儿正常饮食。给予低热量、高容积的食品,如西红柿、黄瓜、萝卜、芹菜等,主食以粗杂粮替代,如红豆粥、燕麦片、玉米等,改变食物的制作及烹调方法,以炸、煎改为蒸、煮、凉拌等,减少热量的摄入。

(3)坚持运动锻炼,制订合理的运动方案,从运动兴趣效果着手,如骑自行车、散步、慢跑、游泳。也可以让小儿做一些合适的家务劳动。运动应循序渐进,家长共同参与,以达到运动持之以恒的效果。

(李晶晶)

第二十一节 锌缺乏症

锌缺乏症是由于各种原因引起体内必需微量元素锌缺乏所致的疾病。近年来经调查发现,锌缺乏症在某些地区小儿中发病率有增高,越来越受到人们重视。锌为人体必需微量元素之一,在体内参与 90 多种酶的合成,与 200 多种酶活性有关,在核酸与蛋白质代谢中发挥重要作用。锌缺乏症主要表现为食欲下降、生长发育迟缓、免疫功能低下、性成熟延迟等。造成锌缺乏的主要原因是摄入不足,需要量增加,体内吸收障碍、机体丢失增多所致。

一、临床特点

(一)机体多种生理功能紊乱

患儿常有食欲减退、味觉异常、异食癖、毛发易脱落、怠倦、精神抑郁、暗适应力减低。由于锌缺乏可影响核酸及蛋白质的合成,使脑垂体生长激素分泌减低,引起发育停滞,骨骼发育障碍,第二性征发育不全,致使患儿身材矮小。锌缺乏时,肠腺、脾脏萎缩,免疫功能减低,易发生各种感染,尤其是呼吸道感染。此外,患儿伤口愈合延迟,常出现口腔溃疡。少数患儿有抗维生素 A 夜盲症。

(二)辅助检查

血清锌<11.47 μmol/L(75 μg/dL)提示锌缺乏。毛发锌测定干扰因素多,结果波动大,仅作为过去体内锌营养状况的参考,一般不为个体锌缺乏的诊断依据。

二、护理评估

(一)健康史

注意询问患儿出生史,有无早产、双胎、小样儿等情况,喂养史中有无动物性食物缺乏史。年长儿有无偏食、挑食等不良饮食习惯,有无慢性腹泻、多汗、反复失血等疾病史。

(二)症状、体征

评估小儿有无生长发育延迟,毛发有无枯黄脱落,智能发育与第二性征发育情况;评估食欲、味觉、免疫情况、创伤愈后情况,有无口腔溃疡及暗适应情况的改变。

(三)社会-心理

评估家长对喂养知识及本病预后的了解程度,有无焦虑心理,有条件还应了解居住地是否为锌缺乏地区。

(四)辅助检查

及时了解血锌检查结果。

三、常见护理问题

(一)营养失调:低于机体需要量

与锌摄入不足或疾病影响有关。

(二)有感染的危险

与免疫力低下有关。

(三)知识缺乏

家长缺乏喂养知识及不了解本病。

四、护理措施

(一)饮食护理

鼓励患儿多进食含锌丰富的食物,如鱼、肝脏、肉类、蛋黄、牡蛎、花生、豆类、面筋等,在缺锌

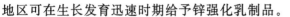

地区可在生长发育迅速时期给予锌强化乳制品。

(二)按医嘱补锌剂

补给量每天按元素锌计算,为 0.5~1 mg/kg(相当于葡萄糖酸锌 3.5~7 mg/kg),常用葡萄糖酸锌,也可用硫酸锌、醋酸锌等,疗程一般为 2~3 个月,注意勿长期过量使用。

(三)健康教育

(1)介绍喂养知识,提倡母乳喂养,尤其是初乳不要随意丢弃。合理添加辅食,注意培养小儿良好的饮食习惯,为小儿提供平衡饮食,多吃富含锌的食品。

(2)介绍锌剂服用的剂量,防止过量使用引起中毒症状,如恶心、呕吐、腹泻、腹痛等消化道症状,脱水、电解质紊乱、急性肾衰竭等表现。

五、出院指导

(1)让家长了解导致患儿缺锌的原因,以配合治疗,防止复发。

(2)由于锌缺乏使患儿免疫功能受损而易发生感染,故应保持居室空气清新,注意口腔护理,告知家长少带患儿去拥挤的公共场所,积极参加户外活动,坚持合理喂养,合理安排膳食,并养成良好的饮食习惯。

(李晶晶)

第二十二节 传 染 病

由于小儿免疫功能低下,传染病发病率较成人高,且起病急,发展快,症状重,易发生并发症。因此,护士必须掌握传染病的有关知识,积极预防和控制传染病。

一、小儿传染病的护理管理

(一)传染过程

传染是病原体进入人体后,与人体相互作用、相互斗争的过程,产生 5 种不同的结局。

1.病原体被清除

病原体侵入人体后,被人体的非特异性免疫或特异性免疫消灭或排出体外,不引起病理变化和临床症状。

2.隐性感染

又称亚临床感染,指病原体侵入人体后,机体仅发生特异性免疫应答和轻微组织损伤,不出现临床症状、体征,只有免疫学检查才发现异常。隐性感染后可获得对该病的特异性免疫力,其结局多数为病原体被清除,部分成为病原携带状态。

3.显性感染

又称临床感染,指病原体侵入人体后,引起机体免疫应答,导致组织损伤和病理改变,出现临床表现。显性感染后可获得特异性免疫力,其结局大多数为病原体被清除,仅部分成为病原携带状态。

4.病原携带状态

病原携带状态包括带菌、带病毒和带虫的状态，病原体在人体内生长繁殖，但不出现疾病的临床表现。由于携带者向外排出病原体，成为传染病的重要传染源。

5.潜在性感染

病原体侵入人体后寄生于机体某个部位，机体的免疫功能使病原体局限而不发病，但不能清除病原体，病原体潜伏在体内。只有当机体防御功能减低时，病原体趁机繁殖，引起发病。

(二)传染病的特点

1.传染病的基本特征

传染病的基本特征如下：①有病原体。②有传染性。③有流行性、季节性、地方性、周期性。④有免疫性。

2.传染病的临床特点

病程发展有阶段性，分为以下几种情况。①潜伏期：病原体侵入人体至出现临床症状之前。②前驱期：起病至出现明显症状为止。③症状明显期：前驱期后出现该传染病特有的症状和体征。④恢复期：患儿症状和体征基本消失，多为痊愈而终结，少数可留有后遗症。

3.传染病的流行环节

传染病的传播必须具备3个基本环节：①传染源指体内带有病原体，并不断向体外排出病原体的人和动物，包括患者、隐性感染者、病原体携带者、受感染的动物。②传播途径指病原体离开传染源后到达另一个易感者所经历的途径。有呼吸道传播、消化道传播、虫媒传播、接触传播、血液传播等方式。③人群易感性指人群对某种传染病病原体的易感程度或免疫水平。人群易感性越高，传染病越易发生、传播和流行。

(三)影响流行过程的因素

1.自然因素

自然因素包括地理、气候、温度、湿度因素。大部分虫媒传染病和某些自然疫源性传染病，有地区性和季节性。寒冷季节易发生呼吸道传染病，夏秋季易发生消化道传染病。

2.社会因素

社会因素包括社会制度、经济和生活条件、文化水平等，对传染病流行过程有决定性的影响。我国建立了各级卫生防疫机构，颁布了《传染病防治法》，制定各项卫生管理法，实行计划免疫等，有效控制了传染病的流行。

(四)传染病的预防

1.控制传染源

对传染病患者、病原携带者管理应做到“五早”：早发现、早诊断、早报告、早隔离、早治疗；对传染病接触者应进行检疫，检疫期限为接触日至该病的最长潜伏期。

2.切断传播途径

不同传染病传播途径不同，采取的措施也不一样。如消化道传染病，应注意管理水源、饮食、粪便，灭苍蝇、蟑螂，环境消毒；呼吸道传染病，应注意空气消毒、通风换气、戴口罩；虫媒传染病，应注意杀虫防虫。

3.保护易感人群

保护易感人群包括增强易感人群的非特异性和特异性免疫力、药物预防，其中预防接种是预防传染病的最有力武器。

(五)小儿传染病的护理管理

1.传染病的隔离

分为A系统和B系统两类,A系统以类别特点分类,B系统以疾病分类。目前我国大多数医院实行A系统隔离法。

(1)呼吸道隔离(蓝色标志):适用于经空气传播的呼吸道传染病。

(2)消化道隔离(棕色标志):适用于消化道传染病。

(3)严密隔离(黄色标志):适用于有高度传染性及致死性传染病。

(4)接触隔离(橙色标志):适用于预防高度传染性及有重要流行病学意义的感染。

(5)血液(体液)隔离(红色标志):适用于因直接或间接接触感染的血液及体液引起的传染病。

(6)脓汁(分泌物)隔离(绿色标志):适用于因直接或间接接触感染部位的脓液或分泌物引起的感染。

(7)结核菌隔离(灰色标志):适用于肺结核痰涂片阳性者或X线检查为活动性肺结核者。

2.传染病的消毒

(1)消毒种类:包括预防性消毒和疫源地消毒,前者指未发现传染源,对可能受病原体污染的场所、物品和人体进行的消毒;后者指对目前存在或曾经存在传染源的地方进行消毒,可分为随时消毒(对传染源的泄物、分泌物及被污染的物品和场所随时行的消毒)和终末消毒(传染病患者出院、转科或死亡后,对患者、病室及用物进行一次彻底的消毒)。

(2)消毒方法包括物理消毒和化学消毒。前者是利用机械、热、光、微波、辐射等方法将病原体消除或杀灭;后者是应用2.5%碘酊、戊二醛、过氧乙酸、酒精等化学消毒剂使病原体的蛋白质凝固变性或失去活性。

3.小儿传染病的一般护理

(1)建立预诊制度:门诊预诊能及早发现传染病患儿,避免和减少交叉感染。

(2)严格执行隔离消毒制度:隔离与消毒是防止传染病弥散的重要措施。应根据具体情况采取相应的隔离消毒措施,控制传染源、切断传播途径、保护易感人群。

(3)及时报告疫情:护士是传染病的法定报告人之一,发现传染病后应及时填写“传染病疫情报告卡”,并按国家规定的时间向防疫部门报告,以便采取措施进行疫源地消毒,防止弥散。

(4)密切观察病情:传染病病情重、进展快,护理人员应仔细观察患儿病情变化、服药反应、治疗效果、有无并发症等。正确做出护理诊断,采取有效护理措施,做好各种抢救的准备工作。

(5)指导休息,做好生活护理:急性期应绝对卧床休息,症状减轻后可逐渐增加下床活动;小儿生活自理能力差,应做好日常生活护理。

(6)保证营养供给:供给患儿营养丰富易消化的流质、半流质饮食,鼓励患儿多饮水,维持水、电解质平衡和促进体内毒素排泄。不能进食者可鼻饲或静脉补液。

(7)加强心理护理:传染病患儿需要单独隔离,易产生孤独、紧张、恐惧心理,护理人员应多给予关心。鼓励患儿适量活动,保持良好情绪,促进疾病康复。

(8)开展健康教育:卫生宣教是传染病护理的重要环节。护理人员应向患儿及家属宣讲传染病的防治知识,使其认真配合医院的隔离消毒工作,控制院内交叉感染。

二、麻疹

麻疹是由麻疹病毒引起的一种急性出疹性呼吸道传染病，临床以发热、咳嗽、流涕、结膜炎、口腔麻疹黏膜斑及全身斑丘疹为主要表现。

(一)病原学及流行病学

几种常见传染病病原学及流行病学特点比较见表 17-3。

表 17-3 几种常见传染病病原学及流行病学特点比较

比较项	麻疹	水痘	猩红热	流行性腮腺炎	中毒型细菌性痢疾
好发季节	冬春季	冬春季	冬春季	冬春季	夏秋季
病原体	麻疹病毒	水痘-带状疱疹病毒	A组β溶血性链球菌	腮腺炎病毒	痢疾杆菌(我国以福氏志贺菌多见)
传染源	麻疹患者	水痘患者	患者及带菌者	患者及隐形感染者	患者及带菌者
传染期及隔离期	潜伏期末至出疹后5天;并发肺炎者至出疹后10天	出疹前1～2天至疱疹结痂	隔离至症状消失后一周,咽拭子培养3次阴性	腮腺肿大前1天至消肿后3天	隔离至症状消失后1周或大便培养3次阴性
传播途径(主要)	呼吸道	呼吸道及接触传播	呼吸道	呼吸道	消化道
易感人群	6月～5岁小儿	婴幼儿、学龄前儿童	3～7岁小儿	5～14岁小儿	3～5岁体格健壮儿童
病后免疫力	持久免疫	持久免疫	获得同一菌型抗菌免疫和同一外毒素抗毒素免疫	持久免疫	病后免疫力短暂,不同菌群与血清型间无交叉免疫

(二)临床表现

1.典型麻疹

(1)潜伏期:一般为 6～18 天,可有低热及全身不适。

(2)前驱期:一般为 3～4 天,主要表现如下。①中度以上发热。②上呼吸道炎:咳嗽、流涕、打喷嚏、咽部充血。③眼结膜炎:结膜充血、畏光流泪、眼睑水肿。④麻疹黏膜斑:为下磨牙相对应的颊黏膜上出现的直径为 0.5～1 mm 大小的白色斑点,周围有红晕,出疹前 1～2 天出现,出疹后 1～2 天迅速消失。

(3)出疹期:一般为 3～5 天。皮疹先出现于耳后发际,渐延及额面部和颈部,再自上而下至躯干、四肢,乃至手掌足底。皮疹初为淡红色斑丘疹,直径为 2～4 mm,略高出皮面,压之褪色,疹间皮肤正常,继之转为暗红色,可融合成片。发热、呼吸道症状达高峰,肺部可闻及湿啰音,伴有全身浅表淋巴结及肝脾大。

(4)恢复期:一般为 3～5 天。皮疹按出疹顺序消退,疹退处有米糠样脱屑及褐色色素沉着。体温下降,全身症状明显好转。

2.非典型麻疹

少数患者呈非典型。有一定免疫力者呈轻型麻疹,症状轻,无黏膜斑,皮疹稀且色淡,疹退后无脱屑和色素沉着;体弱、有严重继发感染者呈重型麻疹,持续高热,中毒症状重,皮疹密集融合,

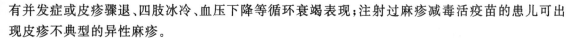

有并发症或皮疹骤退、四肢冰冷、血压下降等循环衰竭表现；注射过麻疹减毒活疫苗的患儿可出现皮疹不典型的异性麻疹。

3.并发症

肺炎为最常见并发症，其次为喉炎、心肌炎、脑炎等。

(三)辅助检查

1.血常规

白细胞计数减少，淋巴细胞相对增多；若白细胞计数及中性粒细胞增多，提示继发细菌感染。

2.病原学检查

从呼吸道分泌物中分离或检测到麻疹病毒可做出特异性诊断。

3.血清学检查

用酶联免疫吸附试验检测血清中特异性 IgM 抗体，有早期诊断价值。

(四)治疗原则

1.一般治疗

卧床休息，保持眼、鼻及口腔清洁，避光，补充维生素 A 和维生素 D。

2.对症治疗

降温，止咳祛痰，镇静止惊，维持水、电解质及酸碱平衡。

3.并发症治疗

有并发症者给予相应治疗。

(五)护理诊断及合作性问题

(1)体温过高：与病毒血症及继发感染有关。

(2)有皮肤完整性受损的危险：与皮疹有关。

(3)营养失调，低于机体需要量：与消化吸收功能下降、高热消耗增多有关。

(4)潜在并发症：肺炎、喉炎、心肌炎、脑炎等。

(5)有传播感染的危险：与患儿排出有传染性的病毒有关。

(六)护理措施

1.维持正常体温

(1)卧床休息至皮疹消退、体温正常；出汗后及时更换衣被，保持干燥。

(2)监测体温，观察热型；处理高热时要兼顾透疹，不宜用药物或物理方法强行降温，忌用冷敷及酒精擦浴，以免影响透疹；体温＞40 ℃时可用小剂量退热剂或温水擦浴，以免发生惊厥。

2.保持皮肤黏膜的完整性

(1)加强皮肤护理：保持床单整洁干燥和皮肤清洁，每天温水擦浴更衣 1 次；勤剪指甲，避免抓伤皮肤继发感染；如出疹不畅，可用中药或鲜芫荽煎水服用并涂抹身体，帮助透疹。

(2)加强五官护理：用生理盐水清洗双眼，滴抗生素眼药水或涂眼膏，并加服鱼肝油预防眼干燥症；防止眼泪及呕吐物流入外耳道，引起中耳炎；及时清除鼻痂，保持鼻腔通畅；多喂开水，用生理盐水或 2% 硼酸溶液含漱，保持口腔清洁。

3.保证营养供给

给予清淡易消化的流质、半流质饮食，少量多餐；多喂开水及热汤，利于排毒、退热、透疹；恢复期应添加高蛋白、高热量、高维生素食物。

4.密切观察病情,及早发现并发症

出疹期如出现持续高热不退、咳嗽加剧、发绀、呼吸困难、肺部湿啰音增多等表现;出现声嘶、气促、吸气性呼吸困难、三凹征等为喉炎的表现;出现嗜睡、昏迷、惊厥、前囟饱满等为脑炎表现。出现上述表现应给予相应处理。

5.预防感染的传播

(1)控制传染源:隔离患儿至出疹后 5 天,并发肺炎者延至出疹后 10 天。密切接触的易感儿隔离观察 3 周。

(2)切断传播途径:病室通风换气并用紫外线照射;患儿衣被及玩具暴晒 2 小时,减少不必要的探视,预防继发感染。

(3)保护易感人群:流行期间不带易感儿童去公共场所;8 个月以上未患过麻疹者应接种麻疹减毒活疫苗,7 岁时复种;对未接种过疫苗的体弱及婴幼儿接触麻疹后,应尽早注射人血丙种球蛋白,可预防发病或减轻症状。

6.健康教育

向家长宣传控制传染源的知识,说明患儿隔离的时间;指导切断传播途径的方法,如通风换气、定期消毒、用物暴晒等;指导家长对患儿进行皮肤护理、饮食护理及病情观察。

三、水痘

水痘是由水痘-带状疱疹病毒引起的急性出疹性传染病,临床以皮肤黏膜相继出现和同时存在斑疹、丘疹、疱疹及结痂为特征。

(一)临床表现

1.潜伏期

一般为 2 周左右。

2.前驱期

一般为 1～2 天。婴幼儿多无明显前驱症状,年长儿可有低热、头痛、不适、食欲缺乏等。

3.出疹期

皮疹先出现于躯干和头部,后波及面部和四肢。其特点有以下几点。

(1)皮疹分批出现,可见斑疹、丘疹、疱疹及结痂同时存在,为水痘皮疹的重要特征。开始为红色斑疹,数小时变为丘疹,再数小时发展成椭圆形水疱疹,疱液先清亮后浑浊,周围有红晕。疱疹易破溃,1～2 天后开始干枯、结痂,脱痂后一般不留瘢痕,常伴瘙痒使患儿烦躁不安。

(2)皮疹呈向心性分布,主要位于躯干,其次头面部,四肢较少,为水痘皮疹的另一特征。

(3)黏膜疱疹可出现在口腔、咽、结膜、生殖器等处,易破溃形成溃疡。

4.并发症

以皮肤继发细菌感染常见,少数为血小板计数减少、肺炎、脑炎、心肌炎等。

水痘多为自限性疾病,10 天左右自愈。除上述典型水痘外,可有疱疹内出血的出血型重症水痘,多发生于免疫功能低下者,常因并发血小板计数减少或弥散性血管内凝血而危及生命,病死率高;此外,孕母患水痘可感染胎儿,导致先天性水痘。

(二)辅助检查

1.血常规

白细胞计数正常或稍低,继发细菌感染时可增高。

2.疱疹刮片

可发现多核巨细胞和核内包涵体。

3.血清学检查

补体结合抗体高滴度或双份血清抗体滴度4倍以上升高可明确病原。

(三)治疗原则

1.抗病毒治疗

首选阿昔洛韦,但需在水痘发病后24小时内应用效果更佳。此外,也可用更昔洛韦及干扰素。

2.对症治疗

高热时用退热剂,皮疹瘙痒时可局部用炉甘石洗剂清洗或口服抗组胺药,疱疹溃破后可涂1%甲紫或抗生素软膏,有并发症时进行相应的对症治疗。水痘患儿忌用肾上腺皮质激素。

(四)护理诊断及合作性问题

(1)体温过高:与病毒血症及继发细菌感染有关。

(2)皮肤完整性受损:与水痘病毒引起的皮疹及继发细菌感染有关。

(3)潜在并发症:皮肤继发细菌感染、脑炎、肺炎等。

(4)有传播感染的危险:与患儿排出有传染性的病毒有关。

(五)护理措施

1.维持正常体温

(1)卧床休息至热退,症状减轻;出汗后及时更换衣服,保持干燥。

(2)监测体温,观察热型;高热时可用物理降温或退热剂,但忌用酒精擦浴、口服阿司匹林(以免增加瑞氏综合征的危险);鼓励患儿多饮水。

2.促进皮肤完整性恢复

(1)室温适宜,衣被不宜过厚,以免增加痒感。

(2)勤换内衣,保持皮肤清洁,防止继发感染。

(3)剪短指甲,婴幼儿可戴并指手套,以免抓伤皮肤。

(4)皮肤瘙痒时,可温水洗浴,口服抗组胺药物;疱疹无溃破者,涂炉甘石洗剂或5%碳酸氢钠溶液;疱疹溃破者涂1%甲紫或抗生素软膏防止继发感染,必要时给予抗生素。

3.病情观察

注意观察疱疹溃破处皮肤、精神、体温、食欲,有无咳嗽、气促、头痛、呕吐等,及早发现并发症,予以相应的治疗及护理。

4.预防感染的传播

(1)控制传染源:患儿应隔离至疱疹全部结痂或出疹后7天;密切接触的易感儿隔离观察3周。

(2)切断传播途径:保持室内空气新鲜,托幼机构应做好晨间检查和空气消毒。

(3)保护易感人群:避免易感者接触,对体弱、免疫功能低下及应用大剂量激素者尤应加强保护,应在接触水痘后72小时内肌内注射水痘-带状疱疹免疫球蛋白,可起到预防或减轻症状的作用。

5.健康教育

向家长宣传控制传染源的知识,说明患儿隔离的时间;指导切断传播途径的方法,如通风换气、定期消毒、用物暴晒；指导家长对患儿进行皮肤护理，防止继发感染；加强预防知识教育，流行期间避免易感儿去公共场所。

四、猩红热

猩红热是由A组β溶血性链球菌引起的急性呼吸道传染病，临床以发热、咽峡炎、杨梅舌、全身弥漫性红色皮疹及疹退后皮肤脱屑为特征。多见于3～7岁小儿，少数患儿在病后2～3周可发生风湿热或急性肾小球肾炎。

(一)临床表现

1.潜伏期

一般为2～3天，外科型1～2天。

2.前驱期

起病急，有畏寒、高热、头痛、咽痛、恶心、呕吐等。咽部及扁桃体充血，颈及颌下淋巴结肿大、压痛。

3.出疹期

(1)出疹顺序：发病后1～2天出疹，先耳后、颈部、腋下和腹股沟，然后迅速蔓延至躯干及上肢，最后至下肢，24小时波及全身。

(2)皮疹形态：为弥漫性针尖大小、密集的点状红色皮疹，压之褪色，有砂纸感，疹间无正常皮肤，伴瘙痒。

(3)贫血性皮肤划痕：疹间皮肤以手按压红色可暂时消退数秒钟，出现苍白的手印，为猩红热特征之一。

(4)帕氏线：肘窝、腋窝、腹股沟等皮肤皱褶处，皮疹密集成线压之不退，为猩红热特征之二。

(5)杨梅舌：病初舌面有灰白苔，边缘充血水肿，2～3天后白苔脱落，舌面呈牛肉样深红色，舌乳头红肿突起，称杨梅舌，为猩红热特征之三。

(6)环口苍白圈：口周皮肤与面颊部发红的皮肤比较相对苍白。

4.恢复期

一周后皮疹按出疹顺序开始脱皮，脱屑程度与皮疹轻重一致，轻者呈糠屑样，重者呈大片状脱皮，手、脚呈“手套”“袜套”状。

5.并发症

急性肾小球肾炎、风湿热。

除上述普通型外，还可出现中毒型、脓毒型、外科型猩红热。

(二)辅助检查

1.血常规

白细胞计数增高，中性粒细胞可达80%，严重者可有中毒颗粒。

2.细菌培养

鼻咽拭子培养出A组β溶血性链球菌为诊断的“金标准”。

3.抗链球菌溶血素“O”

滴度明显增高提示A组链球菌近期感染。

(三)治疗原则

1.一般治疗

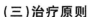

卧床休息,供给充分的水分及营养;保持皮肤清洁,防止继发感染;高热者给予物理降温或退热剂。

2.抗生素治疗

首选青霉素,剂量每天 5 万 U/kg,分 2 次肌内注射,严重感染者 10 万～20 万 U/kg 静脉滴注,疗程7～10天。如青霉素过敏,可选用红霉素、头孢菌素等药物。

(四)护理诊断及合作性问题

(1)体温过高:与细菌感染及外毒素血症有关。

(2)皮肤完整性受损:与皮疹脱皮有关。

(3)潜在并发症:急性肾小球肾炎、风湿热。

(4)有传播感染的危险:与患儿排出有传染性的病原菌有关。

(五)护理措施

1.维持正常体温

(1)卧床休息 2～3 周,出汗后及时更换衣服,保持干燥。

(2)高热时给予物理降温或退热剂,鼓励患儿多饮水,并用生理盐水漱口。

(3)给予营养丰富,易消化的流质、半流质饮食。

(4)遵医嘱使用青霉素抗感染。

2.病情观察

密切观察病情变化,若出现眼睑水肿、少尿、血尿、高血压等,则提示并发急性肾炎;若出现心率增快、心脏杂音、游走性关节肿痛、舞蹈病等,则提示风湿热,均应及时进行相应处理。

3.预防感染的传播

(1)控制传染源:呼吸道隔离至症状消失后 1 周,咽拭子培养连续 3 次呈阴性。有化脓性并发症者应隔离至治愈为止。

(2)切断传播途径:通风换气,并用紫外线消毒,鼻咽分泌物须以 2%～3%氯胺或漂白粉澄清液消毒,患者分泌物所污染的物品,可采用消毒液浸泡、擦拭、蒸煮或日光暴晒等。

(3)保护易感人群:接触者观察 7 天,用青霉素或磺胺类药物预防。

4.健康教育

向其家长宣传控制传染源的知识,说明患儿隔离的时间,不需住院者指导在家隔离治疗;指导切断传播途径的方法,如通风换气、定期消毒、用物暴晒;加强预防知识教育,流行期间避免易感儿去公共场所,托幼机构加强晨间检查。

五、流行性腮腺炎

流行性腮腺炎是由腮腺炎病毒引起的急性呼吸道传染病,临床以腮腺非化脓性肿胀、疼痛为特征,大多有发热、咀嚼受限,并可累及其他腺体及脏器,预后良好。

(一)临床表现

1.潜伏期

一般为 14～25 天,平均 18 天。

2.前驱期

此期可无或很短，一般为数小时至1～2天。可有发热、头痛、乏力、食欲缺乏、恶心、呕吐等症状。

3.腮腺肿胀期

通常一侧腮腺先肿大，2～4天累及对侧，也可双侧同时肿大或始终局限于一侧。腮腺肿大以耳垂为中心，向前、后、下发展，边缘表面热而不红，触之有弹性感，伴有疼痛及压痛，张口、咀嚼、食酸性食物时胀痛加剧。腮腺管口可有红肿，但压之无如液流出。腮腺肿大1～3天达高峰，一周左右消退。颌下腺、舌下腺可同时受累。

4.并发症

脑膜脑炎、睾丸炎及卵巢炎、急性胰腺炎、心肌炎等。

(二)辅助检查

1.血常规检查

白细胞计数正常或稍高，淋巴细胞相对增多。

2.血清及尿淀粉酶测定

90%的患儿发病早期血清及尿淀粉酶增高，常与腮腺肿胀程度平行。血脂肪酶增高有助于胰腺炎的诊断。

3.血清学检查

血清特异性IgM抗体阳性提示近期感染。

4.病毒分离

患儿唾液、脑脊液、血及尿中可分离出病毒。

(三)治疗原则

主要为对症处理。急性期注意休息，补充水分和营养，避免摄入酸性食物；高热者给予物理降温或退热剂；腮腺肿痛严重时可酌情应用止痛药；并发睾丸炎者局部给予冷敷，并将阴囊托起以减轻疼痛；并发重症脑膜脑炎、睾丸炎或心肌炎者可用中等剂量的糖皮质激素治疗3～7天。此外，也可采用中药内外兼治。

(四)护理诊断及合作性问题

1.疼痛

疼痛与腮腺非化脓性炎症有关。

2.体温过高

体温过高与病毒感染有关。

3.潜在并发症

脑膜脑炎、睾丸炎、胰腺炎等。

4.有传播感染的危险

有传播感染的危险与患儿排出有传染性的病毒有关。

(五)护理措施

1.减轻疼痛

(1)饮食护理：给予富营养、易消化的半流质或软食，忌酸、辣、干、硬食物，以免因唾液分泌增多及咀嚼食物使疼痛加剧。

(2)减轻腮腺肿痛：局部冷敷收缩血管，以减轻炎症充血及疼痛；也可用中药，如意金黄散、青黛散调食醋局部涂敷；或采用氦氖激光局部照射。

(3)口腔护理：用温盐水漱口，多饮水，以保持口腔清洁，防止继发感染。

2.降温

监测体温，高热者给予冷敷、温水擦浴等物理降温或服用适量退热剂；发热伴有并发症者应卧床休息至热退；在发热早期遵医嘱给予利巴韦林、干扰素或板蓝根颗粒等抗病毒治疗；鼓励患儿多饮温开水以利汗液蒸发散热。

3.密切观察病情，及时发现和处理并发症

(1)若患儿出现高热、头痛、呕吐、颈强直、抽搐、昏迷等，则提示已发生脑膜脑炎，应立即行脑脊液检查，并给予降低颅内压、止惊等处理。

(2)若患儿出现睾丸肿胀疼痛，提示并发睾丸炎，可用丁字带托起阴囊消肿，局部冰袋冷敷止痛。

(3)若患儿出现上腹痛、发热、寒战、呕吐、腹胀、腹泻等，则提示并发胰腺炎，应给予禁食、胃肠减压等处理。

4.预防感染的传播

(1)控制传染源：呼吸道隔离至腮腺肿大消退后 3 天；密切接触的易感儿隔离观察 3 周；流行期间应加强托幼机构的晨检。

(2)切断传播途径：居室应空气流通，对患儿呼吸道分泌物及其污染物应进行消毒。

(3)保护易感人群：易感儿接种减毒腮腺炎活疫苗。

5.健康教育

向其家长宣传控制传染源的知识，说明患儿隔离的时间，不需住院者指导在家隔离治疗。指导切断传播途径的方法，如通风换气、定期消毒、用物暴晒；加强预防知识教育，流行期间避免易感儿去公共场所，托幼机构加强晨间检查；指导患儿家长学会观察病情，有并发症时应即时就诊，并介绍减轻疼痛的方法。

六、中毒型细菌性痢疾

中毒型细菌性痢疾是急性细菌性痢疾的危重型，是由志贺菌属引起的肠道传染病，起病急骤，临床以突然高热、反复惊厥、嗜睡、迅速发生休克和昏迷等为特征，病死率高，必须积极抢救。

(一)临床表现

潜伏期多为数小时至 1～2 天。起病急骤，数小时内即可出现严重中毒症状，如高热(可达 40 ℃)、惊厥、休克、昏迷等，腹泻、解黏液脓血便、里急后重等肠道症状往往在数小时或十几小时后出现，故常被误诊为其他热性疾病。根据其临床表现分为以下四型。

1.休克型(皮肤内脏微循环障碍型)

主要表现为感染性休克。患儿出现精神萎靡、面色苍白或发灰、四肢厥冷、脉搏细速、皮肤花纹、血压下降、心音低钝、少尿或无尿等。

2.脑型(脑微循环障碍型)

主要表现为颅内压增高、脑水肿和脑疝。患儿出现头痛、呕吐、嗜睡、血压增高、反复惊厥、昏迷等；严重者出现脑疝，表现为两侧瞳孔大小不等、对光反射迟钝或消失，呼吸节律不齐，甚至呼吸停止。此型较重，病死率高。

3.肺型(肺微循环障碍型)

主要表现为呼吸窘迫综合征。以肺微循环障碍为主,此型少见,常由休克型或脑型发展而来,病情危重,病死率高。

4.混合型

上述两型或三型同时或先后出现,最为凶险,病死率更高。

(二)辅助检查

1.血常规

白细胞计数及中性粒细胞量增高,可见核左移。有弥散性血管内凝血时,血小板计数减少。

2.大便常规

有黏液脓血便者,镜检可见大量脓细胞、红细胞和吞噬细胞。尚无腹泻的早期患者,可用生理盐水灌肠后做大便检查。

3.大便培养

分离出志贺菌属痢疾杆菌,有助于确诊。

4.免疫学检测

可用免疫荧光抗体等方法检测大便得细菌抗原,有助于早期诊断,但应注意假阳性。

5.血清电解质及二氧化碳结合力

测定血钠、血钾及二氧化碳结合力等多偏低。

(三)治疗原则

1.对症治疗

高热时用物理、药物或亚冬眠疗法降温;惊厥者给予地西泮、苯巴比妥钠、10%水合氯醛等止惊。

2.控制感染

选用两种痢疾杆菌敏感的抗生素静脉滴注。常用阿米卡星、头孢哌酮、头孢噻肟钠、头孢曲松钠等。

3.抗休克治疗

扩充血容量,纠正酸中毒,维持水、电解质及酸碱平衡;在充分扩容基础上应用多巴胺、酚妥拉明等血管活性药物改善微循环;及早应用地塞米松静脉滴注。

4.降低颅内压,防治脑水肿及脑疝

首选20%甘露醇,每次0.5~1 g/kg,每6~8小时1次,必要时应与利尿剂交替使用。呼吸衰竭时应保持呼吸道通畅,给予吸氧及呼吸兴奋剂,使用人工呼吸器。

(四)护理诊断及合作性问题

1.体温过高

这与痢疾杆菌感染及内毒素血症有关。

2.组织灌注量改变

这与机体高敏状态和毒血症致微循环障碍有关。

3.潜在并发症

颅内压增高。

4.有皮肤完整性受损的危险

这与腹泻时大便刺激臀部皮肤有关。

5.有传播感染的危险

这与患儿排出有传染性的细菌有关。

(五)护理措施

1.降低体温

保持室内通风,卧床休息;监测体温变化,高热时给予物理降温或药物降温,持续高热不退甚至惊厥者采用亚冬眠疗法,控制体温在 37 ℃左右;遵医嘱给予敏感抗生素,控制感染;供给富营养、易消化流质或半流质饮食,多饮水,促进毒素排出。

2.维持有效的血液循环

每 15～30 分钟监测生命体征 1 次,观察神志、面色、肢端肤色、尿量等;休克患儿应迅速建立静脉通道,遵医嘱用 2∶1 等张含钠液、右旋糖酐-40 等扩充血容量,给予抗休克治疗,并保证输液通畅,维持水、电解质及酸碱平衡;患儿取平卧位,适当保暖,以改善周围循环。

3.降低颅内压、控制惊厥,防治脑水肿及脑疝

(1)遵医嘱用 20%甘露醇降低颅内压,必要时配合使用呋塞米及肾上腺皮质激素,以减轻脑水肿、防止脑疝发生。

(2)遵医嘱用地西泮、苯巴比妥钠、10%水合氯醛等止惊,并注意防止外伤和窒息。

(3)密切观察病情变化,当出现两侧瞳孔不等大、对光反射迟钝或消失,呼吸节律不规则,甚至呼吸停止时,应考虑脑疝及呼吸衰竭的存在,立即用脱水剂快速降颅内压,同时保持呼吸道通畅,给予吸氧和呼吸兴奋剂,使用呼吸机维持呼吸。

4.预防疾病的传播

(1)控制传染源:患儿应消化道隔离至症状消失后 1 周或大便培养 3 次阴性;密切接触者应隔离观察 7 天;对饮食行业及托幼机构的工作人员应定期做大便培养,及早发现带菌者并积极治疗。

(2)切断传播途径:加强对饮食、饮水、粪便的管理及消灭苍蝇;加强卫生教育,注意个人卫生和饮食卫生,如饭前便后洗手、不喝生水、不吃变质及不洁食品。

(3)保护易感人群:痢疾流行期间口服痢疾减毒活菌苗。

5.健康教育

向其家长宣传控制传染源的知识,说明患儿隔离的时间;指导切断传播途径的方法,对患儿的排泄物及污染物进行消毒;加强预防知识教育,注意饮食卫生,不吃生冷及不洁食品,养成饭前便后洗手的良好卫生习惯。

(李晶晶)

第十八章 皮肤科护理

第一节 细菌性皮肤病

细菌性皮肤病主要是由化脓性球菌感染或杆菌感染引起的。化脓性球菌感染引起的皮肤病有脓疱疮、毛囊炎、疖、痈、丹毒等；杆菌感染引起的皮肤病有麻风病、皮肤结核病、类丹毒等。细菌性皮肤病可以通过接触方式传播，感染后的症状与细菌数量、毒力、机体免疫功能有关。

本节介绍常见的细菌性皮肤病：丹毒、脓疱疮、麻风的护理。

一、丹毒

丹毒是皮肤或皮下组织内淋巴管及其周围软组织的急性炎症，成人好发于下肢和面部，婴儿好发于腹部。其临床表现为起病急，局部出现界限清楚、水肿性红斑，颜色鲜红，并稍隆起，压之褪色，皮肤表面紧张炽热，迅速向四周蔓延，有烧灼样痛，伴高热、畏寒及头痛等前驱症状。鼻部炎症、抠鼻、掏耳、足癣等因素是丹毒的常见诱因，若细菌潜伏于淋巴管内，当机体抵抗力低下时，易反复发作，为复发性丹毒。

(一)一般护理

(1)患者应安排单间，限制探视及陪住人员，并限制患者间的相互接触，避免传染，实施接触性隔离。

(2)保持室内空气新鲜，按时通风，每天空气消毒 2 次。墙面、地面及用物等均应使用含氯消毒剂每天擦拭 1 次，床单位及被服保持整洁，用物专人专用。医护人员勤洗手。正确处理器械和敷料等，严格落实消毒隔离措施。

(3)选择营养丰富、清淡易消化的高热量饮食为主，包括糖类、优质蛋白、各种维生素等，多饮水，每天 2 000 mL，忌食辛辣腥发刺激性食物，戒烟、戒酒。

(4)给予适当卧位，抬高患处，避免局部压迫受累。小腿部丹毒应抬高患肢，肿胀明显时抬高患肢 30～45 cm；颜面部丹毒患者应取半卧位，患处朝上；急性期应卧床休息，满足生活所需，协助患者床上活动，促进血液循环。

(5)积极治疗全身性疾病，如糖尿病、结核、慢性肾炎、营养不良、血液病等；查找病因并治疗耳、鼻、足部的感染灶。

(6)保持良好的情绪，充足的睡眠，大便通畅，有助于疾病恢复。

(7)每天测量生命体征，暂且观察体温变化。

(二)专科护理

1.皮损护理

(1)每天检查患者皮损情况，保持皮肤、黏膜的完整及清洁，用无菌生理盐水清洁皮损，每天2次。

(2)局部肿胀、疼痛者，可用0.1%依沙吖啶溶液、50%硫酸镁溶液冷湿敷；也可使用冰袋冷敷，适用于炎症早期；或行微波热疗，适用于中、后期。

(3)水疱形成时，按“疱液抽取法”处理，严格执行无菌操作。

(4)皮下脓肿形成时，应切开引流，及时换药，并遵医嘱外用抗菌药物软膏，如0.5%新霉素软膏、达维邦或莫匹罗星软膏等。

2.病情观察及护理

(1)密切观察患者体温变化，有无畏寒、头痛、恶心、呕吐等前驱症状，高热患者应对症治疗。

(2)观察皮损发生的部位、面积大小、深度、颜色、皮肤温度、有无水疱、脓疱及疱液的性质，有无自觉症状，如瘙痒、疼痛等。典型皮损表现为水肿性红斑，界限清楚，表面紧张发亮，迅速向四周扩大，在红斑基础上可发生水疱、大疱或脓疱，病情多在4～5天达高峰，消退后局部可留有轻度色素沉着及脱屑。

(3)观察皮损发展情况：①坏疽型丹毒，皮损炎症深达皮下组织并引起皮肤坏疽。②游走型丹毒，皮损一边消退，一边发展扩大，呈岛屿状蔓延。③复发型丹毒，皮损于某处多次反复发作。

(4)观察患者有无全身中毒症状，有无局部淋巴结肿大、皮下脓肿、皮肤坏疽等伴随症状，观察局部有无红肿、疼痛情况。

(5)了解化验结果，如白细胞总数、中性粒细胞数等，观察尿的颜色、性状、量，有无肾炎、败血症等并发症。

(6)婴儿应加强观察，避免发生高热惊厥。

(7)下肢慢性反复发作性丹毒应注意观察有继发性淋巴水肿。

3.用药护理

(1)遵医嘱用药，不能擅自增、减、改、停药。

(2)全身治疗首选青霉素，使用前首先要详细询问患者过敏史，做青霉素过敏试验，有过敏史者及药物过敏试验阳性者禁用，同时备好抢救设备、用物及药品。青霉素液须现用现配，注意药物间的配伍禁忌，青霉素有增强抗凝药药效的作用。注意观察用药反应，大剂量青霉素治疗者要注意有无神经症状、出血、溶血、水及电解质平衡紊乱、酸碱平衡紊乱及肝肾功能异常等。

(3)如青霉素过敏者可用红霉素，注意观察胃肠道反应，有无恶心、呕吐、腹部不适，告知患者饭后30分钟服用此药。输液时应加强观察，避免药液渗出，大剂量长时间给药时，应注意观察患者的听力、肝、肾功能情况，有无心律失常、口腔、阴道念珠菌感染等。

(4)应用磺胺类药物时，应注意观察肝、肾功能及血液系统情况，有无中枢系统症状等。

(5)复发性丹毒应以间歇小剂量抗菌药物长时间维持治疗。

4.疼痛护理

(1)协助患者取舒适体位，提供舒适、整洁的床单位，安静、通风、温湿度及采光适宜的环境。

(2)进行护理操作前，向患者耐心、细致地做好解释，促使患者身心舒适，有利于减轻疼痛。

(3)缓解或解除疼痛的方法:抬高患肢,减少下床活动;炎症早期,可局部使用冷敷法缓解疼痛,必要时遵医嘱使用药物止痛。

(4)做好患者的心理疏导,讲解疾病的特点、病程及预后,减轻患者的心理负担。

(5)教会患者分散注意力的疗法,如读书、看报、听音乐、与人聊天等,缓解疼痛。

5.心理护理

了解患者日常的生活习惯,观察患者言行,倾听患者主诉,评估患者心理,满足患者生活需要,呼叫器置患者床旁,多巡视,合理安排锻炼及社交活动,营造良好的住院环境,增加患者的舒适度,使患者信任医护人员,积极配合治疗,早日康复。

(三)健康教育

(1)指导患者养成良好的卫生习惯,保持皮肤清洁,避免搔抓。面部丹毒应避免和纠正挖鼻、掏耳习惯,根治足癣有利于预防下肢丹毒。

(2)指导患者养成规律的生活习惯,注意休息,避免过度劳累。

(3)按时、按疗程用药,避免自行减量、停药,病情复发应及时就医。

(4)避免丹毒的诱发因素,如有鼻孔、外耳道、耳垂下方、肛门、阴茎损伤、趾间裂隙或外伤等应积极处理并保持患处清洁。

(5)指导患者保持全身皮肤清洁,有静脉曲张者,穿医用弹力袜,糖尿病患者应每天检查双足,避免足部外伤、烫伤及冻伤等。

二、脓疱疮

脓疱疮,俗称"黄水疮",是一种化脓球菌传染性皮肤病。特征为发生丘疹、水疱或脓疱,易破溃而结成脓痂,接触传染,蔓延迅速,夏秋季儿童(2~7岁)多见,易流行。本病分为两型:大疱型脓疱疮和非大疱型脓疱疮,后者也称接触性脓疱疮,传染性强于前者。

(一)一般护理

(1)患者应安排单间,限制探视及陪住人员,实施接触性隔离,避免传染他人。

(2)病室安静、温湿度适宜,每天定时通风,空气消毒2次。墙面、地面及用物等均应使用含氯消毒剂擦拭,每天2次,床单及被服保持整洁,用物专人专用,定时消毒更换。医护人员勤洗手,正确处理器械和敷料等,严格落实消毒隔离措施。

(3)保持床单整洁,床单平整、清洁、干燥、无杂屑;保护皮肤清洁、完整,避免搔抓,协助患儿剪短指甲,必要时戴手套;选择宽松、棉质衣物。

(4)每天测量生命体征,密切观察体温、呼吸变化。

(5)选择营养丰富、清淡易消化的高热量饮食,包括糖类、优质蛋白、各种维生素等,同时加强水分和电解质的补充。避免食用辛辣腥发刺激性食物。

(6)母乳喂养时,母亲应忌食辛辣腥发刺激性食物,将奶挤出后用奶瓶喂哺患儿,防止乳母被传染。

(二)专科护理

1.皮损护理

(1)疱液澄清、疱壁未破时可每天涂擦炉甘石洗剂5~6次。

(2)脓疱处理按"疱病清创法"清除脓液、痂皮等分泌物,外涂抗菌药物。

(3)脓疱结痂时应用1∶5 000高锰酸钾溶液清洁创面,0.1%依沙吖啶溶液湿敷,外涂抗菌药物如0.5%新霉素软膏，浸软痂皮后再剪除痂皮，不要强行剥离。

(4)创面渗出较多时，使用糊剂外涂。

(5)注意局部清洁，保护创面，避免搔抓或摩擦，避免患儿哭闹，防止患儿剧烈运动，以免扩散。

(6)加强患儿眼、口、鼻的护理，及时清理分泌物。

2.病情观察

(1)观察皮疹发生的部位、大小、类型、颜色、有无水疱、脓疱及疱液的性质、侵犯面积、有无渗出、糜烂、尼氏征阳性(尼氏征又称棘层细胞松解现象检查法)，有四种阳性表现：①手指推压水疱一侧，水疱沿推压方向移动。②手指轻压水疱顶，疱液向四周移动。③稍用力在外观正常皮肤上推擦，表皮即剥离。④牵扯破损的水疱壁时，可见水疱周边的外观正常皮肤一同剥离)，有无新生皮疹、抓痕伴痒等情况。

接触性传染性脓疱疮，本病可发生于任何部位，以面部等暴露部位多见。皮损初起为红色斑点或小丘疹，迅速转变为脓疱，有明显的红晕、疱壁薄、易破溃、糜烂，脓液干燥后形成蜜黄色厚痂。

深脓疱疮，好发于小腿或臀部，皮损初起为脓疱，逐渐向皮肤深部发展，表面有坏死和蛎壳样黑色厚痂，红肿明显，去除痂后可见边缘陡峭的蝶状溃疡，自觉疼痛明显。

大疱性脓疱疮，好发于面部、躯干和四肢。皮损初起为米粒大小水疱或脓疱，迅速变为大疱，疱液先清澈后浑浊，疱壁先紧张后松弛，直径 1 cm 左右，疱内可见半月状积脓，红晕不明显，疱壁薄，易破溃形成糜烂结痂，痂壳脱落后留有暂时性色素沉着。

新生儿脓疱疮，发生于新生儿的大疱性脓疱疮，皮损为广泛分布的多发性大脓疱，尼氏征阳性，疱周有红晕，破溃后形成红色糜烂面。

葡萄球菌烫伤样皮肤综合征，多累及出生后 3 个月内的婴儿，起病前常伴有上呼吸道感染或咽、鼻、耳等处的化脓性感染，皮损常于口周和眼周开始，迅速波及躯干及四肢。特征性表现为在大片红斑基础上出现松弛性水疱，尼氏征阳性，皮肤大面积剥脱见潮红的糜烂面，似烫伤样外观，手足皮肤呈手套、袜套样剥脱，口周可见放射状裂纹，无口腔黏膜损害，皮损有明显疼痛和触痛。

(2)观察患者全身症状，有无咳嗽、咳痰、呼吸困难等肺炎表现；观察意识、精神状况，有无头痛、呕吐、精神萎靡等脑膜炎症状；有无咽痛前驱症状。有无全身中毒症状伴淋巴结炎，易并发败血症、肾小球肾炎。

(3)密切监测生命体征，注意体温变化，如超过 39 ℃时，遵医嘱应做血培养，以便及早发现脓毒血症，及时处理，观察尿的颜色、性状和量，以便于及早发现并处理急性肾小球肾炎症状。

3.用药护理

(1)遵医嘱用药，禁忌乱用药。

(2)外用药涂擦前，要清洁皮损处的分泌物及残余药物。

(3)痂皮厚时，先涂擦硼酸软膏，再以消毒液状石蜡去除脓痂，最后涂擦抗菌药物，有利于药物吸收。

(4)皮损面积大或有全身症状者，可选用抗菌药物如红霉素、青霉素等，应注意有无变态反应及其他药物不良反应发生，并根据药敏试验结果选用敏感性高的抗菌药物。

(三)健康教育

(1)幼儿园如有发病应及时隔离治疗，衣服、被褥、毛巾、用具、玩具、换药物品应严格消毒。

(2)告知患儿及家属不宜进入公共场所。

(3)告知患儿家属皮肤护理的方法及注意事项,如涂擦法、湿敷法。

(4)开展卫生宣教,注意个人卫生,保持皮肤清洁,及时治疗瘙痒性皮肤病,如痱子常是本病的前奏,防治痱子对预防本病很重要。

(5)出院后患儿家里所有的衣物均应消毒处理,可采用日晒、煮沸。

三、麻风

麻风是由麻风分枝杆菌引起的一种慢性传染病,主要侵犯人的皮肤、周围神经,如不及时治疗也可损害眼睛、肝、脾、睾丸及淋巴结等。早期就可因神经损害发生残疾和畸形,使其不同程度地丧失劳动和生活能力,麻风杆菌可自健康人破损的皮肤进入机体,这是传统认为麻风重要的传播方式,目前认为带菌者咳嗽或打喷嚏时的飞沫或悬滴经过健康人的上呼吸道黏膜进入人体。

(一)一般护理

(1)消毒与隔离:①实施接触传播和飞沫传播的隔离,建立麻风病房来切断传播途径,控制麻风传播。②焚烧污染的敷料,其他物品可通过煮沸、高压蒸汽、福尔马林熏蒸、紫外线照射等疗法进行消毒处理。③医护人员应加强个人防护,严格遵守操作规程,接触患者需戴口罩、帽子、手套,穿隔离服。

(2)给予高热量、高维生素、低脂和易消化的饮食,加强营养,有利于创面愈合,避免辛辣刺激性食物。

(3)密切观察体温、脉搏、呼吸、血压、皮损、疼痛、肢体活动等情况,发现异常,及时报告医师,配合处置。

(4)评估患者自理能力,加强生活护理,实施安全措施。

(5)患者住处要通风良好,环境清洁,及时消火蚊虫,避免蚊虫叮咬。

(二)专科护理

1.皮损护理

(1)保护手足皮肤,日常给予温水浸泡,油脂涂擦,湿润和软化皮肤,防止胼胝、裂口。

(2)足底红肿压痛或溃疡者应避免行走,让患肢抬高,卧床休息。愈合后应穿足部防护鞋

(3)单纯性溃疡可用生理盐水、3%过氯化氢溶液清洗局部,消毒凡士林纱布保护创面,用无菌纱布包扎,每2~3天换1次药,若溃疡伴大量渗出时,应每天换药。

(4)感染性溃疡应用抗菌药物控制感染,局部用过氧化氢溶液浸泡后,清除分泌物及坏死组织,外用抗感染药物,无菌纱布包扎,每天换药1次。

(5)久治不愈或复发的顽固性溃疡,感染控制后用无菌方法进行扩创,也可根据病情给予手术治疗。

(6)有水疱时,按“疱液抽取法”处理。

(7)睾丸附睾炎的护理:卧床休息,用悬吊或男性保护隔离带托起阴囊,保持局部清洁、干燥,遵医嘱使用止痛剂或糖皮质激素。

2.睫状体炎的护理

(1)眼部受累可用阿托品和泼尼松眼药水或抗菌眼药膏交替滴眼或涂眼,每天1~2次。

(2)局部热敷可促进血液循环,减轻疼痛,促进炎症吸收。

(3)倒睫患者勿用手和不洁毛巾等揉眼睛,轻者可为其拔出倒睫,重者需进行手术治疗。

(4)监测患者的眼压,以防发生糖皮质激素性青光眼。

3.观察与护理

(1)观察皮损的大小、数量、颜色、面积、形状、累及范围及自觉症状。①未定类麻风:早期表现轻微,常被忽视,典型皮损为单个或数个浅色斑或淡红色斑。光滑无浸润,呈圆形、椭圆形或不规则形,局部轻、中度感觉障碍,神经症状较轻,可有浅神经粗大。②结核样型麻风:皮损常局限,数目少,不对称累及面、肩、四肢、臀等少汗易受摩擦部位,典型皮损为较大的红色斑块,境界清楚或稍隆起,表面干燥粗糙,汗毛脱失,可覆盖鳞屑,可摸到粗硬的皮神经,可致神经功能障碍,伴有明显的感觉和出汗障碍、肌肉萎缩、运动障碍及畸形,一般不累及黏膜、眼和内脏器官。③瘤型麻风:早期皮损为浅色、浅黄色或淡红色斑,边界模糊,广泛对称分布于四肢伸侧、面部和躯干等,浅感觉正常或稍迟钝,有蚁行感,鼻黏膜可见充血、肿胀或糜烂。中期皮损分布广泛、浸润明显,四肢呈套状麻木,眉、发脱落明显,周围神经普遍受累,可产生运动障碍和畸形,足底可见营养性溃疡,淋巴结、肝、脾大,睾丸也可受累。晚期皮损呈深在性、弥漫性浸润,常伴暗红色结节,双唇肥厚,耳垂肿大,形如狮面,毛发脱落。④麻风反应:病程中突然原有皮损或神经炎加重,出现新的皮损和神经损害,并伴有畏寒、发热、乏力、全身不适、食欲减退等症状。神经肿痛的患肢应休息、保暖,必要时夹板固定。

(2)观察足部情况,有无足底红肿压痛或破溃发生。保持皮肤清洁,加强足部护理,根据脚形选择合适的胶鞋或布鞋,新鞋每天穿不超过 2 小时,避免远行,足底变形者要学会走鸭步,以避免足底滚动,用足底起落于地面。指导患者每晚用温水浸泡足部 30 分钟,促进血液循环,再涂擦油膏保护皮肤。

(3)观察眼部情况,有无充血、流泪和分泌物增多、视力下降、睑裂闭合不全等情况。注意用眼卫生,避免强光刺激,劳动时戴防护镜,防止异物进入眼内。

(4)观察周围神经受损情况,浅感觉障碍的程度:①通常温觉障碍发生最早,痛觉次之,触觉最后丧失。②有无肌肉萎缩或瘫痪所致的运动障碍,容貌损毁。③有无营养障碍所致的皮肤干燥、萎缩、脱毛、手足骨质疏松或吸收,形成畸形。④有无手足发绀、温度降低、肿胀等循环障碍。⑤有无出汗障碍。⑥注意保暖,慎用取暖用品,防止烫伤,避免外伤,洗浴后给予涂擦保湿剂滋润皮肤,防止干燥。肌肉关节局部按摩,适当进行活动锻炼,以促进循环,防止萎缩。

4.用药的护理

本病以内用药物治疗为主,采用联合化疗和麻风反应的治疗。世界卫生组织推荐联合化疗(MDT)治疗麻风病。

(1)MDT 治疗方案及药物的不良反应观察及护理。①多菌型成人:利福平 600 mg 每月 1 次,氨苯砜 100 mg 每天 1 次,氯法齐明 300 mg 每月1 次或 50 mg 每天 1 次,疗程 24 个月。②少菌型成人:利福平 600 mg 每月 1 次,氨苯砜 100 mg 每天 1 次,疗程 6 个月。极少数患者服用氨苯甲砜(DDS)1 个月左右可发生药疹。如呈麻疹样、猩红热样皮炎,严重时伴高热、蛋白尿。出现上述症状应立即通知医师,停用 DDS。鼓励患者多饮水,加强排泄,给予高蛋白、高热量、高维生素饮食。患者服用利福平(RFP)2～3 个月后,可出现一过性丙氨酸氨基转移酶升高,严重时可出现黄疸,因此,使用 RFP 应定期做肝功能检查,明显异常者应停药。服用氯法齐明后易引起皮肤干燥、红染,肤色可呈棕红至紫黑色和鱼鳞样改变,影响患者外貌;大剂量使用有消化道症状和腹痛。护士要做好解释工作,随着病情的好转,色素沉着会逐渐减轻,停药后半年左右即消退,不必过于忧虑,但应注意避光,外出时应着长袖衣裤,戴帽或打伞,每次沐浴后涂擦维生素油膏或润肤膏。

(2)麻风反应的治疗,首选糖皮质激素,长期使用糖皮质激素的患者,注意观察疗效和不良反应。

5.神经痛的护理

(1)理疗或冰袋冷敷可缓解神经疼痛。

(2)必要时遵医嘱给予镇痛剂,麻醉药不可滥用,疼痛剧烈时可给予吗啡或哌替啶制剂,应注意成瘾性。

(3)肢体发生急性神经炎时,应予吊带、石膏或支架固定,使之处于休息状态,疼痛减轻或消失后,应尽早进行功能锻炼,避免关节僵直或挛缩。

6.假肢的自我护理

(1)初用假肢时残端易起水疱,在接受腔内垫柔软的衬垫,减少摩擦,应坚持用假肢,使残端皮肤角化,增加耐磨力。

(2)教会患者每晚检查残端有无红肿、擦伤及水疱,清洗残端,涂擦油脂并按摩片刻,以保护皮肤。

(3)开始使用假肢时可借助拐杖,两腿原地交替承重进行基本步态的训练,直至能单足站立平衡为止。迈步训练,应先迈健肢,慢行。

7.心理护理

由于长期的社会偏见和恐惧,患者往往会讳疾忌医,甚至产生逆反心理和行为,护士应多与患者沟通、交谈,改变患者不正确的认知、不良的心理状态,调整患者情绪,调动主观能动性,树立战胜疾病的信心,以良好的心理接受治疗及护理。

(三)健康教育

(1)宣传麻风病的科学知识及其病情、诊断和处理,使患者对麻风病有正确的了解,早期发现、早期治疗,认识本病及其发生的反应是可防可治的。

(2)鼓励患者正确对待社会上客观存在的不同程度的偏见,做到自尊、自重、自强、自立,树立与疾病做斗争的信心

(3)向新患者说明暂时勿去、少去公共场所,外出戴口罩。

(4)遵守联合化疗的要求,按时、足量、规则服药,及时复诊。

(5)根据既往患病史、检查结果及过敏史进行相关知识宣教。

(6)注意手、足、眼的自我护理,加强麻木肢体的功能恢复锻炼。

(7)向患者说明治疗后,一旦出现任何问题或疑问,应及时到当地诊治机构检查或咨询。

(张　迪)

第二节　真菌性皮肤病

真菌病是由真菌感染引起的疾病。真菌喜温暖潮湿,生长最适温度为 22～36 ℃,相对湿度 95%～100%,pH 5.0～6.5。真菌耐寒不耐热,在 100 ℃左右,大部分真菌死亡,但在低温条件下(−30 ℃)可长期存活,与疾病有关的真菌主要有皮肤癣菌、酵母菌和霉菌 3 种,它们在临床上引起两大类真菌性皮肤病,即浅部真菌病和深部真菌病。

本节介绍深部真菌病、浅部真菌病和黏膜念珠菌病的护理。

一、深部真菌性皮肤病

酵母菌和霉菌主要侵犯真皮、皮下组织及内脏器官引起深部真菌病，临床上通常按菌种命名，如孢子丝菌病、念珠菌病等。

(一)一般护理

(1)安排患者单独病室，实施接触性隔离，减少探视人员，避免交叉感染。医护人员进入病室及各项操作时，应戴帽子、口罩、手套，必要时穿隔离衣，做好防护。

(2)保持室内空气清新，温湿度适宜，定时通风换气，注意保暖。

(3)患者用物严格按照消毒隔离原则处理，每天 2 次用含氯消毒液擦拭物体表面和地面；空气消毒，每天 2 次。

(4)对于老年体弱、低蛋白血症、免疫功能低下和严重营养不良的患者，应加强保护措施，严格执行无菌操作原则。

(5)对于有严重基础疾病的患者，尤其对留置各种导管的患者，做真菌培养时，应同时做药敏试验，护理上应加强对导管的监测、预防感染。

(6)床单位整洁，及时更换病服，使用后按消毒隔离原则灭菌消毒。

(7)宜选择清淡饮食，加强营养，忌食辛辣、刺激性食物，戒烟、戒酒。

(8)每天监测生命体征，注意体温变化。

(9)注意个人卫生，保持皮肤清洁。

(二)专科护理

1.躯干四肢的皮损护理

(1)严格按无菌操作原则进行皮损的清创与换药。

(2)取新鲜创面和坏死组织接壤处的组织送真菌培养并做病理检查。

(3)伤口创面局部用 2%过氧化氢棉球和 0.5%无菌聚维酮碘棉球擦洗。

(4)红外线照射，每次 30 分钟，每天 1 次。

(5)0.2%两性霉素 B 溶液湿敷 20 分钟后，以无菌干纱布包扎固定，每天 1 次。

2.口鼻黏膜的护理

(1)观察、评估患者的疼痛情况，使用小手电筒及压舌板检查，每天评估记录口鼻黏膜变化，包括破溃黏膜局部的动态变化以及渗出物的颜色和性状。

(2)口鼻黏膜溃疡、穿孔的护理。①指导患者少食多餐，给予半流食或软食，细嚼慢咽，防止食物从上颌穿孔处进入鼻腔，引起窒息。②指导患者餐后用 2.5%碳酸氢钠溶液漱口，建立口腔碱性环境。漱口时以含漱为主，切勿用力，防止漱口液由穿孔处反流入鼻腔引起误吸。

3.呼吸道的护理

(1)肺部真菌感染患者咳嗽、咳痰明显，甚至出现大咳血，要评估肺部感染程度，如痰液量、性状、颜色，咳血量并进行痰培养。

(2)密切观察患者呼吸模式、频率的变化及血氧饱和度、胸片的情况，听取患者的主诉。

(3)肺部真菌感染者，遵医嘱给予氧气吸入 3 L/min，吸氧时在鼻周垫小棉块，使用双鼻导管吸氧；若患者鼻周破溃明显，宜使用面罩吸氧 6～8 L/min。

(4)保持呼吸道通畅，每天遵医嘱用 0.9%氯化钠溶液 2 mL＋复方异丙托溴铵溶液 2.5 mL，每 12 小时雾化吸入治疗，雾化后拍背，协助患者进行痰液体位引流，帮助患者排痰。

4.输液管路的护理

(1)两性霉素 B 是治疗深部真菌毛霉病的最佳药物。长期使用易诱发静脉炎，需注意观察输液管路是否畅通。

(2)每次输液前要观察穿刺部位有无感染、红肿、渗液、疼痛，针头有无脱出。

(3)输液时严格无菌操作避免感染。

(4)指导患者保持输液穿刺处清洁干燥，不要擅自撕去贴膜。避免输液侧肢体剧烈活动或过度屈伸、持重。

5.病情观察

(1)密切监测生命体征及生化指标，高热者给予物理降温，必要时，遵医嘱使用退热药物。

(2)观察皮损有无感染、糜烂、渗出等，观察面部皮肤感染者有无容貌损毁现象发生。

(3)曲霉病应密切观察有无肺部受累，有无咳嗽、咳痰、咯血、气喘、呼吸困难等表现，有无皮肤损害，还应注意眼、耳、鼻、脑、消化系统、心血管系统、泌尿生殖系统有无感染，儿童应注意有无骨髓炎的症状。

(4)毛霉病应密切观察有无鼻部、脑部受累，表现为头痛、鼻部疼痛、充血、流血清样或黑褐色鼻涕、中枢神经系统症状等，累及肺部有咳嗽、胸痛、咯血等表现，累及胃肠道有腹痛、胃痛、胃溃疡、腹泻、血便、呕吐物为咖啡色等表现，观察皮肤有无新生皮疹，初期为痛性结节，逐渐扩大，以后中央溃疡、结焦痂和坏死等变化。

(5)孢子丝菌病应密切观察皮肤、骨、眼、肝、脾、肾、肺及脑部变化。

(6)着色芽生菌病观察皮损发生的部位，常见足、小腿和手臂。观察局部皮损痂下有无脓液溢出，肉芽之间有无脓栓，有无继发细菌感染或溃疡；有无疣状皮肤结核样、梅毒树胶肿样、银屑病样、足菌肿或象皮肿样皮损；有无侵及黏膜、甲周、甲板等表现；有无周围淋巴管播散、卫星状皮损及泛发性皮损表现；关节部位皮损受累可造成关节强直畸形、肌肉萎缩、骨质疏松等继发损害，应注意观察。

6.两性霉素 B 用药护理

(1)药物的保存：要求低温 2～8 ℃储存，禁止冷冻。在保存和输注过程中保证处于避光状态并现用现配。

(2)药物的配制：50 mg 瓶装两性霉素 B 用 10 mL 无菌注射用水溶解后加入 5%葡萄糖 500 mL中输注。防止药物效价降低。不可与生理盐水或其他药物接触，此药分子量大，应使用单独的不带过滤网的避光输液管。

(3)药物的滴速：严格控制滴速，防止因药物输注过快而导致患者血压下降：一般初次使用时滴速为6～8 滴/分，使用过程中严密观察血压变化，待患者静脉输注药液 1 周后如血压无明显变化。可适当增加速度，但一般不宜超过 15 滴/分。

(4)药物不良反应观察：①发热、寒战、低血压及心动过速是常见不良反应，通常在开始输药后1～3 小时出现，护士遵医嘱在用药前 30 分钟应给予对乙酰氨基酚口服预防发热、寒战，鼓励患者适当增加饮水量。②恶心、呕吐、腹泻、食欲缺乏也较常见。严重不良反应有肾毒性、肝毒性、骨髓抑制等。③肾毒性较常见可出现蛋白尿和管型尿。在用药期间密切观察肾功能情况，准确记录出入液量，测量尿比重；定期对肝功能、肾功能、血清电解质、血常规、凝血酶原反应时间等进行监测。④保护静脉血管：输注两性霉素 B 时一条静脉在输注 2 次后几乎无法使用，且第 2 次使用后渗漏率明显升高。尽可能从远端小血管逐级向上使用，并尽量避免重复使用同一条静脉血管，避免药液渗出，如发生药液渗出应积极进行处理。必要时行深静脉置管。输液前后不可用生理盐水冲管，应用5%葡萄糖溶液。

7.心理护理

深部真菌病病程较长、病情较重，指导患者耐心与积极的治疗特别对于依从性差、性格固执的患者，了解患者的心理状态，获得患者的信任，同时与患者家属沟通，取得家属的理解与支持。

（三）健康教育

(1)指导患者养成良好的生活习惯，劳逸结合，加强锻炼，增加机体抵抗力，避免外伤。

(2)积极寻找并去除诱因。

(3)严格遵医嘱长期用药，避免随意减量或停药。

(4)定期复查血常规、肝肾功能等，定期随诊。

(5)避免长期应用抗菌药物、糖皮质激素及免疫抑制剂等。

二、浅部真菌性皮肤病

浅部真菌病即皮肤癣菌病，只侵犯表皮的角质层、毛发和甲板，根据感染部位命名如头癣、体癣和股癣、手癣和足癣、甲癣等，按菌种命名如花斑癣等。

（一）一般护理

(1)实施接触性隔离：严格消毒公共用品及个人用物，不与他人共用毛巾、鞋、袜、盆、浴盆等。

(2)病室应定时开窗通风，保持温湿度适宜，避免潮湿。

(3)注意个人卫生，保持皮肤清洁，宜选择淋浴，患处最后清洁，可每天用碱性香皂和流水清洁皮损，保持皮肤干燥。衣物、鞋袜应勤换洗，个人衣物单独清洗、消毒。

(4)积极处理患癣的宠物如猫、狗等。

（二）专科护理

1.皮损护理

(1)躯干、四肢外涂药膏时要戴一次性手套，涂擦方向呈包围状由外向内，螺旋状涂擦，涂擦面积要大于皮损，促进药物吸收，防止皮疹扩散。

(2)手、足癣患者外用药膏时，要用棉签涂擦，湿敷或浸泡时应将指(趾)间分开。

(3)头癣患者应剃光头发后再外涂药膏。

(4)甲癣患者先把指甲削薄，再外涂药物或用激光治疗。

(5)花斑癣患者鳞屑较厚时应先清除鳞屑再外涂药物，治疗后色素减退可遵医嘱紫外线照射治疗。

(6)皮疹发生感染时，先清除腐痂，再外用抗菌药，必要时进行红光、紫外线等照射治疗。

2.病情观察及护理

(1)花斑癣患者应观察有无皮损面积扩大，脓肿形成，有无累及泪囊引起阻塞性泪囊炎，治疗后注意色素减退斑消退情况。

(2)头癣患者应观察皮损的大小、颜色、面积，有无炎症、糜烂、渗出、脓疱、肿块及肿块性质，有无继发感染及脓肿形成，有无自觉瘙痒、疼痛及伴随周围淋巴结肿大，有无秃发和瘢痕形成。脓癣患者应注意有无淋巴结肿大、食欲缺乏、乏力、发热等表现，高热者实施物理降温并按高热护理。

(3)甲真菌病观察侵入的范围、甲板的性状、光泽度、光滑度、颜色，甲床有无粗糙角化、脱屑、增厚等。

(4)手足癣观察皮损的大小、颜色，有无感染、渗出、异味，有无红斑、丘疹，有无水疱、大疱及疱液的性质，有无皮损干燥、角质增厚、粗糙、脱屑、皲裂等，自觉症状有无瘙痒、疼痛。

(5)观察皮损有无蔓延扩大，如继发丹毒、蜂窝织炎、淋巴管炎、淋巴结炎、癣菌疹等。

3.用药护理

(1)严格遵医嘱使用药物治疗。

(2)激素药物不可长期使用，必须配合抗真菌药同步使用。

(3)用药期间不可自行停药，疗程一般为 4 周。对服药患者注意观察肝、肾功能是否有受损表现，定期复查。

(4)根据不同类型的浅部真菌病：掌握外用药物的剂型、用法、注意事项和治疗原则，在采用外用药治疗时细心观察病情变化，皮损有无减轻。外用药物时，应从外向内涂于皮损处，以控制皮损扩展，同时注意药物刺激与变态反应。

4.心理护理

护理人员应多关心患者，通过良好的沟通使患者了解本病的病因、临床表现、治疗方法，树立战胜疾病的信心，并积极配合治疗。

(三)健康教育

(1)手癣和足癣患者应勤换鞋袜，平时最好穿吸汗的棉袜，勿穿不透气及过紧的鞋，特别是女性尽量不穿高跟鞋，鞋内要洒抗真菌散剂，毛巾和鞋袜等洗净后应置于通风处，日晒除菌。不到公共浴池泡澡，不与他人共用毛巾、鞋、袜、盆、浴缸等。患者要多洗手，不要随便用手去碰足癣部位，不随便用手搔抓，手癣患者避免接触肥皂、洗涤剂。另外，剪指(趾)甲时不能剪得太深。

(2)头癣患者剃除病变部位的头发，剃下的头发应焚烧，患者在治疗期间需戴帽子，用过的帽子、毛巾、枕套、梳子等应煮沸消毒，切断传染源，避免与患病的猫、狗等动物接触。

(3)体癣和股癣患者衣着宜宽松、透气，注意个人卫生，勤清洗，尤其在运动大量出汗之后。

(4)甲癣患者尽量不穿高跟鞋，不美甲，避免双手长期在水中浸泡。

(5)花斑癣患者应加强营养，保持皮肤清洁干燥，避免日晒，避免高温潮湿环境，避免剧烈运动，洗澡时水温不宜过高，禁止蒸桑拿，避免大量出汗，用过的内衣裤、被单、枕套等应煮沸消毒。

(6)预防：①切断传播途径，应采取适当的隔离措施。②消灭传染源，治愈现存的真菌患者及有病的家畜。③保护易感者，增加机体免疫力，平日做好个人卫生。

三、黏膜念珠菌病

黏膜念珠菌病是由念珠菌属，主要是白色念珠菌引起的黏膜部位的急性、亚急性、慢性炎症。白色念珠菌是人体正常菌群之一，一般不致病，当年老体弱、营养不良、患消耗性疾病、戴义齿方法不当、机体免疫力降低等情况时可导致感染。

(一)一般护理

(1)实施接触性隔离。严格消毒公共用品及个人用物，不与他人共用洁具、衣物。

(2)病室应定时开窗通风，温湿度适宜，避免潮湿，每天空气消毒 2 次。

(3)注意个人卫生，保持皮肤黏膜部位清洁、干燥。贴身衣物选择棉质、宽松、柔软为宜，勤换洗并在阳光通风处曝晒。

(4)保护口腔黏膜,宜选择软毛牙刷,每月更换1次。

(5)选择清淡、营养丰富的饮食,避免辛辣刺激性食物,口腔黏膜病变者应选用温度适宜的软食、流食或半流食,避免冷热刺激。

(二)专科护理

1.皮损护理

(1)口腔黏膜护理:①可选用抗真菌的含漱液漱口(如肉桂煎剂、1%～4%碳酸氢钠液),使用时应尽量延长含漱时间,也可选用抗真菌的口含片或栓剂含于口腔,使之缓慢融化,与黏膜充分接触,达到治疗的目的。②如合并细菌感染,可选用1∶5 000氯己定溶液漱口或使用地塞米松注射液10 mg、0.1%利多卡因注射液5 mL、庆大霉素注射液16万单位加入0.9%氯化钠500 mL配制的溶液与肉桂煎剂交替漱口,可起到抗细菌与抑制某些真菌的作用。③口唇及口角感染可外涂抗真菌霜剂。

(2)会阴护理:①治疗期间应避免性生活,必要时位夫妻同治。②保持外阴部清洁、干燥,应穿纯棉、宽松的内裤并勤换洗消毒,避免穿透气性差的紧身裤。③外阴部感染者可外涂咪唑类抗真菌制剂。④阴道感染者可应用抗真菌栓剂每晚一粒,塞入阴道深处。⑤龟头感染者用生理盐水局部冲洗,外用抗真菌药物,并发细菌感染破溃者可外用抗菌溶液湿敷后外用抗真菌药物,并保持局部通风、干燥,避免潮湿摩擦。

2.病情观察

(1)观察口腔情况:①有无鹅口疮发生,表现为灰白色假膜附着于口腔黏膜上,边缘清楚,周围有红润,严重者黏膜可溃疡坏死,自觉疼痛,吞咽困难,食欲缺乏等。②有无念珠菌生长的黑毛舌情况发生,表现为舌面滑中央线覆黑褐色厚苔,似绒毛状,表面干燥。③有无念珠菌性白斑,口腔黏膜白斑表现为微亮的乳白色斑片,边缘鲜明,一般无自觉症状。正中菱形舌炎表现为在舌背人字沟前方有菱形的、杏仁大小的光滑无乳头区,损害大小始终不变。④有念珠菌性白斑的患者应观察有无癌前病变的特征,如损害表面有红色增生区,又有白色增生区,应警惕。⑤有无念珠菌性舌炎,表现为舌面糜烂和浅表性溃疡,自觉疼痛。⑥有无念珠菌性口角炎,表现为单侧或双侧口角浸渍发白、糜烂结痂,病程久者皮损呈角化增殖、皲裂,常因疼痛影响张口。⑦有无念珠菌性唇炎的发生,特点为病变只限于下唇,一种表现为下唇唇红的中央部位长期糜烂,色鲜红,四周过度角化,表面可有脱屑,称糜烂型。另一种表现为下唇弥漫性肿胀,唇红及唇红与皮肤交界处有小颗粒,稍高出皮肤表面,称颗粒型。

(2)观察会阴情况:①女性为念珠菌性阴道炎,表现为阴道壁充血、水肿,阴道黏膜上有灰白色假膜,阴道分泌物浓稠,呈黄色或乳酪样,有时混有豆腐渣样小块,皮损可表现为红斑、轻度湿疹样反应、脓疱、糜烂和溃疡,自觉外阴部剧烈瘙痒。②男性为念珠菌性龟头炎,表现为龟头、冠状沟轻度潮红的斑片,表面干燥光滑或糜烂脓疱,严重者可发生鹅口疮样白斑,伴有明显的瘙痒,若累及尿道,可产生尿频、小便时刺痛等尿道炎症表现。

(三)健康教育

(1)遵医嘱用药,避免随意减量或停药。一般情况下症状缓解后,仍需用药1周,应在医师指导下停药或减量。

(2)注意口腔、会阴部位的清洁卫生,掌握正确戴义齿的方法。

(3)加强营养,增加机体抵抗力,去除诱因。

(4)避免长期应用抗菌药物、糖皮质激素及免疫抑制剂等。

(5)会阴部念珠菌病,应夫妻同时治疗,用药期间性生活时应使用避孕套,防止交叉感染。

(6)定期复查肝肾功能等,定期复诊或随诊。

(张 迪)

第三节 面部皮炎与湿疹

一、面部皮炎

面部皮炎多指发生于面部的接触性皮炎、激素依赖性皮炎、颜面再发性皮炎、染发皮炎、脂溢性皮炎。可由多种原因引起,包括接触动物、植物花粉、化学性物质、化妆品、染发剂、长期应用激素、日晒、尘埃、食用高糖高脂饮食、酗酒、疲劳、情绪紧张等。

(一)一般护理

(1)积极寻找致敏原因,迅速脱离接触一切可疑的致敏物质,当接触致敏物质后,立即用大量清水冲洗局部10～30分钟,将接触物洗去。

(2)饮食宜清淡,多食富含B族维生素的新鲜蔬菜、水果。面部皮炎急性期严格忌食辛辣腥发等易致敏与刺激性饮食,忌酒,尤其海鲜、牛羊肉会加重症状。脂溢性皮炎的患者,应减少高糖、高脂、辛辣食物的摄入。

(3)停用可疑化妆品,清水洗脸,避免一切不良刺激,做好防晒措施,忌用热水、肥皂水洗烫,忌搔抓,保持局部清洁、干燥,预防感染。

(二)专科护理

1.皮损的护理

(1)急性皮炎:轻度红肿、丘疹、水疱而无渗液时外用炉甘石洗剂。渗液少时可外用氧化锌糊剂。渗液明显时,可外用3%硼酸溶液、0.1%依沙吖啶溶液冷湿敷,每天2～4次,每次30～60分钟。炎症较重、有渗出并发感染时,应使用冷气喷雾加庆大霉素溶液湿敷皮损处20分钟。

(2)慢性期,用冷气喷雾加中药面膜冷敷面部,外涂止痒剂,遵医嘱使用含有或不含有激素的霜剂。

(3)皮肤干燥者,可使用保湿剂,如保湿水、维生素E膏等,开始应少量使用并观察有无不适。

(4)脂溢性皮炎伴有眼睑炎者,应避免局部刺激,用棉签清洗局部,外涂四环素可的松眼膏。

2.病情观察

(1)观察颜面部有无潮红肿胀、瘙痒、丘疹、糜烂、水疱、渗出和灼热感等,不同的接触物质、部位、接触时间及个体差异决定了皮炎的反应程度。

(2)对于过敏体质的患者,初次使用某种化妆品时应非常慎重,事先应做皮肤斑贴试验,或在耳后及手臂内侧擦拭,每天1次,连续5～7天,如无变态反应方可使用。

3.用药护理

(1)遵医嘱用药,停用其他任何外用药物,停用面部护肤或化妆品。

(2)激素依赖性面部皮炎患者,在停用激素类药物或治疗过程中可出现红肿热痛等临床症状加重现象，这是激素反跳现象，可逐步减量停用含有激素成分的药物，亦可用弱效激素替代强效激素逐步减量，避免反跳现象。

(3)面部出现水疱、糜烂、渗液破溃时，禁忌外用带颜色的药物，以免留下色素沉着。

(4)使用抗组胺药物应告知患者不良反应，避免从事驾驶、高空作业等。

(5)长期使用糖皮质激素药物应观察不良反应。

4.心理护理

大多数患者，尤其是女性患者，往往会出现烦躁、焦虑、抑郁等心理。因此每次治疗前后，护士要与患者耐心沟通与交流，告知患者形象改变只是暂时的，介绍治疗期间注意事项和有关诊疗的情况，建立相互信任的护患关系，使其配合治疗与护理。

(三)健康教育

(1)向患者讲解疾病的病因、治疗、预防及日常护理的知识。

(2)指导患者掌握饮食宜忌。

(3)指导患者洁面的方法。保持面部皮损清洁，炎症明显时，指导患者洗脸不可用热水，用温凉水洗脸，勿用香皂或去脂明显的洗涤品，不可用力搓洗，洗后用毛巾轻擦吸干水分。枕巾应每天更换清洗。

(4)告知患者避免过冷、过热刺激，冬季可戴口罩。避免蒸桑拿，热蒸汽可扩张皮肤表面血管，加重面部炎症反应，避免到淡水泳池游泳，消毒氯会加重面部变态反应。

(5)急性皮炎期，停止使用化妆品，皮肤干燥时，可外用无刺激性的护肤水，以减少面部刺激。

(6)瘙痒时勿搔抓，可用冷水外敷，或用手轻轻拍打。严重时可口服抗组织胺药物。

(7)花粉过敏的患者，外出时可戴口罩。注意防晒，防止形成炎症性色素沉着。

(8)指导患者面部外用药物、化妆品时宜先选择局部少量使用，观察 3～5 天后，无刺激症状，方可逐步扩大使用范围。

(9)染发引起的面部皮炎，应注意避免洗发时，洗发水及头发接触面部，可采用仰头洗发，必要时可将所染头发剃除。

(10)脂溢性皮炎患者应劳逸结合，保持心情舒畅，避免情绪紧张。

(11)告知患者不要频繁更换化妆品，尽量选择不含香料、温和、无刺激性的护肤品。

二、湿疹

湿疹是一种常见的由多种内外因素引起的表皮及真皮浅层的过敏性炎症性皮肤病，以皮疹多形性、对称分布、剧烈瘙痒、反复发作为特点，易演变成慢性。可发生于任何年龄、任何部位、任何季节。根据临床症状分为急性、亚急性和慢性三期。急性期以丘疱疹为主的多种形态皮损，有渗出倾向。慢性期以苔藓样变为主。

(一)一般护理

(1)病室温湿度适宜，室温维持在 20 ℃左右、湿度保持在 50%～60%，人体感觉最舒适的环境，夏季开空调的时间不宜过长，冬季避免皮肤过度干燥，室内应使用加湿器。

(2)保持床单干燥、柔软、平整、无杂屑，随时清扫床上的痂皮、鳞屑等，减少刺激。

(3)避免接触变应原、花粉及宠物，被服应勤洗、勤晒，不宜到潮湿、灰尘较多的地方。避免接触易致敏的物质，室内不可摆放鲜花，输液时，使用脱敏胶布。

(4)给予患者高热量、高蛋白、高维生素、易消化及滋阴润燥的食物，滋阴、润燥、祛湿的食物有百合、梨、红枣、银耳、蜂蜜、豆浆、薏苡仁等。避免辛辣腥发的食物,禁止饮酒、浓茶、咖啡等易过敏与刺激性食物,母乳喂养的患儿母亲也应忌口。

(5)保持皮肤清洁、滋润,贴身义务选择穿纯棉、柔软、宽松、浅色衣物,勤换洗。每星期洗浴1～2次,不可过频,不宜搓澡。急性进展期禁止蒸桑拿,洗浴时水温以38～40 ℃为宜,不宜过高。洗浴后应使用润肤剂。告知患者保护皮肤,避免搔抓、摩擦皮肤,防止感染。

(6)保持良好的情绪,突然的情绪变化可使瘙痒加重,避免不良心理刺激。因情绪为致病因素之一,告知患者保持稳定的心理状态至关重要。

(7)评估患者的睡眠情况,瘙痒严重影响睡眠时,应遵医嘱使用抗组胺或镇静药物。观察药物的疗效及睡眠的质量

(二)专科护理

1.皮损观察及护理

(1)急性期:①仅有红斑、丘疹而无渗出时,选用粉剂、洗剂,如炉甘石洗剂外擦。②当红肿、糜烂、渗出明显时,可选用溶液湿敷,如0.1%依沙吖啶溶液、3%硼酸溶液、蛇床子黄柏溶液等。③渗出不多时,可使用含有糖皮质激素的软膏、油剂或糊剂,如紫草油、雷糊等。④如果伴有感染,首先清洗创面,再用抗菌溶液湿敷,必要时光疗,如红光、微波等促进表面干燥。⑤若皮肤表面覆有厚痂,外用抗菌药软膏清除厚痂,然后给予溶液湿敷。若伴有水疱,首先清除水疱,再进行湿敷。

(2)亚急性期:渗出不多时,选用糊剂或油剂,如无糜烂者宜用乳剂或霜剂,若选用糖皮质激素,通常选弱效或中效。

(3)慢性期:选用乳剂、软膏、硬膏、酊剂、涂膜剂局部肥厚明显时可选用药物封包疗法,通常选中、强效糖皮质激素。

(4)婴儿湿疹面积较小的皮损可用糖皮质激素软膏,面积较大时可行肛门灌注中药方法;脂溢性湿疹的痂可外用植物油软化后去除。

2.瘙痒护理

(1)避免各种外界刺激,如抓、烫、肥皂擦洗,洗澡不宜过勤,洗浴后要涂擦护肤乳液或护肤油。

(2)局部瘙痒剧烈、皮肤温度高,可使用冷湿敷。

(3)转移患者的注意力,如听音乐、看电视或与亲友聊天等,感觉瘙痒难忍,可用手掌轻轻拍打,以代替抓挠。

(4)夜间瘙痒感觉加重,服药时间应在睡前1小时,睡前不要看刺激情绪的电视或书籍。

(5)内衣裤、鞋袜应宽大、透气、清洁、柔软,不用毛、丝、人造纤维等物品。

3.特殊部位护理

(1)皮疹发生在乳房部位,避免穿文胸、紧身内衣,乳房下皮疹渗出破溃时,应将乳房托起,暴露皮损,促进通风干燥,预防感染。

(2)皮疹发生在手部,应避免皮损接触水、污物等,使用强酸、强碱性洗涤剂时应戴手套。

(3)皮疹发生在足部,穿纯棉袜子,穿宽大的拖鞋,外出时穿宽松透气性好的鞋如布鞋。

(4)对于头部皮损较重的患者应将头发剃掉便于药物治疗。应选择纯棉、颜色浅的枕巾,每天更换清洗。

(5)对于外阴处有皮疹破溃者,应穿纯棉长裙,避免穿内裤,必要时使用支被架,减少摩擦,避

免感染发生。

4.用药护理

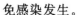

(1)抗组胺药物可引起部分患者困倦,睡眠增多,对于老年合并内科病症的患者须注意鉴别。

(2)长期使用免疫抑制剂和糖皮质激素药物时,注意观察不良反应。

(3)指导患者正确按医嘱使用外用药物,注意外用药物的浓度,高效激素禁用于面部及外阴部皮肤。低效激素可用于面部,但不可长期应用,以免发生激素性皮炎。

5.心理护理

因病程长,反复发作,故患者心理负担重,对治疗缺乏信心,且剧烈的瘙痒使患者心情烦躁、坐立不安,所以应多关心、体贴、同情患者,耐心讲解湿疹发病的有关因素,介绍治疗成功病例,以解除患者的顾虑,增强信心,以良好稳定的心理状态接受治疗。

(三)健康教育

(1)积极寻找变应原,消除诱因。

(2)保持平和心态,避免不良心理刺激。告知患者保持稳定的心理状态至关重要。

(3)指导患者保持皮肤清洁、滋润,避免使用碱性强的洗护用品。

(4)指导患者掌握饮食宜忌,合理饮食,注意休息,劳逸结合,适当体育锻炼,增强体质。

(5)遵医嘱用药,本病和患者自身的身体状况密切相关,内科疾病应及时诊治。

(6)避免接触变应原、刺激源及易致敏物质,被服应勤洗、勤晒。①已知对尘螨过敏的患者,家中不要使用空调和地毯,经常开窗通风换气,减少室内花粉、尘螨、尘土、动物皮毛等浓度,不宜到潮湿、灰尘较多的地方。②保持良好的室内空气湿度与温度,避免过热及出汗。③病情反复应及时就诊。

(张 迪)

第十九章 康复科护理

第一节 脑卒中

脑卒中是脑中风的学名，是一种突然起病的脑血液循环障碍性疾病，又叫脑血管意外。其中缺血性脑卒中又称为脑梗死，包括脑血栓形成、脑栓塞和腔隙性脑梗死等。出血性脑卒中包括脑出血和蛛网膜下腔出血。

由于脑损害的部位、范围和性质不同，脑卒中发病后的表现不尽相同，多见一侧上下肢瘫痪无力，肌肤不仁，口眼㖞斜，时流口水，面色萎黄，舌强语謇。久之，则肢体逐渐痉挛僵硬，拘急不张，甚则肢体出现失用性强直、挛缩，进而导致肢体畸形和功能丧失等。可分为运动功能障碍、感觉功能障碍、言语功能障碍、认知障碍、心理障碍以及各种并发症，其中运动功能障碍以偏瘫最为常见。

传统医学认为本病的发生，主要因素在于患者平素气血亏虚，心、肝、肾三脏阴阳失调，兼之忧思恼怒，或饮酒饱食，或房室劳累，或外邪侵袭等因素，以致气血运行受阻，经脉痹阻，失于濡养；或阴亏于下，肝阳暴涨，阳化风动，血随气逆，夹痰夹火，横窜经络，蒙闭清窍而猝然仆倒，半身不遂。

传统康复疗法主要以针灸、推拿、中药和传统运动疗法等为手段，从而减轻结构功能缺损(残损)程度，在促进患者的整体康复方面发挥重要作用。

一、康复评定

(一)现代康复评定方法

1.整体评定内容

(1)全身状态的评定：包括患者的全身状态、年龄、并发症、主要脏器的功能状态和既往史等。

(2)功能状态的评定：包括意识、智能、言语障碍、神经损害程度及肢体伤残程度等。

(3)心理状态的评定：包括抑郁症、焦虑状态和患者个性等。

(4)患者本身素质及所处环境条件的评定：包括患者爱好、职业、所受教育、经济条件、家庭环境、患者与家属的关系等。

(5)其他：对其丧失功能的自然恢复情况进行预测。

2.具体康复评定

脑卒中康复评定是脑卒中康复的重要内容和前提，它对康复治疗目标和康复治疗效果起着决定作用，且有利于评估其预后。原则上，在脑卒中早期就应进行评定，之后应定期评定。康复评定涉及的内容包括有脑损害严重程度、脑卒中的功能障碍、言语功能、认知障碍、感觉、心理、步态分析、日常生活活动能力等评定。

（二）传统康复辨证

1.病因病机

中医认为本病的发生多因肝肾阴虚，肝阳偏亢，肝风内动为其根本，当风阳暴涨之际，夹气、血、痰、火，上升于巅，闭塞清窍，以致猝然昏迷，横窜经络，气血瘀阻，形成脑卒中。

2.辨证分型

临床上常将本病分为中脏腑与中经络两大类。中脏腑者，病位较深，病情较重，主要表现为神志不清，半身不遂，并且常有先兆及后遗症状出现。中经络者，病位较浅，病情较轻，一般无神志改变，仅表现为口眼㖞斜，语言不利，半身不遂。具体证型如下。

（1）风痰入络：肌肤不仁，手足麻木，突然发生口眼㖞斜，语言不利，口角流涎，舌强语謇，甚则半身不遂，或兼见手足拘挛，关节酸痛等症，舌苔薄白，脉浮数。

（2）阴虚风动：平素头晕耳鸣，腰酸，突然发生口眼㖞斜，言语不利，甚或半身不遂，舌红苔腻，脉弦细数。

（3）气虚血瘀：半身不遂，肢软无力，或见肢体麻木，患侧手足水肿，语言謇涩，口眼㖞斜，面色萎黄，或黯淡无华，舌色淡紫，瘀斑瘀点，苔白，脉细涩无力。

（4）风阳上扰：平素头晕头痛，耳鸣目眩，突然发生口眼㖞斜，舌强语謇，或手足重滞，甚则半身不遂等症，舌红苔黄，脉弦。

二、康复策略

（一）目标

脑卒中康复目标是采用一切有效的措施预防脑卒中后可能发生的残疾和并发症（如压疮、泌尿道感染、深静脉血栓形成等），改善受损的功能（如运动、语言、感觉、认知等），提高患者的日常活动能力和适应社会生活的能力。

（二）治疗原则

（1）只要患者神志清楚，生命体征平稳，病情不再发展，48 小时后即可进行康复治疗。

（2）康复治疗注意循序渐进，需脑卒中患者的主动参与及家属的配合，并与日常生活和健康教育相结合。

（3）采用综合康复治疗，包括物理因子治疗、运动治疗、作业治疗、言语治疗、心理治疗、传统康复治疗和康复工程等。

（4）康复与治疗并进。脑卒中的特点是障碍与疾病共存，故康复应与治疗同时进行，并给予全面的监护与治疗。

（5）重建正常运动模式。在急性期，康复运动主要是抑制异常的原始反射活动（如良好体位摆放等），重建正常运动模式；其次才是加强肌力的训练。脑卒中康复是一个改变“质”的训练，旨在建立患者的主动运动，保护患者，防止并发症的发生。

（6）重视心理因素。严密观察脑卒中患者有无抑郁、焦虑情绪，它们会严重影响康复治疗的进行和效果。

(7)预防复发,即做好二级预防工作,控制危险因素。

(8)根据患者功能障碍的具体情况,采取合理的药物治疗和必要的手术治疗。

(9)坚持不懈,康复是一个持续的过程,重视社区及家庭康复。

偏瘫恢复的不同阶段治疗方法不同。软瘫时以提高患侧肌张力、促进随意运动产生为主要治疗原则;痉挛时要注意降低肌张力,而在本阶段不恰当的针刺治疗易引起肌张力增高,故应特别注意。

三、康复疗法

脑卒中的传统康复疗法包括针灸、推拿、中药内服、中药熏洗和气功疗法等,既可单独使用,也可联合应用。多种康复疗法的综合应用,可以优势互补、提高疗效。药物与针灸结合是最常用的康复疗法,体针和头针结合也得到了普遍认可。推拿疗法在改善痉挛状态方面有独特的优势。在康复过程中应特别重视针灸对肌张力的影响。故传统康复技术与现代康复技术的配合应用,可提高脑卒中康复治疗的有效率。

(一)推拿治疗

以舒筋通络、行气活血为原则,病程长者须辅以补益气血、扶正固本。重点选取手、足阳明经脉及腧穴。推拿对于抑制痉挛、缓解疼痛、防止关节挛缩、促进随意运动恢复都有良好作用。

在偏瘫的不同阶段,应采用不同的推拿手法。如在偏瘫弛缓期,多采用兴奋性手法提高患肢肌张力,促使随意运动恢复。可在肢体上进行㨰、揉、捏、拿、搓、点、拍等手法。痉挛期,则多采用抑制性手法控制痉挛,一般用较缓和的手法,如揉、摩、捏、拿、㨰、擦手法,治疗时间宜长,使痉挛肌群松弛。但不恰当的手法可能会增强肌张力,进一步限制肢体功能的恢复,须特别注意。操作方法如下。

(1)患者取俯卧位(若不能俯卧或较久俯卧者可改为侧卧位,患侧在上),医师立于患侧。从肩部起施以掌根按揉法,自肩后、上背、经竖脊肌而下至腰骶部,上下往返多次按背腰部肌肉。在按压背俞穴基础上,重点按压膈俞、肝俞、三焦俞、肾俞等及督脉大椎、筋缩、腰阳关等穴,约5分钟。

(2)继以上体位,在患侧臀部施掌根按揉法和按压环跳、八髎等穴相结合,并配合做髋关节内、外旋转的被动运动。按压承扶、殷门、委中、承山诸穴;掌根按揉股后、腘窝,小腿后屈肌群;重点是拿、捻跟腱并配合踝关节背伸的被动运动,总共5~6分钟。

(3)患者仰卧位,医师立于患侧。先掌根按揉三角肌,指揉肩三穴,拿三角肌、肱二头肌、肱三头肌,以肱三头肌为主,并配合肩关节外展、外旋、内旋、内收、前屈等被动运动。继而指揉曲池、手三里,拿前臂桡侧肌群和前臂尺侧肌群,配合肘关节屈伸的被动运动;再指揉外关、阳池,拿合谷,按揉大、小鱼际肌,指揉掌侧骨间肌和背侧骨间肌,配合腕关节屈伸、尺偏、桡偏的被动运动;捻、摇诸掌指、指间关节,总共约5分钟。

(4)继以上体位,先在股前、外、内三侧分别施掌根按揉法,按压髀关、伏兔、风市、血海诸穴,拿股四头肌,拿股后肌群,拿股内收肌群,并配合髋关节屈伸和环转的被动运动。以掌根按揉股骨,指揉内外膝眼、阳陵泉、足三里、绝骨、太溪、昆仑诸穴,拿小腿腓肠肌,配合膝关节屈伸的被动运动。再指揉解溪、涌泉及诸骨间肌,抹、捻诸足趾,并配合踝关节及诸足趾的摇法,共5~6分钟。

(5)继以上体位，抹前额，扫散两侧颞部，按揉百会、四神聪，拿风池结束治疗。

(二)针灸治疗

以疏通经络、调畅气血、醒脑开窍为原则，可选用体针或头皮针法。

1.体针法

(1)对中风脑出血闭证，以取督脉、十二井穴为主，用毫针泻法及三棱针点刺井穴出血。口眼㖞斜者，初起单取患侧，久病取双侧，先针后灸，选地仓、颊车、合谷、内庭、承泣、阳白、攒竹等穴。半身不遂者初病可单刺患侧，久病则刺灸双侧，初病宜泻，久病宜补，选肩髃、曲池、合谷、外关、环跳、阳陵泉、足三里。

(2)阳闭痰热盛者选穴水沟、十二井、风池、劳宫、太冲、丰隆，十二井穴点刺放血，其他穴针用泻法，不留针。

(3)阴闭痰涎壅盛者选穴丰隆、内关、三阴交、水沟，针用泻法，每天一次，留针 10 分钟。

(4)中风并发高热、血压较高者选穴十宣、大椎、曲池。十宣点刺放血，其他穴针用泻法，每天一次，不留针。

(5)血压较高者选穴曲池、三阴交、太冲、风池、足三里、百会，针用泻法，每天一次，留针 10～20 分钟。

(6)语言不利选穴哑门、廉泉、通里、照海，强刺激，每天一次，不留针。

(7)口眼㖞斜者选穴翳风、地仓、颊车、合谷、牵正、攒竹、太冲、颧髎，强刺激，每天一次，留针20～30 分钟。

(8)石氏醒脑开窍法。主穴选双侧内关、人中、患侧三阴交；副穴选患肢极泉、尺泽、委中；并根据合并症的不同，配以不同的穴位：吞咽障碍配双侧风池、翳风、完骨；眩晕配天柱等。

操作：①主穴，先针刺内关，直刺(0.5～1)寸，采用提插捻转结合的手法，施手法 1 分钟，继刺人中，向鼻中隔方向斜刺(0.3～0.5)寸，采用雀啄手法，以流泪或眼球湿润为度，再刺三阴交，沿胫前内侧缘与皮肤呈 45°角斜刺，进针(0.5～1)寸，采用提插针法。针感传到足趾，下肢出现不能自控的运动，以患肢抽动三次为度。②副穴：极泉穴原穴沿经下移 2 寸的心经上取穴，避开腋毛，术者用手固定患侧肘关节，使其外展，直刺(0.5～0.8)寸，用提插泻法，患者有麻胀并抽动的感觉，以患肢抽动 3 次为度。尺泽穴取法应屈肘，术者用手托住患侧腕关节，直刺(0.5～0.8)寸，行提插泻法，针感从肘关节传到手指或手动外旋，以手动 3 次为度。委中穴仰卧位抬起患侧下肢取穴，医师用左手握住患者踝关节，医者肘部顶住患肢膝关节，刺入穴位后，针尖向外 15°，进针(1.0～1.5)寸，用提插泻法，以下肢抽动 3 次为度。印堂穴向鼻根方向进针 0.5 寸，同样用雀啄泻法，最好能达到两眼流泪或湿润，但不强求；后用 3 寸毫针上星透百会，高频率(＞120 转/分)捻针，有明显酸胀感时留针；双内关穴同时用捻转泻法行针 1 分钟。每周 3 次。

治疗时可结合偏瘫不同时期的特点采用不同的治疗方法。如偏瘫 Brunnstrom 运动功能恢复分期，在出现联合反应之前，采用巨刺法，即针刺健侧；出现联合反应但尚无自主运动时，采用针刺双侧的方法；当患肢出现自主运动之后，则采用针刺患侧。巨刺法可促进联合反应和自主运动的出现。但有些脑卒中患者病变范围较广，巨刺法虽可诱发出联合反应，然而促使其出现明显的自主运动仍然比较困难。

2.头皮针法

选择焦氏头针，按临床体征选瘫痪对侧的刺激区。运动功能障碍选运动区，感觉障碍选感觉区，下肢感觉运动功能障碍选用足运感区，肌张力障碍选舞蹈震颤控制区，运动性失语选言语一区，命名性失语选言语二区，感觉性失语选言语三区，完全性失语取言语一到三区，失用症选运用区，小脑性平衡障碍选平衡区。

操作方法：消毒，针与头皮呈30°斜刺，快速刺入头皮下推进至帽状腱膜下层，待指下感到不松不紧而有吸针感时，可行持续快速捻转2～3分钟，留针30分钟或数小时，期间捻转2～3次。行针及留针时嘱患者活动患侧肢体（重症患者可做被动活动）有助于提高疗效。急性期每天1次，10次为1个疗程，恢复期和后遗症期每天或隔天1次，5～7次为1个疗程，中间休息5～7天再进行下一个疗程。

不管是体针还是头针治疗，均可加用电针以提高疗效，但须注意选择电针参数。一般软瘫可选断续波，电流刺激后可见肌肉出现规律性收缩为度。痉挛期选密波，电流强度以患者耐受且肢体有细微颤动为度。通电时间面部10～20分钟，其他部位20～30分钟为宜。灸法、皮肤针法、拔罐疗法等也可用于偏瘫治疗，但临床上应用相对较少。

（三）传统运动疗法

中风先兆或症状较轻者，可选择练习八段锦、易筋经、五禽戏等功法。通过躯体活动促进气血的运行，调畅气机，舒缓病后抑郁情绪。运动量可根据各人具体情况而定，一般每次练习20～30分钟，每天1～2次，30天为1个疗程。

（四）其他传统康复疗法

其他传统康复疗法包括中药疗法、刮痧疗法等。

1.中药疗法

中药疗法包括中药内服、中药外治和中医养生保健等方法。

（1）中药内服：①络脉空虚，风邪入中，选用大秦艽汤加减。②肝肾阴虚，风阳上扰，选用镇肝熄风汤加减。③气虚血瘀，脉络瘀阻，可选补阳还五汤加减。④肝阳上亢，痰火阻络，选用天麻钩藤饮加减。⑤邪壅经络，选用羌活胜湿汤加减。⑥痰火阻络，选用涤痰汤加减。⑦肝风内动，选用四物汤合芍药甘草汤加减。⑧气血两虚，选用八珍汤加减。⑨风痰阻络，选用解语汤；也可选用大活络丸、人参再造丸、消栓再造丸、华佗再造丸、脑络通胶囊和银杏叶片等中成药。

（2）中药外治：①中药熏洗经验方，制川乌、制草乌、麻黄、桂枝、海桐皮各15 g，泽兰、伸筋草、艾叶、透骨草、牛膝、鸡血藤、千年健各30 g、大黄粉（后下）20 g，生姜60 g，芒硝90 g，肉桂6 g。将上方约加水3 000 mL煎成500 mL药液兑入浴缸中进行药浴，或放入熏蒸床局部熏蒸，水温应保持在42 ℃左右。②中药热敷法，取“温经散寒洗剂”（每1 000 mL药液中含千年健、川芎、红花、当归、桂枝各100 g，乳香、没药、苏木各60 g）适量，用清水稀释3倍后，放入毛巾煮沸。待湿毛巾温度下降到41～43 ℃时，将其敷于患侧肢体，外包裹塑料薄膜保温，10分钟后更换1次毛巾（治疗后配合被动运动疗效更佳）。每天1次，20次为1个疗程。

（3）中医养生保健：①药补，可选服一些有助降压、降脂及提高机体免疫功能的中药和中成药，如山楂、枸杞子、冬虫夏草等。中成药有杞菊地黄丸、六味地黄丸、华佗再造丸等。②食补，新鲜蔬菜、水果、豆制品、萝卜、海带及含丰富蛋白质的鸡、鸭、鱼类等。③生活起居，注意劳逸结合，起居要有规律，要保证有效地休息和充足的睡眠，保持心情舒畅，情绪稳定，要顺应气候变化，注意冷暖变化而随时更衣。

2.刮痧疗法

患者取坐位或侧卧位。治疗师以中等力度刮头部整个区域，即从前发际刮至后发际，从中间至两侧，5～10分钟；项背部、上肢部、下肢部涂上刮痧介质，项背部刮风池至肩井穴区域，上肢部

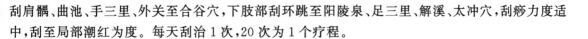

刮肩髃、曲池、手三里、外关至合谷穴，下肢部刮环跳至阳陵泉、足三里、解溪、太冲穴，刮痧力度适中，刮至局部潮红为度。每天刮治 1 次，20 次为 1 个疗程。

四、注意事项

(1)推拿操作时力量应由轻到重，强度过大或时间过长的手法有加重肌肉萎缩的危险。在软瘫期，做肩关节活动时，活动幅度不宜过大，手法应柔和，以免发生肩关节半脱位。对于肌张力高的肢体切忌强拉硬扳，以免引起损伤、骨折或骨化性肌炎。

(2)针刺治疗包括电针时，应注意观察患者肌张力的变化。如果发现肌痉挛加重，应调整治疗方法或停止针刺。对于体质瘦弱者，针刺手法不宜过强。针刺眼区、项部的风府等穴及脊柱部的腧穴，要掌握一定的角度，不宜大幅度的提插、捻转和长时间留针，以免伤及重要组织器官；胸胁腰背部腧穴，不宜深刺、直刺。电针时电流调节应逐渐从小到大，不可突然增强，以免造成弯针、折针、晕针等情况。应避免电针电流回路经过心脏。安装心脏起搏器者禁用电针。

(3)灸法操作时应防止因感觉障碍而造成皮肤的烧烫伤。

(张晓菡)

第二节　周围神经疾病

一、概述

周围神经疾病是指周围运动、感觉和自主神经的结构和功能障碍。周围神经疾病的表现多种多样，其分类依赖于解剖结构、病理和临床特征。常见的周围神经病有很多，常见的有 Bell 麻痹、三叉神经痛、Guillain-Barre 综合征等。对周围神经病损进行康复护理时，首先要明确诊断，了解病因，然后在根据症状的不同有针对性地进行护理干预。康复是周围神经并恢复期中的重要措施，有助于预防肌肉挛缩和关节畸形。

(一)病因

1.特发性

如急性和慢性炎症性脱髓鞘性多发神经病，可能为自身免疫性。

2.营养性及代谢性

慢性酒精中毒、慢性胃肠道疾病、妊娠或手术后等引起营养缺乏；代谢障碍性疾病，如糖尿病、尿毒症、血卟啉病、肝病、黏液性水肿、肢端肥大症、淀粉样变性继发营养障碍和 B 族维生素缺乏，以及恶病质等。

3.药物及中毒

(1)药物如氯霉素、顺铂、乙胺丁醇、甲硝唑等可诱发感觉性神经病，胺碘酮、氯喹、戒酒硫、吲哚美辛、呋喃类、异烟肼、苯妥英、青霉胺、长春新碱可诱发运动性神经病。

(2)酒精中毒。

(3)有机农药和有机氯杀虫剂。

(4)化学品：如二硫化碳、三氯乙烯、丙烯酰胺等。

(5)重金属(砷、铅、铊、汞、金和白金)。

(6)白喉毒素等。

4.传染性及肉芽肿性

如艾滋病、麻风病、莱姆病、白喉和败血症等。

5.血管炎性

如结节性多动脉炎、系统性红斑狼疮、类风湿关节炎、硬皮病等。

6.肿瘤性及副蛋白血症性

如淋巴瘤、肺癌和多发性骨髓瘤等引起癌性远端轴索病、癌性感觉神经元病等,以及副肿瘤综合征、副蛋白血症(如 Poems 综合征)和淀粉样变性等。

7.遗传性

遗传性包括以下几种:①特发性,如遗传性运动感觉神经病、遗传性感觉神经病、Friedreich 共济失调、家族性淀粉样变性等。②代谢性,如卟啉病、异染性脑白质营养不良、Krabbe 病、无β脂蛋白血症和遗传性共济失调性多发性神经病(Refsum 病)等。

(二)分类

Sedden 将周围神经病分为 3 类。

1.神经失用

神经失用为暂时的神经功能传导阻滞,通常多见于机械压迫、牵拉伤等,一般在 6 周内神经功能可以恢复。

2.轴索断裂

轴突在鞘内发生断裂,神经鞘膜保存完好,多见于严重的闭合性神经挤压伤,如肱骨干骨折所导致桡神经损伤。轴索断伤时,损伤部位远端神经的感觉、运动和自主神经功能全部丧失,并发生沃勒变性。由于神经膜保存完好,轴突再生时一般不会发生迷路,其神经功能恢复接近正常,但在神经被牵拉的部位,尤其臂丛,可能由于扭转力的关系,被扭转的神经出现结构瓦解,再生时出现轴索迷途,因而交叉支配会不可避免地发生。

3.神经断裂

神经断裂是指神经束或神经干的断裂,即除了轴索、髓鞘外,包括神经膜完全横断,必须经过神经缝合和/或神经移植,否则功能不能恢复。

二、临床表现

(一)活动能力障碍

周围神经疾病表现为弛缓性瘫痪、肌张力降低、肌肉萎缩、抽搐。日常生活、工作中某些功能性活动能力障碍,如臂丛神经损伤者,由于上肢运动障碍可不同程度地影响进食、个人卫生、家务活动以及写字等手精细动作,坐骨神经损伤者可出现异常步态或行走困难。

(二)感觉异常

1.主观感觉异常

主观感觉异常是在没有任何外界刺激的情况下出现的感觉异常。①局部麻木、冷热感、潮湿感、震动感,以麻木感多见。②自发疼痛:有刺痛、跳痛、刀割痛、牵拉痛、灼痛、胀痛、触痛、撕裂痛、酸痛、钝痛等,同时伴有一些情感症状。③幻痛,周围神经损伤伴有肢体缺损或截肢者有时出现幻肢痛。

2.客观感觉丧失

主要有:①感觉丧失,深浅感觉、复合觉、实体觉丧失。②感觉减退。③感觉过敏,即感觉阈值降低,小刺激出现强反应,以痛觉过敏最多见,其次是温度觉过敏。④感觉过度,少见。⑤感觉倒错,如将热的误认为是冷的,也较少见。

(三)反射均减弱或消失

周围神经病损后,其所支配区域的深浅反射均减弱或消失。

(四)自主神经功能表现

(1)皮肤发红、皮温升高、潮湿、角化过度及脱皮等。

(2)有破坏性病损时皮肤发绀、冰凉、干燥无汗或少汗、菲薄,皮下组织轻度肿胀,指甲(趾甲)粗糙变脆,毛发脱落,甚至发生营养性溃疡。

三、主要功能障碍

(一)运动障碍

迟缓性瘫痪、肌张力低、肌肉萎缩。

(二)感觉障碍

局部麻木、灼痛、刺痛、感觉过敏、实体感缺失等,包括:①感觉缺失。②感觉异常。③疼痛。

(三)反射障碍

腱反射减弱或消失。

(四)自主神经功能障碍

局部皮肤光润、发红或发绀、无汗、少汗或多汗,指(趾)甲粗糙、脆裂等。

四、康复评定

(一)运动功能的评定

1.肌力评定

对耐力、速度、肌张力予以评价。

2.关节活动范围测定

注意对昏迷患者可进行瘫痪试验、坠落试验。

3.患肢周径的测量

观察畸形、肌肉萎缩、肿胀的程度及范围,必要时用尺测量或容积仪测量对比。

4.运动功能恢复等级评定

由英国医学研究会(EMRC)提出,将神经损伤后的运动功能恢复情况分为六级,简单易行,是评定运动功能恢复最常用的方法(见徒手肌力测定)。

(二)感觉功能评定

由于传入纤维受损,表现为痛觉、温度觉及本体感觉减退、过敏或异常。感觉功能的测定,除了常见的用棉花或大头针测定触觉、痛觉外,还可做温度觉试验,VonFrey单丝压觉试验,Weber两点辨别觉试验,手指皮肤皱褶试验,皮肤定位觉、皮肤图形辨别觉、实体觉、运动觉和位置觉试验,Tinel征检查等。

对感觉功能的恢复情况,可参考英国医学研究会的分级评定(表19-1)。

表 19-1　周围神经病损后感觉功能恢复评定表

恢复	等级	评定标准
0 级	(S_0)	感觉无恢复
1 级	(S_1)	支配区皮肤深感觉恢复
2 级	(S_2)	支配区浅感觉和触觉部分恢复
3 级	(S_3)	皮肤痛觉和触觉恢复，且感觉过敏消失
4 级	(S_3+)	感觉达到 S_3 水平外，两点辨别觉部分恢复
5 级	(S_4)	完全恢复

(三)反射检查

患者常表现为反射改变，深反射、浅反射减弱或消失，早起偶有深反射亢进。反射检查时需患者充分合作，并进行双侧对比检查。常用反射有肱二头肌反射、肱三头肌反射、桡骨骨膜反射、膝反射、踝反射等。

(四)自主神经检查

自主神经功能障碍，血管扩张，汗腺分泌减少、增强或停止分泌，表现为皮肤潮红、皮温升高或降低、色泽苍白、指甲粗糙脆裂等。常用发汗试验，包括 Minor 淀粉-碘试验、茚三酮试验。

(五)日常生活能力评定

周围神经病损后，会不同程度地出现 ADL 能力困难。ADL 评定对了解患者的能力，制订康复计划，评价治疗效果，安排重返家庭或就业都十分重要。

(六)电生理学评定

评定神经肌电图、直流-感应电检查，对周围神经病损做出客观、准确判断，指导康复并估计预后。常用方法如下。

1.直流感应电测定

应用间断直流电和感应电刺激神经、肌肉，根据阈值的变化和肌肉收缩状况来判断神经肌肉的功能状态。

2.强度-时间曲线

强度-时间曲线是一种神经肌肉兴奋性的电诊断方法。通过时值测定和曲线描记判断肌肉为完全失神经支配及正常神经支配，并可反映神经有无再生。它可对神经损伤程度、恢复程度、损伤的部位、病因进行判断，对康复治疗有指导意义。

3.肌电图检查

对周围神经病损有重要的评定价值，可判断失神经的范围与程度以及神经再生的情况。由于神经损伤后的变性、坏死需要经过一定时间，失神经表现伤后 3 周左右才出现，故最好在伤后 3 周进行肌电图检查。

4.神经传导速度的测定

对周围神经病损是最为有用的。可以确定传导速度、动作电位幅度和末梢潜伏时。既可用于感觉神经，也可用于运动神经的功能评定，以及确定受损部位。

5.体感诱发电位检查

体感诱发电位(SEP)是刺激从周围神经上行至脊髓、脑干和大脑皮质感觉区时在头皮记录电位，具有灵敏度高、对病变进行定量估计、对传导通路进行定位测定、重复性好等优点。对常规肌电图难以查出的病变，SEP可容易做出诊断，如周围神经靠近中枢部位的损伤、在重度神经病变和吻合神经的初期测定神经的传导速度等。

五、康复治疗

（一）康复治疗目标

早期防治各种并发症（炎症、水肿等）；晚期促进受损神经再生，以促进运动功能和感觉功能的恢复，防止肢体发生挛缩畸形，最终改善患者的日常生活和工作能力，提高生活质量。康复治疗应早期介入，介入越早，效果越好。治疗时根据病情的不同时期进行有针对性的处理，包括理疗、肌力训练、运动疗法、ADL能力训练、作业治疗、感觉训练、手术治疗等。

（二）康复治疗原则

（1）闭合性神经损伤常为挫伤所致的神经震荡或轴突中断，多能自愈。应作短期观察，若3个月后经肌电图检查仍无再生迹象方可手术探查。

（2）开放性神经断裂，一般需手术治疗。手术时机及种类需外科医师决定。

（3）神经功能恢复慢，应及早康复治疗，以促进周围神经修复，减缓肌肉萎缩和关节僵硬。

（三）康复治疗

1.早期康复

早期一般为发病后5～10天。首先要针对致病因素去除病因，减少对神经的损害，预防关节挛缩的发生，为神经再生做好准备。

（1）受损肢体的主动、被动运动：由于肿胀、疼痛等因素，周围神经损伤后常出现关节挛缩和畸形，受损肢体各关节早期应做各方向的被动运动，每天1～2次，保证受损各关节的活动范围。若受损范围较轻，要进行主动运动。

（2）受损肢体肿痛的护理：水肿与病损后血液循环障碍，组织液渗出增多有关。可抬高患肢、弹力绷带包扎、做轻柔的向心方向按摩及被动运动或冷敷等。

（3）受损部位的保护：由于受损肢体的感觉缺失，易继发外伤，应注意对受损部位的保护，如戴手套、穿袜子等。若出现外伤，可选择适当的物理方法，如紫外线、超短波、微波等温热疗法。

（4）矫形器的应用：周围神经损伤早期使用夹板，可以防止挛缩畸形发生。例如上肢腕、手指可使用夹板固定。足部肌力不平衡所致足内翻、外翻、足下垂，可用下肢短矫形器，大腿肌群无力致膝关节支撑不稳、小腿外翻、屈曲-挛缩，可用下肢长矫形器矫正。

2.恢复期康复

急性期5～10天，炎症水肿消退后，进入恢复期。早期的治疗护理措施仍可选择使用，此期的重点是促进神经再生、保证肌肉的质量、增强肌力、促进感觉功能。

（1）神经肌肉点刺激疗法：周围神经受损后，肌肉瘫痪，可采用神经肌肉点刺激疗法保护肌肉质量。应注意治疗局部皮肤的观察和护理，防治感染或烫伤。

（2）肌力训练：受损肌肉肌力为0～1级时辅助患者进行被动运动，应注意循序渐进。受损肌肉肌力为2～3级时，进行助力运动、主动运动及器械性运动，但应注意运动量不宜过大，以免肌肉疲劳。随肌力逐渐增强，助力逐渐减小。受损肌肉肌力为3～4级时，可协助患者进行抗阻力练习，以争取肌力的最大恢复。同时进行速度、耐力、灵敏度、协调性与平衡性的专门练习。

（3）作业疗法：根据功能障碍的部位及程度、肌力及耐力情况进行相关的作业治疗，如进行木工、编织、打字、雕刻、缝纫、修理仪器等。注意逐渐增加作业难度和时间，在肌力未充分恢复之前，用不加阻力的方法，要防止由于感觉障碍引起机械摩擦性损伤。

(4)感觉功能训练：如果患者存在浅感觉障碍，可选择不同质地的旧毛巾、丝绸、石子，不同温度的物品分布刺激健侧及患侧皮肤，增加感觉输入。开始训练时让患者睁眼观察、体会，逐渐过渡到让患者闭眼体会、辨别。如存在深感觉障碍，在关节被动运动或肌力训练过程中，应强调局部的位置觉及运动觉训练，让患者在反复比较中逐渐体会。

(5)促进神经再生：可选用神经生长因子、维生素 B_1、维生素 B_6 等药物，以及超短波、微波、红外线等物理因子，有利于损伤神经的再生。

(6)手术治疗：对保守治疗无效而又有手术指征的周围神经损伤患者应及时进行手术治疗。如神经探查术、神经松解术、神经移植术、神经缝合术。

六、康复护理

(一)康复护理目标

1.早期目标

止痛、消肿、减少并发症、预防伤肢肌肉和关节的挛缩。

2.恢复期目标

促进神经再生，恢复肌力，增加关节活动度，促进感觉功能的恢复，对于不能完全恢复的肢体，使用支具，促进代偿，最大限度恢复其生活能力。

(二)康复护理

1.早期康复护理

保持功能位：应用矫形器，石膏托等，将受损肢体的关节保持在功能位。如垂腕时，将腕关节固定于背伸 20°～30°，垂足时，将踝关节固定于 90°。

2.指导 ADL 训练

在进行肌力训练时，结合日常生活活动训练，如上肢练习洗脸、梳头、穿衣等训练；下肢练习踏自行车、踢球动作等。训练应逐渐增加强度和时间，以增强身体的灵活性和耐力。

3.心理康复护理

周围神经病损患者，往往伴有急躁、焦虑、抑郁、躁狂等心理问题，担心病损后不能恢复、就诊的经济负担、病损产生的家庭和工作等方面的问题。可采用医学教育、心理咨询、集体治疗、其他患者示范等方式来消除或减轻患者的心理障碍，使其发挥主观能动性，积极地进行康复治疗。

4.康复健康教育

对周围神经损伤的患者应做如下的康复健康教育。

(1)使患者和家属了解疾病的概况、病因、主要临床表现，以及各种功能障碍的状态和预后情况等。

(2)向患者及家属介绍康复治疗措施：包括正确的肢体功能位置、如何保持关节活动度、主要的物理治疗以及感觉功能是如何促进和恢复的。

(3)感觉障碍的患者教育：对于感觉障碍的患者要关注夹板内皮肤的完整情况观察以及关节活动度的范围等。

(4)注意保护，防止伤害：教会患者在日常生活活动中，注意保护肢体，防治再损伤。如患手接触热水壶、热锅时，应戴厚手套，避免烫伤；外出或日常生活活动时，应避免他人碰撞患肢，必要时佩戴支具使患肢保持功能位。

(5)尽快适应生活:指导患者学会日常生活活动自理,患者肢体功能障碍较重者,应指导患者如何进行生活方式的改变,指导患者如何单手穿衣、进食等。

(6)向患者及家属讲解健康饮食的重要性:要多吃含高蛋白、高热量、高维生素食物。同时注意原发性疾病如高血压、糖尿病的控制情况。

(7)改善心理状态:指导患者减轻或解除因损伤带来的焦虑、忧虑、躁狂等。

七、社区家庭康复指导

(1)继续康复训练指导并鼓励患者在工作、生活活动中尽可能多用患肢,将康复训练贯穿于日常生活活动中,寻求更多的家庭及社会支持以促进患者的功能早日康复。

(2)日常生活指导指导患者在日常生活中、工作中注意保护无感觉区。注意手脚的保护和坐的姿势。对皮肤有自主神经功能障碍者,可在温水内浸泡 20 分钟,然后涂上油膏,每天 1 次,可防止皮肤干燥和皲裂。如果已有伤口,要尽快去医院诊治。

(3)指导作业活动鼓励患者积极地参与家务活动,作业活动,如缝纫、木工、工艺、娱乐等均可在家里进行。

(4)定期随访。

(张晓菡)

第三节 痉 挛

一、概述

痉挛是中枢神经系统损害后出现的肌肉张力异常增高的综合征,是牵张反射亢进的一种临床表现,是一种以速度依赖的紧张性牵张反射亢进为特征的运动功能障碍。痉挛的速度依赖是指伴随肌肉牵伸速度的增加,肌肉痉挛的程度也增高。痉挛可以影响患者的日常生活活动和康复训练,严重痉挛是患者功能恢复的主要障碍,给患者的身心带来很大的痛苦,不利于其身心健康的恢复。

痉挛是一种病理生理状态,由于肌肉的张力增高,从而使随意运动失去了良好的活动背景,运动变得笨拙、吃力、肌肉容易疲劳。并且由于痉挛使肢体长期处于某种体位而导致软组织挛缩,形成畸形。对患者的影响包括:①增加运动的阻力,使随意运动难以完成;②由于阻力增加,运动迟缓,难以控制,难以完成精巧的动作;③由于反应迟钝,动作协调困难,容易摔倒;④强直痉挛,不便护理,容易发生压疮等并发症;⑤影响步态和日常生活活动。

二、分类

痉挛的发生为脑损伤后上运动神经控制系统对下位神经元的抑制作用下降或中断,使得周围的β、γ神经元兴奋性升高,从而增加了肌梭对刺激的敏感性,降低反射的阈值,从而出现牵张反射亢进,肌肉痉挛。

(一)脑源性痉挛

一般在发病后3～4周出现。脑干、基底节、皮质及其下行运动径路受损，皆可表现出瘫痪肢体的肌张力持续性增高、痉挛，肢体的协调性下降，精细活动困难，呈现典型的“画圈”行走步态。脑瘫儿双下肢痉挛呈现剪刀步态。

(二)脊髓源性痉挛

一般在发病后4～6个月出现，晚于脑源性痉挛出现的时间。颈、胸、腰段的高位脊髓完全损伤临床表现为痉挛，骶段的脊髓完全性损伤临床表现为迟缓性瘫痪。

(三)混合性痉挛

多发性硬化损伤脑白质和脊髓的轴突而出现痉挛。

三、康复护理评定

(一)病因评估

确定是脑源性痉挛、脊髓性痉挛还是混合性痉挛。评估内容包括体检、痉挛的质和量评价、痉挛的功能评价等。

(二)痉挛程度评定

改良Ashworth分级法是临床上评定痉挛的主要方法。手法检查是检查者根据受试者关节被动运动时所感受的阻力来进行分级评定。生物力学评定方法包括钟摆试验和等速装置评定方法。

(三)对痉挛产生的影响进行评估

(1)有无肌肉的挛缩、异常的姿势及关节畸形。

(2)有无功能的下降和活动困难。

(3)有无运动速度下降、协调性运动困难和活动容易疲劳。

(4)有无日常生活活动和社会功能下降。

四、康复治疗

痉挛的表现个体差异较大，制定治疗方案时应因人而异，首先针对每个患者分析其问题特殊所在。单以痉挛不能决定是否治疗，治疗痉挛与否以及如何积极实施应以患者的功能状态为指导，加强康复小组协作共同进行。综合多种方法治疗痉挛才能收到较好成效。常用的治疗方案为七步阶梯治疗方案。

(一)解除诱因

痉挛与各种外界刺激有关，因此在治疗前应积极预防诱发肌痉挛的因素，如发热、结石、尿路感染、压疮、疼痛、便秘和加重肌痉挛的药物等。通常诱因解除后，肌痉挛会有明显减轻。

(二)姿势和体位

某些姿势和体位可以减轻肌痉挛。患者应该从急性期开始采取抗痉挛的良好体位，可使异常增高的肌张力得到抑制，如脑血管意外、颅脑损伤的急性期采取卧位抗痉挛模式体位，可减轻肌痉挛；脊髓损伤患者利用斜板床站立，也可减轻下肢肌痉挛。脑瘫患儿的正确抱姿等。

(三)物理治疗

(1)电疗：将波宽和频率相同，但出现的时间有先有后的两组方波，分别刺激痉挛肌及其拮抗肌，使两者交替收缩，利用交互抑制和高尔基腱器兴奋引起的抑制以对抗痉挛。经皮神经电刺激

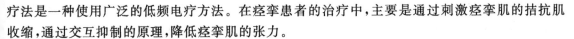

疗法是一种使用广泛的低频电疗方法。在痉挛患者的治疗中，主要是通过刺激痉挛肌的拮抗肌收缩，通过交互抑制的原理，降低痉挛肌的张力。

(2)冷疗：用冰敷或冰水浸泡痉挛肢体5～10秒，可使肌痉挛产生一过性放松。因为突然的冷刺激常常引起肌肉的紧张和张力的升高，但是持续的冷疗则可以降低神经肌肉的兴奋性，从而降低肌肉张力。

(3)水疗：水压对肌肉持久的压迫与按摩有利于肌痉挛的缓解。室温保持在25 ℃，水温宜在30 ℃左右。

(4)热疗：温热疗法也可以降低神经张力，降低肌肉的张力。如各种传导热(如蜡、砂、泥等)、辐射热(红外线)及内生热(超短波)等。

(5)肌电生物反馈：可减少静止时肌痉挛及其相关反应，也可抑制被动牵伸时痉挛肌的不自主活动。利用肌电生物反馈再训练痉挛肌的拮抗肌，也能起到交替抑制的作用。

(四)运动疗法

运动疗法包括主动运动、被动运动和按摩等治疗手法。如肱二头肌痉挛可练习肱三头肌的主动和抗阻收缩；被动屈曲足趾可降低肌张力；深而持久的肌肉按摩，或温和地被动牵张痉挛肌可降低肌张力。

(五)康复工程技术

康复工程技术主要是运用矫形器材预防和治疗痉挛带来的肌肉和关节的挛缩、关节活动度下降及被动牵拉痉挛肌肉以降低张力。如用于内收肌痉挛的外展矫形器，用于屈肘肌痉挛的充气压力矫形器，用于足下垂内外翻的踝足矫形器等。

(六)药物治疗

如单曲林、巴氯芬、A型肉毒素、神经溶解阻滞技术等。

(七)手术治疗

手术治疗痉挛，不仅可通过对神经进行手术，切断某些神经通路而降低神经的兴奋性，例如脊神经后根切断术、脊髓切开术等，目前已经较少采用；还可通过手术矫正痉挛导致的肢体畸形，从而提高患者的功能和生活质量。

五、护理

(1)积极进行康复教育，预防伤害性刺激，减轻或消除增强和加重痉挛的因素，如压疮、骨折、感染、焦虑或精神过度紧张、不良体位、便秘等。

(2)告知患者控制痉挛有利于预防畸形及挛缩，便于护理，增加耐受力和肢体运动能力。鼓励患者参加静止站立、踏车、散步等活动，以助于减轻肌肉强直。

(3)由于运动阻力增加，患者运动迟缓，难以控制，难以完成精巧的动作，护士应注意协助患者完成；由于躯干的伸肌群收缩会破坏坐位和站立平衡，要防止患者突然摔倒。

(4)不是所有的痉挛都需要治疗。部分患者的轻度痉挛对其功能使用有重要帮助，如下肢的伸肌一定程度的痉挛对下肢伸展的关节的扣锁有一定的辅助作用，但严重痉挛则影响患者活动，应考虑治疗。需向患者解释清楚。

(5)被动运动及按摩时，嘱患者做痉挛肌等长收缩.然后主动放松，再做被动牵张时，能显著减少牵张阻力。视患者情况可行1天多次进行被动运动及按摩。

(6)严密观察药物的疗效及不良反应。如单曲林不良反应有无力、头晕、胃肠道反应、肝脏损害;巴氯芬不良反应有头昏、乏力、恶心和感觉异常。告知患者留陪护人员,防跌倒。

(张晓菡)

第四节 颅脑损伤

一、概述

颅脑损伤(traumatic brain injury,TBI)是指头颅部特别是脑受到外来暴力打击所造成的脑部损伤,可导致意识障碍、记忆缺失及神经功能障碍。由于颅脑损伤具有损伤部位的多发性、损伤的复杂性等特点,其康复不仅涉及肢体运动功能的康复,同时更多地涉及对记忆力、注意力、思维等高级中枢功能的康复,因此,更需要家庭成员了解和参与到患者的康复训练和护理中,使患者的功能得到最大限度的恢复。

与康复医疗的其他方面相比,脑损伤康复的发展相对滞后。在美国,脑损伤康复20世纪70年代进入有组织的阶段,其标志是脑损伤治疗与康复示范中心体系的建立。我国迄今为止尚未建立脑损伤的康复医疗体系,没有脑损伤康复专科医院,综合医院没有脑损伤康复的亚专科设置,跨学科合作团队和学科内团队工作模式尚未有效建立,因此脑损伤康复是康复医疗服务体系的一块短板。治疗体系还必须考虑特殊教育的要求、生活自理能力、职业训练和支持,以及家庭成员的支持等问题。脑损伤患者,特别是重型患者的自然病程可能相当长,甚至影响终身。脑损伤的康复期比其他获得性损伤和神经系统疾病的康复时间更长。因此,外伤治疗体系必须认识到康复治疗的长期性。要正确认识脑损伤的自然病程,在不同阶段采用个体化的康复治疗和服务措施,避免不必要和无效的治疗手段。

(一)流行病学

美国每年新增脑损伤患者5万人死亡,23万人住院治疗,8万人遗留长期残疾,存活的脑损伤残疾者总数达到530万人(2%总人口)。根据世界卫生组织的保守估计,1990年全球新增的脑损伤患者总数可能在950万以上。我国脑损伤发病率已超过100/10万人口,仅次于西方发达国家,重型脑损伤的病死率和致残率居高不下,总病死率高达30%~50%。大部分生存下来的颅脑损伤患者,常常遗留不同程度的神经功能障碍,如意识、运动、语言、认知等方面的障碍,给患者及其家庭带来痛苦和沉重的负担。因此,对颅脑损伤患者给予积极的康复训练和护理是十分必要的。

(二)病因

颅脑损伤是创伤中发病率仅次于四肢的常见损伤,其死亡率和致残率均居各类创伤首位。随着社会主义现代化的加速,城市人口更为密集,机动车辆急剧增加,导致交通事故发生频繁;施工规模扩大,房屋建筑向高层发展,使工伤事故增加;体育运动日趋普及,且竞技对抗程度剧烈,运动创伤也有所增多;此外,自然灾害等意外事故也频频发生,因而包括颅脑损伤在内的各种创伤发生率大幅度增加。为此,交通事故、工伤事故、高处坠落、失足跌倒、各种钝器对头部的打击是产生颅脑损伤的常见原因。

(三)临床分类

颅脑损伤可以分为闭合性伤和开放性伤两类。闭合性损伤时，头皮、颅骨和硬脑膜三者中至少有一项保持完整，脑组织与外界不沟通。如果头皮、颅骨和硬脑膜三者均有破损，颅腔与外界沟通，即为开放性损伤。脑组织不仅可因暴力的直接作用产生原发性损伤，如脑震荡、脑挫裂伤、原发性脑干损伤和弥漫性轴索损伤，还可在原发性损伤的基础上产生脑水肿、颅内血肿、脑移位和脑疝等继发性脑损伤，其症状和体征是在伤后逐步出现或加重，严重程度并不一定与原发性损伤的严重程度一致。脑损伤后所致的残疾种类繁多，如意识障碍、智能障碍、精神心理异常、运动障碍、感觉障碍、语言障碍，以及视觉、听力和嗅觉障碍等。

二、临床表现

颅脑损伤患者可因损伤部位和伤情轻重不同而出现多种多样程度不同的神经功能障碍和精神异常，轻者如头痛、眩晕、失眠、烦躁、记忆力减退，重者如意识障碍、智能障碍、感觉障碍、言语障碍和精神心理异常。有些患者甚至长期昏迷不醒，或呈植物状态生存。颅脑损伤能引起的神经功能障碍和精神异常，有些可以逆转而暂时存在，通过适当治疗能获得不同程度的改善，甚至完全恢复；但有些则属不能逆转而长期存在，从而成为长久性障碍。有些患者由于伤后处理不当，如昏迷和瘫痪患者因未能重视合理体位、肢位的维持和及早进行活动，可导致关节肌肉萎缩挛缩和畸形而出现二次性损害。

颅脑损伤的临床表现是由受伤的轻重程度决定的，轻微颅脑损伤可仅有头皮血肿，严重的脑损伤的症状可出现以下表现。

(一)重度颅脑损伤的临床表现

(1)急性期损伤发生至 1 个月，中枢神经系统损伤后 72 小时就开始出现可塑性变化。头痛、恶心、呕吐，头痛呈持续性胀痛，呕吐一般为喷射性呕吐。易疲劳与精神萎靡或行为冲动亦可出现谵妄状态。

生命体征改变：如血压、心率、呼吸、瞳孔大小等。自主神经功能失调，表现为心悸、血压波动、多汗、月经失调、性功能障碍等。颅脑损伤恢复的早期阶段，患者可能表现出行为上的紊乱和心理社会能力方面的功能低下，包括情绪不稳，攻击性行为、冲动和焦虑不安、定向力障碍、挫败感、否认和抑郁等。

(2)恢复期 1～3 个月为中枢神经系统自然恢复期，可塑性尤为明显。急性期常见症状有所减轻，生命体征趋向稳定。同时既有局灶性症状，如偏瘫、失语等，又有全面性脑功能障碍，如昏迷、认知障碍等。

恢复期和慢性期的精神障碍则多伴有器质性损害的病理基础，如脑瘢痕、囊肿、脑膜粘连、弥漫性神经元退变等，表现为各种妄想、幻觉、人格改变和性格改变(如情绪不稳定、固执、易激惹、易冲动或淡漠、对周围事物缺乏兴趣等)，亦可出现记忆衰退、语言含糊、语调缓慢、寡言或计算和判断能力减退等情况。

(3)脑损伤后综合征，仍然存在或者出现的一系列神经精神症状，患者表现为头昏、头痛、疲乏、睡眠障碍、记忆力下降、精力及工作能力的下降、心悸、多汗、性功能下降等。神经系统检查没有阳性的体征。复杂多样的功能障碍，如运动障碍、言语障碍、感觉障碍、心理社会行为障碍等。长期制动导致的失用综合征，可涉及身体各大系统。

(4)可分为轻度、中度及重度(表 19-2)，急性重度颅脑损伤应尽早诊断，尽早干预。①轻度损伤者伤后昏迷在半小时以内,仅有短暂脑功能障碍而无器质性改变。②中度损伤者有脑器质性损伤,昏迷在12小时以内,可有偏瘫、失语等症状。③重度损伤者昏迷在12小时以上,神经系统阳性体征明显。④特重型损伤者可出现生命危险甚至死亡。

表 19-2 颅脑损伤病情分度

分度标准	轻度	中度	重度
脑 CT	正常	正常/异常	异常
意识丧失(LOC)	0～30 分钟	>30 分钟且<24 小时	>24 小时
意识/精神状态转换(AOC)	一瞬间到 24 小时内	>24 小时,严重程度根据其他标准确定	
创伤后失忆症(PTA)	0～1 天	>1 天且<7 天	>7 天
格拉斯哥昏迷评分(最好 24 小时内评分)	13～15 分	9～12 分	<9 分

(5)并发症造成的继发性运动功能障碍传统观念认为重型颅脑损伤患者必须静卧或镇静制动,昏迷患者更是长期卧床不起。由于缺少活动,加之关节长期处于非功能位置,久而久之可发生关节活动度受限、关节强直、挛缩变形和肌肉软弱无力,从而产生包括运动功能障碍在内的一系列二次性损害,妨碍功能恢复,导致残疾或使残疾加重。

(二)癫痫

癫痫是颅脑损伤后常见的并发症。各种类型的颅脑损伤皆可导致癫痫发作,但开放性颅脑损伤后癫痫发生率明显高于闭合性颅脑损伤。闭合性颅脑损伤患者中有1%～5%发生癫痫;而开放性颅脑损伤患者的癫痫发生率为20%～50%。

三、主要功能障碍

颅脑损伤时大脑皮质常常受累,因而是导致认知功能障碍的重要原因,可出现意识改变、记忆力障碍、听力理解异常、失用症、失认症、忽略症、体象障碍、皮质盲、智能障碍等情况。昏迷是颅脑损伤后的常见症状之一。虽然总的说来颅脑损伤导致的昏迷持续时间多属短暂,但有些患者可以长期昏迷不醒,有些还可以演变为植物状态。

(1)运动障碍包括肢体瘫痪、共同运动、肌张力异常、共济障碍。

(2)感觉障碍包括浅感觉、深感觉障碍。

(3)言语障碍包括失语症和构音障碍。

(4)认知障碍包括意识障碍、智力障碍、记忆障碍、失认症、失用症等。

(5)心理和社会行为障碍包括抑郁心理、焦躁心理、情感障碍及行为障碍等。

(6)日常生活活动能力障碍。

(7)其他障碍如大小便障碍、自主神经功能障碍、面肌瘫痪、延髓麻痹、失用综合征、误用及过用综合征及其他脑神经功能障碍等。

四、康复评定

(一)脑损伤严重程度的评估

1974 年 Fennett 根据患者的睁眼(E)、语言表现(V)和肢体运动(M)三个因素建立了一个判断意识状态的系统,即著名的格拉斯哥昏迷评分标准(Glasgow coma scale,GCS),用以判断患者的伤情，总分15分，8分以下为昏迷；3～5分为特重型损伤；6～8分为严重损伤；9～12分为中度损伤；13～15分为轻度损伤。

(二)运动功能评估

(1)评定内容：肌力、肌张力、协调能力、平衡能力、步行能力等。

(2)评定方法：徒手肌力评定、Ashworth肌张力(痉挛)分级、指鼻试验和跟-膝-胫试验、定量平衡功能评定、步态分析等。

由于颅脑损伤后常发生广泛和多发性损伤，可出现瘫痪、共济失调、震颤等。其中瘫痪可累及所有肢体，初期多为软瘫，后期多为痉挛。肢体的运动功能常采用Brunnstrom 6阶段评估法可以简单分为：①Ⅰ期-迟缓阶段；②Ⅱ期-出现痉挛和联合反应阶段；③Ⅲ期-连带运动达到高峰阶段；④Ⅳ期-异常运动模式阶段；⑤Ⅴ期-出现分离运动阶段；⑥Ⅵ期-正常运动阶段。

(三)脑神经功能评估

评估患者嗅神经、视神经、面神经、听神经等功能是否出现障碍，检查有无偏盲或全盲、有无眼球活动障碍、面神经瘫痪或听力障碍等。

(四)言语功能评估

失语和构音障碍的评估方法与脑卒中相同。颅脑损伤另有一种常见的言语障碍，即言语错乱，其特点为词汇和语法的运用基本正确，但时间、空间、人物定向障碍十分明显，不配合检查，且不能意识到自己的回答是否正确。

(五)认知功能评估

记忆障碍包括近记忆障碍和远记忆障碍。近记忆障碍可采用物品辨认—撤除—回忆法评估，远记忆障碍可采用Wechsler记忆评价试验。知觉障碍可采用Rivermead知觉评价表评估。

(六)情绪行为评估

颅脑损伤患者常见焦虑、抑郁、情绪不稳定、攻击性、神经过敏、呆傻等情绪障碍，亦可有冲动、幼稚、丧失自知力、类妄想狂、强迫观念等行为障碍，可做相关的评估。

(七)日常生活活动能力评定

日常生活活动能力(activities of daily living，ADL)，MBI指数，对进食、洗澡、修饰、穿衣、控制大小便、如厕、床椅转移、平地行走及上下楼梯10项日常生活活动的独立程度评定，满分100分，＞60分有轻度功能障碍，能独立完成部分日常生活活动，需要部分帮助；60～41分有中度功能障碍，需要极大的帮助方能完成日常生活活动；≤40分有重度功能障碍，大部分日常生活活动能力不能完成，依赖明显。

五、康复治疗

(一)康复治疗措施

(1)建立相应的康复治疗组由护士、治疗师和医师共同组成。

(2)制订合理的康复计划根据病情和功能状况制订康复治疗计划并实施。

(3)心理康复尽快消除患者和家属的消极情绪，取得患者和家属高度配合。

(4)预防性康复皮肤保护、预防挛缩、鼓励活动。

(5)综合康复对移动、持物、自身照顾、认知、交流、社会适应、精神稳定、娱乐和就业等日常生活的需求牵涉到的基本方面进行指导和训练。

(6)早期介入、综合治疗、循序渐进、个别对待、持之以恒的康复治疗原则。

(二)康复治疗

功能锻炼、整体康复和重返社会是颅脑损伤康复治疗的三大主要任务。由于颅脑损伤的类型、并发症和后遗症较多，康复治疗具有复杂、繁重和需时较长等特点，因此，康复治疗必须贯穿整个颅脑损伤治疗的全过程。在早期就要注意加强康复护理，以减少并发症和后遗症，为今后的康复创造良好的条件；一旦出现精神障碍和肢体功能障碍，就必须及早而有针对性地制订出康复治疗计划。

(1)加强颅脑损伤初期的处理，尽早采取措施避免发生严重的脑缺血、缺氧，严密监测颅内压和血气值，及时排除颅内血肿，控制脑水肿，降低颅内压，防止一切可能发生的合并症，使病情尽快趋于稳定，防止持续性植物状态的发生。

(2)及时给予促神经营养和代谢活化剂或苏醒剂，改善脑组织代谢，促进神经细胞功能恢复，可静脉输注三磷酸腺苷、辅酶A、谷氨酸、核苷酸、吡拉西坦等。

(3)为改善脑血液供应和提高氧含量，行高压氧治疗，并维持营养支持；如果口服和鼻饲还不能达到基本营养要求，可行胃造瘘进食。为防止关节变形和肌肉萎缩，应有计划地摆放体位、良肢位处理、定期翻身、关节活动度训练、低中频电疗等物理因子治疗、矫形具治疗以及推拿、按摩、针灸；预防感染、失水、便秘、尿潴留及压疮等并发症的发生。

(4)运动功能障碍的康复运动功能的训练一定要循序渐进，对肢体瘫痪的患者在康复早期即开始做关节的被动运动，以后应尽早协助患者下床活动，先借助平衡木练习站立、转身，后逐渐借助拐杖或助行器练习行走。

(5)言语障碍训练言语功能的训练，护理人员应仔细倾听，善于猜测询问，为患者提供诉说熟悉的人或事的机会，并鼓励家人多与患者交流。

(6)记忆力训练：记忆是大脑对信息的接收、贮存及提取的过程，记忆恢复主要依赖于脑功能的恢复。训练原则为患者每次需要记住的内容要少，信息呈现的时间要长，两种信息出现的间隔时间亦要长些。可采用记忆训练课(姓名和面容记忆、单词记忆、地址和电话号码记忆、日常生活活动记忆等)和记忆代偿训练(日记本、时间表、地图、清单、标签等)。

(7)PQRST法训练：此方法为一系列记忆过程的英文字母缩写。①P：先预习(preview)要记住的内容；②Q：向自己提问(question)与内容有关的问题；③R：为了回答问题而仔细阅读(read)资料；④S：反复陈述(state)阅读过的资料；⑤T：用回答问题的方式来检验(test)自己的记忆。

(8)编故事法训练：把要记住的内容按照患者的习惯和爱好编成一个小故事，有助于记忆。也可以利用辅助物品来帮助记忆，如日记本、记事本，鼓励患者将家庭地址、常用电话号码等记录于上，并经常查阅。在训练过程中，康复护理人员应注意：建立固定的每天活动时间，让患者不间断地重复和练习；细声缓慢地向患者提问，耐心等候他们回答；训练从简单到复杂，从部分到全部；利用视、听、触、嗅和运动等多种感觉输入来配合训练；每次训练时间要短，回答正确要及时给予鼓励；多利用记忆辅助物帮助训练，如墙上悬挂时间表、用毛笔写的家属姓名，让患者携带记事本等。

(9)注意力训练：注意力是指将精神集中于某种特殊刺激的能力。可采用平衡功能测评训练仪、猜测游戏、删除游戏、时间感训练等方式进行训练。

(10)平衡功能测评训练仪：利用平衡功能训练仪加强认知注意力训练，通过监视屏向患者提供身体重心变化，利用视觉和听觉反馈信息来实现对身体重心的控制，训练项目中蕴含了注意、

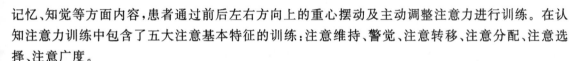

记忆、知觉等方面内容，患者通过前后左右方向上的重心摆动及主动调整注意力进行训练。在认知注意力训练中包含了五大注意基本特征的训练：注意维持、警觉、注意转移、注意分配、注意选择、注意广度。

(11)猜测游戏训练：取一个玻璃球和两个透明玻璃杯，护士在患者的注视下将一杯扣在玻璃球上，让患者指出有球的杯子，反复进行无误后，改用不透明的杯子重复上述过程。

(12)删除游戏训练：在纸上写一行大写的英文字母如 A、C、G、H、G、U、I，让患者指出指定的字母如 C，成功删除之后改变字母的顺序再删除规定的字母，患者顺利完成后将字母写得小些或增加字母的行数及字数再进行删除。

(13)时间感训练：要求患者按命令启动秒表，并于 10 秒时主动停止秒表，然后将时间逐步延长至1 分钟，当误差小于 1～2 秒时，让患者不看表，用心算计算时间，以后逐渐延长时间，并一边与患者交谈一边让患者进行训练，要求患者尽量控制自己不因交谈而分散注意力。

(14)感知力训练：感知力障碍主要表现为失认症(半侧空间失认、疾病失认、Gerstman 综合征、视失认、身体失认等)和失用症(结构失用、运动失用、穿衣失用、意念和意念运动性失用等)。可采用对患者进行各种物体的反复认识和使用训练、加强对患者的感觉输入等方式进行训练。

(15)解决问题能力的训练：解决问题的能力涉及推理、分析、综合、比较、抽象、概括等多种认知过程的能力。简易的训练方法包括指出报纸中的信息、排列数字、物品分类等。

(16)指出报纸中的信息：取一张当地的报纸，让患者浏览后，首先问关于报纸首页的信息，如报纸名称、日期、大标题等。回答正确后，请患者找出文娱专栏、体育专栏或商业广告的所在版面。回答无误后，再训练患者寻找特殊信息，如某个电视台的节目预告、气象预报结果、球队比赛得分等。

(17)排列数字训练：给患者 3 张数字卡，让他由高到低按顺序排好，然后每次给他 1 张数字卡，让其根据数字的大小插进已排好的 3 张卡之间，正确无误后再增加给予数字卡的数量。在排列数字的同时，可询问患者有关数字的各种知识，如哪些是奇数、哪些是偶数、哪些互为倍数等。

(18)物品分类训练：给患者一张列有 30 项物品名称的清单，要求患者按照物品的共性进行分类，如这些物品分属于家具、食物、衣服。如果患者有困难，可给予帮助。训练成功后，可增加分类的难度，如将食物细分为植物、动物、奶类、豆制品等。

六、康复护理

(一)康复护理目标

(1)稳定病情，并保留身体的整合能力；定期检查和定量评估患者的状态。

(2)实施各种相应的康复护理措施，调控其心理状态，发现即使极为轻微的进步也应当重视，以此鼓励患者，增强患者康复的信心。

(3)指导、督促功能训练，促进功能恢复，使其具有较好的独立生活能力。

(4)防治各种并发症，最大限度地降低死亡率、致残率，使患者少依赖或不依赖别人，提高日常生活活动能力，使患者具有较好功能的生命质量，重归家庭、社会。

(二)康复护理

指导患者进行全面康复，在功能评定的基础上，合理安排康复治疗计划，制订出切实可行的近期目标、中期目标和远期目标。既要选择适当的运动疗法进行反复训练，又必须进行认知、心理等其他康复训练，并且持之以恒。

1.预防性康复护理

(1)预防压疮:颅脑损伤患者的皮肤保护包括两个方面,一是预防压疮,应用特殊的病床诸如气垫床、水垫床等,定时翻身,保持床单清洁平整干燥,骨突出和易受压部位要垫以棉垫,一旦发现皮肤发红或发生压疮,应及时处理和治疗;二是避免因躁动不安引起的皮肤擦伤,必要时踝部可应用有良好衬垫的石膏夹板进行保护。

(2)预防挛缩:及早进行关节的主动和被动活动,并维持良好的肢位和体位。

(3)鼓励活动:颅脑损伤和其他神经疾病一样,不活动不仅使肌肉力量逐渐丧失,还导致心肺功能障碍。除加强身体的支持治疗外,更重要的是对患者进行适当刺激,鼓励其尽早参与自身照顾活动,如在床上翻身;及早下床坐到椅子上是增强肌力、恢复心肺功能、防止挛缩畸形和缓解皮肤压力等一系列重要康复措施的起始点。

(4)预防并发症的康复护理:早期功能训练,被动运动和按摩肢体,预防关节挛缩、肩-手综合征、肩关节半脱位、直立性低血压、深静脉血栓形成、肺部感染等并发症。

2.综合康复护理

(1)维持营养,保持水、电解质平衡,以增强体质。

(2)维持合理体位:头的位置不宜过低,以利于颅内静脉血回流。肢体置于功能位,尤其注意防止下肢屈曲挛缩和足下垂畸形。

(3)肢体被动活动和按摩:定时活动肢体各关节,在被动活动时,动作要轻柔,以防损伤关节和发生骨折,具体方法同脑血管意外后康复护理。

(4)患者的促醒:昏迷患者有计划的感觉刺激,每一次与患者的接触过程中直接对患者说话就是一种有益的刺激。在患者耳边放录音机以合适的音量放送其平时熟悉喜爱的音乐、戏曲。

(5)肢体功能康复护理:方法同脑血管意外后康复护理。

(6)日常生活练习:进行日常生活活动练习,以逐步达到生活自理。

3.心理康复护理

颅脑损伤常因突然发生的意外所致,致残率高,患者从过去健康的身体,正常的工作、生活情况下,突然转变为肢体功能障碍,需要他人照顾,身体和心理方面面临了巨大的打击和压力,常表现出情绪低落、意志消沉、抑郁、悲观和焦虑,甚至会产生轻生的念头及其他异常的行为举止。尤其是情绪消极、行为障碍的患者,护理人员应多与其交谈,在情感上给予支持和同情,鼓励患者积极面对现实,树立信心,以积极的态度配合治疗,共同努力恢复和/或代偿其失去的功能,早日回归家庭和社会。对患者进行行为矫正疗法,通过不断地再学习,消除病态行为,建立健康行为,使患者能面对现实,学会放松,逐步消除恐惧、焦虑与抑郁。鼓励患者尽可能做力所能及的事情,逐步学会生活自理。

4.康复健康教育

(1)颅脑损伤是因外界暴力作用于头部而引起,由于发病突然,患者有不同程度的意识障碍,家属难以接受现状,表现为急躁、恐慌和不知所措。另外多数颅脑损伤患者均有不同程度的原发性昏迷,失去自我表达能力、接受能力,教育对象主要是家属。

家属应了解颅脑损伤疾病相关知识、病情观察合作要点、饮食指导、体位指导、气管切开护理指导、各种管道护理指导、康复训练指导、输液指导、用药指导以及对可能出现并发症的预防和处理等。

(2)教育家属及患者树立战胜疾病的信心:正确面对现实,积极配合康复训练,争取早日康复。

(3)在训练过程中讲解相关训练技巧、方法:使其了解功能康复是一个缓慢渐进的过程,需要有足够的信心、耐心,使家属及患者主动协助医护人员对患者实施康复训练,提高患者的康复质量和生活质量。

(4)对自我健康维护的指导:指导患者及家属掌握日常生活自理方面的护理技能,积极进行关节活动训练、言语训练、吞咽训练;学习生活自理,自己洗脸、刷牙、梳头、洗澡等。

(5)指导合理营养:安排清淡、高蛋白、高热能、低脂肪易消化、富含维生素的膳食,提高患者的抵抗力,减少并发症,促进康复,缩短住院时间。

(6)患者家属承担着对患者长期照顾的责任,其对相关知识的了解和掌握,直接影响患者的康复和生活质量。如患者后遗智障,根据患者家属在患者出院前对健康教育的需求,把家属纳入健康教育对象,提供他们最需要掌握和了解的相关消息。

七、社区家庭康复指导

颅脑损伤后患者特别是中、重度颅脑损伤,持续康复训练能提高中枢神经系统的可塑性,可较好地挖掘损伤的修复潜力,使损伤后各种后遗症的恢复率、继发性合并症、存活率、生活质量均有明显的提高。同时要对家属开展康复健康教育,是家属了解康复程序督促、指导患者的康复。出院前应对其进行全面评估,根据评估结果与家属共同制订康复计划。

(一)对回归家庭的指导

如情绪的稳定、排泄的通畅、足够的休息、营养及在家中训练时的安全发生情况时与医院联络的信号和方法等。

(二)指导家属掌握日常生活自理技能

如自我导尿、集尿器的清洁和消毒方式、皮肤的护理及检查方法、各种器具的操作程序和保管方法等。

(三)帮助患者和家属制订出自我健康维护的计划和要求

如预防疾病的复发、康复训练、ADL 训练的持续,定期到医院评定、复查等。

(四)指导患者出院后继续加强功能锻炼

患者出院后继续加强功能锻炼,增强体质,保持良好的心态,家属给予心理支持。鼓励患者参加有益的社会活动,树立积极的人生观,促进身心全面康复。

(五)告知康复训练过程艰苦而漫长

康复训练过程艰苦而漫长(一般 1～3 年),或终身伴随,需要有信心、耐心、恒心,应在康复医师指导下循序渐进,持之以恒。

(六)防止意外

训练过程中,要注意安全,防止意外损伤。对直立性低血压患者,应加腰围,增加腹压。亦可用弹力绷带包扎下肢,改善静脉回流,增加回心血量。

(七)定期随访

注意全身情况,如有并发症,尽早诊断和治疗,定期去医院复查。

(张晓菡)

第二十章　放疗科护理

第一节　喉　　癌

喉癌分原发性和继发性两种。原发性喉癌指原发部位在喉部的肿瘤,以鳞状细胞癌最为常见。继发性喉癌指来自其他部位的恶性肿瘤转移至喉部,较为少见。喉癌症状主要为声嘶、呼吸困难、咳嗽、吞咽困难、颈部淋巴结转移等。高危人群应当注意戒烟,适当饮酒,做好预防工作。早期发现,早期诊疗对于减轻喉癌的危害非常重要,一方面可提高患者术后生存率,另外有可能尽量保留喉的发音功能,减少术后并发症。

一、病因

喉癌的发生目前尚无确切病因,可能是多种因素共同作用导致,主要有以下几方面。

(一)吸烟

吸烟与呼吸道肿瘤关系非常密切。多数喉癌患者都有长期大量吸烟史,喉癌的发生率与每天吸烟量及总的吸烟时间成正比。另外,不可忽视被动吸烟,也可能致癌。吸烟时烟草燃烧可产生烟焦油,其中的苯丙芘有致癌作用,可致黏膜水肿、充血、上皮增生及鳞状化生,使纤毛运动停止,从而致癌。

(二)饮酒

据调查,饮酒者患喉癌的危险性比非饮酒者高 1.5～4.4 倍,尤其是声门上型喉癌与饮酒关系密切。吸烟与饮酒在致癌方面有协同作用。

(三)空气污染

工业产生的粉尘、二氧化硫、铬、砷等长期吸入可能导致呼吸道肿瘤。空气污染严重的城市喉癌发生率高,城市居民高于农村居民。

(四)职业因素

长期接触有毒化学物质,如芥子气、石棉、镍等。

(五)病毒感染

人乳头状瘤病毒(HPV)可引起喉乳头状瘤,目前认为是喉癌的癌前病变。

(六)性激素

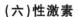

喉是第二性征器官,认为是性激素的靶器官。喉癌患者男性明显多于女性。临床研究发现喉癌患者睾酮水平高于正常人,雌激素降低;切除肿瘤后睾酮水平明显下降。

(七)微量元素缺乏

某些微量元素是体内一些酶的重要组成部分,缺乏可能会导致酶的结构和功能改变,影响细胞分裂生长,发生基因突变。

(八)放射线

长期放射性核素,如镭、铀、氡等接触可引起恶性肿瘤。

二、临床表现

喉癌症状主要为声嘶、呼吸困难、咳嗽、吞咽困难、颈部淋巴结转移等。不同原发部位症状出现顺序可不同。

(一)声门上型喉癌

多原发于会厌舌面根部。早期无任何症状,甚至肿瘤发展至相当程度时,仅有轻微或非特异的感觉,如咽痒、异物感、吞咽不适感等,往往在肿瘤发生淋巴结转移时才引起警觉。该型肿瘤分化差,发展快,出现深层浸润时可有咽痛,向耳部放射。如肿瘤侵犯勺状软骨、声门旁或喉返神经可引起声嘶。晚期患者会出现呼吸及咽下困难、咳嗽、痰中带血、咳血等。因此,中年以上患者,出现咽喉部持续不适者,应重视,及时检查以及早发现肿瘤并治疗。

(二)声门型喉癌

由于原发部位为声带,早期症状为声音的改变,如发音易疲倦、无力,易被认为是“咽喉炎”,因此 40 岁以上,声嘶超过 2 周者,应当仔细行喉镜检查。随着肿瘤的进展,可出现声嘶加重甚至失声,肿瘤体积增大可致呼吸困难。晚期随着肿瘤向声门上区或下区发展,可伴有放射性耳痛、呼吸困难、吞咽困难、咳痰困难及口臭等。最后可因大出血、吸入性肺炎或恶病质死亡。该型一般不易发生转移,但肿瘤突破声门区则很快出现淋巴转移。

(三)声门下型喉癌

该型少见,原发部位位于声带平面以下,环状软骨下缘以上。因位置隐蔽,早期症状不明显,易误诊。在肿瘤发展到相当程度时可出现刺激性咳嗽,咳血等。声门下区堵塞可出现呼吸困难。当肿瘤侵犯声带则出现声嘶。对于不明原因吸入性呼吸困难、咳血者,应当仔细检查声门下区及气管。

(四)跨声门型喉癌

跨声门型喉癌指原发于喉室,跨越声门上区及声门区的喉癌。早期不易发现,肿瘤发展慢,从首发症状出现到明确诊断需要六个月以上。

三、检查

(一)颈部查体

包括对喉外形和颈淋巴结的望诊和触诊。观察喉体是否增大,对颈淋巴结触诊,应按颈部淋巴结的分布规律,从上到下,从前向后逐步检查,弄清肿大淋巴结的部位及大小。

(二)喉镜检查

1.间接喉镜检查

最为简便易行的方式,在门诊可完成。检查时需要看清喉的各部分。因患者配合问题,有时不能检查清楚喉部各结构，需要进一步选择其他检查如纤维喉镜。

2.直接喉镜检查

对于间接喉镜下取活检困难者，可采取该检查方式，但患者痛苦较大。

3.纤维喉镜检查

纤维喉镜镜体纤细、柔软、可弯曲，光亮强，有一定的放大功能，并具备取活检的功能，有利于看清喉腔及临近结构的全貌，利于早期发现肿瘤并取活检。

4.频闪喉镜检查

通过动态观察声带振动情况，能够早期发现肿瘤。

（三）影像学检查

通过X线片、CT及磁共振检查，能够确定喉癌侵犯周围组织器官的情况及转移情况。通过浅表超声影像检查，可观察转移淋巴结及与周围组织的关系。

（四）活检

活体组织病理学检查是喉癌确诊的主要依据。标本的采集可以在喉镜下完成，注意应当钳取肿瘤的中心部位，不要在溃疡面上取，因该处有坏死组织。有些需要反复多次活检才能证实。活检不宜过大过深，以免引起出血。

四、诊断和鉴别诊断

（一）诊断

详尽的病史和头颈部的体格检查，间接喉镜，喉断层X线拍片，喉CT，MRI检查等可以确定喉癌肿物病变的部位、大小和范围。

间接喉镜或纤维喉镜下取病理活检是确定喉癌的最重要的方法，必要时可在直接喉镜下取活检。病理标本的大小视部位有所不同，声门上区的喉癌可采取较大的活检标本，而声门型所取标本不宜过大，以免造成永久性声带损伤。

（二）鉴别诊断

1.喉结核

早期喉癌须与之相鉴别，声带癌多原发于声带的前2/3，喉结核多位于喉的后部，表现为喉黏膜苍白，水肿，多个浅表溃疡。喉结核的主要症状为声嘶和喉痛，胸片、痰结核菌检查等有利于鉴别诊断，但最终确诊需要活检。

2.喉乳头状瘤

表现为声嘶，也可出现呼吸困难。其外表粗糙，呈淡红色，肉眼较难鉴别；尤其成人喉乳头状瘤是癌前病变，须活检鉴别。

3.喉淀粉样瘤

非真性肿瘤，可能是由于慢性炎症、血液及淋巴循环障碍、新陈代谢紊乱所致喉组织的淀粉样变性，表现为声嘶，检查可见喉室、声带或声门下暗红色肿块，光滑，活检不易钳取。需病理检查以鉴别。

4.喉梅毒

病变多位于喉的前部，常有梅毒瘤，继而出现深溃疡，愈合后有瘢痕组织形成导致喉畸形。患者声嘶但有力，喉痛较轻。一般有性病史，可行梅毒相关检测，活检可证实。

5.喉返神经麻痹或环杓关节炎

也可能被误认为喉癌。

6.喉部其他恶性肿瘤

如淋巴瘤、肉瘤以及其他细胞类型的恶性肿瘤等。

7.其他疾病

如声带息肉、喉角化症、喉黏膜白斑病、呼吸道硬结病、异位甲状腺、喉气囊肿，喉软骨瘤，喉Wengerner肉芽肿等，需结合相应病史、检查尤其是活检鉴别。

五、治疗

目前喉癌的治疗包括手术治疗、放疗、化疗及生物治疗等，有时多种方式联合治疗，使喉癌5年生存率得以提高，最大限度地保留了患者喉的发声功能，提高了患者的生活质量。

(一)手术治疗

在组织胚胎学上，喉的左、右两侧独立发育，声门上、声门及声门下是来自不同的原基；左右淋巴引流互不相通，声门上、声门和声门下淋巴引流各自独立，为喉的手术治疗尤其是部分切除术提供了依据。根据癌肿部位的不同，可采用不同的术式。

1.支撑喉镜下切除术

适用于喉原位癌或较轻的浸润性病变。目前喉激光手术和等离子手术开展逐渐推广，具有微创、出血少、肿瘤播散率低、保留发声功能良好等优点。主要适合较早期病例。

2.喉部分切除术

喉部分切除术包括喉裂开、声带切除术；额侧部分喉切除术；垂直半喉切除术；还有一些相应的术式改良，根据声门癌侵犯范围选择。

3.声门上喉切除术

适用于声门上癌。

4.全喉切除术

适用于晚期喉癌。

(二)放疗

^{60}Co、和线性加速器是目前放疗的主要手段。对于早期喉癌，放疗治愈率与5年生存率与手术治疗效果相当。缺点是治疗周期长，可能出现味觉、嗅觉丧失及口干等症状。

(三)手术与放疗联合疗法

指手术加术前或术后的放疗，可将手术治疗的5年生存率提高10%～20%。

(四)化学疗法

按作用分为诱导化疗，辅助化疗，姑息性化疗等。诱导化疗即手术或放疗前给药，此时肿瘤血供丰富，有利于药物发挥作用。辅助化疗指手术或放疗后加用化疗，以杀灭可能残存的肿瘤细胞。姑息性化疗指复发或全身转移的患者，无法手术，采用姑息性的治疗。

(五)生物治疗

虽目前有部分报道，但多数生物治疗处于实验阶段，疗效未肯定。包括重组细胞因子、过继转移的免疫细胞、单克隆抗体、肿瘤分子疫苗等。

六、护理

(一)心理护理

由于手术造成心理障碍和形象改变,影响进食功能,患者易产生不良的心理情绪。放疗前要全面评估患者,根据患者的文化层次和理解水平,帮助患者正确认识放疗,耐心解释放疗的过程、作用及可能发生的不良反应、处理方法和注意事项,介绍与同病种的患者交流,消除患者的紧张感和恐惧心理。同时要做好患者家属的思想工作,家属心情的好坏可直接影响患者的情绪,调动家属协同护理的主观能动性,护理人员与家属除了给患者生活上的帮助外,应更多地给予患者精神上的鼓励。鼓励患者正确对待疾病,树立战胜疾病的信心,以良好的心态接受放疗并顺利地完成治疗计划。

(二)饮食护理

喉癌患者放疗期间应选择高蛋白、高维生素、清淡易消化、营养丰富易吞咽的食物,如鲜奶、鸡蛋、甲鱼、新鲜的蔬菜、水果等。患者多饮水,每天超过 2 000 mL,保持大便通畅,同时还有利于毒素的排泄,保证全程放疗顺利完成。

(三)保持口腔及咽喉部清洁

喉癌手术后或放疗后,涎腺组织分泌功能受损,唾液减少,口腔自洁功能差,口腔黏膜不同程度的充血、溃疡、糜烂,容易造成口腔炎。从开始放疗就鼓励能够自理的患者坚持餐后漱口,保持口腔、喉部清洁。督促早晚用软毛牙刷刷牙。采用 5%的碳酸氢钠溶液漱口,改变口腔环境,必要时口腔护理,每天 2 次。出现口腔炎或溃疡者,给予康复新含漱,每天 3～5 次,或遵医嘱静脉用药。

(四)放疗并发症的防护

喉癌患者放疗治疗期间要密切观察病情变化,最常见的并发症是喉头水肿,主要表现为声嘶、咽下疼痛、吞咽困难、口干、厌食、乏力等,一般在放疗后 2～4 周症状明显。

1.咽下疼痛影响进食者

可于饭前 15～30 分钟口服庆普合剂 10 mL,小口咽下,以减轻进食疼痛。饭后温水漱口后康复新液口服,促进黏膜修复,严重时补液对症支持治疗。保证患者在放疗期间必要的能量、热量,减轻放疗反应,利于组织修复。喉头水肿严重时可遵医嘱静脉输注地塞米松 10 mg。

2.放疗期间引起的咽部疼痛、充血等喉头水肿者

痰液黏稠不易咳出的患者,可每天用庆大霉素 8×10^4 U＋氨溴索 30 mg＋地塞米松 5 mg＋生理盐水 2 mL 喷雾化吸入,每天 2 次,带气管套管的患者可采取持续湿化法,以输液方式将生理盐水 100 mL 通过头皮针缓慢滴入气管内,每小时滴入 1～2 mL。以利于气道湿化,鼓励患者深呼吸和有效咳嗽,协助叩背,使痰液松动易于排出。严重时遵医嘱抗感染、抗水肿治疗,严密观察呼吸情况,确保呼吸道通畅。

(五)气管套管的护理

因喉癌术后造瘘口内置气管套为开放性伤口,放疗中引起的放射性皮炎是各种细菌易于感染的主要途径,气管内套管的清洗及管口周围皮肤的护理尤为重要。

1.放疗期间

气管套管每天更换 1 次或 2 次。一般将金属气管套管换成塑料套管,以减轻气管黏膜的反应。亦有一部分患者在造瘘口愈合良好的情况下,可在放疗前半小时先将被更换套的金属套管

置于 75%的乙醇中浸泡消毒。在行放疗中暂时拔除金属气管套管,放疗后及时将备用好的套管按照气管套管更换流程及时更换。

2.更换气管套管时

可用呋喃西林棉球消毒瘘口周围皮肤,切口及周围皮肤放疗期间尽量不要使用乙醇消毒,以免皮肤长期受刺激产生糜烂,加重局部的皮肤反应。气管套管要使用生理盐水冲洗干净,以免乙醇浸泡消毒后的套管刺激引起患者呛咳。造瘘口周围皮肤黏膜如有糜烂时,可根据医嘱在更换,套管前予莫匹罗星(百多邦)外涂,或者天舒新外喷,防止感染并促进局部修复。

3.用无菌 U 形开口纱布垫套管

开口上方用短胶布粘贴,避免胶布与皮肤接触。套管纱布垫要保持清洁干燥,如被分泌物污染,应及时更换,保持清洁干燥。

4.气管套外口用双层纱布遮挡

减少灰尘,细菌、病毒的侵入。将换下的套管先置于 3%的过氧化氢中浸泡 15 分钟,然后用清水清洗干净备用。

5.妥善固定气管套管

松紧适宜,以能置入 2 指或 3 指,患者感觉舒适为宜。固定带选用宽约为 1 cm 的全棉带子,以减少对颈部照射野皮肤刺激,每天更换,保持清洁。

(六)颈部照射野皮肤的护理

1.放疗

要保持颈部照射野皮肤的清洁、干燥,防止感染,保持照射野界线清楚,切勿洗脱照射野标记。

2.避免刺激

照射野内皮肤勿用手指搔痒,忌擦肥皂,禁贴胶布,穿无领棉质衣物。避免冷热刺激,冬季注意保暖,夏天避免阳光直射。

3.放射性皮炎

大多在放疗开始后 2～3 周出现,常有瘙痒、疼痛等不适症状。可于清洁放射区皮肤后,射线防护喷剂外喷,或者凡士林外涂,每天 2 次或 3 次,局部不必常规清洗。如皮肤表面有污染,可酌情清洗,坚持用药至放疗结束。

(七)易感人群的护理

患者是易感人群,放疗期间应每周至少检查白细胞 1 次,正确抽取血标本,当白细胞低于 $3.0\times10^9/L$,遵医嘱给予相应处理,如给予升白细胞治疗。告知患者注意休息,不与感冒患者接触,不去公共场所,预防交叉感染。

(刘　丽)

第二节 食 管 癌

一、概述

食管癌(carcinoma of esopha gus)是常见的消化道恶性肿瘤,目前原因不明,与炎症、真菌感染、亚硝胺类化合物摄入、微量元素及维生素缺乏有关。其主要病理类型为鳞癌(90%),少部分为腺癌、肉瘤及小细胞癌等。可分为髓质型、缩窄型、蕈伞型、溃疡型。以胸中段食管癌较多见,下段次之,上段较少。食管癌发生于食管黏膜上皮的基底细胞,绝大多数是鳞状上皮癌(95%),腺癌起源于食管者甚为少见,多位于食管末端。贲门癌多为腺癌,贲门部腺癌可向上延伸累及食管下段。主要通过淋巴转移,血行转移发生较晚。

二、诊断

(一)症状

1.早期

常无明显症状,仅在吞咽粗硬食物时有不同程度的不适感,包括:①咽下食物哽噎感,常因进食固体食物引起,第一次出现哽噎感后,不经治疗而自行消失,隔数天或数月再次出现;②胸骨后疼痛,常在咽下食物后发生,进食粗糙热食或刺激性食物时加重;③食物通过缓慢并有滞留感;④剑突下烧灼样刺痛,轻重不等,多在咽下食物时出现,食后减轻或消失;⑤咽部干燥与紧缩感,食物吞下不畅,并有轻微疼痛;⑥胸骨后闷胀不适。症状时轻时重,进展缓慢。

2.中、晚期

(1)吞咽困难:进行性吞咽困难是食管癌的主要症状。初起时进食固体食物有哽噎感,以后逐渐呈进行性加重,甚至流质饮食亦不能咽下。吞咽困难的严重程度除与病期有关外,与肿瘤的类型亦有关系。缩窄型出现梗阻症状早而严重,溃疡型及腔内型出现梗阻症状较晚。

(2)疼痛和呕吐:见于严重吞咽困难病例,多将刚进食的食物伴唾液呕出呈黏液状。疼痛亦为常见症状,多位于胸骨后、肩胛间区,早期多呈间歇性,出现持续而严重的胸痛或背痛,需用止痛药止痛者,为晚期肿瘤外侵的征象。

(3)贲门癌:可出现便血、贫血。

(4)体重下降及恶病质:因长期吞咽困难,引起营养障碍,体重明显下降,消瘦明显。出现恶病质是肿瘤晚期的表现。

(5)邻近器官受累的症状:肿瘤侵及邻近器官可引起相应的症状。癌肿侵犯喉返神经,可发生声音嘶哑;侵入主动脉,溃烂破裂,可引起大量呕血;侵入气管,可形成食管气管瘘;高度阻塞可致食物反流,引起进食时呛咳及肺部感染;持续胸痛或背痛为晚期症状,表示癌肿已侵犯食管外组织。

(二)体征

1.一般情况

以消瘦为主,甚至出现恶病质,有的患者有贫血和低蛋白血症的表现。

2.专科检查

病变早期并无阳性体征;病变晚期可扪及锁骨上转移的淋巴结或上腹部有包块,并有压痛。

(三)检查

1.实验室检查

主要表现为低血红蛋白、低血浆蛋白,有的患者可有大便隐血试验阳性。

2.特殊检查

(1)钡餐检查:是食管癌诊断最常用,最有效、最安全的方法,可了解病灶的部位及范围,此外还可了解胃和十二指肠的情况,供手术设计参考;在钡餐检查时应采取正位、侧位和斜位不同的体位并应用双重造影技术仔细观察食管黏膜形态及食管运动的状况，以免漏诊早期病变。根据钡餐检查的形态将食管癌分为溃疡型(以食管壁不规则缺损的壁龛影为主)、蕈伞型(病灶如菌状或息肉状突入食管腔)、缩窄型(病变以环状狭窄为主，往往较早出现症状)和髓质型(病变以黏膜下肌层侵犯为主，此型病变呈外侵性生长，瘤体往往较大)。又根据食管癌发生的部位将其分为上段(主动脉弓上缘水平以上的食管段)、中段和下段(左下肺静脉下缘至贲门的食管)食管癌。由于能提取组织做病理定性，因此钡餐与食管镜是不能相互取代的检查；由于钡剂可覆盖的病灶表面造成假象，故钡餐检查最好在组织学检查后再进行。

(2)食管镜检查：可在直视下观察病灶的形态和大小，并采取活体组织做出病理学诊断，对病灶不明显但可疑的部位可用刷取脱落细胞检查。

(3)食管拉网检查：是我国学者发明的极其简便、有效、安全、经济的检查方法，尤其适用于大规模普查及早期食管癌的诊断，其诊断学的灵敏度甚至高于依靠肉眼观察定位的食管镜检查；分段食管拉网结合钡餐检查还可确定病变的部位。

(4)CT 和 MRI 检查：可了解食管癌纵隔淋巴转移的情况及是否侵及胸主动脉、气管后壁。

(5)纤维支气管镜检查：主要观察气管膜部是否受到食管癌侵犯，必要时可作双镜检查(即同时加做食管镜检查)。

(6)内窥镜式食管超声(endoscopic esopha geal ultrasound，EEU)引导下细针穿刺活检(fine-needle aspiration，FNA)：是少数患者在其他方法不能明确诊断但又高度怀疑食管恶性病变时可做此检查，用细针刺入食管壁抽吸少量组织病理检查以明确诊断。

(7)超声检查：主要了解肿瘤有无腹腔转移，尤其是食管下段肿瘤容易造成胃小弯、胰腺及肝脏的转移，对于这样的患者应避免外科手术并及时进行非手术治疗。

(四)诊断要点

(1)进食时有梗阻感或呛咳、咽部干燥紧束感，进行性吞咽困难等症状。

(2)有消瘦、乏力、贫血、脱水、营养不良等恶病质表现。

(3)中晚期患者可出现锁骨上淋巴结肿大，肝转移性肿块、腹水等。

(4)纤维食管癌、食管吞钡 X 线造影等检查结果能明确诊断。

(五)鉴别诊断

1.食管平滑肌瘤

常见的食管平滑肌瘤可出现类似食管癌下咽困难的症状，通常有症状时间较长但无消瘦；在钡餐检查中可见肿块较圆滑突向食管腔，黏膜无损伤，并有特殊的“八字胡”征；食管拉网及食管镜检查均无癌细胞发现。

2.食管良性狭窄

通常有吞服强酸、强碱液病史，化学性灼伤常造成全食管或食管节段性狭窄，发病以儿童和女性患者多见，根据病史不难鉴别。

3.外压性食管梗阻

食管外的某些异常，如巨大的纵隔肿瘤、纵隔淋巴结、胸骨后甲状腺肿等均可压迫食管造成节段性狭窄致吞咽困难，但通常钡餐检查可见食管黏膜正常，拉网及食管镜检查也无病理学证据。

4.贲门失弛缓症

病史较长，病情可有缓解期，常有呕吐宿食史，有特征性的食管钡餐表现，亚硝酸异戊酯试验阳性，病理学活检无食管癌的证据。

5.食管静脉曲张

常发生在食管中下段，吞咽困难较轻，往往伴有门静脉高压，常见于肝硬化、布-加综合征等。钡餐检查可见食管黏膜紊乱，食管镜下可见黏膜下曲张的静脉，但黏膜表面完整无破坏。绝对禁止活检，以免造成大出血。

三、治疗

一般对较早期病变宜采用手术治疗；对较晚期病变，仍应争取手术治疗。位于中、上段的晚期病变，而年龄较高或有手术禁忌证者，则以放疗为佳。

(一)手术疗法

手术是食管癌首选的治疗方法。早期切除常可达到根治效果。手术方法应根据病变大小、部位、病理分型及全身情况而定，原则上应切除食管大部分。中、晚期食管癌常浸润至黏膜下，食管切除范围应在距离癌瘤 5～8 cm。因此，食管下段癌，与代食管器官吻合多在主动脉弓上，而食管中段或上段癌则应吻合在颈部。代食管器官常用的是胃，有时用结肠或空肠。

1.适应证

对病变的大小和部位、病理类型，以及患者的全身情况进行全面分析，在下列情况时，可以考虑外科手术治疗：①早期食管癌(0 期及Ⅰ期)，患者一般情况允许，应积极争取手术治疗；②中期内的Ⅱ、Ⅲ期，患者情况许可，无明显远处转移，条件允许时均应采用术前放射与手术切除或手术切除与术后放疗的综合治疗；③放疗后复发、穿孔者，病变范围不大，无远处癌转移，周身情况良好，也应争取手术治疗；④食管癌高度梗阻，无明显远处转移，患者周身情况允许，应积极争取开胸手术，不能切除者，可行分流吻合术，然后辅以放疗和化疗。

2.禁忌证

随着手术技巧、围术期处理及癌症综合治疗观念的建立和发展某些手术禁忌证已得以改变。

(1)食管癌伴有锁骨上淋巴结转移的治疗：上段及颈段食管癌的锁骨上淋巴结转移实为局部淋巴结转移，在患者自身情况允许、无其他脏器转移、原发病灶可以切除的情况下，应行病灶切除及淋巴结切除术。术后辅以放、化疗。

(2)并发有其他脏器功能不全或损害的患者，只要病灶能够切除、患者能够耐受剖胸术，均应手术治疗。

3.影响切除率的因素

(1)食管癌病变长度：一般超过 5 cm，大都说明肿瘤较为晚期。但早期食管癌要除外，早期食管癌，病灶表浅，有时范围较长。发现食管癌伴有巨大阴影或突出阴影，多数病例已外侵食管周围脏器并发生粘连。食管癌局部有软组织肿块，亦可说明肿瘤外侵。X 线检查，有上述现象出现，可以判断手术切除率较低。

(2)胸背疼痛：胸骨后或背部肩胛区持续性钝痛常揭示肿瘤已有外侵，引起食管周围炎、纵隔炎，也可以是食管深层癌性溃疡所致。下段肿瘤引起的疼痛可以发生在上腹部。疼痛严重不能入睡或伴有发热者，不但手术切除的可能性较小，而且应注意肿瘤穿孔的可能。

(3)出血：有时患者也会因呕血或黑便就诊。肿瘤可浸润大血管特别是胸主动脉而造成致命性大出血。对于有穿透性溃疡患者，特别是 CT 检查显示肿瘤侵犯胸主动脉者，应注意出血的可能。

(4)声音嘶哑：常是肿瘤直接侵犯或转移性淋巴结压迫喉返神经所致。有时也可以是吸入性炎症引起的喉炎所致，间接纤维支气管镜检查有助于鉴别。提示肿瘤外侵及转移严重。

(5)手术径路：常用左胸切口，中、上段食管癌切除术有用右胸切口者。经食管裂孔剥除食管癌法可用于心肺功能差，不能耐受开胸手术者。此法可并发喉返神经麻痹及食管床大出血，应掌握适应证。

对于晚期食管癌，不能根治或放疗，进食较困难者，可作姑息性减轻症状手术，如食管腔内置管术、胃造瘘术、食管胃转流或食管结肠转流吻合术。这些减轻症状手术，可能发生并发症，故应严格掌握适应证。

(二)放疗

食管癌放疗包括根治性和姑息性两大类，单独放疗食管癌疗效差，故放疗一般仅作为综合治疗的一部分。照射方法包括放射和腔内放射、术前放射和术后放射。治疗方案的选择，需根据病变部位、范围、食管梗阻程度和患者的全身状况而定。颈段和上胸段食管癌手术的创伤大，并发症发生率高，而放疗损伤小放疗优于手术，应以放疗为首选。凡患者全身状况尚可、能进半流质或顺利进流质饮食、胸段食管癌而无锁骨上淋巴结转移及远处转移、无气管侵犯、无食管穿孔和出血征象、病灶长度<8 cm而无内科禁忌证者，均可做根治性放疗。其他患者则可进行旨在缓解食管梗阻、改善进食困难、减轻疼痛、提高患者生存质量和延长患者生存期的姑息性放疗。放疗源的选择可采取以下原则：颈段及上胸段食管癌选用^{60}Co或4～8 mV X线，中胸及下胸段食管癌选用18 mV或18 mV以上X线照射，也可选用^{60}Co远距离外照射。根治性放疗每周照射5次，每次1.8～2.0 Gy，总剂量为60～70 Gy/(7～8)周。姑息性放疗也尽量给予根治量或接近根治量。术前放疗主要适用于食管癌已有外侵，临床估计单纯手术切除有困难，但肿瘤在放疗后获得部分退缩可望切除者。术前照射能使癌肿及转移的淋巴结缩小、癌肿周围小血管和淋巴管闭塞，可提高切除率，减少术中癌的播散。术前放疗的剂量为30～70 Gy/(4～8)周，放疗后4～6周再做手术切除。对姑息性切除后肿瘤有残留、术后病理检查发现食管切端有癌浸润，手术切缘过于狭窄，肿瘤基本切除但临床估计可能有亚临床病灶残留者，应进行术后放疗，以提高5年生存率。但是，对术中切除不完全的病变，局部可留置银夹标记，术后2～4周再做放疗，能否提高5年生存率尚有争论。术后放疗剂量为50～70 Gy。近有学者建议采用食管癌体外三野照射法、超分割分段放疗，以及采用^{60}Co、^{137}Cs、^{192}Yb食管腔内近距离放疗，以减少肺组织及脊髓所受的放射剂量而减轻放射损伤，提高放疗的疗效。

(三)药物治疗

由于全身性扩散是食管癌的特征，应用化疗是合乎逻辑的。然而化疗在永久控制此症的效果方面尚未得到证实；显效率为5%～50%，取决于选用的药物或药物之间的搭配，目前多为数种作用机制不同药物的联合用药。常用方法为：DMP、DBV、PMD等。但病情改善比较短暂且大多数有效的药物均有毒性。目前临床上常用联合化疗方案有DDP-BLM、BLMADM、DDP-DS-BLM以及DDP-ADM-氟尿嘧啶等。临床观察发现，DDP、氟尿嘧啶和BLM等化疗药物具有放射增敏作用。近年来将此类化疗药物作为增敏剂与放疗联合应用治疗食管癌，并取得了令人鼓舞的疗效。

(四)综合治疗

1.新辅助化疗

又称诱导化疗或术前化疗，目的在于：①控制原发病灶，增加完全性手术切除的机会，也可减少术中肿瘤的播散；②肿瘤血供完整，允许更有效的化疗药物的输送；③早期的全身治疗可以消灭微小的转移病灶；④术前化疗允许更为客观地评价肿瘤反应情况，从而确定有效的化疗药物。

2.食管癌的术后化疗

食管癌的术后化疗即辅助化疗研究较少，但现有资料显示其可能明显提高术后生存率。

3.食管癌的术前化疗和放疗

一般是选用一种或数种化疗药物附加术前放疗，3～4周后手术切除。有些患者局部病灶可以完全消失。术前化疗加术前放疗目前有逐渐增加的趋势。

4.术前放疗

该方法能使癌肿及转移的淋巴结缩小，癌肿周围小血管和淋巴管闭塞，可提高切除率，减少术中癌的播散。对术中切除不完全的病变，局部可留置银夹标记，术后2～4周再进行放疗。能否提高5年生存率尚有争论。

5.食管支架或人工贲门

采用记忆合金做的人工支架可将癌瘤所致的狭窄食管腔撑开，可姑息性地解决患者的进食和营养；用高分子材料做的人工贲门可扩开食管下端贲门癌所致的狭窄，并有一定的抗反流作用。

6.食管癌激光切割术

为姑息性治疗食管癌，用激光在食管腔内切割腔内生长的肿瘤，解决患者的进食和营养问题。

四、病情观察

(一)非手术治疗

(1)放疗患者应该注意有无放射性肺炎，气管-食管瘘或食管穿孔发生，尤其是癌肿病变在胸主动脉附近时，要注意患者有无突然呕血、便血增加或有血性胸腔积液出现，以便及时停止照射，防止主动脉穿孔发生。

(2)监测患者的血常规，无论放疗还是化疗均对患者的造血系统有抑制，因此在治疗过程中每周至少查2次。

(3)生物制剂治疗应注意药物的不良反应和变态反应。

(4)对癌肿的大小应定期复查，以了解非手术治疗的效果并制订下一步治疗方案。

(二)肿瘤切除性手术治疗

(1)注意观察有无出血和感染这两项手术后早期的常见并发症。

(2)吻合口瘘是食管癌手术后最常见、后果最严重的并发症，术后早期较少发生，通常易将术后早期的残胃瘘误诊为吻合口瘘；吻合口瘘常在术后6～10天发生，主要表现为突然发热、胸痛、有胸腔积液和血常规增高，口服60%泛影葡胺或稀钡剂造影可明确诊断。

(三)姑息性治疗

如行激光切割手术须注意发生食管穿孔，可表现为突然发生纵隔气肿或气胸并伴有发热和胸腔积液。食管支架或人工贲门在安放后可出现脱落，患者可恢复手术前的症状，应注意检查确认植入物在位。

五、护理措施

(一)术前护理

1.心理护理

患者对手术的耐受力差,对治疗缺乏信心,同时对手术存在着一定程度的恐惧心理。因此,应针对患者的心理状态进行解释、安慰和鼓励,建立充分信赖的护患关系,使患者认识到手术是重要的治疗方法,使其乐于接受手术。

2.加强营养支持

尚能进食者应给予高热量、高蛋白、高维生素的流质或半流质饮食。不能进食者,应静脉补充水分、电解质及热量。低蛋白血症的患者,应输血或血浆蛋白予以纠正。

3.胃肠道准备

(1)注意口腔卫生。

(2)术前安置胃管和十二指肠管。

(3)术前禁食;有食物潴留者,术前晚用等渗盐水冲洗食管,有利于减轻组织水肿,降低术后感染和吻合口瘘的发生率。

(4)拟行结肠代食管者,术前须按结肠手术准备。

4.术前练习

教会患者深呼吸、有效咳嗽、排痰和床上排便等活动。

(二)术后护理

(1)按胸外科术后常规护理。

(2)术后应重点加强呼吸道护理。必要时,行鼻导管吸痰或气管镜吸痰,清除呼吸道分泌物,促进肺扩张。

(3)保持胃肠减压管通畅:术后24～48小时引流出少量血液,应视为正常,若引流出大量血液,应立即报告医师处理。胃肠减压管应保留3～5天,以减少吻合口张力,以利于吻合口愈合。

(4)密切观察胸腔引流量及性质:若胸腔引流液为大量血性液体,则提示胸腔内有活动性出血;若引流出浑浊液或食物残渣,应考虑食管吻合口瘘;若有粉红色液体伴有脂肪滴排出,则为乳糜胸。出现以上情况,应采取相应措施,明确诊断,予以认真处理。若无异常,术后2～3天即可拔除引流管。

(5)严格控制饮食:由于食管缺乏浆膜层,故吻合口愈合较慢,术后应严格禁食和禁水。禁食期间,每天由静脉补液。安放十二指肠营养管者,可于手术后第2～3天肠蠕动恢复后,经导管滴入营养液,可减少输液量。手术后第5天,若病情无特殊变化,可经口进食牛奶,每次60 mL每2小时1次,间隔期间可给等量开水。若无不良反应,可逐天增量。术后第10～12天改无渣半流质饮食,但应注意防止进食过快及过量。

(6)吻合口瘘的观察及护理:食管吻合口瘘的临床表现为高热、脉快、呼吸困难、胸部剧痛、患侧呼吸音低、叩诊浊音、白细胞数升高,甚至发生休克。处理原则:行胸膜腔引流促使肺膨胀;选择有效的抗生素抗感染;补充足够的营养和热量。目前,多选用完全胃肠内营养支持经胃造口灌注治疗,效果确切、满意。

(三)健康教育

胃代食管术后,少量多餐,避免睡前、躺着进食,进食后务必慢走,或端坐半小时,防止反流。

裤带不宜系得太紧。进食后避免有低头弯腰的动作。给予高蛋白、高维生素、低脂、少渣饮食，并观察进食后有无梗阻、疼痛、呕吐、腹泻等情况。若发现症状应暂停饮食。

（刘 丽）

第三节 胃 癌

胃癌是源自胃黏膜上皮细胞的恶性肿瘤，是常见的消化道癌肿之一。临床有进行性上腹疼痛、体重下降，伴恶心呕吐、呕血、黑便、贫血等表现。胃癌是人类常见的恶性肿瘤，占全部恶性肿瘤20%左右，居全球肿瘤发病和癌症病死率的第二位。其发病率和病死率与国家、种族及地区有很大的关系。日本、中国、智利、俄罗斯和冰岛为高发国家，我国西北地区发病率最高。胃癌可发生在任何年龄，高发年龄40～60岁，男女之比2∶1～3∶1。发病率和病死率随年龄增长而上升。全国平均年病死率为16/10万。近年来，发病有下降趋势，与诊断手段提高、其他消化道癌症增加和环境改变有关。早诊断、早治疗为本病的关键，手术治疗为首选措施。若治疗护理得当，可延长患者的生命和提高患者的生活质量。

一、病因及发病机制

胃癌的病因尚未明确，一般认为与下列因素有关。

（一）饮食与环境因素

食物品种和饮食习惯是影响胃癌发生的重要因素，流行病学研究表明，长期食用霉变食品、咸菜、高盐食物、烟熏及腌制品均可增加发生胃癌的危险性。腌制食品中含有高浓度的硝酸盐，能在胃内被细菌还原酶转变成亚硝酸盐，与胺结合成为致癌的亚硝酸胺，长期作用可致胃黏膜发生癌变。环境因素也起到重要的作用，近期研究发现本病高发区与火山来源的土壤有关。

（二）幽门螺杆菌感染

大量研究表明，幽门螺杆菌是胃癌发病的危险因素。幽门螺杆菌所分泌的毒素能使胃黏膜病变，从而发生癌变。

（三）癌前病变

所谓癌前病变是指易恶变的全身性或局部疾病或状态。胃癌的癌前病变有：①慢性萎缩性胃炎伴有肠上皮化生和重度不典型增生者；②腺瘤型或绒毛型胃息肉，息肉＞2 cm，癌变率为15%～40%；③残胃炎，毕氏Ⅱ式术后残胃癌较多见，其发生率为5%～16%；④恶性贫血胃体黏膜有严重萎缩者，其发生率是正常人群的5～10倍；⑤胃溃疡患者约占5%。

（四）遗传因素

胃癌的发病具有家族聚集倾向，可发生于同卵同胞，胃癌发病率较无家族史人群高2～3倍。据报道，致癌物质对遗传易感者作用更大。

胃癌好发于胃窦部，其次为胃贲门与胃体。早期癌细胞浸润范围局限黏膜层，无局部淋巴转移，进展期癌细胞浸润黏膜下层及肌层；晚期癌细胞浸润浆膜层或其以外。胃癌的转移有直接扩散、淋巴转移、血行播散和种植性转移。

二、临床表现

(一)症状

1.早期胃癌

多无症状,有时出现上腹隐痛不适、嗳气、反酸、食欲减退等非特异性上消化道症状,容易被忽视。

2.进展期胃癌

最早出现的症状为上腹痛,伴食欲缺乏、体重下降,贫血等。开始仅为上腹饱胀不适,继之呈现持续性隐痛,进食后加重,解痉及抗酸剂无效。胃壁受累可有易饱感;胃窦部癌,因幽门梗阻而发生严重的恶心、呕吐;贲门癌和高位小弯癌累及食管下端,出现进食梗阻感、吞咽困难;溃疡型胃癌,因癌肿侵蚀血管,造成上消化道出血,常见呕血及黑便;癌肿破溃致胃黏膜急性穿孔,常见有剧烈腹痛。

3.并发症及转移症状

癌肿浸润胃血管壁可有消化道出血,幽门梗阻时出现呕吐,贲门癌累及食管下段可出现吞咽困难,癌肿溃疡可导致胃穿孔。此外,当癌转移至肝出现腹水、肝大、黄疸,转移至骨骼可出现全身骨骼剧痛。

(二)体征

早期胃癌无明显体征。患者进展期可有消瘦、精神状态差。晚期出现上腹部肿块和其他转移表现:呈恶病质,上腹部可触及坚实、可移动结节状肿块,有压痛;发生肝转移时有肝大,并触及坚硬结节,常伴黄疸;发生腹膜转移时有腹水,表现为移动性浊音;远处淋巴结转移时在左锁骨上内侧触到质硬、固定的淋巴结等。

三、辅助检查

(一)X 线钡餐检查

早期呈局限性表浅的充盈缺损,边缘不规则的龛影,或黏膜有灶性积钡,胃小区模糊不清等;进展期为较大而不规则的充盈缺损,溃疡型为龛影位于胃轮廓内,边缘不整齐,周围黏膜有中断的皱襞,浸润型为胃壁僵硬、蠕动消失、胃腔狭窄。

(二)胃镜检查

观察病变部位、性质,取活组织检查。其准确率为 95%～99%,是诊断早期胃癌的最佳方法。

(三)实验室检查

长期失血或营养缺乏患者的红细胞数减少、血红蛋白下降;粪便隐血实验对持续阳性,药物治疗不转阴,有诊断意义。

(四)CT 检查

了解胃肿瘤侵犯情况,与周围脏器关系,有无切除可能。

四、诊断要点

有癌前病变患者,应定期做 X 线钡餐检查、胃镜检查及活组织病理检查,能够早期发现。

五、治疗要点

胃癌治疗效果取决于病期分类和病理组织分型。

(一)手术治疗

为首选治疗方法。只要患者心、肝、肾功能容许，无远处转移，应力求手术根治，残留的癌组织越少越好。

(二)化疗

多种抗癌药物联合应用，如氟尿嘧啶(5-FU)、呋喃氟尿嘧啶、亚叶酸钙(CF)丝裂霉素或阿霉素等，可增加抗癌的效果。抗癌药物多有骨髓抑制、消化道反应、肝肾功能损害、静脉炎、脱发和皮肤表现等不良反应。

(三)胃镜下治疗

对不宜行手术治疗者，可在胃镜直视下用激光、微波及注射无水酒精等达到根治效果。

(四)支持治疗

补充足够的营养，以提高机体体质，有利于耐受手术和化疗。应用免疫增强剂，如干扰素、白细胞介素、LAK 细胞、TIL 细胞等可调节机体免疫力。

六、常用护理诊断

(一)营养失调

低于机体需要量，与疾病消耗、吞咽困难和手术化疗有关。

(二)疼痛

与肿瘤细胞浸润有关。

(三)活动无耐力

与食欲缺乏、疾病消耗、疼痛有关。

(四)有感染的危险

与化疗致机体免疫功能低下及营养不良有关。

七、护理措施

(一)一般护理

1.饮食护理

鼓励能进食的患者进食易消化、营养丰富的流质或半流质饮食；不能进食或进食不足者，如吞咽困难者或中、晚期患者，遵医嘱静脉输注高营养物质；幽门梗阻时，行胃肠减压，遵医嘱静脉补充液体，必要时输清蛋白、全血或血浆等。提高患者对手术的耐受力，择期手术患者采取少量多餐的饮食原则。

2.预防感染

患者因抵抗力低，易发生感染，每天给患者温水擦浴，保持皮肤清洁、干燥；长期卧床患者，定时更换卧位；床铺保持清洁、干燥、平整，避免潮湿、摩擦以及排泄物的刺激，防止患者发生压疮；鼓励和帮助患者做床上肢体运动，防止血栓性静脉炎；做好口腔护理，餐后及晚睡前或呕吐后，立即做口腔清洗。保持良好舒适的环境，适宜的温度、湿度，让患者在安静的环境下休养。

(二)病情观察

注意观察腹痛的部位、性质、持续时间，进食是否缓解；对呕血和黑便、突发性腹部剧痛，应注意有无消化道出血和穿孔的发生；对出现咳嗽、咯血、胸痛、腰酸、血尿、头痛、头晕、智力障碍、皮肤破溃、结节、黄疸、腹水等表现，提示有癌肿转移。

(三)健康教育

1.疾病知识指导

向患者介绍疾病知识，使其了解疾病发生的原因及诱发因素；指导患者保持情绪稳定，学会放松、宣泄及缓解压力的技巧，以乐观态度面对人生。

2.生活指导

养成良好的饮食习惯，多食营养丰富、富含维生素 C、维生素 A 等食物；少进咸菜、高盐食物、烟熏及腌制品；避免生、冷、硬、辛辣等刺激性食物；合理科学的贮存粮食；遵循少量多餐的饮食原则，烹调方式忌煎、炸。合理安排休息时间，尽可能做一些运动量较低的活动，如外出散步，做广播体操，以不感到疲劳为度。鼓励患者坚持做好个人卫生，保持室内空气流通，注意季节变化，外出加防护措施，尽量减少到人群集中的地方。

3.用药指导

嘱患者按医嘱用药，保证疗程，学习观察药物疗效和不良反应，学会减轻不良反应的办法，不要随意停药，避免影响疗效。

4.自我监测指导

大力推广普及防癌知识，提高防癌意识，监测易感人群，如 40 岁以上成人，近期发生上腹部不适，或有溃疡病史者，近期出现疼痛规律变化、大便潜血试验持续阳性等，及时到医院进行相关检查；癌前病变者，如胃溃疡、萎缩性胃炎、胃息肉等，定期检查，做到早期发现、早期诊断、早期根治。坚持定期复诊，发现异常及时治疗。

(刘　丽)

第四节　肺　　癌

一、概述

肺癌大多数起源于支气管黏膜上皮，因此也称支气管肺癌，是肺部最常见的恶性肿瘤。肺癌的发生与环境的污染及吸烟密切相关，肺部慢性疾病、人体免疫功能低下、遗传因素等对肺癌的发生也有一定影响。根据肺癌的生物学行为及治疗特点，将肺癌分为小细胞肺癌、鳞癌、腺癌、大细胞癌。根据肿瘤的位置分为中心型肺癌及周边型肺癌。肺癌转移途径有直接蔓延、淋巴结转移、血行转移及种植性转移。

二、诊断

(一)症状

肺癌的临床症状根据病变的部位、肿瘤侵犯的范围、是否有转移及肺癌副癌综合征全身表现不同而异，最常见的症状是咳嗽、咯血、气短、胸痛和消瘦，其中以咳嗽和咯血最常见，咳嗽的特征往往为刺激性咳嗽、无痰；咯血以痰中夹血丝或混有粉红色的血性痰液为特征，少数患者咯血可出现满口的鲜血，肺癌在胸腔内扩散侵犯周围结构可引起声音嘶哑、Hornet 综合征、吞咽困难和肩部疼痛。当肺癌侵犯胸膜和心包时可能表现为胸腔积液和心包积液，肿瘤阻塞支气管可引起阻塞性肺炎而发热，上腔静脉综合征往往是肿瘤或转移的淋巴结压迫上腔静脉所致。小细胞肺癌常见的副癌综合征主要表现恶病质、高血钙和肺性骨关节病或非恶病质患者清/球蛋白倒置、高血糖和肌肉分解代谢增加等。

(二)体征

1.一般情况

以消瘦和低热为常见。

2.专科检查

如前所述，肺癌的体征根据其病变的部位、肿瘤侵犯的范围、是否有转移及副癌综合征全身表现不同而异。肿瘤阻塞支气管可致一侧或叶肺不张而使该侧肺呼吸音消失或减弱，肿瘤阻塞支气管可继发肺炎出现发热和肺部啰音，肿瘤侵犯胸膜或心包造成胸腔或心包积液出现相应的体征，肿瘤淋巴转移可出现锁骨上、腋下淋巴结增大。

(三)检查

1.实验室检查

痰涂片检查找癌细胞是肺癌诊断最简单、最经济、最安全的检查，由于肺癌细胞的检出阳性率较低，因此往往需要反复多次的检查，并且标本最好是清晨首次痰液立即检查。肺癌的其他实验室检查往往是非特异性的。

2.特殊检查

(1)X 线摄片：可见肺内球形灶，有分叶征、边缘毛刺状，密度不均匀，部分患者见胸膜凹陷征(兔耳征)，厚壁偏心空洞，肺内感染、肺不张等。

(2)CT 检查：已成为常规诊断手段，特别是对位于肺尖部、心后区、脊柱旁、纵隔后等隐蔽部位的肿瘤的发现有益。

(3)MRI 检查：在于分辨纵隔及肺门血管，显示隐蔽部的淋巴结，但不作为首选。

(4)痰细胞学：痰细胞学检查阳性率可达 80%，一般早晨血性痰涂片阳性率高，至少需连查 3 次以上。

(5)支气管镜检查：可直接观察气管、主支气管、各叶、段管壁及开口处病变，可活检或刷检取分泌物进行病理学诊断，对手术范围及术式的确定有帮助。

(6)其他：①经皮肺穿刺活检，适用于周围型肺内占位性病变的诊断，可引起血胸、气胸等并发症；②对于有胸腔积液者，可经胸穿刺抽液离心检查，寻找癌细胞；③PET 对于肺癌鉴别诊断及有无远处转移的判断准确率可达 90%，但目前价格昂贵。

其他诊断方法如放射性核素扫描、淋巴结活检、胸腔镜下活检术等，可根据病情及条件酌情采用。

(四)诊断要点

(1)有咳嗽、咯血、低热和消瘦的病史和长期吸烟史；晚期患者可出现声音嘶哑、胸腔积液及锁骨淋巴结肿大。

(2)影像学检查有肺部肿块并具有恶性肿瘤的影像学特征。

(3)病理学检查发现癌细胞。

(五)鉴别诊断

1.肺结核

(1)肺结核球:易与周围型肺癌混淆。肺结核球多见于青年,一般病程较长,发展缓慢。病变常位于上叶尖后段或下叶背段。在X线片上肿块影密度不均匀,可见到稀疏透光区和钙化点,肺内常另有散在性结核病灶。

(2)粟粒型肺结核:易与弥漫型细支气管肺泡癌混淆。粟粒型肺结核常见于青年,全身毒性症状明显,抗结核药物治疗可改善症状,病灶逐渐吸收。

(3)肺门淋巴结结核:在X线片上肺门肿块影可能误诊为中心型肺癌。肺门淋巴结结核多见于青少年,常有结核感染症状,很少有咯血。

2.肺部炎症

(1)支气管肺炎:早期肺癌产生的阻塞性肺炎,易被误诊为支气管肺炎。支气管肺炎发病较急,感染症状比较明显。X线片上表现为边界模糊的片状或斑点状阴影,密度不均匀,且不局限于一个肺段或肺叶。经抗菌药物治疗后,症状迅速消失。肺部病变吸收也较快。

(2)肺脓肿:肺癌中央部分坏死液化形成癌性空洞时,X线片上表现易与肺脓肿混淆。肺脓肿在急性期有明显感染症状,痰量多,呈脓性,X线片上空洞壁较薄,内壁光滑,常有液平面,脓肿周围的肺组织或胸膜常有炎性变。支气管造影空洞多可充盈,并常伴有支气管扩张。

3.肺部其他肿瘤

(1)肺部良性肿瘤:如错构瘤、纤维瘤、软骨瘤等有时需与周围型肺癌鉴别。一般良性肿瘤病程较长,生长缓慢,临床上大多没有症状。X线片上呈现接近圆形的块影,密度均匀,可以有钙化点,轮廓整齐,多无分叶状。

(2)支气管腺瘤:是一种低度恶性肿瘤。发病年龄比肺癌小,女性发病率较高。临床表现与肺癌相似,常反复咯血。X线片表现有时也与肺癌相似。经支气管镜检查,诊断未能明确者宜尽早做剖胸探查术。

4.纵隔淋巴肉瘤

可与中心型肺癌混淆。纵隔淋巴肉瘤生长迅速,临床上常有发热和其他部位浅表淋巴结肿大。在X线片上表现为两侧气管旁和肺门淋巴结肿大。对放射疗法高度敏感,小剂量照射后即可见到肿块影缩小。纵隔镜检查亦有助于明确诊断。

三、治疗

治疗肺癌的方法主要有外科手术治疗、放疗、化学药物治疗、中医中药治疗以及免疫治疗等。尽管80%的肺癌患者在明确诊断时已失去手术机会,但手术治疗仍然是肺癌最重要和最有效的治疗手段。然而,目前所有的各种治疗肺癌的方法效果均不能令人满意,必须适当地联合应用,进行综合治疗以提高肺癌的治疗效果。具体的治疗方案应根据肺癌的分级和TNM分期、病理细胞学类型、患者的心肺功能和全身情况以及其他有关因素等,进行认真详细地综合分析后再做决定。

(一)手术治疗

手术治疗的目的是彻底切除肺部原发癌肿病灶和局部及纵隔淋巴结,并尽可能保留健康的肺组织。

肺切除术的范围决定于病变的部位和大小。对周围型肺癌，一般施行肺叶切除术；对中心型肺癌，一般施行肺叶或一侧全肺切除术。有的病例，癌变位于一个肺叶内，但已侵及局部主支气管或中间支气管，为了保留正常的邻近肺叶，避免行一侧全肺切除术，可以切除病变的肺叶及一段受累的支气管，再吻合支气管上下切端，临床上称为支气管袖状肺叶切除术。如果相伴的肺动脉局部受侵，也可同时做部分切除，端端吻合，此手术称为支气管袖状肺动脉袖状肺叶切除术。

手术治疗效果：非小细胞肺癌、T_1 或 $T_2N_0M_0$ 病例经手术治疗后，约有半数的患者能获得长期生存，有的报道其 5 年生存率可达 70%。Ⅱ期及Ⅲ期病例生存率则较低。据统计，我国目前肺癌手术的切除率为 85%～97%，术后 30 天病死率在 2%以下，总的 5 年生存率为 30%～40%。

手术禁忌证：①远处转移，如脑、骨、肝等器官转移（即 M_1 患者）；②心、肺、肝、肾功能不全，全身情况差的患者；③广泛肺门、纵隔淋巴结转移，无法清除者；④严重侵犯周围器官及组织，估计切除困难者；⑤胸外淋巴结转移，如锁骨上（N_3）等，肺切除术应慎重考虑。

（二）放疗

放疗是局部消灭肺癌病灶的一种手段。临床上使用的主要放疗设备有^{60}Co治疗机和加速器等。

在各种类型的肺癌中，小细胞癌对放射疗法敏感性较高，鳞癌次之，腺癌和细支气管肺泡癌最低。通常是将放射疗法、手术与药物疗法综合应用，以提高治愈率。临床上常采用的是手术后放射疗法。对癌肿或肺门转移病灶未能彻底切除的患者，于手术中在残留癌灶区放置小的金属环或金属夹做标记，便于术后放疗时准确定位。一般在术后 1 个月左右患者健康状况改善后开始放射疗法，剂量为 40～60 Gy，疗程约 6 周。为了提高肺癌病灶的切除率，有的病例可手术前进行放疗。

晚期肺癌病例，并有阻塞性肺炎、肺不张、上腔静脉阻塞综合征或骨转移引起剧烈疼痛者以及癌肿复发的患者，也可进行姑息性放射疗法，以减轻症状。

放射疗法可引起倦乏、胃纳减退、低热、骨髓造血功能抑制、放射性肺炎、肺纤维化和癌肿坏死液化空洞形成等放射反应和并发症，应给予相应处理。

下列情况一般不宜施行放疗：①健康状况不佳，呈现恶病质者；②高度肺气肿放疗后将引起呼吸功能代偿不全者；③全身或胸膜、肺广泛转移者；④癌变范围广泛，放疗后将引起广泛肺纤维化和呼吸功能代偿不全者；⑤癌性空洞或巨大肿瘤，后者放疗将促进空洞形成。

对于肺癌脑转移患者，若颅内病灶较局限，可采用 γ 刀放疗，有一定的缓解率。

（三）化疗

有些分化程度低的肺癌，特别是小细胞癌，疗效较好。化学疗法作用遍及全身，临床上可以单独应用于晚期肺癌病例，以缓解症状，或与手术、放射等疗法综合应用，以防止癌肿转移复发，提高治愈率。

常用于治疗肺癌的化学药物有环磷酰胺、氟尿嘧啶、丝裂霉素、阿霉素、表柔比星、丙卡巴肼（甲基苄肼）、长春碱、甲氨蝶呤、环己亚硝脲、顺铂、卡铂、紫杉醇等。应根据肺癌的类型和患者的全身情况合理选用药物，并根据单纯化疗还是辅助化疗选择给药方法、决定疗程的长短以及哪几种药物联合应用、间歇给药等，以提高化疗的疗效。

需要注意的是，目前化学药物对肺癌疗效仍然较低，症状缓解期较短，不良反应较多。临床应用时，要掌握药物的性能和剂量，并密切观察不良反应。出现骨髓造血功能抑制、严重胃肠道反应等情况时要及时调整药物剂量或暂缓给药。

(四)中医中药治疗

按患者临床症状、脉象、舌苔等表现，应用辨证论治法则治疗肺癌，一部分患者的症状得到改善，生存期延长。

(五)免疫治疗

近年来，通过实验研究和临床观察，发现人体的免疫功能状态与癌肿的生长发展有一定关系，从而促使免疫治疗的应用。免疫治疗的具体措施如下。

1.特异性免疫疗法

用经过处理的自体肿瘤细胞或加用佐剂后，皮下接种进行治疗。此外尚可应用各种白细胞介素、肿瘤坏死因子、肿瘤核糖核酸等生物制品。

2.非特异性免疫疗法

用卡介苗、短小棒状杆菌、转移因子、干扰素、胸腺肽等生物制品，或左旋咪唑等药物以激发和增强人体免疫功能。

当前肺癌的治疗效果仍不能令人满意。由于治疗对象多属晚期，其远期生存率低，预后较差。因此，必须研究和开展以下几方面的工作，以提高肺癌治疗的总体效果：①积极宣传，普及肺癌知识，提高肺癌诊断的警惕性，研究和探索早期诊断方法，提高早期发现率和诊断率；②进一步研究和开发新的有效药物，改进综合治疗方法；③改进手术技术，进一步提高根治性切除的程度和同时最大范围地保存正常肺组织的技术；④研究和开发分子生物学技术，探索肺癌的基因治疗技术，使之能有效地为临床服务。

四、护理措施

(一)做好心理支持，克服恐惧绝望心理

当患者得知自己患肺癌时，会面临巨大的身心应激，而心理应对结果会对疾病产生明显的积极或消极影响，护士通过多种途径给患者及家属提供心理与社会支持。根据患者的性别、年龄、职业、文化程度、性格等，多与其交谈，耐心倾听患者诉说，尽量解答患者提出的问题和提供有益的信息，帮助患者正确估计所面临的情况，让其了解肺癌的有关知识及将接受的治疗、患者和家属应如何配合、在治疗过程中的注意事项，邀请治愈患者现身说法，增强对治疗的信心，积极应对癌症的挑战，与疾病做斗争。

(二)保持呼吸道通畅，做好咳嗽、咳痰的护理

分析患者病情，判断引起呼吸困难的原因，根据不同病因，采取不同的护理措施。

(1)如肿瘤转移至胸膜，可产生大量胸腔积液，导致气体交换面积减少，引起呼吸困难，要配合医师及时行胸腔穿刺置管引流术。

(2)若患者肺部感染痰液过多、纤毛功能受损、机体活动减少，或放疗、化疗导致肺纤维化，痰液黏稠，无力咳出而出现呼吸困难，应密切观察咳嗽、咳痰情况，详细记录痰液的色、量、质，正确收集痰标本，及时送检，为诊断和治疗提供可靠的依据，并采取以下护理措施。①提供整洁、舒适的环境，减少不良刺激，病室内维持适宜的温度(18～20 ℃)和湿度(50%～60%)，以充分发挥呼吸道的自然防御功能；避免尘埃与烟雾等刺激，对吸烟的患者与其共同制订有效的戒烟计划；注意患者的饮食习惯，保持口腔清洁，避免油腻、辛辣等刺激性食物，一般每天饮水 1 500 mL 以上，可保证呼吸道黏膜的湿润和病变黏膜的修复，利于痰液稀释和排除。②促进有效排痰：指导患者掌握有效咳嗽的正确方法，患者坐位，双脚着地，身体稍前倾，双手环抱一个枕头。进行数次深而缓慢的腹式呼吸，深吸气末屏气，然后缩唇，缓慢地通过口腔尽可能呼气（降低肋弓、使腹部往下沉）。在深吸一口气后屏气3～5秒，身体前倾，从胸腔进行2～3次短促有力的咳嗽，张口咳出痰液，咳嗽时收缩腹肌，或用自己的手按压上腹部，帮助咳嗽，有效咳出痰液。湿化和雾化疗法，湿化疗法可达到湿化气道、稀释痰液的目的。适用于痰液黏稠和排痰困难者。常用湿化液有蒸馏水、生理盐水、低渗盐水。临床上常在湿化的同时加入药物以雾化方式吸入。可在雾化液中加入痰溶解剂、抗生素、平喘药等，达到祛痰、消炎、止咳、平喘的作用。胸部叩击与胸壁震荡，适用于肺癌晚期长期卧床、体弱、排痰无力者，禁用于肺癌伴肋骨转移、咯血、低血压、肺水肿等患者。操作前让患者了解操作的意义、过程、注意事项，以配合治疗，肺部听诊，明确病变部位。叩击时避开乳房、心脏和骨突出部位及拉链、纽扣部位。患者侧卧，叩击者两手手指并拢，使掌侧呈杯状，以手腕力量，从肺底自下而上、由外向内、迅速而有节律地叩击胸壁，震动气道，每一肺叶叩击1～3分钟，120～180次/分，叩击时发出一种空而深的拍击音则表明手法正确。胸壁震荡法时，操作者双手掌重叠置于欲引流的胸壁部位，吸气时手掌随胸廓扩张慢慢抬起，不施加压力，从吸气最高点开始，在整个呼气期手掌紧贴胸壁，施加一定的压力并做轻柔的上下抖动，即快速收缩和松弛手臂和肩膀，震荡胸壁5～7次，每一部位重复6～7个呼吸周期，震荡法在呼气期进行，且紧跟叩击后进行。叩击力量以患者不感到疼痛为宜，每次操作时间5～15分钟，应在餐后2小时至餐前30分钟完成，避免治疗中呕吐。操作后做好口腔护理，除去痰液气味，观察痰液情况，复查肺部呼吸音及啰音变化。③机械吸痰：适用于意识不清、痰液黏稠无力咳出、排痰困难者。可经患者的口、鼻腔、气管插管或气管切开处进行负压吸痰，也可配合医师用纤维支气管镜吸出痰液。

（三）咯血或痰中带血患者的护理

应予以耐心解释，消除其紧张情绪，嘱患者轻轻将气管内存留的积血咯出，以保持呼吸道通畅，咯血时不能屏气，以免诱发喉头痉挛，血液引流不畅导致窒息。小量咯血者宜进少量凉或温的流质饮食，多饮水，多食富含纤维素食物，以保持大便通畅，避免排便时腹压增加而咯血加重；密切观察咯血的量、色，大咯血时，护理方法见应急措施。大量咯血不止者，可采用丝线固定双腔球囊漂浮导管经纤维支气管镜气道内置入治疗大咯血的方法；同时做好应用垂体后叶素的护理，静脉滴注速度勿过快，以免引起恶心、便意、心悸、面色苍白等不良反应，监测血压、血氧饱和度；冠心病患者、高血压病患者及孕妇忌用；配血备用，可酌情适量输血。

（四）疼痛的护理

（1）采取各种护理措施减轻疼痛。提供安静的环境，调整舒适的体位，小心搬动患者，避免拖、拉、拽动作，滚动式平缓地给患者变换体位，必要时支撑患者各肢体，指导、协助胸痛患者用手或枕头护住胸部，以减轻深呼吸、咳嗽或变换体位所引起的胸痛；胸腔积液引起的疼痛，可嘱患者患侧卧位，必要时用宽胶布固定胸壁，以减少胸部活动幅度，减轻疼痛；采用按摩、针灸、经皮肤电刺激止痛穴位或局部冷敷等，以降低疼痛的敏感性。

（2）药物止痛，按医嘱用药，根据患者疼痛再发时间，提前按时用药，在应用镇痛药期间，注意预防药物的不良反应，如便秘、恶心、呕吐、镇静和精神紊乱等，嘱患者多进食富含纤维素的蔬菜和水果，缓解和预防便秘。

（3）患者自控镇痛，可自行间歇性给药，做到个体化给药，增加了患者自我照顾和对疼痛的自主控制能力。

(五)饮食支持护理

根据患者的饮食习惯,给予高蛋白、高热量、高维生素、易消化饮食,调配好食物的色、香、味,以刺激食欲,创造清洁舒适、愉快的进餐环境,促进食欲。病情危重者应采取喂食、鼻饲或静脉输入脂肪乳、复方氨基酸和含电解质的液体。对于有大量胸腔积液的患者,应酌情输血、血浆或清蛋白,以减少胸腔积液的产生,补充癌肿或大量抽取胸腔积液等因素所引起的蛋白丢失,增强机体抗病能力。有吞咽困难者应给予流质饮食,进食宜慢,取半卧位以免发生吸入性肺炎或呛咳,甚至窒息。

(六)做好口腔护理

向患者讲解放疗、化疗后口腔唾液腺分泌减少,pH 下降,易发生口腔真菌感染和牙周病,使其理解保持口腔卫生的重要性,以便主动配合。患者睡前及三餐后进行口腔护理;戒烟酒,以防刺激黏膜;忌食辛辣及可能引起黏膜创伤的食物,如带刺或碎骨头的食物,用软牙刷刷牙,勿用牙签剔牙,并延期牙科治疗,防止黏膜受损;进食后,用盐水或复方硼砂溶液漱口,控制真菌感染;口唇涂润滑剂,保持黏膜湿润,黏膜口腔溃疡,按医嘱应用表面麻醉剂止痛。

(七)化疗药物毒性反应的护理

1.骨髓抑制反应的护理

化疗后机体免疫力下降,发生感染、出血。护士接触患者之前要认真洗手,严格执行无菌操作,避免留置尿管或肛门指检,预防感染;告知患者不可到公共场所或接触感冒患者;在做全身卫生处置时,要特别注意易感染部位,如鼻腔、口腔、肛门、会阴等,各部位使用毛巾要分开,以免交叉感染;监测体温,观察皮肤温度、色泽、气味,早期发现感染征象;当白细胞总数降至 $1\times10^9/L$ 时,做好保护性隔离。对血小板计数 $<50\times10^9/L$ 时,密切观察有无出血倾向,采取预防出血的措施,避免患者外出活动,防止身体受挤压或外伤,保持口腔、鼻腔清洁湿润,勿用手抠鼻痂、牙签剔牙,尽量减少穿刺次数,穿刺后应实施局部较长时间按压,必要时,遵医嘱输血小板控制出血。

2.恶心呕吐的护理

化疗期间如患者出现恶心呕吐,按医嘱给予止吐药,嘱患者深呼吸,勿大动作转动身体,给予高营养清淡易消化的饮食,少食多餐,不催促患者进食,忌食辛辣等刺激性食物,戒烟酒,不要摄入加香料、肉汁和油腻的食物,建议平时咀嚼口香糖或含糖果,加强口腔护理去除口腔异味。对已有呕吐患者灵活掌握进食时间,可在其间歇期进食,多饮清水,多食薄荷类食物及冷食等。

3.静脉血管的保护

在给化疗药时,要选择合适的静脉,给化疗药前,先观察是否有回血,强刺激性药物护士应在床旁监护,或采用静脉留置针及中小静脉插管;观察药物外渗的早期征象,如穿刺部位疼痛、烧灼感、输液速度减慢、无回血、药液外渗,应立即停止输注,应用地塞米松加利多卡因局部封闭,24 小时内给予冷敷,50%硫酸镁湿敷,24 小时后可给予热敷。

4.应用化疗药后

常出现脱发,影响患者形象,增加其心理压力,护士要告诉患者脱发是暂时的,停药后头发会再生,鼓励其诉说自己的感受,帮助其调整外观的变化,让患者戴假发或帽子、头巾遮挡,改善自我形象,夜间睡眠可佩戴发帽,减轻头发掉在床上而至的心理不适;指导患者头发的护理,如动作轻柔减少头发梳、刷、洗、烫、梳辫子等,可用中性洗发护发素。

五、健康教育

(1)宣传吸烟对健康的危害,提倡不吸烟或戒烟,并注意避免被动吸烟。

(2)对肺癌高危人群要定期进行体检,早期发现肿瘤,早期治疗。

(3)改善工作和生活环境,防止空气污染。

(4)给予患者和家属心理上的支持,使之正确认识肺癌,增强治疗信心,维持生命质量。

(5)督促患者坚持化疗或放疗,告诉患者出现呼吸困难、咯血或疼痛加重时应立即到医院就诊。

(6)指导患者加强营养支持,合理安排休息,适当活动,保持良好精神状态,避免呼吸道感染以调整机体免疫力,增强抗病能力。

(7)对晚期癌肿转移患者,要指导家属对患者临终前的护理,告知患者及家属对症处理的措施,使患者平静地走完人生最后一程。

(刘　丽)

第五节　大　肠　癌

大肠癌是常见的恶性肿瘤,包括结肠癌和直肠癌。

一、病因及发病机制

大肠癌和其他恶性肿瘤一样,病因尚未明确,可能与下列因素有关。

(一)环境因素

经研究证明,在各种环境因素中,以饮食因素最重要,大肠癌的发病率与食物中的高脂肪消耗量有正相关关系。另外,也可能与微量元素缺乏、生活习惯改变有关。

(二)遗传因素

国内外均有“大肠癌家庭性”的报道。有些大肠腺瘤,如多发性家庭性腺瘤病,是一种常染色体显性遗传性疾病,家族中患病率可达50%,如不治疗,10岁以后均有患大肠癌的可能。最近有学者对肿瘤抑制基因与大肠癌发生关系进行研究发现:大肠癌的易感性与发病机制均与遗传因素有关。

(三)大肠腺瘤

根据各地的尸检材料研究发现,大肠腺瘤的发病情况与大肠癌颇为一致。有人统计,具有1个腺瘤的患者其大肠癌的发生率比无腺瘤者高5倍,多个腺瘤者比单个腺瘤患者高1倍。

(四)慢性大肠炎症

据报道,肠癌流行与血吸虫病的流行区域呈正相关关系,一般认为,血吸虫可导致肠道炎性改变,其中一部分会发生癌变。肠道的其他慢性炎症也有癌变的可能,如溃疡性结肠炎,3%～5%发生癌变。

二、临床表现

(一)早期大肠癌

早期多无症状。随着肿瘤的增大和病情的继续进展,才显露出症状。实际在临床上已出现症状的患者,其局部病变已往往很严重,甚至到了晚期。

(二)晚期大肠癌

大肠癌一旦进入晚期,可出现较明显的症状,但有些症状并非特异,且与癌肿所在的部位有关。

1.右侧结肠癌

主要表现为消化不良,乏力,食欲缺乏,腹泻,便秘,或便秘、腹泻交替出现,腹胀,腹痛,腹部压痛,腹部包块,进行性贫血。包块位置随病变位置而异。盲肠癌包块位于右下腹,升结肠包块位于右侧腹部,结肠肝曲包块位于右上腹,横结肠包块位于脐部附近。此外,可有发热、消瘦,并有穿孔及局限性脓肿等并发症,此时病变已进入最晚期。

2.左侧结肠癌

由于乙状结肠肠腔狭小,且与直肠形成锐角,因而易发生狭窄和进行性肠梗阻,多有顽固性便秘,也可间以排便次数增多。由于梗阻多在乙状结肠下段,所以呕吐较轻或缺如,而腹胀、腹痛、肠鸣及其肠型明显。癌肿破溃时,可使粪便外染有鲜血或黏液。梗阻近端肠管可因持久性膨胀、缺血、缺氧而形成溃疡,甚至引起穿孔,也可发生大出血及腹腔脓肿。

3.直肠癌

主要表现为大便次数增多,粪便变细,带有血液或黏液,伴有里急后重。由于癌肿可侵犯骶丛神经,可出现剧痛。如果累及膀胱可出现尿频、尿痛、尿急、尿血等症状。癌肿侵犯膀胱,可形成膀胱直肠瘘。直肠癌也可引起肠梗阻。

4.肛管癌

主要表现为便血及疼痛。疼痛于排便时加剧。当癌肿侵犯肛门括约肌时,可有大便失禁。肛管癌可转移至腹股沟淋巴结,故可于腹股沟触及肿大而坚硬的淋巴结。

三、实验室检查

(一)粪便检查

粪便隐血试验对本病的诊断虽无特异性,但方法简便易行,可作为普查筛选手段,或可提供早期诊断的线索。

(二)直肠指诊

我国下段直肠癌远比国外多见,占直肠癌的 77.5%,因此绝大部分直肠癌可在直肠指诊时触及。

(三)乙状结肠镜检查

国内 77.7%的大肠癌发生在直肠和乙状结肠,常用的乙状结肠镜管长 30 cm,可直接发现肛管、直肠和乙状结肠中段以下的肿瘤。

(四)钡灌肠 X 射线检查

病变在乙状结肠上段或更高位置者,须进行 X 射线钡剂灌肠检查。气钡双重造影,可提高放射学诊断的正确率,并显示癌肿的部位与范围。

(五)纤维结肠镜检查

可清晰地观察全部结肠,并可在直视下钳取可疑病变进行病理学检查,有利于早期及微小结肠癌的发现与癌的确诊,进一步提高了本病的诊断正确率,是大肠癌最重要的检查手段。

(六)血清癌胚抗原(CEA)测定

在大肠癌患者血清中,可以检测到癌胚抗原(CEA),血清 CEA 测定对本病的诊断不具有特异性。但用放射免疫法检测 CEA,作定量动态观察,对判断大肠癌的手术效果与监测术后复发有一定意义。如大肠癌经手术将肿瘤完全切除后,血清 CEA 则逐渐下降;若复发,又可再度升高。

(七)其他检查

直肠内超声扫描可清晰显示直肠肿块范围、大小、深度及周围组织情况,并可分辨直肠壁各层的微细结构,检查方法简单,可迅速提供图像,对手术方式选择、术后随访有一定帮助。CT 检查对了解肿瘤肠管外浸润程度以及有无淋巴结或肝脏转移有重要意义,对直肠癌复发的诊断较为准确。

四、诊断和鉴别诊断

(一)诊断

(1)凡近期出现原因不明的排便习惯改变,如腹泻、大便性状改变、便秘,或腹泻与便秘交替出现、腹部不适、便血,均应怀疑肠癌,并及时行直肠指检或内镜检查。

(2)对原因不明的缺铁性贫血、消瘦、乏力等患者,要考虑大肠癌慢性失血的可能,应作大便隐血检查证实,必要时行 X 线钡灌肠及纤维结肠镜检查。

(3)成人出现不明原因的肠梗阻、腹部肿块、腹痛等,也应怀疑大肠癌。

(4)对有慢性结肠炎、结肠腺瘤性息肉,特别是家族性结肠息肉病患者,应重点进行癌前普查。有息肉者尽快切除并明确诊断。

(5)凡疑及本病者,均应借助内镜或指检等行病理涂片检查,以进一步明确诊断。

(二)鉴别诊断

结肠癌需与结肠炎性疾病,如肠结核、血吸虫病、肉芽肿、阿米巴肉芽肿、溃疡性结肠炎以及结肠息肉病等进行鉴别诊断。其鉴别要点是病期的长短、粪便检查寄生虫、钡灌肠检查所见病变形态和范围等,最可靠的鉴别是通过结肠镜取活组织检查。

1.阑尾周围脓肿

本病血常规中白细胞及中性粒细胞增高,无贫血、消瘦等恶病质,作钡灌肠检查可明确诊断。

2.结肠其他肿瘤

如结肠直肠类癌,瘤体小时无症状,瘤体长大时可破溃,出现极似结肠腺癌的症状;原发于结肠的恶性淋巴瘤,病变形态呈多样性,与结肠癌常不易区别,均应作组织涂片活检来鉴别。

五、治疗

(一)手术治疗

广泛性根治手术(包括癌肿、足够的两端肠段及该区域的肠系膜和淋巴结切除)是根治结肠及直肠癌最有效的方法。手术方法和范围的选择取决于癌肿部位。

(二)化疗

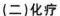

对大肠癌有效的化疗药物首选氟尿嘧啶(5-FU),此外尚可用丝裂霉素或表柔比星、顺铂等,联合用药可增加疗效,减低药物毒性,减缓耐药性出现,现已有不少联合方案用于大肠癌的化疗。

(三)放疗

大肠癌手术后局部复发率较高,欲提高大肠癌治疗效果必须考虑综合治疗,对晚期直肠癌,尤其是局部肿瘤浸润到附近组织以及有外科禁忌证患者,应用姑息性放疗,亦可取得较满意的效果。

(四)镜下治疗

限于黏膜层的早期大肠癌基本上均见于腺瘤癌变病例,可采用内镜下癌变腺瘤完整切除;不能进行手术治疗的晚期病例,可通过内镜放置金属支架预防肠腔狭窄和梗阻,镜下激光治疗亦有一定疗效。

(五)其他治疗

目前对结直肠癌的治疗研究较多,如基因治疗、导向治疗、免疫治疗、树突样细胞以及中医中药治疗,均可作为辅助疗法。

六、放疗护理

放疗是乳腺癌患者手术前后重要的辅助治疗手段之一,可有效提高治愈率,预防术后局部复发,提高患者的生存质量。但在放疗的过程中,患者很可能会出现一些心理、生理等反应,因此,护士要针对不同时期可能出现的问题,及时进行护理干预,避免或减轻一些不良反应的发生,并使患者积极配合,顺利完成治疗。

(一)放疗前护理

1.一般护理

患者入院后,在做好常规入院宣教及检查的同时,根据患者术后恢复情况,生活自理能力的程度,给予相应的协助;了解患侧肢体有无肿胀、疼痛,活动程度,患肢功能锻炼情况,告知继续功能锻炼的必要性与方法;了解患者对形体改变的认知程度,给予知识宣教及心理支持;观察保乳患者乳头有无溢液,腋下区域淋巴结及锁骨上淋巴结有无肿大情况,教会乳腺自检方法,观察家属对患者的支持程度及维持健康的知识水平,告知家属,尤其配偶的理解与支持,对患者的康复将起到不可估量的作用。

2.心理护理

患者对将进行的放疗可能会产生焦虑甚至恐惧心理,她们会担心是否病情较重、病程较晚;经过手术和/或化疗后,身体能否耐受放疗等。护士应耐心讲解放疗在乳腺癌治疗中的作用与意义,告知保持开朗乐观情绪与疾病治愈的相关性,帮助疏导不良心理,树立战胜疾病的信心。

3.放疗知识的宣教

放疗前向患者讲解放疗的基本原理,可能出现的反应及预防与处理方法。协助做好放疗前的准备,告知定位与放疗时的配合要点,如定位、照射时充分暴露照射野部位;记住定位时的体位,尽可能做到每次照射时头、手、身体保持同样的位置;每次治疗过程中不可随意变动体位。

(二)放疗中护理

1.一般护理

首次放疗时告知患者每天要照射的部位与每个野的配合要点,特别是用乳腺切线托架的正确卧位，在照内、外切线野打机架时，不必紧张；如有不适挥手即有技术员协助处理。在整个放疗过程中，护士要随时观察患者的心理活动，对治疗的适应状况，全身营养情况，出现反应的时间与程度，对产生反应的认知情况等。及时给予相应的护理与指导，并做好详细的护理记录。

2.放疗反应护理

(1)全身反应的护理：全身反应多在放疗初期和末期发生，有头晕、目眩、失眠、疲乏、烦躁不安、食欲缺乏、血细胞减少等骨髓抑制反应。护士应及时做好解释工作。予以适当的心理疏导，消除患者紧张情绪，指导其合理饮食，加强营养，充分休息，适当活动。轻微者可不予以特别处理，重者应配合医师及时治疗。①疲乏：患者常最先感觉到的不良反应是疲乏。应增加患者睡眠时间，夜间睡眠时间不少于 8 小时，日间适当午睡，轻度活动与锻炼。②骨髓抑制：尤其在放疗前接受不同剂量化疗的患者，出现骨髓抑制的概率更高。通常表现为白细胞、血小板计数的减少。每周检查血常规，动态观察白细胞、血小板的变化，白细胞$<3\times10^9/L$时要给予适当治疗，严重时遵医嘱停止放疗；病室每天紫外线消毒，定时开窗通风；减少探视与陪客，尽可能少去或不去公共场所；注意个人卫生，加强营养，提高抵抗力；严格无菌操作，预防感染。血小板减少时密切观察出血倾向，减少或避免创伤性操作。③食欲减退：因放射线的电离辐射作用及机体抵抗力的下降，患者会食欲减退，应适时宣教营养的重要性，宜进食高维生素、高蛋白、高热量、低脂肪饮食，少吃多餐。注意美化就餐环境。鼓励家人或朋友陪同进餐，进餐时可放一些愉快、轻松的音乐，以增加食欲。

(2)照射野皮肤护理：放疗后皮肤反应比较常见，尤其乳腺癌根治术后放疗的患者，因胸壁皮瓣薄，局部血供和淋巴回流都较差，照射野内皮肤的耐受性差，极易产生不同程度的皮肤反应。放射性皮肤反应如下。①Ⅰ度：皮肤红斑，色素沉着。②Ⅱ度：干性脱皮。当皮肤剂量达 30 Gy 时，皮肤发黑呈片状脱屑。③Ⅲ度：皮肤湿性脱皮。当皮肤剂量达 40 Gy，局部皮肤水肿，水疱形成，继之糜烂、渗液，表皮脱落。④Ⅳ度：皮肤溃疡。所以照射野皮肤的保护与预防反应很重要，要避免机械、理化因素刺激，如忌搔抓，洗澡禁用粗毛巾搓擦，局部用软毛巾吸干；不穿胸罩，内衣要纯棉、宽松而柔软；保持乳房腋窝处皮肤干燥、注意通风；照射野内不贴胶布、不涂碘酊、酒精等刺激性药物。当出现干性皮肤反应时，忌撕掉脱皮，一般不做特别处理，若伴明显瘙痒可用比亚芬、维斯克、金因肽等涂患处。湿性皮肤反应时，可采用暴露疗法，局部涂喜疗妥乳膏或冰蚌油或用比亚芬、维斯克、康复新、金因肽等。出现溃疡坏死，应暂停放疗，局部换药，行抗感染治疗并外涂上述药物，减轻疼痛并控制感染，若溃疡经久不愈且较深，可考虑手术治疗，也可试用高压氧治疗。

(3)放射性肺损伤的预防与护理：胸部放疗均可能造成不同程度的肺损伤，应加强预防。指导患者戒烟、戒酒。避免过度疲劳，少去公共场所；为其提供安静舒适的休养环境，减少不良刺激；指导患者注意保暖，保持病室内空气新鲜，防止上呼吸道感染。出现上呼吸道感染后，强调遵医嘱按时、按量用药，告知各种药物治疗的重要性。

(4)放射性食管黏膜炎护理：患者可因照射内乳野、锁骨上野而引起轻度食管黏膜炎。表现为自觉黏液增多，进食时有不同程度的疼痛，胸骨后烧灼感，应给患者做好解释，不必担心是否有其他疾病的发生，消除其紧张与顾虑。指导进食温热半流质或软食，进食前后用淡盐水漱口及冲洗食管，必要时餐前用黏膜麻醉剂。

3.上肢运动障碍护理

尤其术后放疗的患者，因局部疼痛，上肢运动功能尚未完全恢复。鼓励患者坚持徒手功能锻炼，运动范围不能低于手术后最大功能位，以避免或减轻放疗引起淋巴回流受阻，导致肢体肿胀、放射性肩关节活动障碍，同时可促进局部血液循环。

(三)放疗后护理

1.出院指导

指导患者继续做好照射野皮肤护理至少1～3个月，避免抓伤、划伤。放疗后3个月，照射野皮肤若无特殊，可根据需要选择合适的义胸。患者需定期复查，每月行健侧乳房自检及观察患侧胸壁情况，观察有无出现刺激性干咳、胸痛，如有不适，及时就诊。继续做好患肢功能锻炼，避免或减少患肢负重；告知患侧上肢不可输液、测血压。因乳腺癌与雌激素水平及脂肪摄入量正相关，因此手术后5年避免妊娠，坚持低脂饮食，控制体重。遵医嘱按时服药，告知药物不良反应与注意事项。

2.康复指导

以患侧上肢功能锻炼为中心，辐射到胸、背、腰、各肢体的康复锻炼。患侧上肢锻炼的重点是上举、外展，锻炼方法有爬墙运动、拉绳运动、展肘运动、钟摆运动；锻炼动作由简单到复杂，由局部到全身；运动的范围与量根据患者的自身状况，以不觉劳累为宜；康复锻炼要持之以恒，以加强效果、巩固疗效。

3.心理指导

大部分乳腺癌患者切除乳房后会担心失去女性美丽，产生焦虑及自信心减弱心理，因此，我们需要帮助患者接受身体局部缺失的事实，告知患者外表的缺陷是可以通过佩戴义乳、专用文胸、乳房整形等乳房重建术来弥补。重要的是自身正确对待。身体康复后，尽早回归社会，积极参加有益健康的活动。

(刘　丽)

第二十一章　儿童保健护理

第一节　儿童保健的评价指标

通过评价儿童保健状况获得儿童生命、健康信息，为宏观制定儿童卫生发展战略、规划和疾病防治提供依据。

一、生物学指标

生物学指标是评价儿童保健和儿童健康状况的重要指标。

(一)生命指标

生命指标反映儿童生存状况。如围产期死亡率、早产儿死亡率、新生儿死亡率、婴儿死亡率、1～4岁儿童死亡率、5岁以下儿童死亡率、5岁以下儿童死亡下降率、死亡率/死因专率(归类死因死亡率)、伤残调整生命年(DALY)等。其中，围产期死亡率、早产儿死亡率、新生儿死亡率是反映妇女保健、产科质量和儿童保健的综合指标。因战争、自然灾害、贫困等首先影响婴儿死亡率，同时婴儿死亡率不受人口构成影响，也是人均期望寿命研究的重要参考数据，故其是国际社会衡量一个国家或地区经济、文化、人民健康和卫生保健事业水平的重要指标。

(二)疾病指标

最常用的指标是发病率和患病率。发病率是某一时期内(年、季、月)特定儿童人群中发生某种疾病的新发生病例的频率(‰)(增加率的调查)，如急性传染病、急性感染、新生儿破伤风等；患病率是横截面调查受检儿童中某疾病的现患情况(%)。患病率可按观察时间的不同分为期间患病率和时点患病率2种，时点患病率较常用。通常患病率时点在理论上是无长度的，一般不超过1个月。而期间患病率所指的是特定的一段时间，通常多超过1个月。如儿童贫血、佝偻病、龋齿、弱视、伤残等调查。

(三)生长发育和营养状况指标

采用体格发育指标评价儿童生长与营养状况，神经心理行为指标评价儿童发育水平。

二、工作指标

工作指标是反映儿童保健机构服务能力的指标，如＜3 岁儿童系统管理率、＜7 岁儿童保健管理率、＜5 月龄婴儿人乳喂养率、新生儿访视率、预防接种率等。

（张　敏）

第二节　儿童发展的关键期

在儿童成长过程中，存在各种能力发展的敏感期。所谓敏感期，就是发展的关键期，儿童心理、教育学家蒙特梭利认为“这是自然赋予幼儿的生命助力，如果敏感期的内在需求受到妨碍而无法发展时，就会丧失学习的最佳时机，日后要想再学习此项事物，不仅要付出更大的心力和时间，成果也显著”。

儿童智力发展的速度与大脑的发育一致，3 岁以前大脑发展最快，以后逐渐减慢。美国著名教育学家、心理学家曾经做过追踪研究，如果人的智力 17 岁达到 100％，那么 4 岁会达到 50％，4～7 岁达到 80％，8～17 岁又获得另外 20％，因此7 岁以前是儿童智力发展的关键期，3 岁以前尤为重要。对儿童早期智力开发的关键，就是抓住关键期。具体内容如下。①3～4 个月：手眼协调、翻身能力发展关键期。②5～7 个月：单手抓握两物的关键期。③6～8 个月：爬行能力的关键期。④8～10 个月：理解语言意义的关键期。⑤9～11 个月：婴儿放物入孔的关键期和独自行走能力的关键期。⑥1 岁半左右：婴儿口语发展的关键期。⑦1 岁 10 个月左右：婴儿掌握 1 个和许多量的关键期。⑧2～3 岁：学习口头语言的关键期，要特别注意用标准语言准确表达想要告诉孩子的意思。⑨4～5 岁：学习书面语言的关键期，要注意孩子语言表述的规范和文明。⑩2～3 岁：学习计数能力的关键期，给孩子确立数字顺序概念，教孩子按物点数。⑪2.5～3.5 岁：学习如何守规矩的关键期，学习简单的社会规范和生活规则，对培养以后有规律的生活方式很有帮助。⑫3～5 岁：学习音乐的关键期，这个时期的孩子对音色、节奏都有很强的感受。⑬3～8 岁：学习外语的关键期，8 岁以后学外语在语音方面可能会受到母语的影响。⑭4～5 岁：学习辨认图像的关键期，经常让孩子看一些彩色图片，有利于他以后像视觉的发展。⑮5～6 岁：学习汉语词汇的关键年龄，多给孩子讲些儿歌、童话、故事、古诗词等可以诱发孩子的感性认识，奠定其向文学方面发展的基础。

通过从出生到 6 岁关键期的发展可以看出，0～3 岁儿童的发展是最为关键的。根据孩子的发展过程，将 3 岁之前的发展分为 8 个阶段（关键期），具体如下。①第 1 关键期（0～1 个月）重点发展能力：目光交流、视觉适应能力、俯卧、触角刺激、三浴锻炼。②第 2 关键期（1～3 个月）重点发展能力：视听觉刺激、触觉刺激、健康操、头部运动和控制、主动伸手够取和拍抓、视觉追踪和听觉分辨。③第 3 关键期（4～6 个月）重点发展能力：自由翻身和坐起、准确抓握和手眼初步协调、提高视听及其分辨的能力、发元音和对话交流、培养规律生活习惯。④第 4 关键期（7～9 个月）重点发展能力：自由游戏的能力、坐位平衡和爬行能力、双手配合和手指抓捏提高手眼协调性、提高发音表达能力、发展具体形象认知能力和客观永存观念积极表达愿望和要求。⑤第 5 关键期（10～12 个月）重点发展能力：适应伙伴交往、提高爬行能力、练习站立和迈步行走、发展手眼协调和相对准确的操作能力、学习更多词汇和主动开口、认识具体事物、自我意识的启蒙训练。⑥第6关键期(13～18个月)重点发展能力:尝试独立思考和探索、提高行走和控制平衡的能力、练习高级手眼协调能力、更多用语言表达思想和要求、发展自我控制能力、训练记忆能力、自己动手吃饭和穿衣配合能力、大小便自我控制能力。⑦第7关键期(19～24个月)重点发展能力:提高身体动作能力、学习使用工具游戏、学习更多词汇发展语言表达能力、基本的自我服务能力、发展人际交往能力、认识和躲避危险的训练、保护和培养创造力。⑧第8关键期(25～36个月)重点发展能力:参与社会生活、提高身体协调运动能力、练习复杂精确的动手操作能力、丰富词汇准确表达、提高认知和学习能力、因导训练想象和创造力、发展自我服务培养劳动精神、训练自我控制能力培养合作精神。

这里还要注意2点,叙述如下:①所谓关键期的划分并不是绝对的。比如说"目光交流"的能力是在第1关键期(0～1个月)内重点发展能力,但是在2个月时也需要训练这个能力。②所谓关键期有个体差异。以上列出的8个关键期是根据发展心理学的知识和临床经验总结出来的,代表着大部分孩子的发育水平,但不是每个孩子都一样。可能有的孩子在11个月时已经有很好的独立行走和控制平衡的能力了,而这一能力却是大多数孩子13个月的重点发展能力。一旦出现这种情况,跳过这一项能力,提前开发下一项能力就可以了。

在儿童的智力发展中,遗传是自然前提,环境和教育是决定条件,其中教育起着主导作用。抓住儿童各种能力发展的关键期,施行早期教育,为儿童创造更为优越的客观条件,儿童的智力潜力就会得到更大的发挥,会起到事半功倍的效果,并可提高儿童的智商。超常儿童虽然有比较好的先天素质,但如果不在关键期给予教育,将永远达不到他们原来应该达到的水平。所以,关键期对孩子一生智力的发展起着决定性的作用,千万不要错过。而在关键期内施行的教育可以有很多种方式,有心的父母应该根据孩子的性格和爱好,选择合适的方法,并注意不断尝试新的做法,尤其要充分利用游戏,通过做游戏教会孩子各种知识和技能。注意及时对孩子的进步进行表扬和强化,给孩子一些成功的感觉,以使孩子保持学习的兴趣

在儿童成长关键期的具体引导和保健措施,根据各关键期分述如下。

一、关键期一

初生到4岁是儿童视觉发展的关键期,4岁是儿童形象视觉发展的关键期。

(一)训练基础篇

(1)在宝宝周围放置一些五颜六色的布制小猫、小狗等,时常移动玩具刺激他的视觉。

(2)在墙上贴上一些画,指给他看,并且告诉他画的名称和内容。

(3)用三棱镜将太阳光反射成七色光映到墙上,指给他看。

(4)带宝宝观赏大自然的风光,以扩大他的视野,开阔他的眼界。

(5)在给宝宝看某样东西时,同时让他用小手去摸,并用清晰准确的语言告诉他这样东西的名称、用途等,充分刺激宝宝的感觉器官。让宝宝多看、多听、多摸、多闻,以促进各种感知觉功能的发展。

(二)障碍早发现

有斜视的宝宝,如果在3岁以前矫正了斜视,立体感就能恢复,如果错过这个时机,就会成为永久性的立体盲。

二、关键期二

此关键期是听觉发展的关键期。

宝宝出生1周后，就能辨别给他喂奶的妈妈的声音，4周就具有对不同发音的辨别力。从出生到1岁是语言的准备期，是语言发生的基础。研究表明，天才人物的语言训练是从摇篮期开始的。

(一)训练——基础篇

(1)在宝宝睡醒后，精神很好时，朗读诗歌给他听。

(2)妈妈经常唱歌或放音乐给宝宝听。

(3)妈妈经常对宝宝说话，教他人物或物品的名称等。

(4)经常带宝宝到户外聆听周围环境中的各种声音，如狗叫声、喇叭声、自行车铃铛声、门铃声等，并向宝宝一一解释。模仿动物的叫声，鼓励宝宝模仿。

(5)利用游戏的机会，让宝宝辨别从各个不同方向传来的声音。

(6)多与周围的人接触，让宝宝感受不同的声音特点和模式。

(二)训练——提高篇

在能发出7个音的琴键上，分别拴上红、橙、黄、绿、青、蓝、紫7种颜色的带子，起名红色键、橙色键等。敲这些键给他听，并告诉他键的名字，这样可以同时训练宝宝声音和颜色概念。

放莫扎特或贝多芬等名家的音乐给宝宝听，既训练宝宝听觉，又对宝宝的性格以及智力发展有益。

(三)障碍早发现

耳聋宝宝如果在1岁前发现，并使用助听器，就能正常地学会语言发音。

三、关键期三

2岁之前是动作发展的关键期。

2岁的孩子已经会走路，是活泼好动时期，父母应充分让孩子运动，使其肢体动作正确、熟练，并帮助左、右脑均衡发展。除了大肌肉训练外，孩子要重视小肌肉的练习，即手眼协调的细微动作教育，这不仅能养成良好的动作习惯，也能帮助智力的发展。2～3岁，儿童神经传导功能迅速而准确，动作开始表现得比较成熟。

这一时期，家长首先因势利导，鼓励他们自己穿衣、吃饭、洗手帕、帮妈妈递东西；其次，教育和引导孩子翻筋斗、游泳，可以带孩子去观看体育比赛和舞蹈表演。

(一)训练——基础篇

(1)抓住动作成熟的关键期，提供合适的条件和合理的外界刺激促进动作的发展。例如：满月起，用手推着孩子的脚丫，训练他爬行。

(2)4个月左右的宝宝喜欢用手玩弄胸前的玩具，可在宝宝3个月时，在他小床的上空悬挂一些玩具，使孩子双手能够抓到，锻炼他的手眼协调功能。

(3)8个月、9个月的宝宝俯卧时能用双膝支撑着向前爬，可在宝宝六七个月时就开始设法创造爬的机会。如让宝宝俯卧着，放一两件玩具在他前方，吸引他向前爬，尝试着去抓取玩具，以促进他动作的发育。

(二)训练——提高篇

(1)让宝宝跟着音乐的节奏运动,如拍手、摇晃身体、打拍子、做操、跳舞等,感受音乐的节拍和运动的快乐。

(2)在宝宝蹒跚学步时,选择阶梯不高、坡度较小的楼梯让他进行上下楼梯练习,宝宝的兴趣会很浓的。

(3)通过精心设计的游戏,如把小球放入小瓶中、把圆圈套在木棍上、抛接球、折纸、画线、搭积木、穿绳、涂色等,促进宝宝手眼的协调性。

多创造机会让宝宝运动,但不是强迫。如果宝宝抵触时,不要强制施行,但也不等于放弃,等时机成熟时再开始。

四、关键期四

3 岁前是儿童语言发展的关键期。

孩子从呱呱落地到 3 岁,是掌握口语的最佳时期。婴儿开始注视大人说话的嘴形,并发出牙牙学语声时,就开始了他的语言敏感期。学习语言对成人来说是件困难的工程,但幼儿能容易地学习母语,因为幼儿具有自然所赋予的语言敏感力,所以,若孩子在 2 岁左右迟迟不开口说话,应带孩子到医院检查是否有先天障碍。语言能力影响孩子的表达能力,因此,父母应经常和孩子说话,讲故事,或多用"反问"的方式,加强孩子的表达能力,为日后的人际关系奠定良好的基础。

尤其是 2 岁左右,孩子学说话的积极性最高,常"叽叽咕咕","滔滔不绝"。家长要为孩子语言的发展创造良好条件。孩子 0～1 岁时,父母可用各种言语和声音刺激孩子,穿衣、洗澡、喂食时,用简单的语言同孩子说话,这样,孩子最终便能理解词与动作、实物的关系;让孩子听各种物体发出的声音,如小铃、玩具以及各种物体的敲打、撞击声,以帮助孩子发展听力。1 岁以后,父母可利用各种途径帮助孩子掌握新的词汇,和孩子一起谈论看到的、听到的及正在做的事物都有益于孩子对语言的掌握。最重要的是,要尽可能多地和孩子交谈,不要以为孩子听不懂你的话而放弃交流的机会。

(一)训练——基础篇

在训练宝宝发音及说话时,引导宝宝把语音与具体事物、具体人联系起来,经过多次反复训练,宝宝就能初步了解语言的含义。如宝宝在说"爸爸""妈妈"时,就会自然地把头转向爸爸妈妈;再经过一段时间的训练,有了初步的记忆,看到爸爸妈妈时就能说出"爸爸""妈妈"。利用生活中遇到的各种事物向宝宝提问,如散步时问树叶是什么颜色等,并要求宝宝回答,提高他的语言表达能力。

利用日常生活中和宝宝说话的机会,鼓励宝宝多说话。注意让宝宝用准确的语言表达自己的想法和要求,耐心纠正宝宝表达不完整或不准确的地方。

(二)训练——提高篇

父母日常生活中的口语,对宝宝有深刻的影响。因此,在平时说话时,父母要努力做到用词准确、吐字清晰、语法规范,让宝宝多接触正确的语言。多为宝宝提供当众演讲的机会,训练宝宝的思维能力和口头表达能力。

五、关键期五

4～5 岁是儿童学习书面语言的关键期,5～6 岁是儿童掌握词汇能力的关键期。

(一)训练——基础篇

可以通过游戏、实物、儿歌、识字卡等教宝宝说话,背诵简单的儿歌及复述简单的故事,培养宝宝的辨音能力,丰富宝宝的词汇。

设计很多有趣的游戏,如填字比赛、汉字接龙、制作字卡、踩字过河等,让宝宝在游戏中学习汉字。

向宝宝解释汉字的字形和结构,引导宝宝精确地感知和辨认每一个字。通过各种练习,让宝宝加深对汉字音、形、意之间联系的了解,让宝宝牢固地掌握汉字。

(二)训练——提高篇

增加宝宝使用汉字的机会,如教宝宝读报、写信、写留言、做电话记录等,扩大宝宝的词汇量。

鼓励宝宝多读书、读好书,培养其广泛的阅读兴趣。

六、关键期六

3 岁是计数能力发展的关键年龄,掌握数字概念的最佳年龄是 5～5.5 岁。

3 岁时,孩子数数一般不过 5。到了 4 岁,孩子常为自己能数到 100 而自豪。这时,孩子对带有明显数概念特征的事物表现出浓厚兴趣,他们已经能领会数字与物体概念的关系,从只能口头数数发展能按物点数,点数后能说出物体总数,能分辨物体的大小、多少、前后顺序,按数目取出相应的物体,用实物进行数的组成和分解。4 岁,已到了孩子学习数概念的关键期。

(一)训练——基础篇

(1)借助不同的物品,如手指、积木等,和宝宝一起数数,增加宝宝对数字的感性认识。

(2)利用生动的形象,教宝宝认识数字符号,如 1 像筷子,2 像鸭子,3 像耳朵等。

(3)设计一些有趣的游戏让宝宝做,如让宝宝从数字卡片中找数字。

(4)运用具体实例,教宝宝加减法。如用苹果、积木等演示。

(5)提供足够的实物材料,让宝宝自己动手,寻找数字间的联系。

(二)训练——提高篇

(1)调动多种感官学习数学知识。如利用实际的物品产生触觉感受,利用听声响的次数产生听觉上的印象,利用身体的跳跃次数或拍球的次数形成动作上的感受。

(2)教宝宝掌握时间概念,如与孩子讨论一周中的 7 天以及每天的时间,了解今天、明天和昨天,了解月份和季节。

当宝宝说对时进行表扬。所数物品的数量从少到多,富有变化地重复,把抽象的数学知识用具体、生动、形象的形式呈现出来,循序渐进,不让宝宝感到枯燥而失去兴趣。

七、关键期七

3～5 岁是音乐能力发展的关键年龄。

2～3 周的婴儿,已有明显的听觉,能对声音作出各种不同的反应。2～3 个月时,能够安静地倾听周围的音乐声和成人的说话声。3～4 个月时,听到声音头就会转向发声的一侧,视觉和听觉开始建立联系。2 个月的婴儿已能分辨出性质不同的声音,如风琴声和摇铃声。到 5 个月就能辨别母亲的声音。1 岁后孩子对声音很着迷,很爱听音乐。3 岁左右能分辨出他熟悉的歌是否唱走了调,以及不同乐器演奏的声音。5 岁左右是孩子音乐智能发展的关键期,父母应该让孩子多参加以音乐为中心的活动。

(一)训练——基础篇

(1)训练时间:从3岁起(欣赏的部分从出生时就可以开始)。

(2)训练方法:选择适合孩子的歌曲、世界名曲、童话故事音乐等,与孩子一起欣赏,同时进行讲解,或向孩子提出问题,激发孩子的想象。选择适合孩子年龄特点的歌曲,教孩子唱。

(二)训练——提高篇

根据孩子的兴趣、特长和其他条件选择合适的乐器,如钢琴等。选择好乐器后,每天引导孩子坚持练习。

对孩子进行早期音乐能力的培养,要从孩子的兴趣和爱好出发。音乐能力的早期培养不仅限于开发孩子的音乐天赋,它对于孩子身心的健康发展也具有不容忽视的作用。

八、关键期八

想象智能发展在3岁左右,幼儿的想象是很活跃的,他们的脑袋里经常装着许多神奇、美妙的东西。首先,家长要创造机会多让幼儿想象,发展幼儿的有意想象。如给孩子讲故事时,讲到关键的地方停下来,以下的情节让幼儿自己去想象,然后家长再讲;让幼儿看着无文图画讲故事。幼儿的想象如果富于创造,别出心裁,那就应该受到称赞。其次,让幼儿自由地去想象,不要干涉,要引导。最后,要扩大幼儿的知识面,幼儿有了丰富的感性知识,想象力才能展开翅膀。因此,家长除了让幼儿多观察,多参观,多看电影、儿童电视片外,还应该让幼儿多看、多听一些适合的童话和科学幻想故事。此外,让幼儿多做游戏,多画画,也是培养幼儿想象力的一种好形式。

九、关键期九

这一时期是人际智能发展期。

促进人际智能的发展,首先,帮助幼儿认识五官,懂得它们的功能。如用眼睛判断物体的大小,用耳朵辨别物体的声音,用舌品尝食物的味道,用手感觉物体的冷暖、厚薄等;其次,应给孩子提供机会,让他用多种感官参与认识活动。如使孩子善于发现别人的特征,帮助他快速识别出电影或电视里的人物是否反面角色。鼓励他演短剧和小品。

看过一场电视剧,同他谈谈戏中的角色,尽量要求他将戏中主要人物的特征述说一遍。最后,还应帮助孩子掌握观察方法,按正确的顺序,从多种角度观察事物。

十、关键期十

3～8岁是学习外语的关键期。

(一)训练——基础篇

(1)训练时间:3岁起。

(2)训练方法:经常让孩子听一些浅显的、有趣的外语故事。如选择一些浅显的、优秀的外语读物,让他通过查字典自己阅读。

(二)训练——提高篇

用不同的语言讲同一个故事。

利用不同语言做各种游戏,如组词造句、猜谜、编故事等。与外国孩子通信。

重点提示:有条件的父母可以用自己掌握的外语来教孩子,没有条件的可以送孩子上相应的兴趣班或者请个老师。

注意:学习一定要吸引孩子的兴趣,充分调动他学习的热情和积极性。

(张 敏)

第三节 儿童体格生长的总规律与特点

生长与发育存在于从受精卵到成人的整个成熟过程。体格生长是各器官、系统细胞的增殖、分化致身体形态或重量的改变,可反映器官成熟状况。体格生长状况可用数值表示。

发育代表器官功能成熟过程,包括神经-心理行为发育。发育水平可用生理成熟或心理成熟状况评估。体格生长和发育过程同时存在,共同反映身体的动态变化。

儿童体格生长是儿科学的基础。儿科临床疾病的诊断、治疗涉及儿童体格生长,异常的体格生长也可能是某些疾病的唯一临床表现。因此,儿科医师掌握儿童体格生长知识,对临床工作非常重要。

一、体格生长总规律

(一)生长连续性、非匀速性、阶段性

从受精卵到长大成人,儿童的生长在不断进行,即体格生长是一个连续过程。但连续过程中生长速度并不完全相同,呈非匀速性生长,形成不同的生长阶段。如母亲妊娠中期时,胎儿身长增长速度较青春期快10倍。胎儿身长的生长速度在母亲妊娠中期达到最大,每月约10 cm,并逐渐下降至出生时的每年35 cm;而青春期平均身高的增长每年仅约9.42 cm。出生后的第1年是出生后的第1个生长高峰,第2年后生长速度趋于稳定,青春期生长速度又加快,为生后的第2个生长高峰。整个儿童期体格生长速度曲线呈一个横“S”形。

(二)生长程序性

人类进化中逐渐形成的生长程序性受到基因控制。如胚胎3周龄末开始形成中枢神经系统,4周龄出现心脏和消化系统,胎儿5周龄肢体开始分化为上肢、下肢,6～8周龄的胎儿手指、足趾发育。就身体各部形态发育而言,遵循躯干先于四肢,下肢先于上肢,肢体近端先于远端的程序。因此,胚胎2个月龄时头长占总身长的1/2,出生时头与身长的比例为1/4,成人头长仅占身高的1/8。

儿童时期各器官系统发育先后、快慢不一,即发育不平衡,也遵循生长程序性的规律。如神经系统发育较早,生后2年内发育最快,2.5～3岁时脑重已达成人脑重的75%左右,6～7岁时脑的重量已接近成人水平。儿童期淋巴系统生长迅速,青春期前达顶峰,以后逐渐降至成人水平。生殖系统在青春期前处于静止状态,青春期迅速发育。其他系统,如呼吸、循环、消化、泌尿、肌肉及脂肪的发育与体格生长平行。

(三)个体差异

生长发育有一定的总规律,但受遗传与环境的影响,儿童体格生长存在个体差异。如同性别、同年龄的儿童群体中,每个儿童的生长水平、生长速度、体型特点等都不完全相同,即使是同卵双生子之间也存在差别。因此,连续性观察可全面了解每个儿童的生长状况。

二、体格生长特点

(一)常用指标

体重、身高(长)、头围、胸围等为儿童体格生长的常用指标。

1.体重

体重是身体各组织、器官系统、体液的综合重量,骨骼、内脏、体脂、体液为体重的主要成分。因体脂和体液重量易受疾病影响,使体重易于波动,故体重是反映儿童生长与近期营养状况的重要指标。

2.身材

身长(高)、顶臀长(坐高)等为身材指标。

(1)身长(高):为头、脊柱、下肢的总长度。仰卧位测量为身长,1～2 岁的儿童测身长;立位测量为身高,>3 岁儿童测身高。同一儿童身长测量值>身高测量值,相差 0.7～1 cm。身长的增长又称线性生长,直接反映身体非脂肪组织的增长,非脂肪组织的生长潜能受遗传决定。正常儿童如获得足够的营养、生长潜能应得到发挥,即身长线性生长的速度达到非脂肪组织的生长潜能水平。

(2)顶臀长(坐高):与上部量的意义相同,主要反映脊柱的生长。与身长(高)测量体位一致,婴幼儿测顶臀长,年长儿测坐高。

(3)指距:为双上肢与躯干纵轴垂直伸展时中指间的距离,反映上肢的生长。正常儿童指距<身长(高)1～2 cm。

3.头围

头的最大围径为头围,反映 2 岁内儿童脑发育和颅骨生长的程度。

4.胸围

胸围为平乳头下缘经双肩胛骨角下绕胸部 1 周的长度,反映胸廓、胸背部肌肉、皮下脂肪和肺的生长。胸围生长与上肢运动、肌肉发育有关。

5.上臂围

上臂中点绕上臂 1 周的围径为上臂围,反映上臂肌肉、骨骼、皮下脂肪和皮肤的发育情况。

(二)婴儿期体格生长特点

出生后第 1 年是体格生长增长最快的时期,为第 1 个生长高峰。不同月龄婴儿的体格生长也各具特点。

1.新生儿

出生体重与胎龄、性别及母亲妊娠期营养状况有关。一般,早产儿体重较足月儿轻,男童出生体重比女童出生体重略重。宫内发育影响新生儿出生体重,出生后的体重增长则与营养、疾病等因素密切相关。

出生时身长平均为 50 cm。胎儿期神经系统领先发育,故新生儿出生时头围较大,平均为 34～35 cm。出生时胸围较头围略小 1～2 cm,为 32～33 cm,以利于胎儿娩出。

2.1～4 月龄

此期婴儿体格生长仍然非常迅速,但较新生儿时期略有下降。如 1～3 月龄婴儿体重每月增长约 0.97 kg,身长每月增长约3.25 cm;3～4 月龄体重每月增长约 0.59 kg,身长每月增长约 2.0 cm,以后增长速度随年龄的增加逐渐减慢,呈现非匀速过程。

3.4～12 月龄

3～4 月龄后婴儿的体重、身长及头围增长减慢，12 月龄时体重约为出生体重的 3 倍、身长与头围约为出生时的 1.5 倍。胸围的增长较头围增长稍快，1 岁时胸围约等于头围，即出现头、胸围生长曲线交叉。头、胸围生长曲线交叉年龄与儿童营养状况、胸廓发育情况有关。除营养因素外，可能与不重视爬行训练和胸廓锻炼有关。

（张　敏）

第四节　儿童体格生长的评价

一、基本要求

（一）测量工具与方法

WHO 以及各国关于儿童体格生长评估指南（建议）均强调，采用准确的测量工具及规范的测量方法。

（二）参考人群值

2015 年《中华儿科杂志》编辑委员会中华医学会儿科学分会儿童保健学组撰写的《中国儿童体格生长评价建议》中，选择“中国儿童生长参照标准”或 2006 年世界卫生组织儿童生长标准。

（三）资料表示方法

1.统计学方法

（1）均值离差法：对于体重、身高和头围等连续性变量，通常是呈正态分布的，变量值用平均值±标准差（SD）表示。均值±1 个 SD 包括样本的 68.26%，均值±2 个 SD 包括样本的95.44%，均值±3 个 SD 包括样本的 99.72%。为了更精确反映与均值的距离，可计算偏离的程度，即 Z 评分。Z=（变量值－均值）/SD，变量值等于均值，Z=0；变量值小于均值，Z 为负数；变量值大于均值，Z 为正数。这样利于进行不同组别（年龄、性别、生长指标）之间的比较。

（2）百分位数法：是将某一组变量值（如体重、身高）按从小到大的顺序排列，将最小值与最大值分为 100 个等份，每一等份为一个百分位，并按序确定各百分位数。当变量呈正态分布时，第 50 百分位相当于均值。第 3 百分位接近于均值减 2 个 SD，P97 接近于均值加 2 个 SD。

2.界值点

通常离差法以均值±2SD 为正常范围，包括样本的 95%；百分位数法以P3～P97 为正常范围，包括样本的 94%。也就是说，<P3，或>P97 为异常，<均值－2SD，或大于均值＋2SD 为异常。

二、体格生长评价

（一）结果表示方法

1.等级评价

因方法简单而最常用。将参照值用±SD 或百分位数进行区间分级，有三分法、五分法、六分法（图 21-1）。测量值与参照值等级对应即可判定测量值所在等级。等级评价是人为分级，据实际工作内容选择，常用三分法与五分法。等级评价用于横截面的测量值分析，又称单项分级评价,如生长水平、体型匀称的评价。WHO 将各项指标的人群正常范围设定在±2SD,而美国 AAP 则推荐以第 5 百分位至第 95 百分位之间为正常范围,而国际肥胖工作组(IOFT)、中国肥胖问题工作组(WGOC)及 9 个市儿童体格发育调查工作组制定的 BMI 筛查超重/肥胖的界值点采用与成人 BMI 界值点接轨的方法。此外,体重/身高还可以用中位数百分比的方法评价营养状况。

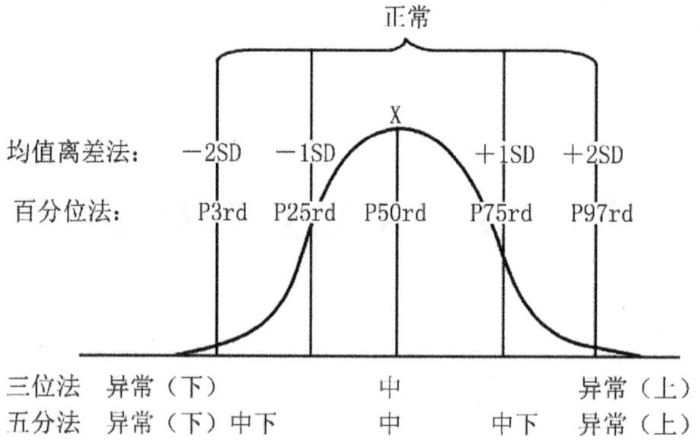

图 21-1 等级评价:三分法、五分法

2.测量值计算

如纵向测量值分析儿童生长速度的评价需计算连续 2 次测量值的差值,与参照值的对应数值比较;或计算坐高与身高的比值评价儿童身材匀称度,或计算体质指数[BMI=体重(kg)/身高(m^2)]。

(二)评价内容

儿童体格生长评价应包括生长水平、生长速度以及匀称程度 3 个方面。评价个体儿童体格生长时按临床需要应进行全面评估,或其中 2 个,但生长水平是基本评估内容。群体儿童体格生长评价仅为生长水平。

1.生长水平

将某一年龄时点获得的某一项体格测量值(反映从受精到某个年龄阶段生长的总和)与标准值(参照值)比较,得到该儿童在同年龄同性别人群中所处的位置,即该儿童生长的现实水平。生长水平评价简单易行、直观形象,较准确地反映个体或群体儿童的体格生长水平,但不能反映儿童的生长变化过程或“轨道”。评价结果以等级表示。生长水平为单项指标评估。有些评估发育成熟度的指标也有生长水平的意义,如骨龄、齿龄、体重的年龄、身长(高)的年龄。

2.生长速度

对某一单项体格生长指标,进行定期连续测量(纵向调查)所获得的该项指标在某一时间段中的增长值,为该项指标的生长速度(如厘米/年)。如出生时身长为 50 cm,1 岁时为 75 cm,第一年身长的生长速度是 25 厘米/年。儿童期不同年龄阶段生长速度不相同,定期连续的生长测量值可计算儿童生长速度,间隔时间可是月、年。生长速度参数有表格与曲线形式。WHO 制定的 0~2 岁儿童身长生长速度标准,生长速度曲线应是倒“S”形。但目前儿童生长的纵向调查资料较少,生长曲线多源于横向调查资料,即不是真正的参照人群相应的生长速度值,儿童定期连续测量获得的生长数据在生长曲线上为生长趋势。如采用体重、身长(高)、头围生长曲线可较直观地发现个体儿童生长速度的变化,但无具体数据。如生长曲线上某儿童定期测量值各点均在同一等级线,或在 2 条主百分位线内波动说明儿童生长正常;向上或向下超过 2 条主百分位线,或连续 2 次点使曲线变平或下降提示儿童生长出现异常现象。采用生长速度曲线评估的实际可操作性较差，临床上将生长速度计算值与参照人群相应的生长速度值比较，可判断个体儿童在一段时间内生长的趋势，以正常、下降（增长不足）、缓慢、加速等表示即可。

3.匀称度

匀称度为体格发育的综合评价。儿童体格生长发育过程中各项体格生长指标间存在一定的联系，可用回归分析方法研究部分体格生长指标的相互关系。

（1）体型匀称：实际工作中采用体重/身高与体质指数（BMI）表示体型（形态）发育的比例关系，即代表一定身高的相应体重增长范围。体重/身高实际测量与参照人群值比较，结果以等级评估。BMI 以第 5 百分位至第 95 百分位之间为正常范围。体型匀称度表示人体各部分之间的比例和相互关系，可由此来判断儿童的营养状况、体型。

（2）身材匀称：以坐高（顶臀高）/身高（长）的比值（SH/H）或躯干/下肢比值从婴儿的 0.68 逐渐下降至青少年的 0.52，提示青春期前下肢较躯干生长快，SH/H 与身高有显著的负相关关系。临床上，可按实际测量坐高、身高的测量值计算比值与参照人群值坐高、身高的比值相比较，实际比值≤参照人群值为身材匀称，实际比值＞参照人群值为不匀称。评估身材匀称的最重要问题是坐高与身长的测量，但易出现误差，影响结果的判断。身材匀称的评价结果可帮助诊断内分泌及骨骼发育异常疾病。

（三）评估流程

儿童体格生长评价是一个比较复杂的临床问题。儿童体格生长状况与疾病有关，如遗传代谢性、内分泌、营养性以及炎症慢性重要脏器疾病。体格生长评估有助于临床筛查营养性疾病、与遗传或内分泌有关的身材异常（矮小、超高）、与头围发育有关的神经系统疾病。按 2015 年《中华儿科杂志》编辑委员会中华医学会儿科学分会儿童保健学组的《中国儿童体格生长评价建议》中建议的，评估流程有体格生长测量→采用参数生长水平评估→发现高危儿童→生长速度与匀称状况评估＋临床资料（病史、体格检查）→初步诊断→选择实验室方法或转诊。

三、评价结果分析与解释

人体测量值的评价是一种临床筛查方法，以早期发现体格生长的高危儿童，不宜作为诊断方法，或简单贴上“营养不良”或“生长异常”的标签，给家庭与儿童带来心理与经济负担。评估时应动态观察，按病史、临床表现、体格检查特点进行生长水平、生长速度和匀称度综合判断，选择相关实验室检查以获得较准确的结论。同时，个体和群体儿童的评价方法也不同。因此，正确进行生长评价并做出合理解释是儿童保健医师及儿科医师必备的基本功。

（一）个体评价

1.生长的个体差异

正常儿童有自己的生长“轨道”，生长参照标准的均值或第50 百分位线不是儿童应达到的“目标”。为了避免误解第 50 百分位线为“达标”线，英国的新生长曲线已用虚线替代实线来表示第 50 百分位线。

2.各生长指标发育均衡

正常儿童各种体格生长指标测量值等级评估应在相近水平，如某一测量值与其他测量值偏离明显，提示可能有问题。

3.出生体重、身长不能完全预测生长“轨道”

随访中可发现，多数儿童早期体重和身长测量值不一定沿出生时的水平或“轨道”发育，约

2/3 的儿童可在 2 岁前出现体重或身长回归均值趋势或生长追赶与生长减速。2～3 岁后儿童生长的"轨道"较稳定，提示逐渐显示儿童遗传潜力，但需准确测量与复测后，方可确定儿童出现生长追赶或生长减速。

4.喂养方式

人乳喂养婴儿生长与配方喂养婴儿不同，3～4 月龄后人乳喂养的婴儿较瘦，评价婴儿生长时应考虑喂养方式的差别，避免不必要的检查，或用配方替代人乳，或过早引进固体食物。

5.青春期的生长

体格生长的第二高峰与性发育时间与遗传因素有关。

(二)群体儿童评价

群体儿童评价是对一人群或亚儿童人群的测量数据进行统计分析，并与营养良好儿童人群的正常参照值进行比较。因此，群体儿童生长发育状况可以反映出一个国家或地区政治、经济和文化教育的综合发展水平，与营养供应、营养学知识、疾病控制情况、医疗卫生保健工作质量有关；结果可帮助决策者和领导机构了解该群体儿童的健康及营养状况，如评价结论"不良"则提示该儿童人群可能存在某些健康和营养问题，应积极寻找儿童营养、环境和生活方式存在的问题，并予以纠正。另外，进行不同地区、不同集体儿童生长状况比较，可给地区社会和经济政策决策者提供反馈信息，寻找存在问题，促进儿童生长。

四、早产儿体格生长评价

(一)出生时评估

1.胎龄评估

出生时的评估需要有准确的胎龄估计。胎龄为胎儿在宫内的发育时间，多以周龄表示，反映胎儿的成熟度。一般以母亲末次月经时间、超声检查胎儿双顶径和股骨长等信息判断胎龄。出生后以早产儿的外表特征和神经系统检查判断胎龄。早产儿出生时的胎龄不同，外表特征和神经系统检查存在明显差异。出生后 24 小时内进行胎龄评估，判断其宫内发育的成熟度，对早期监测早产儿各器官的功能起到重要的作用。常用的胎龄评估方法有 Dubowitz 评分法和我国简易胎龄评分法等。

(1)Dubowitz 评分法：采用 11 个体表特征评分和 10 个神经肌肉成熟度评分(表 21-1)相结合进行判断，查表得出胎龄(表 21-2)。Dubowitz 评分内容较全面，结果可靠准确，但较复杂，评分操作过程对新生儿干扰较大。

表 21-1 Dubowitz 胎龄评分法-神经系统发育评估评分表

神经体征	评分					
	0	1	2	3	4	5
1.体位	软，伸直	软，稍屈	稍有张力	有张力	张力较高	
2.方格(腕部)	90°	60°	45°	30°	0°	
3.踝背屈	90°	75°	45°	20°	0°	
4.上肢退缩反射	180°	90°～180°	<90°			
5.下肢退缩反射	180°	90°～180°	<90°			
6.腘窝成角	180°	160°	130°	110°	90°	<90°

续表

神经体征	评分					
	0	1	2	3	4	5
7.足跟至耳	至耳	接近耳	稍近耳	不至耳	远离耳	
8.围巾征(上肢)	肘至腋前线外	肘至腋前线与中线间	肘至中线	肘不至中线		
9.头部后退	头软后退	头水平位	头稍向前	头向前		
10.腹部悬吊	头软下垂	头稍高,低于水平	头水平位	头稍抬	抬头	

表 21-2 Dubowitz 总分评估胎龄关系

Dubowitz 总分	胎龄/天	胎龄/周+天
10	191	27+2
15	202	28+2
20	210	30
25	221	31+4
30	230	32+6
35	240	34+2
40	248	35+3
45	259	37
50	267	38+1
55	277	39+4
60	287	41
65	296	42+2
70	306	43+5

(2)简易胎龄评分:主要依据新生儿皮肤外观的特征进行评估,临床应用简便(2～3 分钟),易于推广(表 21-3)。

表 21-3 简易胎龄评估

体征	0分	1分	2分	3分	4分
足底纹理	无	前半部红痕明显	红痕>前半部,褶痕<前 1/3	明显深的褶痕>前 2/3	
乳头形成	难认,无红晕	明显可见,乳头淡,直径<0.75 cm	乳晕呈点状,边缘突,直径>0.75 cm		
指甲	未达指尖	已达指尖	超过指尖		
皮肤组织	薄,胶冻状	薄而光滑	光滑,中等厚度,皮疹或表皮翘起	稍厚,表皮手足皱裂翘起,明显	厚,羊皮纸样,皱裂深浅不一

注:1.若各体征的评分介于两者之间,用均数计算。

2.结果判断:胎龄周数=总分+27。

2.生长状况评估

(1)按出生体重评估：可将早产儿分为超低出生体重儿(<1 000 g)、极低出生体重儿(<1 500 g)、低出生体重儿(<2 500 g)和正常出生体重儿(2 500～4 000 g)。

(2)按胎龄和出生体重关系评估：与足月儿一样，可分为小于胎龄(SGA)早产儿、适于胎龄(AGA)早产儿和 大于胎龄(LGA)早产儿。

按照出生体重评估反映胎儿宫内生长，而按胎龄和出生体重关系评估反映胎儿宫内的生长与成熟度匹配程度。

3.按匀称度评估

评估胎儿体格生长指标间发育的比例关系，如体重与身长，或身长与头围比例反映胎儿宫内生长发育状况。常用的指标有 PI 指数以及身长(cm)/头围(cm)比值。

PI 结果表示出生时体重与身长的关系，类似体质指数(BMI)为匀称度，PI＝出生体重(g)/出生身长(cm^3)×100%。胎儿宫内体重、身长受影响程度的不同使 PI 值不同。正常宫内胎儿身长(cm)/头围(cm)之比约为 1.36。

(二)生后生长评估

1.胎龄矫正

早产儿体格生长发育的评价应据矫正后的胎龄，即以胎龄40 周(预产期)为起点计算生理年龄，矫正胎龄后再参照正常婴幼儿的生长指标进行评估。如胎龄 32 周的早产儿实际年龄为 3 月龄，以胎龄 40 周计算，该早产儿矫正后的生理年龄为 1 月龄。评价该 3 月龄的早产儿时应与 1 月龄正常婴儿的生长标准来进行比较。一般情况下，评价早产儿生长时应矫正年龄，但体重、身长、头围有不同的矫正年龄时间。

2.评价方法

目前尚无“正常”早产儿的生长标准，各国指南对早产儿体格生长的评价依胎龄<40 周、胎龄>40 周采用不同的方法。

(1)胎龄<40 周的早产儿：国际上多采用 Fenton 早产儿生长曲线评价生长。2013 年发表修订后的早产儿生长曲线图(图 21-2、图 21-3)。与 2003 年版相比，新版 Fenton 曲线数据范围更广更新；样本量更大，有近 400 万不同胎龄早产儿的数据分析，增加胎龄<30 周的早产儿比例；有不同性别的区分；胎龄 50 周与 WHO 曲线更接近。

早期早产儿的生长可参照正常胎儿在宫内的生长速率，即 15～20 g/(kg·d)。因胎儿在宫内的生长是非匀速的，评估不同胎龄早产儿生长速率需参考胎龄。

(2)胎龄>40 周早产儿：校正胎龄后采用正常婴幼儿的生长标准评估，与群体的横向比较采用 2005 年 9 个省市儿童体格发育调查制定的中国儿童生长标准，如进行国际比较需采用 2006 年世界卫生组织儿童生长标准，但早产儿追赶性生长期间应超过足月儿的标准。纵向生长速率需准确测量后计算比较。早产儿出院后的生长评价可参照正常胎儿在宫内的生长速率参照值为纵向比较，Fenton 宫内生长曲线和我国不同胎龄新生儿的生长参照值为横向比较。纵向比较反映早产儿个体的生长趋势，横向比较则反映个体早产儿与同胎龄早产儿群体间的差异。

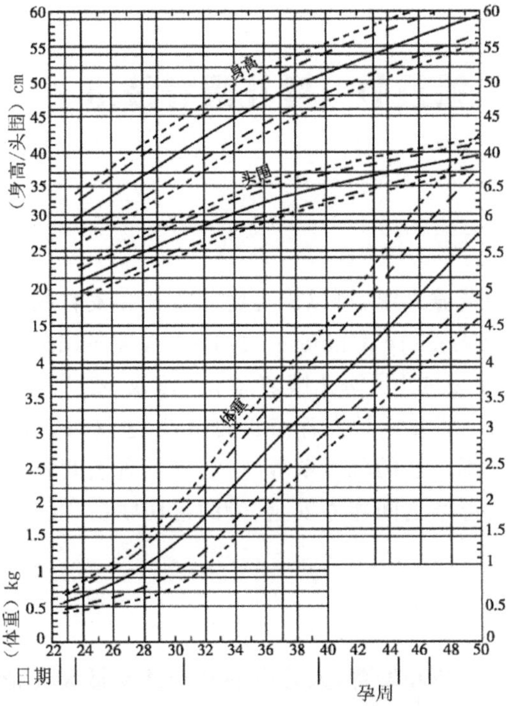

图 21-2 Fenton 早产男婴生长曲线

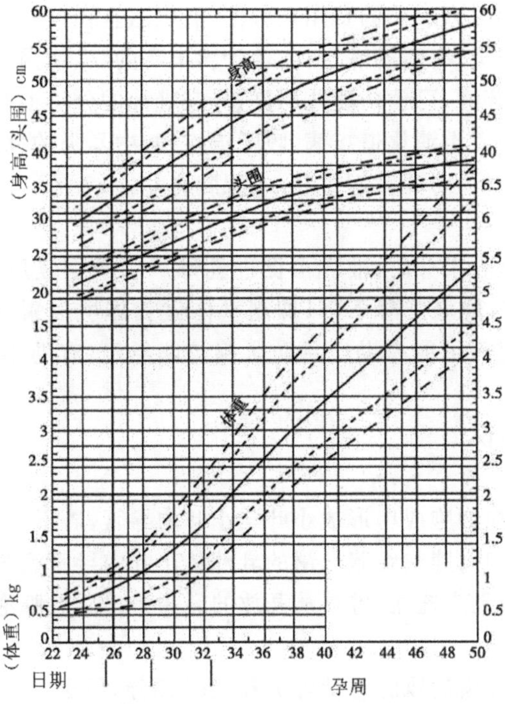

图 21-3 Fenton 早产女婴生长曲线

(张 敏)

第五节　婴儿喂养技术

一、人乳喂养

母亲的乳汁是婴儿理想的营养来源，可以满足婴儿生长和发育的需要。2009 年中华医学会儿科学分会（Chinese Pediatric Society，Chinese Medical Association）儿童保健学组（Pediatric Primary Care Group，PPCG）发表的“婴幼儿喂养建议”建议，婴儿纯人乳喂养不少于 4 月龄。PPCG 建议在引入其他食物满足婴儿生长发育需要的同时，建议对婴儿人乳喂养至 12 月龄。

广义的人乳喂养包括母亲用自己的乳汁喂养、奶妈或其他乳母的乳汁喂养和用人乳库的乳汁喂养。人乳喂养可在婴儿与母亲之间建立安全、爱的密切联系。因此，应积极促进和支持母亲用自己的乳汁喂养婴儿。

（一）人乳的益处

1.对婴儿的益处

提供平衡营养素满足婴儿生长和发育，人乳中的营养素易被婴儿消化吸收。在喂养的过程中人乳汁可随婴儿的生长需要改变成分。研究已证实，如果所有的母亲产后 1 小时即哺乳，则每年可挽救 100 万婴儿的性命。

人乳汁经济（仅 1/5 婴儿配方喂养的费用）、方便、温度适宜；有利于婴儿心理健康，母亲与婴儿的皮肤接触，使婴儿感到安全，有爱的满足；人乳汁含丰富的“生物因子”，包括 IgA、溶菌酶、白细胞介素、生长因子、酶和核苷酸，可预防婴儿感染；母亲乳汁的分泌型抗体进入婴儿体内可成为婴儿免疫系统的一部分；降低发生消化道疾病、呼吸道疾病、中耳炎的危险；可能对儿童认知发育有益；有助于预防食物过敏；对预防儿童超重和/或肥胖有益。

2.对母亲的益处

方便、经济、省时；刺激催乳素分泌；哺乳可促进乳母产后子宫复原；提高血中催乳素水平，抑制卵巢对促滤泡素的反应，使雌二醇下降，抑制垂体促黄体生成素分泌，使黄体缺乏正常冲动，抑制排卵，有助于计划生育；可能有助于预防乳腺与卵巢癌；有助于母亲较快恢复孕前体重状态。

（二）人乳喂养的基础知识

1.乳汁分泌生理

（1）乳腺的组织解剖：腺泡细胞成串形成小叶与小叶内导管，若干小叶形成 1 个乳叶，乳腺由结缔组织分隔有 15～25 个乳叶；腺泡细胞分泌的乳汁从小叶内导管汇集进入叶间导管，总导管、输乳管、输乳管窦将腺泡腔与乳头连通，乳汁从开放的乳头排出。乳腺泡腔和导管周围有肌上皮细胞（图 21-4）。

（2）乳头大小判断：一般乳头的概念包括乳头和乳晕部分，但医学上多分别描述。即乳晕是乳房环型色素沉着部分，指示乳腺导管所在；乳头是乳房中部突出的部分。人类妇女的乳头约长 10 mm，有的妇女的乳头长≥2 cm为长乳头；乳晕的平均直径为 3.2 cm，最大可达 10.2 cm。妇女乳头平均为 12～15 mm（相当于 1 角硬币大小），<12 mm 为小乳头，16～23 mm 为大乳头，

＞23 mm为特大乳头。临床实际中，母亲产后几周乳头达到最大，以后逐渐恢复到原来正常大小。

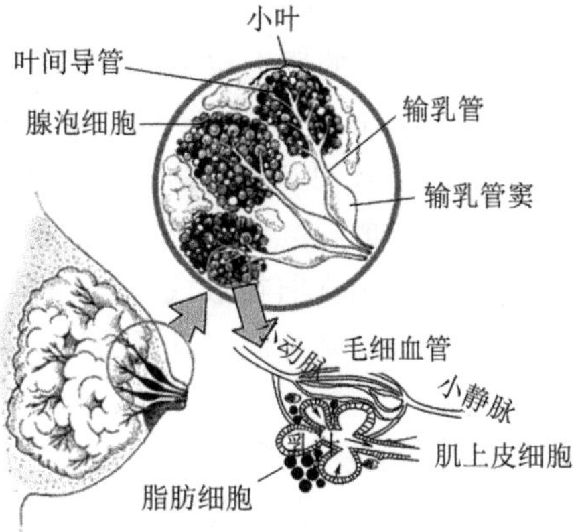

图 21-4 乳房解剖

(3)妊娠乳房的改变：女性青春期乳腺的发育主要受雌激素刺激，孕激素、生长激素等也参与乳腺发育。妊娠 24 周后受催乳素与雌激素、孕激素及其他激素共同作用，乳房的生理、解剖都发生变化，为产后泌乳做准备。如人绒毛膜生长素、黄体酮促进腺泡、小叶结构发育，使乳腺小叶末端导管发展成为小腺泡。胎盘分泌的雌激素刺激乳腺基质发育、脂肪堆积、小管生长，孕激素刺激乳腺腺泡发育。妊娠前母亲乳房的大小与乳汁分泌量无关，但妊娠前至产后母亲的乳房应增大 2～3 倍。

(4)激素调节(图 21-5)：婴儿吸吮母亲的乳头时，刺激母亲乳头乳晕感受器，将神经冲动从脊髓的传入神经传到母亲下丘脑，刺激垂体分泌 2 种重要的激素，即催乳素(PRL)与缩宫素(OT)。

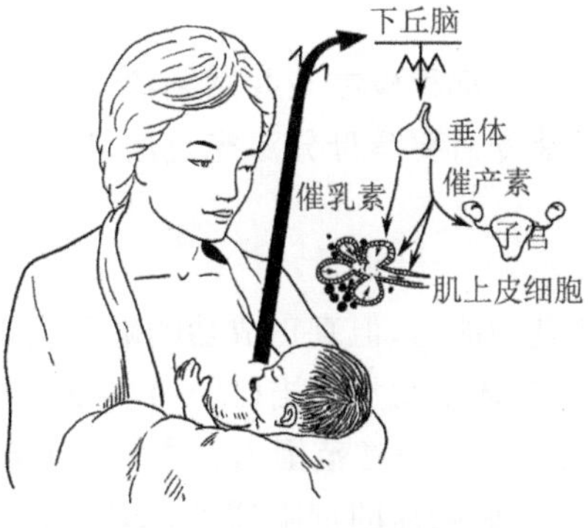

图 21-5 乳汁分泌调节

催乳素的泌乳作用：PRL 是垂体前叶(腺垂体)嗜酸性粒细胞分泌的一种蛋白质激素，主要作用为促进乳腺发育生长，刺激并维持泌乳。妊娠期血液雌激素、孕激素浓度高，与 PRL 竞争乳腺细胞受体，使血液 PRL 浓度低。分娩后产后黄体酮、雌激素水平显著下降，PRL 大量与乳腺细胞受体结合，作用于乳腺细胞的 C-ATP，合成脂肪、乳糖、酪蛋白等营养素，生成乳汁。母体血中高水平的催乳素是维持泌乳的关键，可使乳腺细胞不断生成乳汁。频繁哺乳(8～12 次/24 小时)与乳房排空均是使催乳素维持较高水平的关键。如产妇分娩后不哺乳，母亲血清催乳素的浓度常在1周后降到妊娠早期的低水平。同时,因下丘脑与情绪有关,母亲情绪越放松,泌乳则越多。

缩宫素作用:婴儿吸吮母亲乳头同时刺激垂体前叶(N垂体)分泌OT。

OT作用于包绕在乳腺泡腔和导管周围的肌上皮细胞,肌上皮细胞收缩的结果是将乳汁挤到乳导管,迅速产生"射乳反射",即婴儿吸吮乳头30~45秒后,双侧乳房射乳。射乳反射可使婴儿在很短时间内吸吮大量乳汁,排空乳房,有利于乳汁的合成、分泌。同时,OT使子宫平滑肌收缩,排出恶露,促进子宫复原。当建立良好的哺乳后,哺乳过程可使母亲形成射乳反射的条件反射,如婴儿的哭声、母亲看见婴儿等。母亲哺乳前热敷或按摩乳房,卧位哺乳亦可促进产生射乳反射;母亲焦虑、疲倦、疼痛、窘迫等不良情绪则抑制射乳反射。

2.人乳的特点

人乳的蛋白质、脂肪、碳水化合物、维生素、矿物质、酶、激素、生长因子、抗炎因素、免疫诱导和调节对婴儿有特殊的生理作用。人乳是6月龄内婴儿营养的唯一来源,人乳的营养成分已作为建立婴儿食物与营养素适宜摄入量的依据,母亲乳汁的成分在一次哺乳过程和整个哺乳期间都可满足婴儿生长和发育的需要。

(1)初乳:为孕后期与分娩4~5天以内的乳汁。黄色是因含丰富的β-胡萝卜素,碱性,比重1.040~1.060(成熟乳1.030)。虽然初乳量少,每天量为15~45 mL,但初乳营养丰富,含脂肪较少而蛋白质较多(主要为免疫球蛋白),维生素A、牛磺酸和矿物质的含量颇丰富,并含有初乳小球(充满脂肪颗粒的巨噬细胞及其他免疫活性细胞),对新生儿的生长发育和抗感染能力十分重要。如果婴儿出生前母亲没有初乳,用吸奶器吸可刺激子宫收缩,引起早产。

(2)过渡乳:产后5~14天的乳汁为过渡乳。乳汁的脂肪、乳糖、水溶性维生素和能量逐渐增加,蛋白质、免疫球蛋白、脂溶性维生素和矿物质下降。

(3)成熟乳:14天以后的乳汁为成熟乳。一次哺乳过程中初始部分乳汁较稀薄,蛋白质含量较高;随哺乳时间延长,乳汁变得黏稠,为乳白色,含较多脂肪,可使婴儿产生饱足感而安静入睡。

(三)建立良好的人乳喂养

成功的人乳喂养应当是母子双方都积极参与并感到满足。当母亲喂养能力提高,婴儿的摄乳量也将提高。建立良好的人乳喂养需要孕母分泌充足的乳汁,形成有效的射乳反射以及婴儿有力的吸吮。

1.母亲健康状况

大多数健康的孕妇都具有哺乳的能力,但真正成功的哺乳则需孕妇身、心两方面的准备和积极的措施。保证孕母营养合理,孕期体重增加适当(12~14 kg),母体可贮存足够脂肪,供哺乳能量的消耗。妊娠前母亲的BMI宜维持在正常范围内。尽管消瘦母亲的妊娠期体重增加适当,但仍可能生出低体重儿;肥胖母亲合并妊娠症的危险增加,如剖宫产、妊娠期糖尿病、高血压、出生缺陷和围产期死亡等。妊娠、哺乳妇女适当营养素摄入对胎儿和乳汁的分泌是重要的。若母亲妊娠期营养不足可使胎儿宫内营养不良,哺乳期营养素不足可使乳汁某些营养素(如维生素A、维生素B_1、维生素B_6、维生素B_{12}、碘)缺乏。妊娠期妇女需增加能量837~1 256 kJ/d(+15%),哺乳期妇女需增加能量2 093 kJ(+25%)。

2.正确的喂哺技巧

包括刺激婴儿的口腔动力,有利于吸吮;唤起婴儿的最佳进奶状态(清醒状态、有饥饿感),哺乳前让婴儿用鼻推压或用舌舔母亲的乳房,哺乳时婴儿的气味、身体的接触刺激乳母的射乳反射。采用最适当的哺乳姿势，使母亲与婴儿感到放松。如母亲可选择卧位、侧卧位、蜡抱式、抱球式等不同的哺乳姿势(图 21-6)。

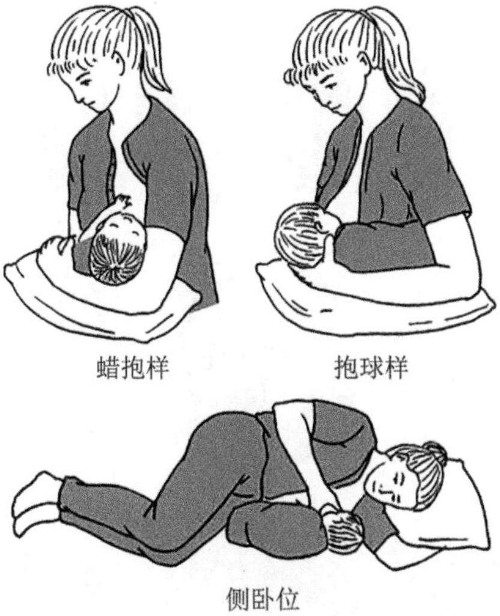

图 21-6 不同的哺乳姿势

3.哺乳次数与时间

适当的哺乳次数有助于维持哺乳与增加乳汁分泌。纯母亲乳汁喂养的新生婴儿每天宜 8～12 次(或 1.5～3 小时)，一般白天不宜超过 2～3 小时、夜间不超过 4 小时哺乳。如新生婴儿仍在睡觉，需唤醒哺乳。随婴儿年龄增加，晚睡眠时间较长，夜间哺乳次数逐渐减少，日间增加哺乳量。

0～2 月龄的小婴儿每天多次、按需哺乳，使其吸吮有力，乳头得到多次刺激，乳汁分泌增加。按需哺乳不仅可使催乳素在血中维持较高的浓度，还能保证婴儿有较强的吸吮力。因此，有力的吸吮是促进乳汁分泌的重要因素。如给婴儿喂过多糖水，常使其缺乏饥饿感，导致婴儿嗜睡、吸吮无力，则乳母的乳头缺乏刺激，泌乳量减少。产后乳晕的传入神经特别敏感，诱导缩宫素分泌的条件反射易于建立。出生后 2 周是建立人乳喂养的关键时期。吸吮是主要的条件刺激，应尽早开始第 1 次吸吮(产后 15 分钟～2 小时)。婴儿出生后第 1 次吸吮的时间对成功建立人乳喂养十分关键。出生时嗅觉、视觉和触觉的发育使婴儿能本能地实现"乳房爬行"，帮助其很快找到母亲的乳房，开始第 1 次吸吮。如果婴儿不能很快开始第 1 次吸吮，婴儿的警觉关键期刚过而进入睡眠，第 1 次吸吮则被延迟。尽早第 1 次吸吮可减轻婴儿生理性黄疸，因其频繁吸吮，刺激肠蠕动，使排便增加，减少胆红质的肠肝循环；同时还可减轻生理性体重下降，减少低血糖的发生。

4.人乳量判断

婴儿生长正常，体重增加适当是乳量充足的重要指征，如 3～4 月龄婴儿体重应增加 1 倍；或哺乳后婴儿感到满足，或常常需唤醒哺乳；哺乳时可听到婴儿持续的吞咽声；尿量适当，即 3～5 天龄的新生婴儿，色淡黄，小便 4～8 次/天或 3～4 个被尿浸透的尿片/天，5～7 天龄为>6 次/天。为了顺利进行纯人乳喂养，出生后 2～4 周应避免给婴儿补充配方、水，或用安抚奶嘴，或交替进行人乳与配方喂养，那样均可减少婴儿对母亲乳房的刺激，使人乳量逐渐减少，最后导致很早断离人乳。正常情况下，母亲分娩后 2 周乳房开始变小，为正常的回缩，不是判断乳汁分泌量的依据。当婴儿出现觅食反射、频繁吸吮手指、有些焦躁不安、欲哭表情、嘴发出“吧唧”声为婴儿饥饿的行为，即应哺乳(图 21-7)。不宜等婴儿持续哭闹才哺乳，因哭闹已表示婴儿很饥饿。

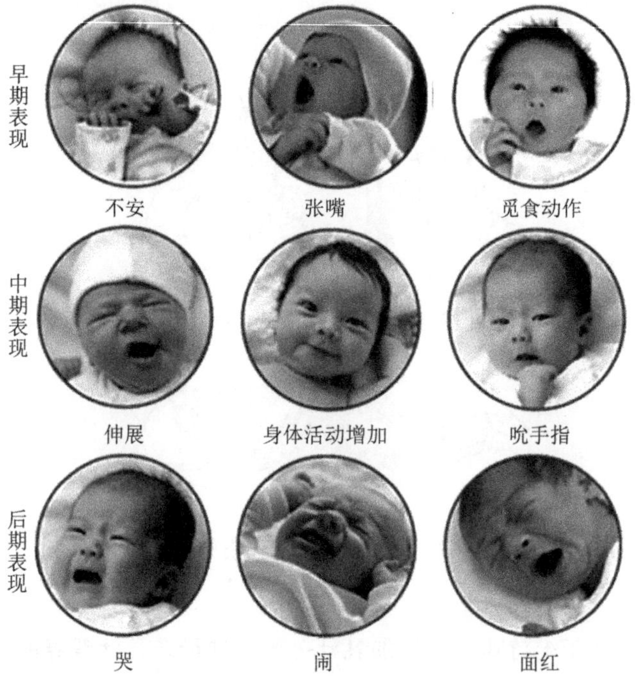

图 21-7　婴儿饥饿表现

出生后 8～12 天，或 6 周龄，或 3 月龄时婴儿常常可表现为进食频繁，提示可能短期内出现生长加速，但有个体差异。

5.哺乳问题处理

喂养成功的关键之一是母亲乳头、乳房健康。

(1)乳头护理：需要产前或产后做简单的乳头挤、捏护理，每天用清水(忌用肥皂或酒精之类)擦洗乳头。

(2)乳头过大或过小：人乳喂养成功需要母亲、婴儿、乳头的同步作用。妇女的乳头大小有差别，部分妇女乳头过大或过小，家长担心婴儿吸吮困难。①长、大乳头的喂养方法：乳头长≥2 cm、直径≥2.3 cm 为长、大乳头。一般地，婴儿吸吮大乳头没有任何问题，但往往因其他原因家长已用配方喂养而使婴儿不愿吸吮母亲的大乳头；或婴儿太小或太弱(嘴小)，不能吸吮母亲过大的乳头，使吸吮乳汁困难。事实上，人造乳头较母亲乳头大，婴儿可以吸吮；母亲的乳头比人造乳头软、具易塑性，因此，大乳头不影响婴儿吸吮。吸吮时让婴儿张大嘴含住乳头，并采用抱球的姿势易成功哺乳。母亲的过长、大的乳头有时可塞住婴儿口腔，若婴儿拒绝吸吮母亲长、大乳头时，可吸出乳汁用奶瓶喂养，但随着婴儿年龄的增长，此种情况可逐渐缓解。②乳头过小或乳头内陷：乳头过小即乳头扁平。大多数母亲的乳头突出，易于婴儿吸吮。少数母亲的乳头扁平或内陷，常见于初产妇。因妊娠期母亲乳头皮肤变得松软，约 1/3 的孕妇有不同程度的乳头扁平或内陷(图 21-8)，但只有 1/10 孕妇的乳头扁平持续到分娩。真正的乳头内陷是乳头皮肤与底部组织粘连，使哺乳困难。让母亲学习“乳房喂养”，而不是用“乳头喂养”婴儿。

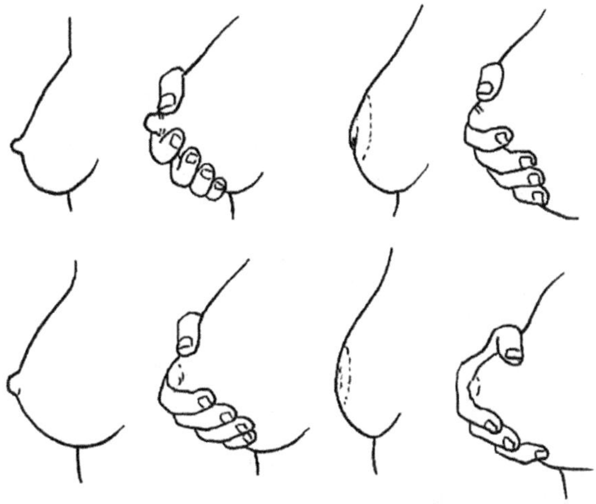

图 21-8 扁平乳头和乳头内陷的护理方法

即哺乳时母亲与婴儿胸贴胸，使婴儿下颌贴近母亲乳房，口含乳晕部分，使乳晕下的输乳管窦内的乳汁迅速排出。只要婴儿吸吮方法正确（图 21-9），即使母亲的乳头扁平或内陷，大部分婴儿仍可从扁平或内陷乳头吸吮乳汁。同时，应让母亲学习护理扁平乳头和乳头内陷的方法。

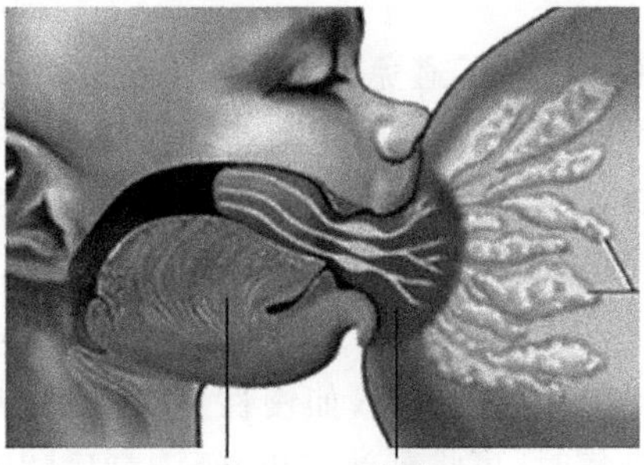

图 21-9 正确的婴儿吸吮方法

（3）预防乳头痛：哺乳后让乳头自然在空气中风干，保持乳罩干燥，采用不同哺乳姿势等方法可减少乳头皮肤皲裂；同时，避免婴儿过度饥饿，因为饥饿婴儿易发生咬乳现象。未哺乳时保持乳房皮肤自然干燥，不宜用热吹风机或灯烤干；避免用低劣香皂或保湿剂，洗澡时避免擦伤；不宜在乳头或乳晕处用乳霜、软膏；严重时及时看医师。有专家建议每次哺乳后可挤出少许乳汁均匀地涂在乳头上，因乳汁中丰富的蛋白质和抑菌物质可保护乳头表皮，预防乳头皮肤皲裂。

（4）乳房结节：局部热敷；哺乳前洗热水澡 10～20 分钟，有利于形成射乳反射；轻揉乳晕部分使乳头外凸、婴儿易于含住；按摩乳房使乳汁流出通畅；哺乳后冷敷，减少肿痛；频繁哺乳，减少积乳。

（5）乳腺炎：乳房红、肿、热、痛，同时有全身症状，如发热、头痛、恶心、畏寒、全身不适时，需立即看医师。采用对婴儿无害的药物，仍可继续哺乳；宜给婴儿频繁哺乳，使 2 个乳房均排空，有助于减少乳腺炎发生。

6.影响母亲开始或继续哺乳因素

很多因素可影响母亲的哺乳行为，包括社会、家庭、朋友的态度，母亲的身体状况、工作环境，以及不当使用婴儿配方等。母亲妊娠后应让母亲学习有关人乳喂养的基本知识，了解哺乳对婴儿与母亲本人的益处，帮其解除影响哺乳的障碍。

因与泌乳有关的多种激素都直接或间接地受下丘脑的调节，下丘脑功能与情绪有关，故情绪影响泌乳。心情压抑可以刺激肾上腺素分泌，使乳腺血流量减少，阻碍营养物质和有关激素进入乳房，从而使乳汁分泌减少。刻板地规定哺乳时间也可造成精神紧张，故在婴儿早期应采取按需哺乳的方式，并保证乳母身心愉快和充足的睡眠，避免其精神紧张，可促进泌乳。

(四)断离人乳

每个婴儿都需经历断离母亲哺乳的过程。为了使婴儿在此过程中生长与情感不受影响，需要让母亲充分了解此过程。其他食物引入至完全替代人乳为断离人乳期，继续人乳喂养时间有个体差异，依母亲乳汁情况决定人乳喂养时间。婴儿6月龄后，若反复夜醒，体重增长不足提示母亲乳汁质、量逐渐下降，可采用代授法逐渐增加婴儿配方以维持婴儿正常生长，婴儿配方量至800 mL/d即可完全替代人乳。一般地，婴儿12月龄左右可完全断离人乳。部分婴儿6月龄后生长良好提示母亲乳汁较好，母亲能按常规引导婴儿接受其他食物，人乳喂养可持续至2岁左右。如4月龄内的人乳喂养婴儿连续2个月体重增长不满意时，常常提示人乳不足，应采用婴儿配方补充人乳喂养(补授法)。补授时，人乳哺喂次数一般不变，每次先哺人乳，将两侧乳房吸空后再以婴儿配方补足人乳不足部分，以利于刺激人乳分泌。补授的乳量由婴儿食欲及人乳量多少而定，即“缺多少，补多少”。

6～8月龄是婴儿形成依恋阶段，为了避免婴儿过度依恋人乳，需培养婴儿有良好的进食习惯。如3～4月龄后宜逐渐定时哺乳，4～6月龄逐渐断夜间奶，培养婴儿对其他食物的兴趣以及有自我进食的技能等。让婴儿直接学习用杯喝配方可减少依赖奶瓶喂养问题，如睡时吸奶形成“奶瓶龋齿”，或将吸吮奶嘴作为抚慰婴儿的方法。

(五)不宜哺乳情况

母亲感染HIV、患有严重疾病应停止哺乳，如慢性肾炎、糖尿病、恶性肿瘤、精神病、癫痫或心功能不全等。乳母患急性传染病时，可将乳汁挤出，经消毒后哺喂。乙型肝炎的母婴传播主要发生在临产或分娩时，是通过胎盘或血液传递的，因此乙型肝炎病毒携带者并非哺乳的禁忌。母亲感染结核病，经治疗无临床症状时可继续哺乳。

二、婴儿配方喂养

无法进行母亲乳汁喂养的婴儿需要采用配方喂养。

(一)配方选择

所有婴儿配方均经过科学研制，可给予不能进行人乳喂养或人乳不足的健康足月婴儿生长需要的各种营养素。市售婴儿配方包括以牛乳或大豆为基础的配方、低敏配方以及其他有特殊医学问题儿童的配方。

(1)以牛乳为基础的配方：多数婴儿配方是以牛乳为基础，增加乳糖、植物油、维生素和矿物质。酪蛋白是牛乳的主要蛋白质，乳清蛋白是人乳的基础蛋白质，因此，目前已发展含较多乳清蛋白的婴儿配方。但婴儿配方中的乳清蛋白与人乳乳清蛋白仍有差别，主要是氨基酸和蛋白质成分的不同。牛乳为基础的配方中，蛋白质供能9%，脂肪供能48%～50%，碳水化合物供能40%～45%。因此，以牛乳为基础的配方脂肪较低，碳水化合物、蛋白质、矿物质则高于人乳。

(2)以大豆为基础的配方：目的是为牛奶不耐受婴儿发展大豆为基础的配方，含大豆蛋白质、植物油、维生素、矿物质，蔗糖或玉米糖浆为碳水化合物的来源。因大豆含必需氨基酸蛋氨酸低，故应强化蛋氨酸。以大豆为基础的婴儿配方的蛋白质供给 10%～11%能量，45%～49%由脂肪供给，41%～43%为碳水化合物提供。强化铁的量与以牛奶为基础的配方相同。AAP 认为，以大豆为基础的配方对牛奶过敏的婴儿安全有效。除牛奶过敏外，以大豆为基础的配方还可用于半乳糖血症、遗传性乳糖缺乏症，但不适宜于 6 月龄内的健康婴儿、急性胃肠炎后的乳糖不耐受、肠绞痛，亦不用于牛奶蛋白过敏性肠病或小肠结肠炎，不能预防高危儿的牛奶蛋白过敏。

(3)其他动物乳制品：AAP 营养委员会不建议以全牛乳、低脂或脱脂乳喂养婴儿，也不建议给婴儿喂养羊乳。因羊乳含铁、叶酸、维生素 C、维生素 D、维生素 B_1、维生素 B_3、维生素 B_5(泛酸)、维生素 B_6 等营养素不足，同时，羊乳的肾负荷高于牛乳。现在有部分羊乳制品强化维生素 D 和叶酸。

(二)配方喂养方法

同人乳喂养一样，配方喂哺婴儿亦需要有正确的喂哺技巧，包括正确的喂哺姿势、唤起婴儿的最佳进奶状态。配方奶喂哺婴儿应特别注意选用适宜的奶嘴和奶瓶、奶液温度适当、奶瓶清洁以及喂哺时奶瓶的位置、奶液的安全贮存，不宜用微波炉热奶以避免奶液受热不均或过烫，米粉加入奶液不利于婴儿学习吞咽。

(三)配方调配

规范的调配方法对保证婴儿营养摄入至关重要(图 21-10)。一般市售配方配备统一规格的专用小勺，如盛 4.4 g 配方粉的专用小勺，1 平勺宜加入 30 mL 温开水；盛 8.8 g 配方粉的专用小勺，1 平勺宜加入 60 mL 温开水(重量比均为 1∶7)。家长或医师往往不重视调配方法。过浓或稀释配方均影响婴儿营养状况：如家长为婴儿冲调配方 600 mL/d，但婴儿实际消耗配方 120 g/d，相当于 900 mL/d 时，可初步判断配方调配过浓(抖平、半勺)；婴儿可无饥饿感(间隔时间超过 3 小时)、大便干、不消化，最重要的是配方过浓使肾脏负荷过重，对婴儿不成熟的肾脏产生潜在损伤。如婴儿体重不足、摄入冲调后的配方量“高”于实际消耗配方量时，多为配方冲调稀释(过多水，或用米汤、开奶茶、中药等)，长期使用稀释配方可致婴儿营养不良。

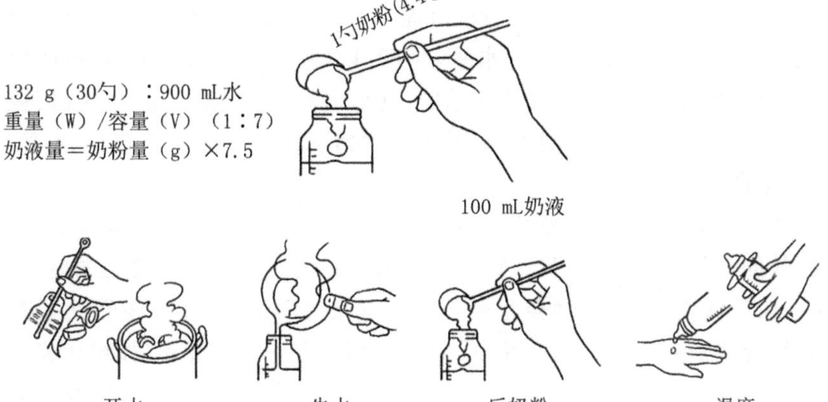

图 21-10 规范的调配方法

(四)摄入量估计

配方是 6 月龄内婴儿的主要营养来源时，需要正确指导家长或评价婴儿的营养状况，主要是估计婴儿摄入量。婴儿的体重、RNIs以及配方制品规格是估计婴儿配方摄入量的必备资料。一般婴儿配方100 g供能约2 093 kJ,婴儿能量需要量为377 kJ/(kg·d),故需婴儿配方奶粉18 g/(kg·d)或135 mL/(kg·d)。或采用月消耗奶粉量估计日奶量,如月消耗900 g奶粉4听,相当于婴儿进食奶量为900 mL/d。按规定调配的配方奶蛋白质与矿物质浓度接近人乳,只要摄入量适当,总液量亦可满足需要。

三、过渡期食物

婴儿期随着生长发育的逐渐成熟,需要经历由出生时的纯乳类向成人固体食物转换的过渡时期,应让婴儿在此时期逐渐接受成人固体食物,培养其对各类食物的喜爱和自己进食的能力。尽管婴儿出生后有不同的喂养方式,但在食物转换的过渡时期,食物的引入方法相同。

(一)关于概念

婴儿从纯乳类食物逐渐接受的其他食物常常被称为过渡期食物,或半固体、固体食物。过渡时期食物常被称为换乳食物、辅食或断乳食物,是除人乳或配方奶(兽乳)外,为过渡到成人固体食物所补充的富含营养素的半固体食物(泥状食物)和固体食物。引入时宜考虑婴儿的发育、营养状况、医学情况,同时需要了解社会因素、文化、经济状况以及宗教对食物制作的影响,保证食物的结构、风味等能够被婴儿接受。

(二)引入其他食物年龄

各国均没有严格的规定,应根据婴儿发育成熟状况决定,包括儿童进食技能、发育水平转换婴儿食物质地,而不是用实际年龄判断。体重和能量也不是决定引入其他食物的因素。

一般地,3～4月龄婴儿消化道发育逐渐成熟,有消化其他蛋白质、脂肪和碳水化合物的能力;肠道免疫屏障功能发育,可防止对引入食物中的大分子蛋白质产生过敏;4～6月龄婴儿神经肌肉发育较好,可以竖颈,可控制头在需要时转向食物(勺)或吃饱后把头转开;口腔明显增大能接受勺喂,可闭唇从勺中取食物,可咀嚼、吞咽半固体食物(泥状食物)和固体食物,可接受食物质地与颜色的改变;肾脏功能发育成熟,可排出产生肾负荷高的食物代谢产物,如肉类食物。乳类可满足婴儿6月龄内营养需要。因此,一般引入其他食物的婴儿年龄为4～6月龄。

婴儿的发育年龄不一定与生理年龄一致,可能出现喂养技能发育落后情况。此类婴儿不宜与正常健康婴儿相同对待,需要评估发育水平,了解其采用口腔喂养的能力和食物质地接受能力,如早产、低出生体重、疾病导致多次住院治疗、生长落后、神经肌肉发育延迟、被忽视或受虐待、抑郁、唇腭裂、因长期静脉或管道喂养,或其他医学情况(如21-三体综合征、脑瘫)的儿童。

(三)引入的其他食物

当婴儿口腔功能逐渐发育,需随婴儿年龄增长逐渐增加食物的黏稠度与块状食物,食物的质地从泥茸状到碎状的食物,再到小块状食物。即引入食物的质地应适合婴儿的发育年龄。

(1)婴儿第一阶段食物:中华医学会儿科分会儿童保健学组发表的“婴幼儿喂养建议”描述,婴儿第1阶段食物为特别制作的婴儿产品,或家庭自制的含一定营养素(如维生素C)、不含调味品(糖、盐)的泥状(茸状)食物,多为植物性食物,包括强化铁的米粉、水果泥、根茎类或瓜豆类的蔬菜泥。

6月龄后多数人乳喂养的婴儿应补充其他食物,以满足能量、铁、锌、维生素D和其他营养素的需要。因婴儿生长发育较快,铁和维生素D缺乏的患病率较高,中华医学会儿科分会儿童保健学组和AAP均特别强调补充铁与维生素D。4～6月龄的婴儿体内贮存铁消耗已尽,选择的食物应同时补充铁营养。通常能满足这些条件的食物是强化铁的米粉。其次引入的食物是根块茎蔬菜，除可补充少量维生素、矿物质营养外，主要是训练婴儿的味觉，增加膳食纤维摄入。

儿童喜爱他们熟悉的食物，不是食物本身的特点，而是儿童从自己的经历中获得的。婴儿最初的对新食物的抵抗可通过多次体验改变。因此，婴儿食物转变期有一个对其他食物逐渐习惯的过程，此期让婴儿熟悉多种食物，特别是蔬菜类，有利于儿童期对食物的接受能力。开始引入的新食物宜单一，让婴儿反复尝试，持续约 1 周，或直至婴儿可接受为止，再换另一种，以刺激其味觉的发育。单一食物引入的方法可帮助了解婴儿是否出现食物过敏。如引入强化铁的米粉 1 周后可引入燕麦粥。

(2)婴儿第二阶段食物：经过第一阶段食物训练已能分别接受各种食物，无明显变态反应，7～8 月龄婴儿宜混合食用；食物品种接近成人食物，宜含更多营养素，不含调味品(糖、盐)。食物的硬度或大小应适度增加，以适应婴儿咀嚼、吞咽功能的发育，如末状、碎状、指状或条状软食，包括水果、蔬菜、鱼肉类、蛋类和豆类食物。引入的食物制作应以当地食物为基础，注意食物的质地、营养密度、卫生、制作多样性。乳类仍为婴儿营养的主要来源，应保证 800 mL 左右。

引入其他食物的过程也是婴儿学习进食技能的过程。因此，食物宜让婴儿易于拿，软，易于咀嚼，如指状食物，包括熟通心面、面条、小面包、小块水果、蔬菜以及饼干等。7～9 月龄后食物的质地从泥(茸)状过渡到碎末状可帮助婴儿学习咀嚼，增加食物的能量密度。与人类进化过程一致，儿童进食应有从手抓到用餐具的过程，婴儿手抓食物更容易；允许婴儿自己吃，对发展进食技能很重要。10～12 月龄婴儿可在餐桌上与成人同食，手抓食物进餐。如家庭条件允许，婴儿进餐时可坐婴儿餐椅或加高椅，便于婴儿与成人同餐学习进食技能，增加进食兴趣，也有利于其眼手动作协调和独立能力的培养。

(张 敏)

第六节 早产儿喂养

一、生理特点

(一)消化系统

早产儿出生时虽然胃肠道解剖结构分化完成，但胃容量小，胃肠动力功能差，消化吸收能力弱，黏膜屏障功能尚未发育成熟，免疫应答不完善。消化道发育不成熟表现为胃排空慢、肠蠕动弱、肠胀气，或因胃食管反流(GER)而出现呕吐。消化道成熟度不仅与消化、吸收功能有关，亦与消化道的内分泌、外分泌功能有关。早产儿胃酸分泌少、胰酶活性不足，分泌胆盐和肠肝循环较差，消化脂肪能力不足，乳糖酶水平低。早产儿胎龄越小、体重越低，发育成熟度越低，发生喂养不耐受、消化功能紊乱和坏死性小肠结肠炎(Necrotizing enterocolitis，NEC)的风险越高。

早产儿机体调节能力差，吸吮－吞咽－呼吸不协调，表现为吸吮活动无节律，下颌和舌活动异常，奶液在吞咽至食道阶段时仍有呼吸，易进入气道致呛咳或吸入肺部。至 34～36 周胎龄时其吸吮－吞咽－呼吸逐渐协调，胎龄 37 周后则完全成熟。

(二)神经系统

20 周胎龄后胎儿脑发育呈线性方式增长，34 周的胎儿脑皮质约为足月儿的 1/2，35～41 周时脑白质髓鞘较前增加 5 倍。因此，早产儿头围发育水平可提示脑发育状况。早产儿睡眠-觉醒周期不稳定，觉醒时间较短使摄入奶量受限，不能满足能量需要。

(三)营养代谢需求

基于正常胎儿营养素的需要，判断早产儿的营养需求。早产儿宫内营养储备低，生后各种并发症的影响使代谢消耗增加，因此实际上对能量和营养素的需求大于正常同胎龄胎儿的营养需求。

能量的摄入决定早产儿的体重生长速率，蛋白质获得是早产儿实际生长的最好指征。蛋白质影响身长和头围的生长，身长代表早产儿的线性生长。采用蛋白/能量比有助于了解早产儿营养状况。体重 1 000 g 的早产儿体内储存蛋白质 88 g，晚期胎儿通过胎盘从母体获得 4 g/(kg·d)蛋白质。2010 年欧洲早产儿喂养指南推荐早产儿适宜能量、蛋白质摄入：早产儿蛋白质摄入 3.0～4.5 g/kg时，体重增长率与蛋白质量呈正相关关系；若蛋白质摄入＜3.0 g/kg 而能量较高时，体重增长正常，但体脂增加。

二、乳类选择

(一)人乳

研究证实，早产儿母亲的乳汁成分与足月儿母亲的乳汁不同。早产儿母亲的乳汁如同宫内胎盘作用的延续，营养价值和生物学功能更适于早产儿的需求，成分与母亲孕龄有关。早产儿母亲的乳汁蛋白质含量高，利于早产儿的快速生长；乳清蛋白∶酪蛋白为 70∶30，脂肪、乳糖含量低，易于吸收；某些激素、肽类、氨基酸、糖蛋白等成分可促进早产儿小肠发育成熟；含有较多抗感染成分，如抗微生物因子(分泌型 IgA、乳铁蛋白、溶菌酶、低聚糖等)，抗炎症因子(抗氧化物、表皮生长因子、细胞保护因子等)以及白细胞等；DHA、ARA、牛磺酸含量是足月儿母乳的1.5～2 倍，有利于早产儿神经系统和视觉发育。人乳中还含有多种未分化的干细胞，潜在影响早产儿的远期健康。

WHO 积极倡导新生儿重症监护病房进行人乳喂养(包括捐赠人乳)，以降低早产相关疾病的发生率(喂养不耐受、坏死性小肠结肠炎、慢性肺疾病、早产儿视网膜病、生长和神经发育迟缓)。大量研究显示，早产儿母亲的乳汁具有其他配方无法替代的天然成分，且益处呈现剂量与效应的关系，即早产儿摄入人乳量越多，获益越大。因此，人乳喂养也是早产儿首选的喂养方式，建议人乳喂养≥6 月龄。

(二)强化人乳

虽然早产儿母亲的乳汁有益于早产儿生长，但早产儿本身摄入奶量能力有限，同时早产儿母亲乳汁的蛋白质、矿物质含量难以满足早产儿宫外加速生长的需要，特别是极(超)低出生体重早产儿生长。

多数 HMF 是基于牛乳配方的产品，亦有源于人乳的制品；商品化的 HMF 有粉剂和浓缩液态产品。强化人乳喂养适用于胎龄＜34 周、出生体重＜2 000 g 的早产儿。当早产儿能耐受 60～80 mL/(kg·d)的人乳后即可强化人乳。不同 HMF 产品配制不同，一般标准配制的强化人乳能量密度为 335～356 kJ/dL，蛋白质为2.5～2.8 g/dL(2.9～3.3 g/419 kJ)。

(三)早产儿配方

适用于胎龄<34周、出生体重<2 000 g的早产儿住院期间应用。早产儿配方(Premature Formulas,PF)成分与强化人乳相近,其配方特点概述如下:

(1)蛋白质:高于早产儿母亲的乳汁和婴儿配方含量(2.8~3.5 g/419 kJ),氨基酸组成可满足早产儿快速增长的生理需要。

(2)脂肪:提供满足生长所需的高能量。长链多不饱和脂肪酸促进神经系统的发育,中链脂肪酸占40%~50%。

(3)碳水化合物:含40%~50%乳糖和50%~60%聚葡萄糖组成的碳水化合物混合体,供给所需要能量。

(4)维生素和矿物质:强化较重要的维生素与矿物质,以满足早产儿生长代谢的需求。血浆渗透压不增加。

(四)早产儿出院后配方

早产儿出院标准为体重达2 000 g,可经口喂养,生命体征稳定。早产儿出院后如长期采用早产儿配方可导致过多的能量、蛋白质及其他营养素的摄入,增加代谢负荷,故目前有介于早产儿配方与普通婴儿配方之间的过渡配方,即早产儿出院后配方(PDF),以满足早产儿继续生长的需要。早产儿出院后配方亦可用于出院后母乳不足时的补充,适用于有营养不良高危因素的早产儿出院后一段时期内应用。

三、早产儿喂养

(一)住院期间喂养

1.喂养原则

住院期间每天监测体重增长、出入量和喂养不耐受情况,喂养不足部分由肠外营养进行补充。采取个体化的喂养策略和处理方法,提倡人乳喂养(包括捐赠人乳)。无先天性消化道畸形及严重疾病、血流动力学相对稳定的早产儿应在出生后24~48小时尽早开奶。根据早产儿耐受情况增加奶量,逐渐从肠外营养过渡到完全肠内营养,由管饲过渡到经口喂养或直接哺乳。住院早期肠内营养不足部分由肠外营养补充供给。

2.喂养方法

(1)人乳喂养:胎龄≥34周、临床状况稳定的早产儿可母婴同室,直接哺乳。

(2)经口喂养:吸吮、吞咽和呼吸功能尚欠协调的、胎龄≥32周的早产儿可尝试经口喂养。

(3)管饲喂养:胎龄<34周早产儿吸吮和吞咽功能不全,或不能经口喂养(疾病及治疗因素),或部分早产儿经口喂养不足需要补充者。管饲喂养期间应同时进行非营养性吸吮,促进胃肠功能成熟,为直接哺乳做准备。

(二)出院后喂养

临床上,多数胎龄小的早产儿出院时胎龄不足40周,存在较多营养物质累积缺失,表现为生长不足,生长曲线出现偏离。2006年欧洲儿科胃肠、肝病、营养学会(ESPGHAN)发表的《早产儿出院后喂养指南》和2009年《中华儿科杂志》编辑委员会,中华医学会儿科学分会新生儿学组,中华医学会儿科学分会儿童保健学组的《早产/低出生体重儿喂养建议》均强调,早产儿出院后需要继续强化营养,采取个体化的喂养策略以达到理想的营养状态,满足正常生长和追赶性生长2方面需求。早产儿的正常生长轨迹受遗传和性别的影响,而追赶性生长则取决于胎龄、出生体重、并发症及其严重程度、住院期间的营养和出院前的生长状况等多种因素，个体之间的差异很大。

1.营养风险程度的分类

早产儿出院前新生儿科医师应进行喂养和生长的评估，根据营养风险的程度将其分为高危(HR)、中危(MR)和低危(LR)3种情况(表21-4)，是出院后个体化营养指导的基础。

表21-4 早产儿营养风险程度的分类

	评估项目	高危早产儿(HR)	中危早产儿	低危早产儿(LR)
1	胎龄/周	<32	32～34	>34
2	出生体重/g	<1 500	1 500～2 000	>2 000
3	胎儿生长受限	有	无	无
4	经口喂养	欠协调	顺利	顺利
5	奶量/mL·(kg·d)$^{-1}$	<150	>150	>150
6	体重增长/g·d^{-1}	<25	>25	>25
7	宫外生长迟缓	有	无	无
8	并发症	有	无	无

注：并发症包括支气管肺发育不良、坏死性小肠结肠炎、消化道结构或功能异常、代谢性骨病、贫血、严重神经系统损伤等任1条。

儿童保健医师随访时需多次评估早产儿营养风险程度，若病情变化中或低危早产儿再次出现高危早产儿的情况(第3～8条之一)时，宜以相应营养风险程度调整喂养方案。

2.强化营养方法

据出院时早产儿营养不良危险程度评估选择，即高危(HR)、中危(MR)早产儿需继续采用强化人乳(HMF)、早产儿配方(PF)或早产儿出院后配方(PDF)的喂养法方法强化营养。但强化喂养有个体差异，如有营养不良高危因素的早产儿、小于胎龄儿强化时间可能较长。不同的喂养方式，强化的方法也有不同，如住院期间采用335 kJ/100 mL强化人乳和早产儿配方喂养的早产儿出院后需持续至胎龄40周左右。为了避免过多的能量和营养素摄入和过高的肾脏负荷，出院后应根据生长和血生化情况调整人乳强化的能量密度，可较住院期间略低，如半量强化(306 kJ/100 mL)；早产儿配方逐渐转换为早产儿出院后配方(306 kJ/100 mL)。部分人乳喂养者则可在出院后采取人乳加早产儿配方或人乳加早产儿出院后配方的方法。

3.强化营养支持的时间

因早产儿存在个体差异，不宜采用某一个体重或年龄决定出院后强化营养支持的时间。强化营养的时间有个体差异，一般以早产儿营养风险程度与体格发育水平判断，二者应是一致的。

(1)强化营养时间：一般地，高危(HR)早产儿需强化的时间较长，可至校正胎龄6月龄，甚至1岁；中危(MR)早产儿需强化喂养至校正胎龄3月龄；低危(LR)早产儿可强化喂养至足月，即校正胎龄40周。

(2)乳类转换：当校正胎龄后体格生长各项指标达P25 th～P50 th水平时，宜采用逐渐降低奶方的能量密度方法至280 kJ/100 mL，即转换为纯人乳或普通婴儿配方，以避免体重/身长>P90 th。

4.其他食物的引入

早产儿引入其他食物的年龄有个体差异，与其发育成熟水平有关。胎龄小的早产儿引入时间相对较晚，一般矫正胎龄为4～6月龄，甚至可至7～8月龄。引入其他食物的方法同正常足月儿。

5.其他营养素的补充

(1)维生素D：据2008年《中华儿科杂志》编委会、中华医学会儿科学分会儿童保健学组、全国佝偻病防治科研协作组《维生素D缺乏性佝偻病防治建议》，早产/低出生体重儿生后即应补充维生素D 800～1 000 U/d，3月龄改为预防量(400 U/d)，直至2岁。

(2)铁剂：2011年世界卫生组织发表的《低-中等收入国家低出生体重儿喂养指南》和2009年我国《早产/低出生体重儿喂养建议》，早产儿出生后2～4周开始补充元素铁2～4 mg/(kg·d)，直至矫正胎龄1岁。补充量包括强化铁配方奶、人乳强化剂、食物和铁制剂中的所有铁元素含量。

(三)喂养评估

出院后定期随访，需多次喂养评估，尤其是出院后早期，由于环境、生活节律和喂养方式的改变，部分住院时间较长的早产儿可出现不适应的表现，如人乳喂养不顺利、哺乳困难、进食奶量明显减少、呛奶、呕吐、大便不通畅等，甚至导致短期内体重减轻，使再次入院概率增加。出院前的宣教、母婴间的接触和喂养指导，出院后1周内及时的沟通和干预是非常必要的。喂养成功体现在理想的生长，需定期评估早产儿的体重、身长、头围和体重/身高，有条件时可检测血生化、骨密度、体成分测定等，多项指标全面评价。

(张　敏)

第七节　小于胎龄儿喂养

一、消化系统及营养代谢特点

胎儿从母体获得营养物质依赖于正常的子宫胎盘循环，当宫内环境不良时胎儿会发生适应性的变化以保证其生存，如减缓生长速度，血流重新分布和脐动脉阻力升高，红细胞增多，葡萄糖以无氧酵解为主，乳酸和丙酮酸增加等。各种营养素和能量的缺乏，使胎儿的瘦体重、脂肪、糖原储备和骨矿物质含量均减少，导致宫内生长受限。病理因素使来自母体的营养物质减少与自身的合成代谢能力低下，如蛋白质和脂肪的吸收率较适于胎龄儿减低11%～14%，蛋白质合成能力有限，氧耗量和能量消耗增加。尽管临床上考虑胎儿的营养储备受到不同程度的影响，关注小于胎龄儿(SGA)的营养支持策略，但SGA较AGA更易发生喂养不耐受，有发生坏死性小肠结肠炎(NEC)的高风险；或追赶性生长不充分，体格生长和神经系统发育落后。

二、喂养特点

合理适宜的喂养使多数SGA可出现不同程度的追赶性生长，2～3岁达正常儿童水平。“健康和疾病的发育起源”学说(DOHaD)揭示胎儿期营养不良，全身器官将发生永久的改变，尤其是重要脏器。消化道受损严重的SGA虽然生后有较好的营养支持，仍可出现喂养困难，延续宫内的营养不良状态，生长发育落后。

（一）原则

1.据胎龄制定喂养策略

2006年，世界卫生组织在发展中和发达国家的研究表明，SGA与相同胎龄AGA的营养需求相似。因此，SGA喂养策略应主要据胎龄而不是出生体重，即促进SGA适度线性生长与较好的神经系统结局。

2.成熟度

早产SGA的喂养亦需按发育成熟度或营养不良危险程度选择喂养方式。

（二）喂养方法

1.胎龄＜34周早产SGA

多属于高危（HR）、中危（MR）早产儿，出院后需强化营养，适当补充铁和其他微量元素（同早产儿喂养），至体格生长各项指标＞P10 th。

2.胎龄＞34周早产SGA

尽可能人乳喂养。临床状况稳定的情况，建议出生后30分钟内尽早吸吮母亲乳房，既可预防低血糖发生，又可促进母亲泌乳。母婴同室有益于促进母乳喂养。如SGA吸吮无力，可将母亲乳汁挤出喂哺。每2～3小时哺乳1次，密切监测血糖，维持血糖＞2.6 mmol/L。产前有中重度生长受限、脐血流多普勒超声异常SGA新生儿，应先肠外营养，至足量人乳喂养。SGA住院、母婴分离的情况下，母亲亦应频繁吸出乳汁（至少8次/天）。

3.足月SGA

喂养方法同正常足月儿。不能将出生体重相近的足月低体重儿和早产儿采用相同强化营养处理方法，因为成熟度、生长轨迹和营养需求有很大差异。为了降低SGA成人期发生代谢综合征的风险，各国指南均不推荐足月SGA出院后常规使用早产儿配方或早产儿过渡配方促进生长。

4.严重喂养困难SGA

为了减少生长落后程度，可采用管饲喂养，同时转诊寻找病因。

（张　敏）

第八节　幼儿营养

一、营养特点

幼儿生长发育较婴儿期减慢，但仍处在快速生长发育的时期，而且活动量较婴儿期增多，仍需要保证充足的能量和优质蛋白质。幼儿期儿童消化代谢功能仍不成熟，乳牙陆续萌出，但咀嚼功能尚不成熟；胃容量较婴儿增加，但进食量仍有限。胃肠道消化吸收对外界不良刺激的防御功能尚不成熟。幼儿自己喂哺的意识强烈，能逐渐自己使用杯子、匙进食，开始有控制进食情景的意识，如玩弄食物，有接受和拒绝食物的行为。

2013 年版《中国膳食推荐指南》建议，1～3 岁儿童能量推荐量为 4 604～5 023 kJ/d，膳食蛋白质 25～30 g/d。膳食蛋白质、脂肪和碳水化合物占总能量的比例分别是 12%～15%、30%～35%及 50%～60%，优质蛋白质供给量占每天蛋白质总量的 35%～50%。

二、膳食安排

(一)食物选择

1.主食

幼儿膳食逐渐以谷类为主食，能接受全谷物和系列加工食品。全谷物产品含 B 族维生素、镁、铁、纤维、蛋白质和不饱和脂肪酸，可适当选择小米、玉米、黑米等杂粮与大米、小麦搭配；选择时令新鲜蔬菜和水果。

2.动物类、豆制品食物

肉、鱼、乳是优质蛋白质、B 族维生素、铁和锌的来源，动物内脏和动物血可交替食用。2 岁后应优选低脂产品，如鸡肉，瘦猪肉。

3.奶制品

母亲乳汁充足、幼儿不眷恋人乳、生长正常者可继续给予人乳喂养至 2 岁，或每天 500 mL 配方或鲜奶。如幼儿牛奶蛋白过敏可选择低敏配方。2006 年，美国儿科学会建议，2 岁后可适当摄入低脂奶。

4.水摄入量

中国婴幼儿膳食指南建议，幼儿每天需水量 1 250～2 000 mL，约 1/2 来自水、果汁。据季节和儿童活动量决定饮水量，以不影响幼儿日常饮食为度。幼儿最好的饮料是开水、奶类，而不是饮料。幼儿食物摄入可参考 2010 年中国营养学会妇幼分会公布的《中国孕期、哺乳期妇女和0～6 岁儿童膳食指南》，与美国心脏协会发表的《儿童、青少年预防心血管疾病的膳食指南》。

(二)食物制备与安全

幼儿膳食质地较成人食物软，但不宜过碎煮烂，要易于幼儿咀嚼、吞咽和消化。采用蒸、煮、炖、煨等烹调方式，以清淡为宜。少用或不用含味精或鸡精、色素、糖精的调味品，注意食物多样化和色香味更换。避免幼儿摄入引起窒息和伤害的食物，如小圆形糖果和水果、坚果、果冻、爆米花、口香糖，以及带骨刺的鱼和肉等，少食高脂、高糖食物，快餐食品，碳酸饮料；控制过多含糖饮料的摄入，以免影响食欲和过多能量的摄入。

(三)餐次和进食技能培养

幼儿进餐应有规律，包括定时、定点、适量进餐，仍以每天 4～5 餐为宜，即早、中、晚正餐、点心 1～2 次，进餐时间以 20～25 分钟/次为宜。培养儿童自我进食技能的发展，不规定进食方法(手抓，用勺、筷)，不强迫进食，2 岁后应自我、自由进食。

(四)进食环境

幼儿进餐环境轻松、愉悦，有适宜的餐桌椅及专用餐具。每天有机会与家人共进餐，有助于幼儿接受家庭膳食。进食前应暂停其他活动，避免过度兴奋；专心进食，进餐时不可边吃边玩、边看电视，不可追逐喂养、责备或训斥儿童。餐前洗手，开始学习用餐时的礼仪。3 岁左右的儿童常出现挑食表现，可持续至4 岁。尊重儿童对食物的爱好和拒绝态度，给儿童制作可口的、营养均衡的食物，使儿童能选择有利于自己健康的食物。

(张　敏)

第九节 学龄前儿童营养

一、营养特点

学龄前儿童生长发育平稳发展，但仍需充足营养素。2013年《中国居民膳食营养素参考摄入量》建议，3～6岁学龄前儿童能量推荐摄入量为5 023～5 860 kJ/d，男童高于女童。谷类含有的丰富碳水化合物是其能量的主要来源。蛋白质的推荐摄入量为30～35 g/d，蛋白质供能占总能量的14%～15%，50%源于动物性食物蛋白质，可满足微量元素需要（如锌、铁、碘和维生素）；足量乳制品、豆制品摄入是维持丰富钙营养的有效方法。学龄前儿童食物摄入可参考2010年中国营养学会妇幼分会公布的《中国孕期、哺乳期妇女和0～6岁儿童膳食指南》，与美国心脏协会发表的《儿童、青少年预防心血管疾病膳食指南》。

二、膳食建议

（一）食物选择

学龄前儿童口腔功能较成熟，消化功能逐渐接近成人，已可进食家庭成人食物，但需有营养的食物，如新鲜水果、蔬菜、低脂奶制品、瘦肉类（鸡、鸭、鱼、牛、猪、羊肉）、全谷类。正餐时少用汤类代替炒菜、稀饭代替米饭。尽量避免纯能量食物，如白糖、粉丝、凉粉、藕粉等，少吃零食，饮用清淡饮料。

品种多样，膳食平衡、多样化，以满足儿童对各种营养成分的需要。如荤素菜的合理搭配，粗粮、细粮的交替使用，保证蛋白质、脂肪、碳水化合物之间的比例，以及足够的维生素、矿物质摄入。学龄前儿童功能性便秘发生率较高，需适量的膳食纤维，全麦面包、麦片粥、蔬菜是膳食纤维的主要来源。

（二）食物制备

与成人相同，但食物口味仍以清淡为主，不宜添加各类调味品；少油煎、油炸食物，避免刺多的鱼骨。儿童已能逐渐接受部分家庭食物习惯，如酸辣食物。

（三）餐次与进食能力

进食时间基本与成人同步，每天可安排1～2次点心。如幼儿园儿童晚餐时间过早，儿童回家应适当加餐，避免晨起发生低血糖。进食的能量比例宜早餐20%～30%，午餐30%～35%，点心10%～15%，晚餐25%～30%。4岁儿童不再紧握勺或筷进食，能像成人一样熟练用勺或筷自己进食，喜欢参与餐前准备工作。

（四）学习进食礼仪

家长应教儿童餐桌仪表，如嘴里有食物不宜说话，学会用餐巾纸擦嘴，不越过别人餐盘取食物。家庭的共进餐习惯使儿童可学到更好的餐桌礼仪。比起言教，更重要的是家长的行为，因为儿童行为是家长行为的镜子。每天应至少有1次愉快的家庭进餐时间，儿童参与准备与结束清洁工作，有益于儿童对食物的认识和选择，增进交流。

三、零食选择

零食是非正餐时间食用的各种少量的食物和/或饮料(不包括水)。2007 年中国居民零食专项调查显示，>60%的 3~17 岁儿童青少年每天晚上吃零食，均因为“好吃”选择零食。调查显示，儿童青少年零食提供能量可占总能量的 7.7%，接近幼儿点心提供的能量，零食尚提供部分膳食纤维(18.2%)、维生素 C(17.9%)、钙(9.9%)、维生素 E(9.7%)。因此，正确指导儿童青少年适当选择、控制零食过多摄入非常必要。2006－2007 年，中国疾病预防控制中心营养与食品安全所受卫健委疾病预防控制局委托，研究和编制《中国儿童青少年零食消费指南》，将零食分为“可经常食用”“适当食用”和“限制食用”3 种，从营养与健康的角度强调，儿童青少年应以正餐为主，不可以零食替代正餐。如需为儿童选择零食，建议家长参照零食消费分类指南选择“可经常食用”的零食，避免“限制食用”零食。

(张　敏)

参考文献

[1] 肖芳,程汝梅,黄海霞,等.护理学理论与护理技能[M].哈尔滨:黑龙江科学技术出版社,2022.

[2] 朱燕.儿科疾病护理与健康指导[M].成都:四川科学技术出版社,2022.

[3] 吴宣,朱力,李尊柱.临床用药护理指南[M].北京:中国协和医科大学出版社,2022.

[4] 杨青,王国蓉.护理临床推理与决策[M].成都:电子科学技术大学出版社,2022.

[5] 张晓艳.临床护理技术与实践[M].成都:四川科学技术出版社,2022.

[6] 潘红丽,胡培磊,巩选芹,等.临床常见病护理评估与实践[M].哈尔滨:黑龙江科学技术出版社,2022.

[7] 李艳.临床常见病护理精要[M].西安:陕西科学技术出版社,2022.

[8] 于翠翠.实用护理学基础与各科护理实践[M].北京:中国纺织出版社,2022.

[9] 邓雄伟,程明,曹富江,等.骨科疾病诊疗与护理[M].北京:华龄出版社,2022.

[10] 王玉春,王焕云,吴江,等.临床专科护理与护理管理[M].哈尔滨:黑龙江科学技术出版社,2022.

[11] 赵衍玲,梁敏,刘艳娜,等.临床护理常规与护理管理[M].哈尔滨:黑龙江科学技术出版社,2022.

[12] 张红芹,石礼梅,解辉,等.临床护理技能与护理研究[M].哈尔滨:黑龙江科学技术出版社,2022.

[13] 纪欢欢,孟萌,侯涛.神经外科疾病护理常规[M].北京:化学工业出版社,2022.

[14] 任秀英.临床疾病护理技术与护理精要[M].北京:中国纺织出版社,2022.

[15] 杨春,李侠,吕小花,等.临床常见护理技术与护理管理[M].哈尔滨:黑龙江科学技术出版社,2022.

[16] 申璇,邱颖,周丽梅,等.临床护理常规与常见病护理[M].哈尔滨:黑龙江科学技术出版社,2022.

[17] 李红芳,王晓芳,相云,等.护理学理论基础与护理实践[M].哈尔滨:黑龙江科学技术出版社,2022.

[18] 苏文婷,赵衍玲,马爱萍,等.临床护理常规与常见病护理[M].哈尔滨:黑龙江科学技术出版社,2022.

[19] 孙慧,刘静,王景丽,等.基础护理操作规范[M].哈尔滨:黑龙江科学技术出版社,2022.
[20] 石晶,张佳滨,王国力.临床实用专科护理[M].北京:中国纺织出版社,2022.
[21] 安旭姝,曲晓菊,郑秋华.实用护理理论与实践[M].北京:化学工业出版社,2022.
[22] 纪代红,王若雨.内科临床护理问答[M].北京:科学出版社,2022.
[23] 郭娟.护理基本技术[M].北京:北京大学医学出版社,2022.
[24] 栾彬,李艳,李楠,等.现代护理临床实践[M].哈尔滨:黑龙江科学技术出版社,2022.
[25] 贾娟,贾素芳,冯姗.实用急危重症诊治与护理[M].北京:中国纺织出版社,2022.
[26] 谢家兴.康复护理常规与技术[M].北京:人民卫生出版社,2022.
[27] 郑娜,郭静,杨雅景.实用重症护理技术[M].北京:中国纺织出版社,2022.
[28] 刘莉华,王冬梅,张燕.护理综合实训[M].北京:中国医药科技出版社,2022.
[29] 孙善碧,刘波,吴玉清.精编临床护理[M].北京/西安:世界图书出版公司,2022.
[30] 杨方英,吴婉英,胡斌春.肿瘤护理专科实践[M].北京:人民卫生出版社,2022.
[31] 陈若冰,朱慧,安晓倩.内科护理[M].北京:中国医药科技出版社,2022.
[32] 周淑萍,叶国英.外科护理[M].杭州:浙江大学出版社有限责任公司,2022.
[33] 李佳.护理基础与疾病护理要点[M].北京:中国纺织出版社,2022.
[34] 马英莲,荆云霞,郭蕾,等.临床基础护理与护理管理[M].哈尔滨:黑龙江科学技术出版社,2022.
[35] 李密密,杨晓冉,刘东胜,等.现代常见病临床护理[M].青岛:中国海洋大学出版社,2022.
[36] 徐双燕,赵锐祎,孙红玲,等."互联网+护理服务"模式的构建与应用效果分析[J].护理与康复,2021,20(6):78-81.
[37] 柯盈盈,陈燕璇,周小冰.标准化病人在护理人文课程教学中应用的质性研究[J].护士进修杂志,2021,36(2):185-188.
[38] 肖丹,熊晓云,刘佳文,等.序贯式循证护理教学方案制订及应用效果评价[J].护理研究,2021,35(23):4270-4273.
[39] 张霜霞.儿科护理实施风险防范式护理的效果与应用分析[J].系统医学,2021,6(3):193-195.
[40] 王蓉,易利娜,伍媚春,等.护理学基础理论课混合式"金课"的建设[J].中华护理教育,2021,18(1):25-29.